W0261406

Emil Kraepelin
Lebenserinnerungen

Springer-Verlag
Berlin Heidelberg New York Tokyo
1983

Herausgegeben von

Professor Dr. H. Hippius
Direktor der Psychiatrischen Klinik und Poliklinik der Ludwig-Maximilians-Universität München, Nußbaumstraße 7, 8000 München 2

Professor Dr. G. Peters
ehem. Geschäftsführender Direktor und em. Wissenschaftliches Mitglied des Max-Planck-Instituts für Psychiatrie, Kraepelinstraße 2 u. 10, 8000 München 40

Professor Dr. D. Ploog
Geschäftsführender Direktor des Max-Planck-Instituts für Psychiatrie, Kraepelinstraße 2 u. 10, 8000 München 40

unter Mitarbeit von

Dr. P. Hoff
Wissenschaftlicher Assistent der Psychiatrischen Klinik und Poliklinik der Ludwig-Maximilians-Universität München, Nußbaumstraße 7, 8000 München 2

Frau A. Kreuter
Haydnstraße 2, 8000 München 2

ISBN 978-3-662-00848-5 ISBN 978-3-662-00847-8 (eBook)
DOI 10.1007/978-3-662-00847-8

CIP-Kurztitelaufnahme der Deutschen Bibliothek

Kraepelin, Emil:
Lebenserinnerungen / Emil Kraepelin. [Hrsg. von H. Hippius ... unter Mitarb. von P. Hoff ; A. Kreuter].
– Berlin ; Heidelberg ; New York ; Tokyo : Springer, 1983.
ISBN 978-3-662-00848-5

Das Werk ist urheberrechtlich geschützt. Die dadurch begründeten Rechte, insbesondere die der Übersetzung, des Nachdruckes, der Entnahme von Abbildungen, der Funksendung, der Wiedergabe auf photomechanischem oder ähnlichem Wege und der Speicherung in Datenverarbeitungsanlagen bleiben auch bei nur auszugsweiser Verwertung, vorbehalten.

Die Vergütungsansprüche des § 54, Abs. 2 UrhG werden durch die ‚Verwertungsgesellschaft Wort', München, wahrgenommen.

© by Springer-Verlag Berlin Heidelberg 1983
Softcover reprint of the hardcover 1st edition 1983

Satz, Druck und Bindearbeiten: Druckerei Appl, Wemding
2125-3130/543210

HINWEISE AN DEN LESER

Dem Text der „Lebenserinnerungen" von Emil Kraepelin liegt ein maschinenschriftliches Manuskript zugrunde, das einige Korrekturen von Kraepelins Hand aufweist. Die in verschiedenen Teilen unterschiedliche Rechtschreibung ist vereinheitlicht worden (Duden).

Im Text der „Lebenserinnerungen" werden etwa 500 Personen erwähnt. Zu rund 320 Namen sind in einem Anhang kurze, einheitlich abgefaßte Angaben zu den Lebensdaten zusammengestellt worden. Bei den in diesem Teil des Anhangs *nicht* berücksichtigten Namen handelt es sich entweder um Personen, die keiner Erläuterung bedürfen, oder es waren zu den Namen keine verläßlichen biographischen Daten zu erhalten. Zur besseren Übersicht ist eine Aufstellung derjenigen Namen, die nicht im biographischen Apparat erscheinen, angefügt worden.

Trotz aller Bemühungen um Vollständigkeit fehlen in manchen Kurzbiographien einzelne Angaben. Daten, die fraglich erscheinen, sind entsprechend gekennzeichnet worden. Für die Übermittelung von Ergänzungen und Korrekturen sind wir dem Leser dankbar.

Bei unserer Arbeit als Herausgeber der „Lebenserinnerungen" von Emil Kraepelin sind wir wesentlich unterstützt worden von Frau Alma Kreuter und Herrn Dr. P. Hoff.

Frau A. Kreuter ist noch zu Lebzeiten Kraepelins als Sekretärin an die Psychiatrische Klinik der Universität München gekommen. Bis zum Jahre 1970 war sie Chefsekretärin von Kraepelins Nachfolgern auf dem Münchener Psychiatrie-Lehrstuhl. Seither betreut sie die Archivmaterialien der Klinik.

Herr Dr. P. Hoff ist wissenschaftlicher Assistent der Psychiatrischen Klinik der Universität München.

Wir danken diesen und allen anderen ungenannten Mitarbeitern des Max-Planck-Instituts für Psychiatrie und der Psychiatrischen Klinik der Universität München, die uns bei unserer Arbeit geholfen haben.

Besonderer Dank gilt allen Nachkommen Emil Kraepelins, die der Veröffentlichung der „Lebenserinnerungen" zugestimmt haben. Wir bedauern, daß die letzte der Töchter Kraepelins, Frau Eva Dürr geb. Kraepelin, das von ihr gebilligte und gewünschte Erscheinen der „Lebenserinnerungen" ihres Vaters nicht mehr erlebt. Sie starb am 16. Februar 1983 in Sonthofen.

Die Herausgeber

VORWORT

Emil Kraepelin (15. Februar 1856–7. Oktober 1926) hat Erinnerungen hinterlassen, die bisher nicht veröffentlicht worden sind. Mitarbeiter und Kollegen Kraepelins aus den letzten Jahren vor seinem Tod und Familienangehörige wußten von dem Lebensbericht. Da sie sich jedoch nicht sicher waren, ob diese Erinnerungen einem größeren Publikum zugänglich gemacht werden sollten, blieben die Erinnerungen bisher unveröffentlicht.

Bei einer Gedenkfeier aus Anlaß der 50. Wiederkehr des Todestags von Emil Kraepelin in München (1976) stimmten die auf dieser Feier anwesenden Nachkommen Kraepelins dem Vorschlag der Herausgeber zu, die „Lebenserinnerungen" zu publizieren. Dadurch wird erst jetzt mehr über das Leben eines Mannes bekannt, dessen Werk die gesamte Psychiatrie seit Ende des letzten Jahrhunderts entscheidend und nachhaltig beeinflußt hat. Wenn man die Lebenserinnerungen liest, wird man sich eingestehen, daß man im Grunde wenig über die *Persönlichkeit* und den *Lebensweg* dieses großen Psychiaters wußte. Bisher fehlt ja auch immer noch eine breit angelegte und umfassende wissenschaftliche Biographie über Kraepelin. Diese Lücke wird nun durch die Veröffentlichung der „Lebenserinnerungen" keineswegs geschlossen. Aber vielleicht wird die Publikation dieser Erinnerungen doch zu einer Biographie anregen, die das rechte Licht auf die Persönlichkeit, den Lebensweg und das wissenschaftliche Werk Kraepelins zu werfen vermag.

Kernstück des Werks von Kraepelin ist die aus der klinischen Anschauung heraus entwickelte, immer wieder empirisch überprüfte und unter Berücksichtigung neuer Befunde und Erkenntnisse durchaus auch immer wieder geänderte, in ihren Grundzügen jedoch bis heute unverändert gültige *Sy-*

stematik psychiatrischer Krankheitsbilder. Am Anfang dieser Arbeiten stand ein kleines „Compendium der Psychiatrie", das vor genau 100 Jahren – 1883 in Leipzig – erschienen ist. Aus diesem schmalen Buch wurde später dann das große Lehrbuch „Psychiatrie", dessen letzte vollständige (8.) Auflage in vier Bänden in den Jahren 1909–1915 erschien. Zwei Bände einer zusammen mit Johannes Lange geplanten, jedoch nicht abgeschlossenen 9. Auflage erschienen erst 1927 nach Kraepelins Tod.

Wenn auch die Grundlegung der psychiatrischen Diagnostik und Systematik der Teil des wissenschaftlichen Werks von Emil Kraepelin ist, dessentwegen sein Name in der Psychiatrie überall in der Welt zitiert wird, so darf darüber nicht übersehen werden, daß sein Einfluß auf die Psychiatrie noch viel umfassender war.

Eigene Fragestellungen Kraepelins – geprägt durch die ersten vier Assistentenjahre (1878–1882) unter B. von Gudden in München – und dann später vor allem die Zusammenarbeit mit Forschern wie A. Alzheimer, K. Brodmann, F. Nissl und W. Spielmeyer haben die Entwicklung der *Neuropathologie* nachhaltig beeinflußt. Durch Arbeiten im Laboratorium des Psychologen W. Wundt während der Tätigkeit als Assistent von Flechsig und Erb in Leipzig (1882–1885) wurde Kraepelin zum Pionier der *experimentalpsychologischen und psycho-physiologischen Grundlagenforschung* in der Psychiatrie. Aus diesen Ursprüngen heraus entwickelten sich die wissenschaftlichen Ideen und Forschungsansätze, für deren Verwirklichung Kraepelin gelebt hat und deren Höhepunkt dann 1917 die Gründung der „Deutschen Forschungsanstalt für Psychiatrie" in München war.

Das Gebiet der *„Forensischen Psychiatrie"* hat durch einige der frühesten Arbeiten Kraepelins wichtige Impulse erhalten. Andere seiner Arbeiten wurden zum Ausgangspunkt für die Entwicklung der *Pharmakopsychologie und Pharmakopsychiatrie* – also für Gebiete, die heute sowohl für die Grundlagenforschung als vor allem auch für die praktische Therapie von höchster Aktualität sind. Eine Forschungsreise Kraepelins nach Java (1904) ist die Wurzel eines Forschungsgebiets, das er selbst als „vergleichende Psychiatrie" bezeichnete und das heute als *„transkulturelle Psychiatrie"* über die ganze Welt verbreitet ist. Kraepelin und seinen Mitarbeitern sind wichtige Grundlagen der *psychiatrischen Epidemiologie* und der *psychiatrischen Genetik* zu verdanken. Besonders gefördert und angeregt hat E. Kraepelin alle die Forschungszweige, die heute unter dem Begriff der *„Biologischen Psychiatrie"* zusammengefaßt werden.

Bei vielen dieser von Kraepelin begründeten oder maßgeblich beeinflußten Forschungsrichtungen in der Psychiatrie wird oft gar nicht mehr daran gedacht, welch große Rolle er für deren Entwicklung gespielt hat. In diesem Zusammenhang hat die Inschrift Bedeutung bekommen, die auf seinem Grabstein in Heidelberg zu lesen ist: „Dein Name mag vergehen, bleibt nur dein Werk bestehen".

Wenn es nun in den letzten Jahren in vielen Teilen der Welt zu einer Rückbesinnung auf Kraepelin gekommen ist – in den USA wird schon vom „Kraepelinianism" und von „Kraepelinians" gesprochen! –, so geschah und geschieht das in erster Linie im Hinblick auf seine in den verschiedenen Auflagen der Lehrbücher niedergelegten Arbeiten zur *psychiatrischen Nosographie und Systematik.* Das sollte allerdings nicht vergessen lassen, daß der wahrscheinlich größte und nachhaltigste Einfluß Kraepelins doch wohl in *seinen Impulsen für die psychiatrische Forschung* zu sehen ist.

Die Zeit, in der er seine „Lebenserinnerungen" niederschrieb, waren die Jahre, in denen er sich mit aller Energie der Errichtung der „Deutschen Forschungsanstalt für Psychiatrie" widmete. Alle wissenschaftlichen Ideen und Pläne flossen ab 1912 in dem Gedanken zusammen, ein Forschungsinstitut für Psychiatrie ins Leben zu rufen. Das gelang ihm trotz der durch den Ersten Weltkrieg widrigen Umstände im Jahre 1917. An die Errichtung eines Instituts-Neubaues war in dieser Zeit nicht zu denken. So begann die Arbeit der „Forschungsanstalt" in Räumen der von Kraepelin bis 1922 geleiteten Universitätsklinik und in einigen in der Nähe dieser Klinik gelegenen Gebäuden. Noch zu Lebzeiten Kraepelins wurde die „Forschungsanstalt" 1924 in die Kaiser-Wilhelm-Gesellschaft aufgenommen. Die Einweihung des mit Unterstützung der Rockefeller-Foundation errichteten Instituts-Neubaues in München-Schwabing (1928) erlebte Kraepelin nicht mehr. Die heute als Max-Planck-Institut für Psychiatrie fortbestehende „Deutsche Forschungsanstalt für Psychiatrie" Emil Kraepelins ist zum Modell für viele der bedeutendsten psychiatrischen Forschungsstätten in der gesamten Welt geworden.

Die „Forschungsanstalt" und das gesamte wissenschaftliche Werk Kraepelins – die Lehrbücher, die Monographien und die Originalarbeiten – dokumentieren in einzigartiger Weise, wie psychiatrische Forschung systematisch voranschreitend in engster Anlehnung an die klinische Alltagserfahrung betrieben wurde und auch heute noch betrieben werden sollte!

Die „Lebenserinnerungen" Kraepelins enden etwa 7 Jahre vor seinem Tode, umfassen also die Zeit bis 1919. Sie berücksichtigen somit gerade noch die Zeit, in der Kraepelin in seinen Arbeiten über „Ziele und Wege der psychiatrischen Forschung“ (1918) und „Die Erforschung psychischer Krankheitsformen“ (1919) richtungweisende und unverändert gültige grundsätzliche Aussagen zur psychiatrischen Forschung gemacht hat.

Kraepelin hat im Laufe seines Lebens sehr viele Menschen kennengelernt. Vielen begegnete er durch glückliche Umstände; viele andere, ihn interessierende Personen suchte er auf, um mit ihnen ins Gespräch zu kommen. Einmal geknüpfte Verbindungen zu Lehrern, Freunden und Weggenossen hat er gepflegt und bewahrt. Um mit Freunden und Kollegen zusammenzutreffen, hat er bei vielen Reisen oft große Mühen auf sich genommen. So erscheinen in seinen Aufzeichnungen viele Namen. Manche dieser Personen sind uns heute unbekannt, oder wir können mit deren Namen keine präzisen Vorstellungen mehr verbinden. Daher erschien es uns zweckmäßig, in einem Anhang die vorkommenden Namen alphabetisch aufzunehmen und – soweit möglich – mit kurzen biographischen Daten zu versehen. Die Kurzbiographien sollen dem Leser zusätzliche Hinweise auf die Beziehungen dieser Personen zu Kraepelin geben. Oft kommt auf diese Weise ein Stück Zeitgeschichte zum Vorschein und – mehr noch – ein Beitrag zur Geschichte der Psychiatrie – der Psychiatrie der Zeit, in der Kraepelin gelebt hat.

München, Sommer 1983 H. Hippius, G. Peters, D. Ploog

INHALTSVERZEICHNIS

Vorwort VII

Lebensdaten E. Kraepelin XIII

Die Lebenserinnerungen 1

Anhang 221

Kurzbiographien der in den Lebenserinnerungen erwähnten Personen (in alphabetischer Reihenfolge) 221

Übersicht über die Namen der Personen, die in den Lebenserinnerungen erwähnt, bei den Kurzbiographien jedoch nicht berücksichtigt worden sind 251

Bibliographie von E. Kraepelin 253

Namenverzeichnis 259

Bilddokumente 263

LEBENSDATEN
Emil Kraepelin

1856	Am 15. Februar wird E. Kraepelin in Neustrelitz (Mecklenburg) geboren
1861–1874	Schulzeit in Neustrelitz
1874	Militärdienst in Leipzig Beginn des Medizin-Studiums in Leipzig
1875–1878	Medizin-Studium in Würzburg, Leipzig und wieder in Würzburg
1876	Physikum in Würzburg
1877–1878	Vor dem medizinischen Abschlußexamen als Student Mitarbeiter von F. Rinecker an der Psychiatrischen Klinik in Würzburg
1878	Medizinisches Staatsexamen in Würzburg
1878–1882	Assistent von B. v. Gudden an der Kreis-Irrenanstalt in München
1882–1883	Assistenten-Tätigkeit in Leipzig bei P. Flechsig an der Psychiatrischen Klinik und bei W. Erb an der Nerven-Poliklinik. Wissenschaftliche Arbeiten im Laboratorium von W. Wundt
1883	Auf Anregung von W. Wundt: „Compendium der Psychiatrie" (1. Fassung des späteren Lehrbuchs „Psychiatrie")
1883	Habilitation an der Medizinischen Fakultät der Universität Leipzig
1884	Rückkehr nach München zu B. v. Gudden an die Kreis-Irrenanstalt Umhabilitation an die Münchener Medizinische Fakultät Schon nach wenigen Monaten Ernennung zum Oberarzt der Irrenanstalt Leubus (Schlesien)
1884	Heirat mit Ina Schwabe am 4. Oktober
1885	Dirigierender Arzt der Irren-Abteilung des Allgemeinen Krankenhauses in Dresden
1886–1891	O. ö. Professor der Psychiatrie der Universität Dorpat (Nachfolger von H. Emminghaus)
1891–1903	O. ö. Professor der Psychiatrie und Direktor der Psychiatrischen Klinik der Universität Heidelberg (Nachfolger von C. Fürstner)
1903–1922	O. ö. Professor der Psychiatrie und Direktor der Psychiatrischen Klinik der Universität München (Nachfolger von A. Bumm)
1904	Eröffnung des Neubaus der Psychiatrischen Universitätsklinik in München
1917	Gründung der „Deutschen Forschungsanstalt für Psychiatrie"
1922	Emeritierung
1926	Am 7. Oktober stirbt Kraepelin während der Arbeit an der 9. Auflage seines Lehrbuchs nach kurzem Krankenlager (Grippe-Pneumonie) in München

DIE LEBENSERINNERUNGEN

Geboren wurde ich am 15. Februar 1856 als Sohn des 1882 verstorbenen Musiklehrers, späteren Reutervorlesers Karl Kraepelin in Neustrelitz. Meine Jugend verlebte ich in sehr bescheidenen Verhältnissen, aber in größter Freiheit. Die anmutige Umgebung meiner Vaterstadt weckte in mir schon früh den Sinn für die Natur und die Freude am Wandern. Von Ostern 1861–1874 besuchte ich Vorschule und Gymnasium in Neustrelitz, auf dem mit großer Einseitigkeit die Philologie gepflegt wurde. Ich war im ganzen ein guter Schüler mit ziemlich gleichmäßiger, aber nirgends hervorragender Begabung, der seine Aufgaben pflichtmäßig, aber ohne Begeisterung erfüllte. Meine Erinnerung an die Schulzeit ist lebhaft gefärbt durch das Bedauern, mit philologischen Nichtigkeiten viele kostbare Jugendzeit verloren zu haben.

In meinem elterlichen Hause herrschte bei größter Einfachheit der Verhältnisse ein reges geistiges Leben. Mein Vater, der sich viel mit Literatur, namentlich dramatischer, beschäftigte, hatte eine starke Neigung, die Volksbildung zu heben. Er versammelte daher Handwerker, Gewerbetreibende, kleine Beamte um sich und gründete einen Verein, der ihnen durch Vorträge, gemeinsames Lesen, Besprechungen mit Meinungsaustausch, Musik- und Theateraufführungen sowie durch Schaffung einer guten Bücherei geistige Anregung gewähren sollte. Er selbst las ihnen Shakespeare und Reuter vor und pflegte auch uns in der Familie an Sonntagen, wenn wir nicht größere gemeinsame Spaziergänge machten, gelegentlich seine Kunst vorzuführen. Außerdem wurde öfters musiziert oder mit verteilten Rollen gelesen. Meine Mutter hatte wegen ihrer fürsorglichen Hilfsbereitschaft und ihres Sinnes für Behaglichkeit eine große Anziehungskraft für junge Leute, so daß es uns niemals an lebhaftem Verkehr fehlte. Hie und da hatten wir auch auswärtigen Besuch. So erinnere ich mich aus meiner frühesten Jugend noch dunkel daran, daß Fritz Reuter zu uns kam; später war auch einmal der Vorleser Palleske bei uns zu Gast.

Von dem schleswig-holsteinischen Kriege 1864 weiß ich nur noch, daß die Erstürmung der Düppeler Schanzen bei uns großen Eindruck machte, und daß ein Vetter beim Übergang nach Alsen beteiligt war. Aus dem Jahre 1866 ist mir das lange Zögern unserer Truppen erinnerlich, die angeblich nicht ausrücken konnten, weil die Mützenschirme nicht fertig waren. Als sie dann unter dem Drucke Preußens endlich doch abmarschierten, war der Krieg schon zu Ende. Der Sieg von Königgrätz erregte bei der Einwohnerschaft meiner Vaterstadt große Freude, während der Hof sich entschieden ablehnend verhielt. Beim Ausbruch des Krieges gegen Frankreich war die Haltung gewisser adliger Kreise wieder zweifelhaft, so daß angeblich mehrere Verhaftungen stattfanden. Grenzenlos aber war bei uns der Jubel, als am Sedantage die Kunde von der Gefangennahme Napoleons den Schulunterricht jäh unterbrach. Am Abend fand ein großer gemeinsamer Kommers statt, bei dem wir Schüler ganz ausnahmsweise mit unseren Lehrern zusammen feierten. Das Ergebnis war mein erster Rausch, an den ich mit gemischten Gefühlen zurückdachte. Immerhin kam ich mir wie ein Held vor, und hielt die Erwerbung der nötigen Trinkfestigkeit unter dem Einfluß der älteren Kameraden noch lange Jahre hindurch für eine sehr wichtige Aufgabe.

Höhepunkte in meiner Schülerlaufbahn bildeten zwei Reisen, von denen die erste, die ich zum Teil zu Fuß mit dem Bruder meiner späteren Frau, einem Schulkameraden, ausführte, die Insel Rügen zum Ziel hatte. Bei der zweiten folgte ich einer Einladung meines älteren Bruders Otto, der damals als kaufmännischer Reisender im Harz tätig war. Ich fuhr mit der Post nach Berlin und von da nach Goslar, wo ich mit meinem Bruder zusammentraf, um das Okertal, Klaustal mit seinen Bergwerken und Hüttenbetrieben, Harzburg, Ilseburg und zum Schluß das Bodetal zu besuchen. Die Sommerferien brachte ich 1870 und auch später öfters im Kloster Dobbertin mit einer befreundeten Familie als Gast der dortigen Domina zu. Da wir dort nach Herzenslust rudern, schwimmen und angeln konnten, sind mir diese Zeiten in schönster Erinnerung geblieben. Ich hatte dort einmal Gelegenheit, den Dichter Fontane zu sehen und ihn auf dem schönen See herumzurudern.

Den allerstärksten Einfluß übte während meiner ganzen Jugendzeit mein 8 Jahre älterer Bruder Karl mit seinen ausgeprägten naturwissenschaftlichen Neigungen auf mich aus, der mich schon früh der Beschäftigung mit der Botanik zuführte und mich späterhin für Zoologie, Entwicklungslehre und Chemie begeisterte, so daß ich in den letzten Jahren meiner Schulzeit seine studentischen Lehrbücher, freilich ohne Verständnis, durchzuarbeiten suchte und mich viel mit einfachen chemischen Versuchen beschäftigte. Die Schule durfte davon selbstverständlich durchaus nichts erfahren. Schließlich machte ich sogar den kindlichen Versuch, auf Grund von Büchern, die ich mir aus der Großherzoglichen Bibliothek verschafft hatte, eine Darstellung der Entwicklungsgeschichte des Weltalls nach der Kant-Laplaceschen Theorie zu verfassen, die mir viel Spott von seiten meines Bruders und seiner studierenden Freunde eintrug.

Den Plan, Medizin zu studieren, faßte ich unter der nachhaltigen Einwirkung eines meinem Vater befreundeten Arztes, des Dr. Louis Krüger in Penzlin, bei dem ich als älterer Schüler wie auch späterhin vielfach meine Ferien zubrachte. Ich durfte ihn auf seinen Landfahrten und bei seiner Tätigkeit im Krankenhaus begleiten und außerdem nach Belieben in seiner recht umfangreichen Bibliothek herumstöbern, in der ich unter anderem zuerst Wundts Vorlesungen über die Menschen- und Tierseele fand, die zwar meinem Verständnisse noch nicht recht zugänglich waren, mich aber doch mächtig anregten, zumal sie von meinem Bruder besonders geschätzt wurden. Während ich anfangs aus mehr allgemein menschlichen Erwägungen daran gedacht hatte, Augenarzt zu werden, trat im letzten Jahre meiner Schulzeit immer entschiedener die Neigung zur Beschäftigung mit psychologischen Fragen hervor, die mich dazu veranlaßte, Träume aufzuschreiben und deren Entstehungsgeschichte zu untersuchen. Auf den Rat Dr. Krügers, dem ich meine Wünsche vortrug, beschloß ich daher, Irrenarzt zu werden, weil so die einzige Möglichkeit gegeben schien, psychologisches Arbeiten mit einem nährenden Berufe zu verbinden.

Mit diesem Vorsatz bezog ich die Universität Leipzig, wo ich zunächst von April–Oktober 1874 mit der Waffe diente, um mich dann mit vollem Eifer in das Studium zu stürzen. Die meiste Anziehungskraft hatten für mich die schon im Sommer gehörte Vorlesung von Leuckart über allgemeine Zoologie, die Chemie bei Wiedemann und das Präparieren, das ich in den Osterferien an einem vom Anatomiediener gekauften Menschenhirn fortsetzte, um es durch Abzeichnen und Anfertigen verschiedener Durchschnitte möglichst genau kennen zu lernen. Daneben begann ich mich mit Philosophie zu beschäftigen und trat in den akademisch-philosophischen Verein ein, der damals unter der Leitung von Avenarius blühte, und in dem ich die Bekanntschaft der freilich weit älteren Herren Kehrbach, Vaihinger, Eduard Meyer, Moritz Wirth machte.

Im Sommer 1875 ging ich nach Würzburg, wo namentlich der Chemiker Wislicenus, der Anatom Kölliker, der Physiologe Fick und der Botaniker Sachs auf mich großen Eindruck machten; ich nahm auch an den von Prantl veranstalteten botanischen Ausflügen regelmäßig teil. Zu Ende des Wintersemesters 1875/76 bestand ich das Physicum. Schon vorher hatte ich öfter widerrechtlich die von Rinecker abgehaltene psychiatrische Klinik besucht, in die ich nunmehr sofort als eingeschriebener Zuhörer eintrat. Sie wurde der Mittelpunkt meines Interesses, obgleich oder vielleicht weil sie von Rinecker mehr menschlich anregend, als wissenschaftlich fruchtbar abgehalten wurde. Von den übrigen klinischen Lehrern schätzte ich namentlich Gerhardt mit seiner etwas nüchternen, aber sorgsam genauen Methodik. Im Sommer 1876, wo die Staatsprüfung in weiter Ferne zu stehen schien, beschäftigte ich mich vor allem eifrig mit dem Lesen philosophischer Werke, Kant, Hume, Locke, Berkeley, Hobbes, Schopenhauer, de la Mettrie u. s. f. Der Anstoß dazu kam besonders aus dem Umstande, daß ein älterer Freund, Rieck, seine philosophische Doktorarbeit „Studien zum Begriffe der Notwendigkeit" zu verfassen hatte und mich für die Frage nach dem Ursprunge des Kausalitätsbegriffes interessierte.

Daneben begann ich mich in Köllikers Anatomie unter Gierkes Leitung mit vergleichender Hirnanatomie zu beschäftigen und faßte den freilich in den Anfängen steckenbleibenden Plan, eine Arbeit über das Gehirn der Ratte zu schreiben.

Außerdem besuchte ich regelmäßig alle Vorlesungen, die von dem damaligen Privatdozenten Emminghaus über Psychiatrie gehalten wurden. Als dann auf seine Anregung von der Medizinischen Fakultät für das Jahr 1876/77 die Preisaufgabe gestellt wurde: „Über den Einfluß akuter Krankheiten auf die Entstehung von Geisteskrankheiten", beschloß ich, die Bearbeitung zu versuchen und wandte mich mit der Bitte um Unterstützung an Emminghaus. Auch Rinecker erfuhr von meiner Absicht und erlaubte mir deswegen im Winter 76/77, einen Studenten der Theologie, der im Anschluß an Typhus geisteskrank geworden war, regelmäßig auf der Irrenabteilung des Juliusspitals zu besuchen, was ich mehrere Wochen lang täglich tat. Bei diesen Besuchen wollte mich einmal der Torwart des Spitals zurückhalten und rief mir, als ich trotzdem in die Abteilung ging, nach: „Sie unverschämter Mensch!" Am nächsten Tag beschwerte ich mich bei Rinecker, und der Torwart mußte mir Abbitte leisten, ein Vorgang, der später merkwürdige Folgen hatte.

Es wird im Laufe dieses Winters gewesen sein, als mir eines Tages Gierke von Wundts neu erschienener Physiologischer Psychologie erzählte und mir zugleich mitteilte, daß der Verfasser als Professor der Philosophie von Zürich nach Leipzig berufen worden sei. Mein Entschluß stand sogleich fest. Ich verschaffte mir das Buch, um es mit größtem Interesse durchzuarbeiten und faßte den Plan, Ostern 1877 nach Leipzig zu gehen, um dort mein Studium zu beenden, dann womöglich 1–2 Jahre bei Ludwig physiologisch zu arbeiten und dabei Fühlung mit Wundt zu gewinnen. Zu dem Zwecke bat ich Kölliker, der meine unbeholfenen anatomischen Arbeiten mit Wohlwollen verfolgt hatte, um eine Empfehlung an Ludwig, die mir auch bereitwilligst ausgestellt wurde, aber von mir niemals benutzt worden ist.

Um rasch mit meinen Fachstudien vorwärts zu kommen, brachte ich schon die Osterferien 1877 in Leipzig zu und besuchte so viele Ferienkurse wie nur möglich; daneben suchte ich meine Preisarbeit zu fördern. Auch in dem kommenden Semester war ich angestrengt tätig, so daß ich mit den Pflichtvorlesungen bis auf die Augenheilkunde nahezu fertig wurde. Besonderen Eindruck machte auf mich der Gegensatz zwischen dem wie ein König auftretenden Kliniker Wunderlich und seinem unmittelbaren Nachfolger Wagner, dem nüchternen Praktiker, die mich beide in ihrer Art fesselten. Ich gewann die Überzeugung, daß in Leipzig fleißig gearbeitet wurde und ging gern in die Vorlesungen von Thiersch, Credé und Benno Schmidt. Daneben beschäftigte ich mich wegen meiner persönlichen Beziehungen mit dem Privatdozenten Dr. Moldenhauer, meinem Landsmann, eifrig mit Ohrenheilkunde.

Schon in den Osterferien hatte ich zum ersten Male Wundt aufgesucht, um mir von ihm, obgleich er ja Philosoph war, einen Garantieschein für die Benutzung der Universitätsbibliothek unterschreiben zu lassen. Seine philosophische Hauptvorlesung konnte ich wegen meiner sonstigen Pflichten leider nicht hören, besuchte aber seine psychologischen Besprechungen, die eine Art Seminar darstellten, und übernahm dafür zwei Referate, eines über Lichtempfindungen, das nur einen Auszug aus der Physiologischen Psychologie darstellte, und ein weiteres über Sinnestäuschungen, in dem ich hoffte, etwas selbständiger auftreten zu können, da ich mich bei meinen psychiatrischen Studien schon etwas mit dieser Frage beschäftigt hatte.

Nur das erstere Referat konnte ich halten; das zweite unterblieb, obgleich ich es bereits nahezu fertig gestellt hatte. Ich erhielt nämlich im Mai 1877 eines Morgens zu meiner grenzenlosen Verblüffung einen Brief von Rinecker aus Würzburg mit der Anfrage, ob ich nicht bereit sein würde, als Assistent dorthin an die psychiatrische Klinik zu kommen, und zwar bereits zum 1. Juli. Durch dieses Anerbieten wurden plötzlich alle meine Pläne umgeworfen und es erschien unerfindlich, wann und wie ich meine medizinische Ausbildung zum Abschluß bringen sollte. Ich hatte auch ernste und nur zu sehr berechtigte Bedenken, ob ich unter solchen Umständen imstande sein könne, die mir angetragene Stellung auch nur einigermaßen auszufüllen. Auf der andern Seite erschien natürlich die Möglichkeit, nun schon rasch und unter günstigen Bedingungen in die mir vorschwebende Laufbahn hineinzukommen, außerordentlich verlockend. So entschloß ich mich denn nach eingehender Beratung mit meinem Bruder und Dr. Moldenhauer, halb glücklich, halb bedenklich, zuzusagen, wenn sich mein Eintritt noch kurze Zeit verschieben lasse, damit ich die Möglichkeit hätte, einige begonnene Kurse noch zu beenden. Leider gelang mir die Hinausschiebung nur bis zum 7. Juli, wo ich dann mein neues Amt antrat.

Daß ich für die meiner wartende Tätigkeit, abgesehen von meinen psychiatrischen Kenntnissen, in jeder Beziehung unzulänglich vorbereitet war, versteht sich von selbst. Ich verdankte auch meine Berufung, wie ich später erfuhr, neben meiner fleißigen Beschäftigung mit der Psychiatrie, vor allem dem Umstand, daß ich mich seinerzeit kräftig gegen den Torwart des Spitals gewehrt hatte. Rinecker führte seit langen Jahren einen harten Kampf mit dem Oberpflegamt und legte deswegen besonderen Wert auf die Gewinnung eines Assistenten, der geneigt sein werde, ihn in diesem Kampfe zu unterstützen. Für mich begann nunmehr ein ungemein arbeitsames Leben. Zunächst hatte ich meine Abteilung zu besorgen, die im oberen und unteren „Gängle", in den Verbindungsbauten zwischen dem Hauptbau an der Juliuspromenade und dem rückwärts gelegenen Pfründnerbau untergebracht war. Die Zahl der Kranken dürfte damals durchschnittlich 50–60, diejenige der Aufnahmen im Jahre etwa 400 betragen haben. Die Einrichtungen waren äußerst unvollkommen, das Personal ganz unzureichend, so daß eine dauernde Überwachung der Kranken unmöglich war und eine Nachtwache nur hie und da einmal eingerichtet werden konnte. Ich erlebte daher in dem einen Jahre meiner dortigen Tätigkeit auch einen Selbstmord durch Erhängen und einen zweiten durch Abbeißen der Zunge. Einige Male mußte unter diesen

Umständen zur Anwendung mechanischer Beschränkung gegriffen werden. Die Bäder lagen weit außerhalb der Abteilungen; von Beruhigungsmitteln war in größtem Maßstabe das damals noch neue Chloralhydrat in Gebrauch.

Nach meiner Morgenvisite hatte ich eine kurze Ruhepause. Gegen 11 Uhr erschien Rinecker, um auf die Abteilung für Haut- und Geschlechtskranke zu gehen bzw. 3mal wöchentlich dort Klinik zu halten. Da ich amtlich auch dort Assistent war, mußte ich überall mit dabei sein, obgleich die eigentliche ärztliche Tätigkeit auf der genannten Abteilung völlig selbständig von einem sogenannten Koassistenten erledigt wurde, damals von Herrn Angerer, einem Bruder des späteren Münchener Chirurgen, der Assistent an der chirurgischen Abteilung unter Linhart war. Vor seinem Fortgehen berichtete ich dann Rinecker noch über die Vorkommnisse auf der psychiatrischen Abteilung und las ihm die Krankengeschichten der für eine klinische Vorstellung in Betracht kommenden Geisteskranken vor. Abends gegen 6 Uhr erschien Rinecker wieder, um mit mir Visite auf der Irrenabteilung zu machen oder 3mal in der Woche eine Stunde Klinik zu halten.

Außer der Irrenabteilung hatte ich noch die Irrenpfründner und die große Zahl der alten Leute ärztlich zu versorgen, die als Spitalspfründner in dem stattlichen Gartenbau des Spitals untergebracht waren. Allerdings hatte ich mit ihnen nur gelegentlich, bei körperlichen Erkrankungen, zu tun. So erinnere ich mich einer alten Frau, die ich von einer lange bestehenden Taubheit durch Entfernung verhärteter Ohrenschmalzpfröpfe heilte; sie war von diesem Wunder so ergriffen, daß sie knieend ihr Dankgebet verrichtete. Mehr Arbeit machte mir die ärztliche Fürsorge für das Dienstpersonal des Hauses in den dafür bestehenden Krankenzimmern, da der Typhus im ganzen Jahre nicht ausging. Hie und da wurde ich auch in die dem Spital benachbarte Epileptikerpfründe gerufen, in der sich eine Sammlung merkwürdiger Persönlichkeiten fand, deren wissenschaftlichen Wert ich allerdings damals noch nicht zu ermessen verstand. Immerhin zog ich auch sie zu den von mir angefangenen, später von Rieger zu großer Vollkommenheit gebrachten Schädelmessungen heran, bei denen ich versuchte, verschiedene Umrisse des Schädels durch das Anbiegen von Bleidraht und Übertragung dieser Kurven auf Papier genauer festzulegen. Ich kam zu dem Schluß, daß die Geisteskranken vielfach zu kleine, aber auch öfters zu große Schädel hätten und daß sich bei den Epileptikern vorwiegend breite, aber flache Schädel fänden. Auch in der Irrenpfründe, die alte, längst abgelaufene Fälle enthielt, fand sich allerlei Merkwürdiges. So ein Fall mit sehr schön entwickeltem physikalischem Verfolgungswahn, der schon Griesinger interessiert hatte. Mir dienten diese Kranken besonders dazu, um bei ihnen Pulskurven aufzunehmen, aus denen man nach den Lehren Wolffs die Unheilbarkeit der Geistesstörung sollte erkennen können. Hie und da endlich mußte ich im Auftrage meines Professors noch ärztliche Dienste in dem jenseits des Mains gelegenen Hospitälchen tun, wobei mir der Umstand besonders hinderlich war, daß ich noch keine Rezepte zu schreiben verstand.

Mein Dienst auf der Abteilung regte mich zunächst sehr auf. Besonders war es eine schwachsinnige Kranke mit heftigen hysterischen Anfällen, die mich dadurch erschreckte, daß sie bei der Visite jedesmal durch das ganze Zimmer rollte; eine andere, die von Rinecker als Beispiel der neuen, merkwürdigen Krankheit Hebephrenie aufgefaßt wurde und starke triebhafte Aufregung zeigte, war mir ebenfalls recht unheimlich. Die Fülle der ungewohnten, beunruhigenden Eindrücke und das mir bis dahin unbekannte Gefühl der persönlichen Verantwortlichkeit verfolgten mich bis in den Schlaf und erzeugten bei mir aufregende Träume. Ich erklärte daher Rinecker nach etwa 14 Tagen, daß ich wahrscheinlich meine Tätigkeit auf die Dauer nicht werde aushalten können. Er lächelte nur darüber und meinte, so sei es schon mehreren seiner Assistenten gegangen; das gebe sich wieder. In der Tat hatte ich diese Eingewöhnungsschwierigkeiten nach einigen Wochen überwunden.

Da Rinecker erst spät zur Beschäftigung mit der Psychiatrie gekommen war, fehlten ihm durchaus gründliche klinische Kenntnisse und Erfahrungen, soweit man in jener Zeit überhaupt davon sprechen konnte. Dennoch war seine Klinik höchst anregend, da er eine natürliche Fähigkeit besaß, das menschlich Interessante in den Krankheitsbildern dem Verständnis der Hörer nahe zu bringen. Weil er ein geistreicher Mann und ein guter Menschenkenner war, ist es gewiß kein Zufall, daß an seiner Klinik eine überraschend große Zahl später hervorragender Mediziner, namentlich auch eine Reihe psychiatrischer Professoren, tätig gewesen sind.

Wenige Wochen nach meinem Eintritt ging Rinecker in die Ferien; zugleich verließ mich mein psychiatrischer Koassistent, der bereits Dr. der Medizin war und natürlich meiner Berufung größte Mißbilligung entgegenbrachte. Da es nicht anging, daß ich als Student selbständig die Irrenabteilung leiten konnte, wurde Dr. Emminghaus beauftragt, während der Ferien die Aufsicht zu übernehmen. Er kam täglich, um Visite zu machen, und beschäftigte sich eifrig mit den Kranken. Auch ihm mangelte damals fast völlig die eigene irrenärztliche Erfahrung, aber er besaß ein ungemein umfangreiches Buchwissen und unterhielt sich mit mir sehr gern und ausführlich darüber, so daß ich vieles lernte. Durch die Beschäftigung mit meiner Preisarbeit, deren Ablieferungstermin näher rückte, war auch ich genötigt, zahlreiche Arbeiten zu lesen, ohne doch einen anderen Überblick über mein Arbeitsgebiet zu gewinnen, als es damals an der Hand des Griesingerschen Lehrbuches möglich war.

Unter größter Anspannung aller Kräfte brachte ich die Preisarbeit bis zum 15. Oktober fertig. Es war eine gänzlich unreife Zusammenstellung von Lesefrüchten geworden, der ich mich bemüht hatte, durch allerlei der „Mechanik der Nerven und Nervenzentren" von Wundt entnommene, mangelhaft verstandene theoretische Ausführungen eine höhere Weihe zu geben. Trotzdem wurde mir der Preis, um den sich sonst niemand bewarb, zugesprochen.

Im Winter 1877/78 beschäftigte ich mich, angeregt durch die Arbeit von O. I. B. Wolff, eifrig mit sphygmographischen Studien, von denen ich wichtige Aufschlüsse erhoffte. Unterstützt wurde ich dabei durch meinen neuen Koassistenten, Herrn Rieger, der eines Abends mich aufsuchte und mir seine Absicht mitteilte, sich mit der Psychiatrie zu beschäftigen. Da ich außerdem an die herannahende Staatsprüfung denken mußte, arbeitete ich oft bis tief in die Nacht hinein und verlor dadurch zeitweise den Schlaf. In meiner Unerfahrenheit machte ich mir deswegen einmal, um am nächsten Morgen frisch zu sein, eine Morphiumeinspritzung von 0,02 gr. Die Folge war, daß ich überhaupt nicht schlief, starke Übelkeit, Erbrechen und am nächsten Tage meine erste Migräne bekam, an der ich von da ab in allmählicher Verschlimmerung fast 2 Jahrzehnte zu leiden hatte. Zum Glück aber war ich ein für allemal von der Versuchung, Morphium als Schlafmittel zu gebrauchen, kuriert. Ein anderer junger Arzt, der dann neben Rieger an der Klinik tätig war, ist leider dem damals fast noch ganz unbekannten Morphinismus zum Opfer gefallen.

Ein ausgezeichneter und zuverlässiger Berater und Freund war mir in jener arbeitsreichen und in vieler Beziehung äußerst schwierigen Zeit der sehr viel ältere langjährige erste Assistent der medizinischen Klinik, Dr. Matterstock, der sich meiner Unerfahrenheit in wohlwollendster Weise annahm und mich täglich zum Essen abholte. Er führte mich auch in den „Klub der Jungen" ein, in dem ein übermütiges und angeregtes Leben herrschte. Eine besondere Rolle spielten dort neben dem physiologischen Chemiker Kunkel und dem Anatomen Stöhr die beiden Rindfleisch'schen Assistenten Schottelius und namentlich Ziegler, der in einem gewissen Gegensatz zu seinem Lehrer stand und kurz darauf nach Zürich berufen wurde.

Am 15. März 1878 sollte ich – das war die Bedingung meiner Anstellung am Juliusspital – meine Staatsprüfung beginnen. Schon vorher wünschte Rinecker von mir, daß ich mich der Doktorprüfung unterziehe, was damals noch möglich war. Zu meinem größten Schrecken erfuhr ich plötzlich, daß ich am übernächsten Tage in Anatomie, Arzneimittellehre und Augenheilkunde geprüft werden solle. Die beiden letzteren Fächer waren mir wegen der Unterbrechung meiner medizinischen Ausbildung so gut wie unbekannt. Rinecker, der die Arzneimittellehre hätte prüfen sollen, verzichtete zum Glück darauf, aber Herr von Weltz mußte sich notgedrungen von meiner tiefen Unwissenheit in der Augenheilkunde überzeugen; trotzdem ließ er Gnade für Recht ergehen. Mit freundlicher Hilfe des Privatdozenten Dr. Helfreich gelang es mir dann, bis zur Staatsprüfung oberflächlich die klaffenden Lücken meines Wissens zu verkleistern.

Es konnte nicht fehlen, daß meine ungenügende Vorbereitung, die ich in meiner Stellung als Assistent nicht ausreichend vervollständigen konnte, mir auch in der bis zum Juli sich hinziehenden Staatsprüfung vielfach hinderlich wurde. Die geburtshilfliche Phantomprüfung traf mich, da ich das früher Gelernte in der einjährigen Zwischenzeit fast völlig vergessen hatte, ganz unvorbereitet, so daß ich nebst einigen Leidensgefährten nur durch die besondere Nachsicht des Herrn von Scanzoni zu einer Wiederholung nach 2 Tagen zugelassen wurde, die dann glänzend verlief.

Im Juli 1878 war ich endlich aus allen Prüfungsnöten befreit und konnte nunmehr mit voller Kraft auf das in jugendlichem Übermute gesteckte Ziel losgehen, mit 30 Jahren Professor der Psychiatrie zu werden. Mein Glück wurde damals vervollständigt durch einen vierwöchigen Urlaub, den ich in der Heimat mit meinen Lieben zusammen zubringen durfte und durch die Tatsache, daß ich von Anfang August an die heiß begehrte Stelle eines Assistenten an der Kreisirrenanstalt München unter Guddens Leitung für ein Jahr einnehmen sollte. Forel, der Privatdozent in München und Assistent an der Klinik war, trat damals seine auf ein Jahr berechnete Reise nach Kolumbien zur Sammlung von Ameisen an, die allerdings durch den jähen Tod seines Begleiters in St. Thomas ein vorzeitiges Ende nehmen sollte. Mein Vorgänger an der Würzburger Klinik, Ganser, war von dort zu Gudden gekommen und dieser hatte an ihm solchen Gefallen gefunden, daß er sich wegen eines Ersatzes für Forel wieder an Rinecker wandte. Es war für mich eine feierliche Stunde, als mir Rinecker eröffnete, daß er bereit sei, mich für diesen Zweck auf ein Jahr zu beurlauben; jedenfalls hatte ich das sichere Gefühl, daß ich nun auf dem richtigen Wege sei.

Über Würzburg, wo ich mit meinen Freunden noch einen fröhlichen Abschied feierte, fuhr ich zum 1. August nach München, wo ich mit Migräne ankam. Die mir noch unbekannte Stadt, die ich in ihrer ganzen Breite durchqueren mußte, machte auf mich einen mächtigen Eindruck. Gudden war in Urlaub, und ich wurde daher vom Oberarzt Bandorf empfangen. Später suchte mich Ganser auf und ich lernte auch die Kollegen Solbrig und Bumm kennen. Alle waren sehr freundlich zu mir, obgleich ich der weitaus jüngste war; darin zeigte sich der ausgezeichnete kameradschaftliche Geist, der trotz mancher nicht fehlender innerer Reibungen in der Münchener Anstalt herrschte. Vervollständigt wurde unser Kreis durch Mayser, der abwechselnd mit Solbrig den damaligen Prinzen Otto behandelte. Leider mußte er später wegen einer schweren Typhuserkrankung, die ihn Jahr und Tag arbeitsunfähig machte, ausscheiden und ging dann nach Zürich. Unseren Mittelpunkt bildete Bandorf. Seine Überlegenheit lag in der geräuschlosen, unbedingt zuverlässigen Selbstverständlichkeit, mit der er den Dienst führte, über alles unterrichtet war, alles voraussah und überall Rat wußte. Die freundliche Sachlichkeit, mit der er auch dem jüngsten Kollegen gegenübertrat, brachte es mit sich, daß er von uns allen gleichmäßig hochgeschätzt wurde; auch außer Dienst schlossen wir uns ihm gerne an. Er liebte es, das alte, echte München aufzusuchen. Freilich gehörte eine gewisse Trinkfestigkeit dazu, ihm überall zu folgen und unsere Erlebnisse blieben nicht ohne unerquickliche Zwischenfälle. Auf der anderen Seite hatte Bandorf für die Anstalt mit feinem Verständnis eine ausgezeichnete Bücherei geschaffen, aus der ich meine ersten Anregungen über Geographie sowie über die mir bis dahin ganz fern liegenden künstlerischen Fragen, namentlich über die Kunst Italiens schöpfte.

Bandorf führte mich sofort in meinen neuen Wirkungskreis ein, den die Leitung der hinteren Männerabteilung bildete. Es handelte sich um verblödete, um unreinliche, halbruhige und unruhige Kranke. Dazu kam der sogenannte Krankensaal, die einzige kleine Abteilung der Anstalt, in der die Kranken im Bett lagen. Da unter meinen etwa 150 Kranken nur verhältnismäßig wenige arbeitsfähig waren, standen, saßen oder lagen auf den einzelnen, je 25–30 Betten umfassenden Abteilungen die Kranken den ganzen Tag über in dem großen Aufenthaltsraume oder auf dem dazu gehörigen Gang herum, oder sie hielten sich in den von Gebäuden umschlossenen, viereckigen Gärten auf, wo sie herumrannten, schrien, miteinander in Streit gerieten, Steine sammelten, rauchten und schwatzten. Sehr verbreitet war die Neigung zu Gewalttätigkeiten; es verging kaum eine Visite, bei der mir nicht über eine Rauferei, das Zerschlagen von Fenstern oder Geschirr berichtet wurde; oft genug hatte ich die dabei verursachten Wunden zu verbinden oder zu nähen. Man war damals gewohnt, die Übeltäter durch Entziehung der ihnen sonst gewährten kleinen Biermengen zu bestrafen, was zahllose weitere Schimpfausbrüche und Angriffe auf den Arzt zur Folge hatte. Das Bier spielte überhaupt eine überaus wichtige Rolle im Anstaltsbetriebe. Wenn ich mich recht erinnere, wurden täglich 3 Hektoliter ausgeschenkt. Einzelne Kranke erhielten nach Verfügung ihrer Angehörigen täglich mehrere Liter und wachten eifersüchtig auf ihre verbrieften Rechte.

Meine schlimmste Abteilung war G, wo eine Anzahl meist verblödeter, aber immer gereizter, erregter, zu rücksichtslosen Gewalttätigkeiten aller Art geneigter Kranken hausten. Hier ohne gute Rückendeckung Visite zu machen, war nicht ratsam; auch konnte man sich kaum je mit einem Kranken eingehender beschäftigen, da man immer mit plötzlichen gefährlichen Angriffen zu rechnen hatte. Auf dieser Abteilung befanden sich auch zwei besonders fest gebaute „Beobachtungszimmer“, zwischen denen ein Pflegerzimmer lag. In einem derselben war dauernd ein Kranker eingeschlossen, der einmal einem Mitkranken mit der Parkettbürste den Schädel zertrümmert und später einen unvorsichtigen Pfleger, der allein zu ihm hineinging, fast erschlagen hatte, um mit Hilfe der Schlüssel, die er dem Bewußtlosen abgenommen hatte, in die Stadt zu entweichen. Als er dort den Versuch machte, einen Vorübergehenden in die Isar zu werfen, wurde er angehalten und in die Anstalt zurückgebracht, wo man seine Entweichung noch nicht bemerkt hatte.

Die ersten Eindrücke, die ich von meiner neuen Tätigkeit hatte, waren entmutigend. Das verwirrende Gewimmel ungezählter verblödeter, bald unzugänglicher, bald zudringlicher Kranker, mit ihren lächerlichen oder ekelerregenden, bedauernswerten oder gefährlichen Absonderlichkeiten, die Ohnmacht des ärztlichen Handelns, das sich meist auf Begrüßungen und gröbste körperliche Pflege beschränken mußte, die völlige Ratlosigkeit gegenüber allen diesen Erscheinungsformen des Irreseins, für die es keinerlei wissenschaftliches Verständnis gab, ließen mich die ganze Schwere des von mir gewählten Berufes empfinden. Ähnlich wie zu Anfang in Würzburg verfolgten mich die wirren und abstoßenden Bilder der Tagesarbeit auch in den Nächten und ließen mich zweifeln, ob ich mich wirklich in dieser Tätigkeit werde zurechtfinden können.

Allmählich indessen half mir die abstumpfende Gewöhnung und namentlich der angenehme Verkehr mit den gleichgestimmten Kollegen. Ich begann, mich als Glied einer Arbeitsgemeinschaft mit hohen Zielen zu fühlen und schöpfte Befriedigung aus den nach unserer damaligen Ansicht vollendeten Einrichtungen unserer Anstalt, die mit ihren schönen Parkett- und Terrazzoböden, ihrer gewaltigen Zentralheizung, ihrem Küchen- und Wäschebetrieb, ihrem fast nie benutzten Zentralbade uns ganz auf der Höhe der Zeit zu stehen schien. Dazu kam unser Stolz auf die wissenschaftliche Bedeutung unserer Klinik, wie sie sich hauptsächlich in unseren anatomischen Laboratorien und Tierställen ausdrückte. Hier lag das Gebiet, das uns für die Unfruchtbarkeit und Unerquicklichkeit unserer Tagesarbeit entschädigte. Nebenbei genossen wir auch nach Möglichkeit die Anregungen, die uns die Stadt München und ihre Umgebung boten. Besonders fleißig besuchte ich das Theater, das damals seine Glanzzeit hatte. Leider wurde unsere freie Zeit durch den Dienst, in dem niemals eine Vertretung gestattet war, außerordentlich eingeschränkt. So kam es, daß ich im Laufe von 4 Jahren nur einige wenige Male in den englischen Garten oder in die Isarauen bis zur Menterschwaige und nur zweimal bis Großhesselohe und an den Starnberger See gelangte. Unsere fast tägliche Erholung war ein kurzer Spaziergang vor der Abendvisite auf der damals noch unbebauten großen Wiese vor der Anstalt; hier pflegten wir die persönlichen und wissenschaftlichen Fragen des Tages zu erörtern.

Einige Wochen nach meinem Dienstantritt kehrte Gudden von seinem Semesterurlaub zurück. Die erste Begegnung mit ihm machte auf mich einen großen Eindruck. Er war ein großer, kräftig gebauter Mann mit einem Kopfe, der vielleicht eher an einen hervorragenden Ingenieur, als an einen Gelehrten denken ließ; in seinen Zügen sprach sich Beobachtungsgabe und nachhaltige Tatkraft aus. Sein Wesen war durchaus natürlich, ganz frei von jeder Selbstgefälligkeit; im Verkehr mit uns fehlte bei aller Strenge der dienstlichen Verantwortlichkeit und Unterordnung völlig der Vorgesetztenton. Da wir alle im gleichen engen Raume unsere dienstlichen Angelegenheiten zu erledigen hatten, liebte er es, in einer Pause bei der Zigarre mit uns zu plaudern, vorwiegend über die ihm nahe liegenden wissenschaftlichen Fragen, aber auch über alle möglichen anderen Dinge. Er vertrug ohne weiteres jeden Widerspruch und ließ immer nur sachliche Gründe gelten. Einen besonderen Reiz boten diese ungezwungenen Unterhaltungen durch seinen häufig hervortretenden überlegenen Humor, mit dem er Menschlichkeiten aller Art zu behandeln pflegte. Für die bildende Kunst hatte er lebhaftes Interesse und ein feines Verständnis. Ein Fest für uns war es, wenn er, was gar nicht selten geschah, einer Einladung zu abendlichem Zusammensein bei einem der Kollegen folgte. Wir pflegten dann für kalte Speisen zu sorgen, während die sogenannten Prinzenärzte aus ihren reichlichen Vorräten den Wein stellten. Die sich meist sehr lange fortsetzende Unterhaltung war stets für uns alle äußerst anregend. Gudden war überall, wo er erschien, ungewollt der Mittelpunkt der Tafelrunde.

Im Dienste war Gudden streng, ja hart. Er stellte an sich selbst, aber auch an andere stets die allerhöchsten Anforderungen. Die wirtschaftliche Lage des Pflegepersonals suchte er nach Möglichkeit zu verbessern, aber er erteilte außer einem freien Nachmittage in der Woche grundsätzlich niemals Urlaub. Wer einige Tage fortgehen wollte, mußte dafür eine entsprechende Zahl freier Nachmittage opfern. Diese Bestimmung war deswegen geradezu grausam zu nennen, weil das Personal Tag und Nacht ununterbrochen mit den oft äußerst störenden und unangenehmen Kranken in engster Gemeinschaft leben mußte. Mit unerbittlicher Strenge verfolgte Gudden jede Gewalttätigkeit gegen die Kranken. Sein durch reiche Erfahrung geschärftes Mißtrauen in dieser Beziehung kannte keine Grenzen. Bei seinen immer allein und zu ganz unbestimmten Stunden erfolgenden Rundgängen entdeckte er fast unfehlbar jede Spur einer Mißhandlung und sah überhaupt häufig Dinge, die dem Abteilungsarzte entgangen waren.

In der Krankenbehandlung stand Gudden grundsätzlich auf dem Standpunkte des No-Restraint. Unter keinen Umständen durften irgendwelche mechanischen Beschränkungen ohne seine formliche Zustimmung angewendet werden. Immerhin wurden gelegentlich bei sich selbst beschädigenden Kranken Handschuhe angelegt; auch sogenannte feste, mit Leder abgepaßte, durch Schrauben verschlossene Segeltuchkleider waren im Gebrauche. Dagegen wurde eine Zwangsjacke während meiner Tätigkeit an der Anstalt nur bei einem einzigen, zugleich im Bette festgeschnallten Kranken verwendet, der sich unablässig umzubringen bestrebt war und sich außer vielen anderen Beschädigungen einen tiefen Stich in die Brust mit einem dem blitzschnell zertrümmerten Fenster entnommenen spitzen Glassplitter beigebracht hatte. Fesselungen irgendwelcher Art kamen nicht vor; vielmehr erzählte Gudden sehr belustigt, wie sich in einer anderen Anstalt bei einer Fesselung der Beine herausgestellt habe, daß nicht der Kranke, sondern der Arzt von den Riemen erfaßt worden war. Die Isolierung wurde dagegen in größerem Umfange angewendet und führte zu den bekannten, von uns für unvermeidbar gehaltenen Übelständen, namentlich wo sie, wie in einzelnen Fällen, Monate oder gar Jahre lang fortgesetzt wurde. Wir hatten mehrere Kranke, deren Besuch jedesmal eine Art Wagnis darstellte.

Der klinische Unterricht fand an zwei Nachmittagen der Woche je 2 Stunden lang im Theatersaale statt. Er wurde bei der weiten Entfernung hauptsächlich von den Bezirksarztkandidaten besucht. Gudden besaß ein hervorragendes Geschick, mit den Kranken umzugehen und aus ihnen alles herauszulocken, so daß der Abteilungsarzt oft ganz erstaunt war über die Aufschlüsse, die seine Kranken in der klinischen Stunde gaben. Dagegen hatte Gudden gar keine Neigung, über die Klarlegung des einzelnen Falles hinaus allgemeine klinische Betrachtungen anzustellen. Mit dem Gefühle der Sicherheit stellte er eigentlich nur eine einzige Diagnose, diejenige der Paralyse, bei der er sich auf körperliche Zeichen stützen konnte. Jedem Versuche, andere Krankheitsbilder abzugrenzen oder den feinen Unterschieden des seelischen Verhaltens nachzugehen, stand er durchaus ablehnend und zweifelnd gegenüber; den dahin zielenden Fragen wich er mit der immer wiederholten Antwort: „Ich weiß es nicht“ aus. Er überließ das den „sublimen Köpfen“. Als ich ihm einmal über die Ergebnisse von psychologischen Reaktionsversuchen berichtete, hörte er mich mit ungläubigem Staunen an und erklärte, das sei ihm alles unverständlich.

Auch in der Klinik liebte es Gudden, anatomische Fragen zu besprechen. Eines der Semester, in denen ich klinischer Assistent war, begann damit, daß ich auf einem großen Mikrotom den Hörern zeigen mußte, wie man Durchschnitte durch ein ganzes Menschenhirn anfertigen könne. Daran anschließend zeigte Gudden den Herren auf einer Reihe solcher Durchschnitte allerlei feine Faserbündel, deren Verlauf er durch seine Tierversuche festgestellt hatte. Ihm fehlte dabei völlig jeder Maßstab für die Kenntnisse, die er voraussetzen durfte, und er ging daher weit über das Verständnis der Hörer hinaus. Sehr enttäuscht war er deswegen, als er bemerkte, daß einer der ihn eifrig umdrängenden Herren auf dem vorgezeigten Schnitte nicht einmal die massige Faserung des Balkens erkannte.

Den Grundzug seiner wissenschaftlichen Persönlichkeit bildete das unbeirrbare Streben nach unbedingt sicheren Tatsachen. Der Selbsttäuschung war er ebenso unzugänglich wie der Beeinflussung durch fremde Meinungen; für ihn galt nur der Beweis durch unumstößliche, mit allen erdenklichen Hilfsmitteln immer wieder nachgeprüfte Beobachtungen. Von Theorien und geistreichen Erklärungen hielt er gar nichts. So erschien ihm als der einzige Zugang zu dem Labyrinth der Psychiatrie die in alle Feinheiten des Hirnbaues eindringende anatomische Zergliederung, nicht aber die trügerische, von tausend Fehlerquellen durchzogene klinische Beobachtung. Sein ganzes wissenschaftliches Streben richtete sich daher mit nie erlahmender Tatkraft auf das Kaninchenhirn, in dessen Bau er durch das von ihm ersonnene und planmäßig ausgedehnte Verfahren der sekundären Entartung Schritt für Schritt tiefere Einblicke gewann. Es war rührend zu hören, wie er hoffte, auf diesem mühseligen Wege einmal der Erkenntnis der Geisteskrankheiten näher zu kommen. Gleichwohl scheute er zurück vor der großzügigen Kühnheit, mit der sein in gleicher Richtung strebender Fachgenosse Meynert kurzerhand die ungeheuren Schwierigkeiten zu überbrücken suchte, die sich dem Verständnis des Irreseins aus dem Bestande anatomischer Beobachtungen entgegenstellten.

Den Mittelpunkt unserer wissenschaftlichen Tätigkeit bildete demgemäß das anatomische Laboratorium, wo Gudden jede freie Stunde zuzubringen pflegte, die ihm sein außerordentlich zersplitterter Dienst übrig ließ. Hier konnte er viele, viele Stunden lang sitzen, während sich die Bretter mit Präparaten zu Bergen um ihn anhäuften, geduldig einen Schnitt nach dem andern musternd. Traf man ihn dort, so war er immer bereit, zu zeigen und zu erklären, was ihn beschäftigte. Es waren Stunden höchsten wissenschaftlichen Genusses, ihm dann zuzuhören, wie er irgend einen feinen Faserstrang in zahlreichen, nach den verschiedensten Verfahren operierten Hirnen verfolgte, seinen Zusammenhängen nachspürte und Pläne entwarf, die das gefundene Ergebnis noch von einer neuen Seite her nachprüfen sollten. Man erkannte dabei, mit wie unendlicher Vorsicht Gudden seine Schlüsse zog, wie er jede denkbare Möglichkeit des Irrtums berücksichtigte und auszuschließen suchte, bevor er eine Tatsache als gesichert ansah. Es dauerte daher auch immer sehr lange, oft mehr als ein Jahrzehnt, bis er mit einer bestimmten Untersuchung zum Abschluß kam. Auch dann noch entschloß er sich schwer zum Schreiben. Die Kundgabe seiner Entdeckungen in Wort und Schrift lag ihm nicht recht. Er sprach und schrieb ungemein knapp und sachlich und verschmähte alles schmückende, aufputzende Beiwerk. Leider hat seine Abneigung gegen vorschnelle Veröffentlichung die überaus traurige Folge gehabt, daß wohl der bei weitem größte und wichtigste Teil seines eindringenden Wissens unwiederbringlich mit ihm verloren gegangen ist.

Bei der Art seiner Forschung war Gudden durchaus auf die Mithilfe seiner Ärzte angewiesen. Damals kannte man noch keine Laborantinnen und erst zu Anfang der 80er Jahre wurde versucht, einzelne dafür geeignete Kranke zur Anfertigung von Präparaten anzulernen. So mußten denn die jüngeren Kollegen zu dieser, nicht immer sehr unterhaltenden Arbeit begeistert werden und jeder von uns hat eine ganze Reihe von operierten Kaninchenhirnen geschnitten. Außerdem halfen wir bei den Operationen, die immer an einer größeren Zahl von Tieren in gleicher Weise ausgeführt wurden, um das Gelingen wenigstens möglichst sicher zu stellen. Auf diese Weise wurden wir alle mit den Zielen dieser Arbeiten innig vertraut und nahmen an ihnen den lebhaftesten Anteil. Allerdings suchte dann allmählich jeder sich ein eigenes Arbeitsgebiet, um mehr selbständig forschen zu können. Bumm beschäftigte sich mit dem Bau der Retina; Ganser operierte Katzen, schrieb seine Monographie des Maulwurfgehirns und suchte zur wissenschaftlichen Verwertung eine Igelzucht anzulegen, die indessen mißlang, vermutlich, weil die Tiere alle des gleichen Geschlechtes waren. Mayser arbeitete über Fischgehirne, und ich trug mich mit dem Gedanken, die Reptiliengehirne zu studieren, kam aber nicht über einige vorbereitende Anläufe hinaus.

Meine Haupttätigkeit bestand vielmehr zunächst darin, meine Preisarbeit, die als Dissertation dienen sollte, druckreif zu machen. Da mir hierfür jede Anleitung fehlte, strebte ich vor allem nach möglichster Vollständigkeit in der Verwertung der Literatur. So entstand eine mühevolle, umfangreiche Zusammenstellung von Lesefrüchten, die ich nach meinen damaligen Kenntnissen gänzlich unfähig war, selbständig zu verarbeiten. Daneben beschäftigte mich die Ausarbeitung meines für die Wundtschen Besprechungen bestimmten Berichtes über Sinnestäuschungen, die dann später unter der Bezeichnung „Über Trugwahrnehmungen“ in der Vierteljahrsschrift für wissenschaftliche Philosophie erschienen ist, da sie mehr psychologische als psychiatrische Gesichtspunkte vertrat. Sodann verfaßte ich einen Bericht über die zweite Auflage der Wundtschen Physiologischen Psychologie für die Allgemeine Zeitschrift für Psychiatrie, der mir den Anlaß gab, das Werk eingehend durchzuarbeiten. Vielfache wissenschaftliche Anregung erhielt ich auch in der Gesellschaft für Morphologie und Physiologie, die wir häufig zu besuchen pflegten. Ich kam dort hauptsächlich mit Bollinger, Eversbusch, Bonnett und Spangenberg in Berührung, die freilich wesentlich älter waren.

Die in der Anstalt anfallenden, nicht übermäßig zahlreichen Sektionen wurden von uns selbst ausgeführt. Ganser und namentlich Bumm besaßen gute Kenntnisse in der allgemeinen pathologischen Anatomie, die nach Möglichkeit verwertet wurden. Die Gehirne wurden meist aufgehoben und mikroskopisch untersucht, doch waren die Ergebnisse bei dem völligen Mangel geeigneter Verfahren und Vorarbeiten äußerst unbefriedigend, so daß wir nicht einmal imstande waren, einen Schnitt durch eine paralytische Hirnrinde von einer gesunden mit Sicherheit zu unterscheiden, geschweige denn, einen bestimmten Krankheitsvorgang aus dem anatomischen Bilde zu erkennen. Abgesehen von gelegentlichen schüchternen Anläufen wagte sich daher niemand an derartige, unlösbar erscheinende Aufgaben heran. Dagegen versuchte ich einige Zeit hindurch die Bestimmung des spezifischen Gewichtes der einzelnen, nach Meynerts Verfahren auseinander getrennten Hirnteile bei verschiedenen Krankheiten zu bestimmen, ohne dabei zu besonders verwertbaren Ergebnissen zu gelangen.

Da ich noch der zweiten Hälfte meiner Militärpflicht zu genügen hatte, nahm ich von Oktober 1879 bis Ende Mai 1880 Urlaub und ging in meine Heimatstadt, wo ich neben meinem Dienst an der Dissertation arbeitete. Während dieser Zeit erschien eine Schrift von Mittelstädt über die Freiheitsstrafen, die durch ihre Grundanschauungen meinen lebhaften Widerspruch herausforderte. In eingehenden Gesprächen mit meinem Schwager Willert, der damals Amtsrichter in Woldegk war, reifte der rasch zur Ausführung gelangende Plan, mich in einer Streitschrift vom Standpunkte des Irrenarztes gegen Mittelstädt zu wenden. Diese Schrift, die den Titel „Die Abschaffung des Strafmaßes“ führte und unter Ablehnung der Vergeltungstheorie im wesentlichen die Bemessung und Ausgestaltung der Strafe nach dem Vorbilde der Irrenanstaltsbehandlung forderte, entstand in etwa 2–3 Wochen, fand aber trotz aller Bemühungen keinen Verleger. Auch Wundt, dem ich sie zur Begutachtung übersandte, wußte keinen Rat. Nachdem ich noch 6 Wochen in Altona als Unterarzt gedient und einen Abstecher nach Dresden gemacht hatte, wo meine spätere Frau in der Familie Friedrich Siemens tätig war, kehrte ich nach München zurück. Ich legte Gudden meine Schrift vor. Er las sie mit lebhaftem Interesse und fuhr sogleich damit zu Professor Holtzendorff, um dessen Urteil einzuholen, bat mich aber doch, bei der Veröffentlichung auf dem Titel nicht meine Stellung an der Kreisirrenanstalt zu erwähnen. Herr v. Holtzendorff war natürlich mit meinen sehr entschiedenen Ansichten nicht einverstanden, verschaffte mir aber doch einen Verleger in Ferdinand Enke, Stuttgart, so daß die Schrift als erste meiner Veröffentlichungen im September 1880 erscheinen konnte. Sie wurde viel besprochen und brachte mich namentlich in Beziehungen zu einigen Vertretern der italienischen positiven Schule.

Von einem dieser Herren aus Bergamo erhielt ich eine kleine Arbeit zugesandt mit der reichlich unvollkommenen Anschrift „Dr. Kraepelin, Allgemeine Zeitschrift Lisst“. Dennoch gelangte die Sendung in meine Hände, allerdings nach einem Umwege über die Stadt List in Hannover, wo man mich begreiflicherweise nicht ausfindig gemacht hatte. Wie man dann darauf kam, sie nach München zu leiten, ist mir immer rätselhaft geblieben.

Im August 1879 erhielt ich meinen ersten, auf 3 Wochen bemessenen Urlaub, den ich zu einer Reise mit meinem Bruder Karl benutzte. Sie führte uns über Salzburg und Berchtesgaden zur Giselabahn, ins Fuscher Tal über die Pfandelscharte ins Glocknergebiet und von da in die Dolomiten. Wir wanderten über Cortina zum Alleghesee und nach Agordo im Cordevoletal, von da zurück durch das Fassatal, über die Seisser Alp und durch das Grödner Tal, um von Waidbruck nach München heimzukehren.

Um dieselbe Zeit etwa wurden mir von der Schriftleitung des neu begründeten Biologischen Zentralblattes einige italienische Arbeiten über psychische Zeitmessungen zum Referate übermittelt. Ich benutzte den Anlaß, um mich mit Hilfe des Wörterbuches mühsam in das Verständnis des Italienischen hineinzufinden und gab zugleich für die genannte Zeitschrift eine eingehende Darstellung der Lehre von den psychischen Zeitmessungen. Diese Arbeit brachte mich in Briefwechsel mit dem italienischen Psychiater Gabriele Buccola, der dann auch einige Monate nach München kam und leider nicht lange nachher an perniziöser Anämie gestorben ist. Er war ein gescheiter und liebenswürdiger Mensch von der eigenartig raschen Auffassungsgabe der Italiener und einer erstaunlichen schriftstellerischen Fruchtbarkeit. Er wünschte bei uns über die Kahlbaumsche Katatonie zu arbeiten, doch mußte ich ihm erklären, daß uns dieses Krankheitsbild unbekannt sei. So begnügte er sich auf meinen Rat damit, bei zahlreichen Gehörhalluzinationen die elektrische Akustikusreaktion zu untersuchen, eine Arbeit, die bei den Schwierigkeiten der sprachlichen Verständigung viel Unbefriedigendes hatte. Als er bei uns weilte, sandte Lombroso ein Exemplar seines neu bearbeiteten „Uomo delinquente“, das für uns beide bestimmt war.

Noch ein anderer wissenschaftlicher Gast weilte längere Zeit bei uns, der Innere Mediziner Kast, der als Sohn eines Illenauer Kollegen Guddens zu ihm geschickt worden war, um sich etwas mit der Psychiatrie vertraut zu machen. Kast war ein leichtlebiger, äußerst amüsanter Kollege, der es in unübertrefflicher Weise verstand, die lächerlichen Seiten anderer in Gebärden, Sprechweise und Denkungsart nachzuahmen. Im ganzen zog ihn offenbar weit weniger die Psychiatrie als die Stadt München mit ihren verschiedenartigen Genüssen an. Auch die Versuche Guddens, ihn zum Schneiden von Gehirnen heranzuziehen, scheiterten sehr bald an dem Umstande, daß es bei seinem unvermuteten Ausbleiben nicht immer gelang, die noch nicht genügend versorgten Schnitte vor dem Verderben zu bewahren.

Der Sommer 1880 brachte mir bei sehr anstrengendem Dienst die Möglichkeit, das Oberammergauer Passionsspiel zu besuchen. Einige mir bekannte Damen aus Hamburg forderten mich auf, sie dorthin zu begleiten. Das Spiel machte auf mich einen sehr großen Eindruck, wenn mich auch einzelne Unzulänglichkeiten und Gewaltsamkeiten abstießen. In dasselbe Jahr fielen die von den besten Schauspielern der deutschen Lande veranstalteten Musteraufführungen, von denen ich eine Anzahl besuchen konnte. Unvergeßlich ist mir namentlich eine Aufführung von Kabale und Liebe gewesen, die das Vollendetste darstellte, was ich je auf der Bühne gesehen habe.

In den Frühling 1881 fiel ein großes, lange durch eifrige Studien vorbereitetes Ereignis, eine vierwöchige Reise nach Italien mit meinem Bruder. Nachdem wir am Abend vorher mit Gudden eine kleine Abschiedsfeier gehabt hatten, ging es am 4. April früh bei naßkaltem Schlackerwetter gen Süden. Beim Eintritt in das Gebirge klärte sich der Himmel auf und in Bozen umflogen uns am warmen Frühlingsabend die Maikäfer. Unsere Reise führte uns über Verona nach Florenz, wo wir drei herrliche Tage verlebten, dann nach Rom, Neapel, Capri bis Pästum. Mein Bruder blieb noch längere Zeit in Neapel, um dort zoologisch zu arbeiten, und auch ich benützte die wenigen Tage unseres dortigen Aufenthaltes, um an der zoologischen Station Reptiliengehirne zu sammeln. Der Gesamteindruck der italienischen Kunst und Landschaft auf mich war ein ungeheurer; es stand für mich fest, daß ich, sobald es mir die Umstände erlauben würden, das schöne Land immer wieder aufsuchen werde.

Im Sommer 1881 erschien in München der künftige Lehrer der neu geplanten psychiatrischen Klinik in Leipzig, Professor Flechsig. Es hieß, daß er, der bis dahin lediglich Anatom gewesen war, sich bei Gudden mit psychiatrischen Studien beschäftigen wolle, um sich für sein Amt vorzubereiten. Er war auch einige Male beim klinischen Unterricht zugegen und verhandelte im Laboratorium mit Gudden, ließ sich aber sonst nicht viel blicken. Einige Zeit nach seiner Abreise erzählte Gudden sehr entrüstet, daß er Flechsig an Hand seiner Präparate die Abhängigkeit der Pyramidenbahnen von gewissen Gegenden der Großhirnrinde dargelegt und daß Flechsig diese Entdeckung veröffentlicht habe.

Inzwischen hatte ich die mir zunächst liegenden wissenschaftlichen Arbeiten zum Abschluß gebracht und durfte allmählich an die Verwirklichung meines Planes denken, in die akademische Laufbahn einzutreten. In München erschien mir das nicht möglich, da sich dort Ganser habilitiert hatte und eine zweite Dozentur damals kaum Guddens Zustimmung gefunden hätte. Ich sah also ein, daß ich andere Wege einschlagen müsse. Dabei richteten sich naturgemäß meine Blicke nach Leipzig. Es drängte mich, in die Nähe Wundts zu kommen und mich dort mit den psychologischen Fragen zu beschäftigen, die ja den Ausgangspunkt meiner Berufswahl gebildet hatten. Ich wandte mich daher an Wundt mit der Bitte, mir zu raten, ob und wie es möglich sein könne, in seiner Nähe eine Stellung zu finden. Er wies mich auf die vor der Eröffnung stehende psychiatrische Klinik in Leipzig hin und erbot sich, darüber Erkundigungen einzuziehen, ob ich Aussicht habe, dort Assistent werden zu können. Obgleich ich auch von anderer Seite gehört hatte, daß Flechsig eine Bewerbung meinerseits anzunehmen geneigt sei, trug ich doch zunächst Bedenken, mich an ihn zu wenden, da ich bei der Verstimmung Guddens gegen ihn fürchtete, diesen durch einen solchen Schritt zu kränken. Als ich jedoch einmal mit ihm über diese Frage sprach, erklärte mir Gudden, daß er den Versuch, an die Leipziger Klinik zu kommen, durchaus billige, mir aber rate, mich vorher über die Möglichkeit einer Habilitation zu vergewissern. Daraufhin schrieb ich an Flechsig und erhielt von ihm die bündige Zusage, daß er meine Habilitation in Leipzig auf alle Weise fördern wolle.

Nachdem mir somit der Weg in die akademische Laufbahn offen zu stehen schien, veröffentlichte ich meine seit Jahren bestehende Verlobung und siedelte im Februar 1882 als erster Assistent der Klinik nach Leipzig über. Auf dem Wege dorthin suchte ich Hitzig in Nietleben auf, an den ich eine Empfehlung von seinem Corpsbruder Dr. Krüger hatte; er empfing mich sehr freundlich. Der Neubau der Leipziger Klinik war damals noch nicht abgeschlossen, und es gab daher noch sehr vieles einzurichten und zu bedenken, bis am 17. April die ersten Kranken in das Gebäude einzogen. Schon wenige Tage später begann Flechsig, mir ungerechtfertigte Vorwürfe zu machen und kündigte mir am 7. Juni aus einem ganz unbedeutenden Anlaß plötzlich, ohne mich nur anzuhören, weil er mich nicht für fähig halte, ihn in seiner Abwesenheit zu vertreten. Als ich davon meinem damaligen Kollegen Lehmann Mitteilung machte, kündigte dieser sofort auch seinerseits den Dienst. Nach allerlei höchst unerquicklichen Zwischenfällen schied ich am 14. Juni aus einem Dienst aus, der mir statt der erhofften wissenschaftlichen Förderung nur Kränkungen und Beleidigungen gebracht hatte. Ich fühlte mich wie erlöst, als ich die Klinik verlassen hatte, aber meine Lage hatte sich dadurch mit einem Male äußerst schwierig gestaltet. Ich war ohne Mittel und ohne Tätigkeit, ohne Krankenmaterial und ohne die Möglichkeit, mich wissenschaftlich weiter zu bilden. Vor allem aber war meine Habilitation vereitelt und durch meine Entlassung auch die Gewinnung einer neuen Stellung schwer gefährdet.

In dieser Lage ging ich vor allem zu Wundt. Er bezeigte mir die größte Teilnahme und versprach, mit Erb Rücksprache zu nehmen, um mir möglicherweise bei ihm eine Assistentenstellung zu verschaffen und mir so das Verbleiben in Leipzig zu ermöglichen. Da ich auch noch von mancher anderen Seite freundliche Unterstützung fand, so bei Weigert, Cohnheim, Thiersch, beschloß ich, unter allen Umständen den Versuch zu machen, meine Habilitation zu erreichen, um in Wundts Nähe bleiben zu können und meine Ehre zu retten.

Schon in den ersten Monaten meines Leipziger Aufenthaltes hatte ich fleißig im Wundtschen Laboratorium gearbeitet, was ohne Zweifel zu Flechsigs Erbitterung gegen mich beigetragen hatte. Da ich von ihm beauftragt worden war, das psychologische Laboratorium der Klinik einzurichten, hatte ich dann alle für psychische Zeitmessungen nötigen Apparate beschafft und eine größere Versuchsreihe in Angriff genommen, zu der mir meine Beschäftigung mit der Geschichte dieser Versuche und eine Unterhaltung mit dem Hamburger Astronomen Schrader die Anregung gegeben hatte. Es kam mir darauf an, die Veränderungen der psychischen Zeiten zu untersuchen, die durch äußere Störungen, zunächst durch Gifte, herbeigeführt würden. Um recht handgreifliche Wirkungen zu erzielen, begann ich mit der Untersuchung der Äther- und Chloroformnarkose sowie der Benommenheit, die durch das merkwürdige Amylnitrit herbeigeführt wird. Weiterhin führte ich Versuche mit Alkohol, Paraldehyd, Chloralhydrat, später auch mit Morphium, Tee und Koffein aus. Da die erste Gruppe von Versuchen abgeschlossen war, beschloß ich, sie als Grundlage einer Habilitationsarbeit zu benutzen, die allerdings eigentlich etwas dürftig war. Außer den früher erwähnten Schriften konnte ich noch eine theoretisierende Abhandlung über psychische Schwäche einreichen, die ich zu Rineckers Jubiläum verfaßt hatte.

Die Antwort der Medizinischen Fakultät ging dahin, daß man an meiner wissenschaftlichen Befähigung nicht zweifle, daß aber gegen meinen Charakter Anschuldigungen vorlägen, von denen ich mich erst reinigen müsse, bevor ich zur Habilitation zugelassen werden könne. Ich war in hohem Maße verblüfft über diese Auskunft, da ich keine Ahnung hatte, um was es sich hier handeln könne. Der Dekan der Fakultät, Thiersch, bedauerte, mir trotz allen persönlichen Wohlwollens keine Auskunft geben zu können und riet mir, mich an das Kultusministerium zu wenden. Auch von da erhielt ich die ausweichende Auskunft, daß man meinem Wunsche nach näheren Mitteilungen nicht willfahren könne, nachdem ich einmal aus meiner Stellung als Staatsbeamter ausgeschieden sei. Auf Wundts Rat reiste ich nunmehr nach Dresden, wo ich die freundliche Unterstützung Birch-Hirschfelds und des Obermedizinalrates Günther, des Vaters eines Münchener Kollegen, fand. So wurde es mir ermöglicht, den Referenten im Kultusministerium zu sprechen und von ihm zu erfahren, daß Flechsig berichtet hatte, ich habe mich über meinen Diensteid geringschätzig geäußert. Glücklicherweise konnte ich diese ungeheuerliche Behauptung durch das bereitwillig abgegebene schriftliche Zeugnis meines Kollegen Lehmann widerlegen und weiterhin das gehässige Vorgehen Flechsigs in das richtige Licht rücken. Ich erhielt auch die Zusage, später vom Kultusminister Gerber persönlich empfangen zu werden. Wirkungsvoll unterstützt wurden meine Bemühungen einmal durch die glänzenden Zeugnisse, die mir auf meine Bitte Rinecker und Gudden ausgestellt hatten, namentlich aber durch den Umstand, daß sich Wundt brieflich an den Minister wandte und für mich eintrat. Als ich dann in langer Unterredung Gelegenheit hatte, diesem meine Lage und meine Erlebnisse zu schildern, wurde mir wohlwollend die Gewährung meines Habilitationsgesuches in Aussicht gestellt. Im Laufe der Herbstferien, die ich in meiner Heimat zubrachte, erhielt ich denn auch die Nachricht, daß nunmehr meiner Habilitation kein Hindernis im Wege stehe. Ich hatte eine Probevorlesung über die progressive Paralyse zu halten und ein Kolloquium mit Erb zu bestehen, in dem ich, getreu meiner damaligen Anschauung, die Hebephrenie nicht für eine eigene Krankheit, sondern für eine durch die besonderen Verhältnisse der Entwicklungsjahre bedingte ungünstige Verlaufsform manischer oder melancholischer Erkrankungen erklärte.

Nun war ich also Privatdozent. Allein meine Lage war nichts weniger als erfreulich. Wundt, dessen Laboratorium in den ersten Anfängen stand, hatte keine Stellung zu vergeben. So wandte ich mich denn an Erb, der mir gestattete, mich in seiner Nervenpoliklinik neben seinem damaligen Assistenten Dr. Günther zu beschäftigen. Dort sah und hörte ich vieles, was mir, dem Irrenanstaltsarzt, bis dahin völlig fremd geblieben war. Ich machte dabei die Bekanntschaft eines jungen Militärarztes, Dr. Paul Julius Möbius, mit dem ich öfters spazieren ging. Dabei stellte sich heraus, daß wir beide den Wunsch hatten, Assistenten an der Nervenpoliklinik zu werden. Wir hatten aber beide keine Aussicht dazu, um so weniger, als Erb gerade damals einen Ruf nach Heidelberg als Nachfolger Friedreichs erhielt.

Unter diesen Umständen bildete meine ganze Zuflucht das Wundtsche Laboratorium. Es bestand damals aus zwei aneinanderstoßenden Zimmern mit einigen alten Tischen, die durch darüber gelegte Bretter vergrößert wurden. Außer einem aus dem Czermackschen Nachlasse stammenden Hipp'schen Chronoskop waren wohl alle Apparate persönliches Eigentum Wundts, zum Teil mit den einfachsten Mitteln selbst verfertigt, so die Rheochorde, Bretter mit seitlich angenagelten Kämmen, zwischen deren Zähnen Neusilberdrähte hin- und hergespannt waren. Auch die wissenschaftlichen Arbeiter selbst waren bemüht, sich aus Holz, Pappe, Blech und Draht kleinere Hilfsapparate selbst herzustellen. Ein Diener war nicht vorhanden. Trotz der spartanischen Einfachheit der Einrichtungen herrschte in diesen Räumen ein reges wissenschaftliches Leben und große Begeisterung für die so gänzlich neue Forschungsrichtung. Jeder war über die Arbeiten der Genossen genau unterrichtet, nahm an ihnen teil und unterstützte sie nach Kräften. Zumeist waren es angehende Mittelschullehrer, namentlich Mathematiker, die hier arbeiteten, Trautscholdt, Tischer, Kollert, Estel, Friedrich. Erst später kamen allmählich jüngere Gelehrte hinzu, die sich ganz der Psychologie widmen wollten, zunächst Münsterberg und der Amerikaner Cattell. Ich war seinerzeit der einzige Mediziner. Die Untersuchungen erstreckten sich hauptsächlich auf das Weber'sche Gesetz, auf den Zeitsinn und auf psychische Zeitmessungen; Trautscholdt arbeitete über Assoziationen. An mehreren Nachmittagen der Woche befand sich Wundt in einem anstoßenden äußerst einfach eingerichteten Zimmer und sah sich von Zeit zu Zeit nach unseren Arbeiten um, bald Fragestellungen erörternd, bald Ratschläge für Versuchsanordnungen erteilend, bald Ergebnisse prüfend. Nicht selten beteiligte er sich auch selbst an den Versuchen. Dabei konnten wir zu unserem maßlosen Erstaunen feststellen, daß seine Reaktionszeiten auffallend lang waren, während wir das Gegenteil erwartet hatten. Wenn irgend möglich, pflegten wir auch die am Spätnachmittag stattfindende allgemeine Vorlesung zu besuchen.

Die Beziehungen zwischen Lehrern und Schülern waren die denkbar günstigsten. Wundts Wesen war getragen von einer schlichten Würde, in der sich ruhige Sachlichkeit mit persönlichem Wohlwollen vereinigte. Obgleich er mehr zurückhaltend als lebhaft war und im Verkehr ungewandt erscheinen konnte, war er doch für jedes Anliegen seiner Schüler ohne weiteres zugänglich, riet und half, ohne viele Worte zu machen, wo und wie es ihm möglich war. Sein Auftreten war ganz einfach und natürlich, aber getragen von dem Gefühl der inneren Sicherheit und unbedingten Zuverlässigkeit; seine Unterhaltung war nicht blendend oder sprühend, aber immer fesselnd durch die ruhige Abgeklärtheit seiner Gedanken und den hohen Standpunkt, den er einnahm, sowie durch einen feinen Humor, der auch vor der eigenen Person nicht Halt machte, wie in der von ihm erzählten Geschichte, daß er einem Studenten, der ihn fragte, wo Wundt lese, in einer gewissen Verwirrung antwortete: „Ich weiß es nicht". Bewundernswert war sein vollkommenes gemütliches Gleichgewicht. Ich habe ihn niemals leidenschaftlich oder zornig gesehen. Er stand den Vorgängen des Lebens mit einer gewissen Gelassenheit gegenüber, die ihn jedoch nicht hinderte, daran lebhaften Anteil zu nehmen. Insbesondere verfolgte er die Schicksale seiner Schüler stets mit wohlwollendem Interesse und trat mit Wärme für sie ein. Ungezählte Male lud er uns zu sich ein; es waren stets sehr anregende und behagliche Stunden, die wir bei ihm verbrachten. Er plauderte dann ungezwungen über die Personen und Fragen, die unserem Gedankenkreise nahelagen, oft unter Mitteilung aller möglicher drolliger Erlebnisse. Bemerkenswert war dabei die zurückhaltende Sachlichkeit seines Urteils, die sich niemals zu verletzenden Angriffen gegen Andersdenkende hinreißen ließ. Die Bewirtung, die in den Händen seiner feinen, etwas zarten Frau lag, hielt sich stets im Rahmen größter Einfachheit.

Wundts Lebensführung war von äußerster Regelmäßigkeit. Er hatte eine zarte Gesundheit und war besonders für Erkältungen sehr empfindlich, gegen die er sich durch warme Kleidung zu schützen suchte. Seine Augen waren schlecht; er schonte sie durch Abblenden des Lichtes und ließ sich vielfach vorlesen, bediente sich auch schon sehr früh der Schreibmaschine, die er, wie ich annehme, durch den Amerikaner Cattell kennengelernt hatte. Er stand nicht übermäßig früh auf, arbeitete aber regelmäßig den ganzen Vormittag. Der Nachmittag gehörte dem Laboratorium und der Vorlesung. Er pflegte aber auch jeden Tag einen Gang um die Innenstadt zu machen, auch bei schlechtem Wetter. Oft habe ich diese Gewohnheit benutzt, um ihn aufzusuchen; er gestattete dann gern, daß man ihn begleitete. In seiner Ernährung war er äußerst mäßig und wohl auch empfindlich, doch rauchte er und trank gelegentlich ein Glas Wein oder Bier. Wenn er auch im allgemeinen sehr zurückgezogen lebte, so war er doch durchaus nicht ungesellig, versammelte gerne seine jungen Freunde um sich und stand auch mit seinen Berufsgenossen in regelmäßigen Beziehungen. Zu weiten Reisen hatte er wenig Neigung, vielleicht wegen der Empfindlichkeit seiner Gesundheit. Dagegen pflegte er in den Ferien regelmäßig Leipzig für einige Zeit zu verlassen und Thüringen oder die See, auch wohl einmal den Rigi aufzusuchen; auch bei solchen Reisen hielt er an der Regelmäßigkeit seiner Tageseinteilung sowie an der täglichen Arbeit nach Möglichkeit fest. Aus dieser stetigen Beharrlichkeit des Schaffens, die sich durch nichts ablenken ließ, erklärt sich zum großen Teil der gewaltige Umfang seines Lebenswerkes.

Wer Wundts Vorlesungen hörte, wird im ersten Augenblick vielleicht überrascht gewesen sein, daß der etwas hagere, mittelgroße Mann, der mit gesenktem Blick fast scheu dem Katheder zuschritt, der berühmte Gelehrte sein sollte, dessen die verschiedensten Gebiete umspannende Geistesarbeit in unserer Zeit kaum ihresgleichen hat. Aber wenn dann Wundt mit der ihn kennzeichnenden ruhigen Klarheit seine Ausführungen begann, folgerichtig Satz an Satz fügend, mit einigen knappen Gebärden seine Worte erläuternd, dann stand bald alles unter dem Banne dieser geistigen Persönlichkeit, die mit dem Rüstzeug des Verstandes weite Wissensgebiete durchdrang und von hoher Warte das innerste Wesen des Menschen zu ergründen suchte. Seine Vorlesungen gehörten daher auch bald zu den besuchtesten der Hochschule und es wird wohl wenige Leipziger Studenten der letzten 30 Jahre geben, die nicht einmal Gelegenheit genommen haben, sich in den fast immer überfüllten Hörsaal Wundts Eingang zu verschaffen.

Es ist unter diesen Umständen selbstverständlich, daß unsere kleine Gemeinde mit größter Verehrung an ihrem Lehrer hing und stolz darauf war, in den Bahnen der neu aufblühenden experimentellen Psychologie zu wandeln. Ich hatte daher nach dem vorläufigen Scheitern meiner psychiatrischen Laufbahn den lebhaften Wunsch, solange wie irgend möglich in Wundts Nähe zu bleiben und ganz seinen Spuren zu folgen. Allerdings waren die

Aussichten auf Verwirklichung solcher Pläne zunächst äußerst gering. Ich war zwar glücklich habilitiert, aber ich besaß keine Mittel, um meinen Lebensunterhalt zu bestreiten und hatte auch keine Stellung, die mir das ermöglicht hätte. Indessen, ich durfte darauf hoffen, daß in absehbarer Zeit am Wundtschen Laboratorium eine Assistentenstelle geschaffen werden sollte, die er mir bereits zugesagt hatte. Außerdem wurde ich von ihm durch die Mitteilung überrascht, daß mir, natürlich auf seine, von ihm nicht eingestandene Verwendung hin, ein Dozentenstipendium bewilligt worden sei, das ich alljährlich wieder beziehen könne. Da ich außerdem noch über einige Ersparnisse verfügte und in bescheidenem Umfange auch auf eine gewisse Unterstützung durch meine Angehörigen hoffen durfte, trat ich vorerst mit Wagemut in die akademische Laufbahn ein.

Mein Versuch, eine Vorlesung über Psychiatrie zustande zu bringen, scheiterte an dem Ausbleiben jeglicher Zuhörer. Dagegen erschienen eine Anzahl Herren, um die von mir angekündigte Kriminalpsychologie zu hören. Im Anschluß an meine Beschäftigung mit Strafrechtstheorien und Strafvollzug hatte ich mich eingehend mit Öttingens Moralstatistik und dem Werke von Avé-Lallement über das deutsche Gaunertum wie mit den Arbeiten der italienischen positivistischen Schule, insbesondere Lombrosos Uomo delinquente beschäftigt und mir aus diesen und einigen anderen Bestandteilen eine Lehre vom Verbrecher zusammengebraut, die sich im ersten Teil mit den allgemeinen und persönlichen Ursachen, sodann aber mit den Erscheinungsformen des Verbrechens und Verbrechers, endlich mit der Verhütung und Behandlung dieser Gesellschaftserscheinung beschäftigte. Es glückte mir, diese Gedanken im Winter 1882/83 wie im Sommer 1884 vor einer kleinen Zuhörerschar vorzutragen, unter der allerdings immer einige persönliche Freunde waren. Im Sommer kündigte ich auf Wundts Wunsch dazu noch Gehirnanatomie für Nichtmediziner an, zu der sich ebenfalls einige Hörer aus dem Wundtschen Kreise einfanden, um so ihre Vorbildung für die psychologischen Arbeiten zu ergänzen.

Auch sonst gestalteten sich meine Lebensverhältnisse erträglich. Durch Vermittlung Weigerts, den ich auf einer Kontrollversammlung in Delitzsch als liebenswürdigen militärischen Vorgesetzten kennengelernt hatte, war ich dem von ihm begönnerten Mittagstische der Frau Dr. Thieme, scherzweise „zum sauren Apfel" genannt, zugeführt worden. Hier hatten auch Kast und der gerade nach Breslau berufene Neisser verkehrt. Teils dort, teils auf anderem Wege, lernte ich eine Anzahl von jüngeren Kollegen kennen, mit denen ich in vielfachen Verkehr trat, Stadelmann, Lenhartz, Vierordt, Huber, Edinger, Strümpell, Gaule, Lesser, Sänger und andere. Den Mittelpunkt unseres Kreises bildete der herzensgute, voll ergötzlicher Geschichten steckende, immer hilfsbereite Weigert, der damals nach Cohnheims Tod genötigt war, seine Stellung aufzugeben und nach Frankfurt zu gehen. Aus ihm, Strümpell, dem aus Japan zurückgekehrten Scheube und mir setzte sich der nur aus Präsidenten bestehende „Malayische Klub“ zusammen, der bei Felsche in Form einer Tasse Kaffee seine Orgien, bei Bonorand im Rosenthal in ähnlicher Weise seinen „ Hexensabbat“ feierte. Zuweilen besuchten wir auch die Zusammenkünfte der Dozenten im Kaffeehaus, wo ich die alte Bekanntschaft mit Eduard Meyer erneuern konnte.

Es wurde mir indessen bald klar, daß meine Lage in Leipzig eine sehr unsichere war. Ich suchte mir zunächst dadurch zu helfen, daß ich das mir durch einen Freund übermittelte Angebot der Verlagsfirma Johann Ambrosius Abel annahm, ein Kompendium der Psychiatrie zu schreiben. Meinen Neigungen entsprach allerdings diese Aufgabe ganz und gar nicht. Ich hätte weit lieber zunächst eine Kriminalpsychologie geschrieben, doch folgte ich dem Rate Wundts, den ich in allen solchen Angelegenheiten einzuholen gewohnt war und machte mich an die weniger reizvolle Aufgabe, die ich zum größten Teile in den Osterferien 1883 erledigte. „Dabei kam mir die Unzulänglichkeit meiner psychiatrischen Kenntnisse überaus deutlich zum Bewußtsein, und ich bedauerte lebhaft, daß ich nicht die überall fühlbaren Lücken durch Beobachtungen am Krankenbette ausfüllen konnte.“

Auch noch andere Pläne erwog ich, um mir die Möglichkeit einer Lebensstellung zu verschaffen. Hatte ich früher sogar einmal daran gedacht, die Stelle als Arzt bei einem reichen schwachsinnigen Russen anzunehmen, um mit ihm womöglich in einer Universitätsstadt leben zu können, so faßte ich jetzt, da mir die Hoffnungslosigkeit meiner akademischen Laufbahn allmählich klar wurde, den Eintritt in eine Privatanstalt ins Auge, wo ich endlich heiraten zu können hoffte. In erster Linie dachte ich an die Anstalt Kahlbaums, der mir, nachdem er mich bei einer Versammlung kennengelernt hatte, das Anerbieten machte, zu ihm zu kommen. Als ich Wundt von diesem Plan Mitteilung machte, fragte er mich erstaunt, warum ich mich denn in die persönliche Sklaverei begeben wolle. Damit war die Sache für mich erledigt.

Inzwischen hatte ich fleißig in Wundts Laboratorium gearbeitet, meine Untersuchung über die Beeinflussung der Reaktionszeiten durch Gifte fortgesetzt, die Versuche über Alkoholwirkung abgeschlossen und neue Beobachtungen über das Webersche Gesetz bei Lichtempfindungen in Angriff genommen. Ich bereitete ferner eine große Arbeit über Assoziationen vor, zu der ich zehntausende von Versuchen gesammelt hatte, und endlich gedachte ich mich mit Fragen der Ethik und Ästhetik zu beschäftigen. Auf ersterem Gebiete hatte ich eine gemeinverständliche Abhandlung über die Wurzeln der Moral geschrieben, die niemals gedruckt worden ist. Sodann aber bearbeitete ich im Anschluß an einen im akademisch-philosophischen Verein gehaltenen Vortrag die Psychologie des Komischen. Zum Vorbild diente mir hier Lessings Abhandlung über die Fabel, die mich viel beschäftigt hatte; ich suchte durch allerlei Abwandlungen von Beispielen über die wesentlichen Voraussetzungen der komischen Wirkungen ins klare zu kommen. Im Zusammenhang mit diesen Arbeiten und der in Aussicht stehenden Assistentenstelle am psychologischen Laboratorium reifte nunmehr in mir der Plan, die Psychiatrie ganz aufzugeben und in die philosophische Dozentenlaufbahn überzutreten. Dazu war die Erwerbung des philosophischen Doktorgrades notwendig, wobei ich besonders auch die Prüfung in Chemie ins Auge faßte. Ich beschloß daher, ein chemisches Praktikum zu besuchen und bat einen befreundeten Kollegen, mir dort für den Winter einen Platz zu belegen.

Selbstverständlich handelte ich in vollem Einvernehmen mit Wundt, dem ich meine Pläne vorgetragen hatte. Eines Tages im Sommer 1883 aber, als er den Ring an meinem Finger bemerkt hatte, fragte er mich, ob ich verlobt sei. Als ich diese Frage bejahte, hielt er sich für verpflichtet, mich auch auf die Bedenken aufmerksam zu machen, die der Verwirklichung meines Planes entgegenstünden. Er wies darauf hin, daß die von ihm in der Philosophie vertretene Richtung in absehbarer Zeit keine Aussicht auf allgemeinere Anerkennung habe, daß ich also nicht auf rasches Einrücken in eine Professur rechnen könne und daher voraussichtlich eine Heirat auf ganz unbestimmte Frist werde hinausschieben müssen. So sehr ich mich in den Gedanken eingelebt hatte, Wundts engerer Schüler zu werden, konnte ich mich doch dem Gewicht seiner Gründe nicht entziehen und beschloß, bei nächster Gelegenheit auch Gudden um Rat zu fragen.

Im Herbst 1883 ging ich zur Naturforscherversammlung nach Freiburg, um dort einen Vortrag über psychische Zeitmessungen zu halten. Auf dem Rückwege suchte ich Gudden auf und sprach mit ihm über meine Lage. Er war sehr entschieden für meine Rückkehr zur Psychiatrie und bot mir eine frei werdende Stelle an der Kreisirrenanstalt an. Auch die Schwierigkeit der

Aufrechterhaltung meiner Dozentur wurde mit seiner Hilfe und durch Gansers Entgegenkommen gelöst. Ich verpflichtete mich, keines der Fächer zu lesen, die Ganser bisher vertreten hatte, sondern mich auf Kriminalpsychologie und experimentelle Psychologie zu beschränken; unter dieser Voraussetzung erschien die Zulassung eines zweiten Dozenten für Psychiatrie möglich. So zog ich denn im Herbst 1883 wieder in meine alte Stellung zurück und habilitierte mich unter Pettenkofers Dekanat mit einer Probevorlesung über den psychologischen Standpunkt in der Psychiatrie; es war der Inhalt eines Vortrages, den ich in Berlin auf einer Psychiaterversammlung nicht hatte halten können, weil Westphal vorgeschlagen hatte, lieber einige Rückenmarkschnitte vorführen zu lassen, die ein Japaner bei ihm angefertigt hatte.

Die Verhältnisse in der Kreisirrenanstalt hatten sich in der Zwischenzeit sehr verändert. Von den alten Kollegen war nur noch Ganser dort, mit dem ich in herzlichem Einvernehmen lebte, der aber über die Aussichtslosigkeit meiner Dozentur und das lange Verweilen in einer untergeordneten Stellung verstimmt war. Vor allem war Bandorf fort und an seine Stelle ein Oberarzt getreten, der guten Willen mit völliger Unfähigkeit verband. Bandorf war Direktor der neuen Anstalt Gabersee geworden, wo ich Gelegenheit hatte, die staunenerregende Umwandlung der bei uns verblödeten und höchst unangenehme Eigenschaften annehmenden Kranken unter dem Einfluß der freien Behandlung und der Beschäftigung zu beobachten. Durch den Wegfall seines zuverlässigen Mitarbeiters, dessen Ersatz durch Ganser er vielleicht hätte durchsetzen können, war Guddens Arbeitslast in höchst unliebsamer Weise gewachsen, so daß auch er vielfach abgehetzt und verstimmt war. Dazu kam für ihn das Unglück mit seinem Sohne, dem bei einem Feste durch unglaublichen Leichtsinn beide Arme verbrannten, ein Schicksal, das schwere Schatten auf das Leben des Vaters warf. Die jüngeren Kollegen, unter denen sich auch der später schwer erkrankte Oscar Panizza befand, standen uns mit Ausnahme von Rehm ziemlich fern. Wenn daher auch die immer noch lebhaft betriebenen und zu großer Verfeinerung fortgeschrittenen wissenschaftlichen Arbeiten manche Anregung boten und Guddens Persönlichkeit ihren alten Zauber gewiß nicht verloren hatte, so war doch die alte innige Gemeinschaft, die uns alle verbunden hatte, verloren gegangen und wir beide, Ganser und ich, fühlten uns etwas vereinsamt; wir legten uns immer häufiger die Frage vor, ob unseres Bleibens noch lange sein werde oder nicht.

Um jene Zeit bahnten Fortschritte in der Färbetechnik des Nervengewebes die Begründung der bis dahin so gut wie vollständig fehlenden pathologischen Anatomie der Geistesstörungen an. Alle unsere Arbeit im Präparatenzimmer hatte eigentlich lediglich der Verfolgung von Zusammenhängen zwischen Faserbündeln und Zellgruppen im Gehirn gegolten, meist beim Kaninchen, hie und da auch einmal bei anderen Tieren oder wohl auch beim Menschen, wenn hier die Natur durch eine umschriebene Zerstörung solche Möglichkeiten eröffnet hatte. Der Stolz unserer Sammlung war außerdem eine lückenlose Reihe durch das ganze Menschenhirn in den drei Ebenen gelegter Schnitte, die mit dem von Gudden angegebenen, von Katsch ausgeführten Mikrotom unter Aufwand von unendlicher Mühe und Geduld angefertigt worden waren. Die Veränderungen bei Krankheitsvorgängen waren dagegen unseren damaligen Beobachtungshilfsmitteln fast völlig unzugänglich. Die allgemein übliche Härtung in Müllerscher Lösung und die Färbung mit Karmin lieferte zwar manchmal ganz hübsche Bilder, aber, da sie alles gleichmäßig färbte, war von einer Unterscheidung feinerer Veränderungen nicht die Rede; oft mißlangen auch die Präparate wegen schlechter Härtung. Nun besaßen wir zwar schon damals in der Färbung mit Osmium oder Gold Verfahren, die ausschließlich die Markfasern, unter Umständen in ausgezeichneter Weise, zur Darstellung brachten, aber die Goldmethode war ganz unzuverlässig, so daß unter hunderten von Schnitten gelegentlich einmal einer wirklich gelang, und das Osmiumverfahren war teuer, umständlich, unangenehm und lieferte vergängliche Bilder. Es war daher eine große Überraschung, als ich Gudden die ersten von Weigert gefärbten Markfaserpräparate vorlegen konnte, die dieser mir freundlichst übersandt hatte. Gudden war ganz hingerissen von diesen Präparaten, die nach seinem Ausspruch aussahen „wie ein Bierfilz". Dennoch wußte er zunächst mit dem Verfahren nicht recht etwas anzufangen, da es ihm überall auf die gleichzeitige Färbung von Fasern und Zellen ankam.

Da er Dekan der Medizinischen Fakultät war, hatte er eine Preisaufgabe über den Aufbau der Hirnrinde gestellt. Sie wurde gelöst von dem Studenten Franz Nissl, der damals zuerst in unseren Gesichtskreis trat. Es ergab sich die erstaunliche Tatsache, daß dieser Student bei seiner Arbeit eine neue Färbung mit Magentarot gefunden hatte, die lediglich die Nervenzellen färbte und diese mit einer unerhörten Klarheit und Schärfe aus dem umliegenden Gewebe heraushob. Wir bestaunten diese Bilder und es wurde uns klar, daß nunmehr endlich die Möglichkeit gegeben war, auch den feineren krankhaften Veränderungen des Nervengewebes nachzugehen, wie wir sie als Grundlage der Geistesstörungen voraussetzten.

Mich selber beschäftigten jedoch im Zusammenhange mit den bei Wundt empfangenen Anregungen weit mehr die Fragen der experimentellen Psychologie. Mir wurde immer klarer, daß hier das Gebiet liege, das mich anzog und ich gab daher endgültig alle Pläne auf, mich noch eingehender mit anatomischen Fragen zu beschäftigen. Bestärkt wurde ich in diesem Entschluß durch die Feststellung, daß sich auf meinem linken Auge ein den gelben Fleck umfassendes Skotom entwickelt hatte, das mir Schonung meiner Augen nahelegte. Über die Ursache dieses Leidens konnte die wiederholte augenärztliche Untersuchung keine sichere Feststellung machen. Jedenfalls ist es während meines Leipziger Aufenthaltes entstanden und mir scheint die Annahme nahe zu liegen, daß es vielleicht durch meine häufigen Versuche mit Amylnitrit erzeugt wurde, bei denen öfters alle Arterien des Kopfes auf das stärkste ausgedehnt waren, so daß eine Blutung wohl gelegentlich hatte erfolgen können.

Um meine psychischen Zeitmessungen fortzusetzen, verschaffte ich mir aus eigenen Mitteln ein neues Hippsches Chronoskop mit den nötigen Nebenapparaten; ein Rheochord baute ich mir selbst mit dem Neusilberdraht, den mir Wundt geschenkt hatte. Mir schwebte damals der Plan vor, einerseits meine Versuche mit Arznei- und Genußmitteln noch weiter auszudehnen, sodann aber auch an Geisteskranken Zeitmessungen anzustellen, um so eine klarere Vorstellung von den seelischen Veränderungen zu gewinnen. Mit meiner Lehrtätigkeit war es inzwischen äußerst schwach bestellt. In die von mir angekündigte Vorlesung über Kriminalpsychologie verliefen sich wohl einige Zuhörer, aber sie hielten nicht Stand und kamen unregelmäßig, so daß die Fortsetzung von Stunde zu Stunde gefährdet erschien. Als endlich nur noch ein einziger getreuer Schüler erschien, zog ich es vor, mit ihm im Englischen Garten spazieren zu gehen und ihn dabei mit meinen neuen Ideen bekannt zu machen.

Es war unter diesen Umständen nicht verwunderlich, daß sich mir immer stärker die völlige Aussichtslosigkeit meiner akademischen Laufbahn aufdrängte. Alle psychiatrischen Lehrstühle in Preußen wurden damals von Berlin aus besetzt, wo die neurologische Richtung herrschte; eine Berufung dorthin war demnach für mich, den „reinen" Psychiater mit psychologischen Neigungen, unbedingt ausgeschlossen. Dasselbe galt für das von Preußen stark beeinflußte Baden und für Elsaß-Lothringen. In Hessen und Württemberg war in absehbarer Zeit die Errichtung psychiatrischer Kliniken nicht zu erwarten. In Bayern, wo Gudden wohl Einfluß hätte haben können, kam nach menschlicher Berechnung nur die Professur in Erlangen in Betracht, die mit der Leitung der Kreisirrenanstalt verbunden war und demnach voraussichtlich nur einem Anstaltsdirektor zufallen konnte. Ich mußte daher darauf gefaßt sein, meine unbefriedigende Lehrtätigkeit lange, lange Jahre in der Stellung eines kärglich besoldeten, im Dienst untergehenden Abteilungsarztes auszuüben, ohne die geringste Gewähr, jemals mein Ziel zu erreichen. Auch die Möglichkeit, etwa Oberarzt an der Münchener Anstalt werden zu können, war durch den von den Landräten aufgestellten Grundsatz abgeschnitten, daß das Vorrücken in solche Stellungen nach dem Dienstalter erfolgen sollte, so daß bei jeder Stelle mit dem Einschieben eines älteren Oberarztes aus einer der anderen Kreisirrenanstalten zu rechnen war.

Alle diese Erwägungen galten in gleicher Weise für Ganser, mit dem ich sie häufig auf der Wiese vor der Anstalt erörterte. Zu Pfingsten 1884 fuhr ich zur Neurologenversammlung nach Baden-Baden und erfuhr dort, daß in Leubus ein großer Ärztewechsel stattfinde, da der bisherige Direktor wegen unliebsamer Vorkommnisse seine Stellung niederlege. Kurz darauf wurde bekannt, daß in Sorau die Stelle eines zweiten Arztes erledigt sei. Diese Nachrichten veranlaßten Ganser und mich zu dem Entschluß, der akademischen Laufbahn zu entsagen. Wir sandten unsere Bewerbungen gemeinsam an den Landeshauptmann von Schlesien mit der Bitte, sie, wenn man dort keine Verwendung für uns habe, nach Sorau weiterzuleiten. Die Folge war die, daß ich Oberarzt in Leubus, Ganser Oberarzt in Sorau wurde. Mein Gesuch war durch das aus der Not des Augenblickes geborene Lehrbuch unterstützt worden, das ich mit eingesandt hatte.

Im Juli traf ich in Leubus ein, wo ich den neuen Direktor, Alter, schon vorfand. Das herrliche alte Kloster, der wundervolle Oderwald, die ländliche Stille, die neue organisatorische Tätigkeit, das sehr viel angenehmere Krankenmaterial der von chronischen Kranken entlasteten „Heilanstalt" und nicht zuletzt das herzliche, kollegiale Entgegenkommen des Anstaltsleiters machten mir die Eingewöhnung leicht. Ohne Bitterkeit dachte ich an meinen verfehlten Versuch zur akademischen Laufbahn zurück, faßte mit Befriedigung die Aussicht auf das künftige Aufsteigen zum Anstaltsdirektor ins Auge und nahm mir vor, unter allen Umständen an der wissenschaftlichen Arbeit festzuhalten. Zunächst gab es, da nur noch ein jüngerer Arzt außer mir vorhanden war, ziemlich viel mit dem Abteilungsdienst zu tun, der sich auch auf die nur von wohlhabenden Kranken besuchte „Pensionsanstalt" erstreckte. Meine Erfahrungen in Gabersee hatten mich von der Wichtigkeit der Beschäftigung für die Kranken überzeugt und ich war daher, im Einverständnis mit Alter, eifrig bemüht, möglichst viele Kranke zu irgend einer Betätigung zu bringen. Das gelang über Erwarten, wenn ich auch heute zweifelhaft bin, ob mein Bestreben in allen Fällen zweckmäßig war. So beschäftigte ich die unruhigen weiblichen Kranken in ihrer Abteilung mit Waschen, was ich zu meiner Belustigung nach Jahren noch dort angetroffen habe. Gewisse, noch von früher her gebräuchliche mechanische Beschränkungen wurden durch die neue Leitung beseitigt. So sah ich eine Kranke, die wegen hartnäckigen Kratzens einen Ledermuff trug; als man die Krätze heilte, an der sie litt, wurde dieser überflüssig.

Meine wissenschaftliche Tätigkeit beschränkte sich zunächst darauf, daß ich den jüngeren Kollegen im Anschluß an meine Beschäftigung mit den Trugwahrnehmungen zur Ausarbeitung einer Doktorarbeit über „Doppeldenken" veranlaßte, in der einige einschlägige Fälle beschrieben wurden. Sodann begann ich, quantitative Harnstoffbestimmungen bei verschiedenen Kranken auszuführen, denen in München schon lange fortgesetzte Untersuchungen über das Vorkommen von Eiweiß im Harn der Paralytiker vorausgegangen waren. Außerdem machte ich regelmäßig mit möglichster Ausführlichkeit die Sektionen. Leider wurde die Befriedigung, die ich in diesen Arbeiten fand, vielfach durch den Umstand getrübt, daß ich stark an Migräne litt, die mich zeitweilig fast jede Woche einen Tag zu äußerster Einschränkung meiner Tätigkeit nötigte.

Eine Hauptrolle hatte bei meinem Entschluß, München zu verlassen, der Wunsch gespielt, mir ein eigenes Heim zu gründen. Sobald ich daher die Nachricht von meiner Anstellung in Leubus erhielt, telegraphierte ich an meine Braut, daß im Herbst Hochzeit sein solle. Am Abend des 2. Oktober gegen 10 Uhr machte ich mich mit einer kleinen Laterne auf den Weg durch den nächtlichen Oderwald, um auf verschlungenen, schwer auffindbaren Pfaden kurz nach Mitternacht den die Station Malsch berührenden Zug nach Berlin zu erreichen. Am Nachmittag des 3. kam ich in Güstrow an und fuhr nach dem nahe gelegenen Stavenslust weiter, wo sich meine Braut befand; mit mir fuhr meine Mutter. Am nächsten Vormittage fand die Trauung statt und mittags fuhren wir über Neustrelitz, wo meine Mutter zurückblieb, weiter nach Berlin und die Nacht hindurch nach Malsch, wo wir morgens ankamen. Von da wanderten wir frohen Herzens an dem nebligen Herbstmorgen durch den Oderwald unserem Heim zu und begannen die Kisten auszupacken, die sich dort inzwischen angesammelt hatten; aus der ersten entwickelte sich eine Büste der Venus Milo. Während wir damit beschäftigt waren, wurden draußen an der Tür Blumengewinde zu unserem Empfang angebracht, da man unsere Ankunft erst mit der später eintreffenden Post erwartet hatte. Unter unseren Hochzeitsgeschenken befand sich als Gabe Wundts ein schöner Stich der Flora von Tizian und als Widmung des „Malayischen Klubs" zwei Hildebrandtsche Landschaften aus Ostasien. Als ich fast 20 Jahre später wirklich im Malayischen Gebiete weilte, schrieb ich den Freunden von dort entsprechende Karten.

In den folgenden Monaten beschäftigten mich namentlich wieder psychische Zeitmessungen. Unter Beihilfe meiner jungen Frau führte ich längere Zeit zu bestimmten Tagesstunden eine größere Reihe von Messungen durch, um ein Bild von dem Einfluß der Tagesschwankungen auf den Ablauf psychischer Vorgänge zu gewinnen. Leider stellte sich dabei später ein kleiner technischer Fehler heraus, der die Ergebnisse beeinträchtigte und mich veranlaßt hat, von ihrer Veröffentlichung abzusehen. Außerdem war ich bemüht, in den Wirrwarr der klinischen Erscheinungen bei meinen Kranken dadurch etwas Ordnung zu bringen, daß ich ihre Äußerungen und ihr Verhalten möglichst genau zu kennzeichnen suchte; es blieb jedoch nur bei Ansätzen, da ich außerstande war, leitende Gesichtspunkte aufzufinden.

Inzwischen waren an Stelle des ausgeschiedenen zwei neue Kollegen getreten. Unsere gegenseitigen Beziehungen gestalteten sich sehr freundlich, was namentlich der ungemein liebenswürdigen und zugänglichen Art Alters zuzuschreiben war. Wenn auch die Enge des Kreises und das Fehlen äußerer Anregungen sich gelegentlich unliebsam geltend machten, so war doch das Leben im ganzen sehr behaglich. Allerdings waren unsere Mittel, da wir uns den größten Teil unserer Einrichtung erst allmählich noch beschaffen mußten, recht knapp, aber wir wurden dafür durch die schöne Umgebung und den ungezwungenen freundschaftlichen Verkehr entschädigt. Im Winter liefen wir eifrig Schlittschuh auf dem dicht bei der Anstalt gelegenen Waldteich und im Frühling genossen wir beim Mondschein Nachtigallenkonzerte von unbeschreiblichem Zauber. Ein drolliges Erlebnis war es, daß eines Tages ein junger Mann in Begleitung eines Baubeamten aus Breslau erschien, angeblich mit dem Auftrag, die Wohnung des Direktors wegen dort beantragter baulicher Herstellungen anzusehen. Er bat dann, auch einen Blick in die Krankenabteilungen werfen zu dürfen, und ich wurde beauftragt, ihn herumzuführen. Später stellte sich heraus, daß es ein Hochstapler war, der sich in Breslau Zutritt zu Regierungskreisen zu verschaffen gewußt hatte.

Im Frühling 1885 erhielt ich einen Brief von einem mir flüchtig bekannten Kollegen, in dem er mir mitteilte, daß er beabsichtige, sich um die frei werdende Stelle eines Oberarztes an der Irrenanstalt des Dresdener Stadtkrankenhauses zu bewerben, daß ihm aber dort von dem jetzigen Inhaber der Stelle, Birch-Hirschfeld, mitgeteilt worden sei, ich werde wahrscheinlich die Stelle erhalten. Da ich von der ganzen Sache bis dahin nichts gehört hatte, schrieb ich an Birch-Hirschfeld mit der Bitte um nähere Auskunft und erfuhr, daß er wegen seiner Berufung nach Leipzig seine Stelle als Prosektor und Leiter der Irrenabteilung niederzulegen gedenke, und daß dafür neben einem Prosektor ein neuer Oberarzt angestellt werden solle. Wenn ich wolle, könne ich mich bewerben. Obgleich die Stelle mäßig bezahlt war und der Landeshauptmann von Schlesien mir das Einrücken in die nächste frei werdende Direktorstelle in Aussicht stellte, entschloß ich mich kurz, sandte meine Bewerbung ein und fuhr nach Dresden, um mich den maßgebenden Stellen, vor allem dem Oberbürgermeister und den Mitgliedern der Krankenhauskommission, vorzustellen. Das Ergebnis war, daß ich gewählt wurde und am 1. Mai meinen Einzug in Dresden halten konnte, nachdem wir am Abend vorher bei Vollmondschein und schmelzendem Nachtigallengesang von unserem Leubuser Idyll Abschied genommen hatten.

Meinen Wirkungskreis in Dresden bildete zunächst die alte, enge, sehr schlecht eingerichtete Irrenabteilung, die zwar nur 40 Betten umfaßte, aber eine sehr große Aufnahmeziffer hatte und völlig frei aufnehmen konnte. Von den Segnungen dieser Einrichtung, die für den Sachverständigen keine nennenswerten Schwierigkeiten bietet, habe ich mich gerade hier vollkommen überzeugen können. In zweiter Linie war mir eine Nervenabteilung von ebenfalls 40 Betten zugewiesen, die mir eine Fülle von Anregungen bot und mich veranlaßte, bei jeder Visite mindestens einen Fall mit meinen beiden Assistenten gründlich und nach allen Richtungen hin zu untersuchen und zu besprechen. Endlich hatte man von der Inneren Abteilung noch eine Anzahl fortgeschrittener Phthisen und Karzinosen abgetrennt und meiner Fürsorge überwiesen. Das Ganze nannte man zweite medizinische Abteilung; die erste leitete der ausgezeichnete Arzt und Menschenfreund Fiedler, der mir, ebenso wie die übrigen Kollegen, in der freundlichsten Weise entgegenkam. Die Prosektur übernahm Professor Neelsen aus Leipzig. Mein Dienstzimmer war der Raum im ehemaligen Marcolinischen Palais, in dem die Unterredung zwischen Napoleon I. und Metternich stattgefunden hatte.

Es war für mich nicht ganz leicht, mich in die neuen Verhältnisse hineinzufinden. Zwar bot mir das ungemein reiche klinische Beobachtungsmaterial vielfachste Anregung, aber die Möglichkeit seiner Ausnützung war doch durch das Fehlen aller wissenschaftlichen Hilfsmittel sehr erschwert. Der engherzige Geist der Krankenhauskommission hemmte die Entwicklung, und die geringe Besoldung meiner Stelle brachte manche Sorgen mit sich, zumal allerlei gesellschaftliche Anforderungen an mich gestellt wurden und die ärztliche Praxis, für die ich ohnedies wenig Neigung und Anlage hatte, zunächst in sehr bescheidenen Grenzen blieb; die eingeborene Ärzteschaft verhielt sich dem Fremden gegenüber abwartend. Auf der andern Seite gewannen wir manch angenehme Beziehungen, namentlich zu Dr. Piersch und seiner vortrefflichen Frau, auch zur Familie Siemens und beschäftigten uns eifrig damit, die Kunstschätze Dresdens zu studieren. Auch die schöne Umgebung der Stadt suchten wir häufig auf. Sehr anregend waren die Sitzungen der Gesellschaft für Natur- und Heilkunde, in der man große Aussprachen über zeitgemäße wissenschaftliche Fragen zu veranstalten pflegte. Im Krankenhaus hielt Neelsen mit dem reichen, ihm zufließenden Material regelmäßig Demonstrationen für die Ärzte der Stadt, und auch wir Oberärzte, Fiedler an der Spitze, führten an bestimmten Tagen die zahlreich erscheinenden Kollegen durch unsere Abteilungen, um sie mit interessanten Fällen bekannt zu machen. Endlich kamen auch Verhandlungen über den Neubau einer Irrenabteilung in Fluß, und ich wurde beauftragt, Pläne dafür zu entwerfen.

Wenn somit auch meine wirtschaftliche Lage vieles zu wünschen übrig ließ, konnte ich doch mit einem gewissen Vertrauen in die Zukunft blicken. Ich war mit meinem Wohnort, mit meiner Tätigkeit und mit dem bisher Erreichten völlig zufrieden. Mein Streben ging nur dahin, sobald wie möglich wieder wissenschaftlich tätig sein zu können. Da ich ziemlich viel gerichtliche Tätigkeit hatte, dachte ich zunächst daran, ein kurzes Lehrbuch der gerichtlichen Psychiatrie zu schreiben, und verhandelte darüber mit dem Verleger Vogel, als ich bei Gelegenheit einer Strümpellfeier in Leipzig war. Daneben führte ich mit Hilfe meiner Frau eine große Versuchsreihe über die Unterschiedsempfindlichkeit bei Druckempfindungen durch, die ich mit eigenartig angeordneten Ermüdungsversuchen auf dem Gebiete des Tastsinnes verband.

Im August 1895 nahm ich Urlaub, um in die Alpen zu gehen. Mein Weg führte mich über München nach Innsbruck, wo ich bei einer Besteigung des Patscher Kofels an einer ganz harmlosen Stelle im Dunkeln fast verunglückte, dann ins Ötztal und über das Niederjoch nach Meran, das mir nach dem mehrtägigen Aufenthalte im unwirtlichen Hochgebirge außerordentlich gefiel. Es folgte noch ein Ausflug ins Ortlergebiet und die Rückkehr über Straßburg, wo ich auf der Naturforscherversammlung einen Vortrag über Verwirrtheit hielt, bei dem ich die verschiedenen Formen, in denen diese Störung auftritt, psychologisch und klinisch voneinander abzugrenzen suchte. Dort sah ich Gudden zum letzten Male. Im Anschluß an die Goltzschen Hirnoperationen betonte er eindringlich die Notwendigkeit genauer anatomischer Durchforschung des Gehirns. Bei den geselligen Zusammenkünften war er sehr angeregt und wie gewöhnlich der Mittelpunkt der Tafelrunde.

Am 4. November wurde unser erstes Töchterchen geboren, das leider mit einer Nabelschnurverschlingung asphyktisch zur Welt kam und wenige Stunden später starb.

Zum Weihnachtsfest hatten uns Wundts eingeladen, denen ich schon im Jahre vorher meine Braut bei einem Besuche in Leipzig zugeführt hatte. Wir feierten den Christabend bei ihnen und Wundt schenkte mir ein Oberländeralbum in Anknüpfung an meine zweite Abhandlung zur Psychologie des Komischen, die nach einer gründlichen, durch Wundt veranlaßten Umarbeitung kurz zuvor erschienen war. Am Tage nach Weihnachten suchte ich auf Wundts Anregung den 85jährigen Fechner auf. Ich traf ihn in einem einfenstrigen, mit äußerster Einfachheit ausgestatteten Arbeitszimmer an. Am Fenster stand ein großer Tisch mit einigen Stühlen, an der Wand ein Schreibpult und ein Bücherregal. Der kleine schmächtige Mann mit dem glattrasierten Gelehrtengesicht, der hohen Stirn und dem langen, gewellten weißen Haar setzte sich mir gegenüber, funkelte mich mit seinen großen Brillengläsern an und entschuldigte sich zunächst, daß er die ihm übersandten Arbeiten nicht gelesen habe. Die kurze Spanne Zeit, die ihm noch bleibe, müsse er ausschließlich auf die Psychophysik verwenden. Er bat mich aber, ihm zu sagen, worüber ich geschrieben habe. Als ich ihm dann über meine Psychologie des Komischen berichtete, ging er sofort mit großer Lebhaftigkeit auf meine Darlegungen ein, machte eine Menge scharfsinniger Einwendungen und wußte mich, der ich mich meiner Sache durchaus sicher glaubte, mit außerordentlicher Schlagfertigkeit in die Enge zu treiben, was ihm offensichtlich Freude machte. Nach langer, angeregter Unterhaltung verabschiedete ich mich von ihm; er begleitete mich hinaus und suchte mir noch meinen Überzieher anzuhelfen, was ich mit Mühe abwehren konnte. Auf meine Bitte unterzeichnete er ein von mir mitgebrachtes Bild mit seinem Namen. Später hat er mir noch seine letzte, bald darauf erscheinende Arbeit aus dem Gebiete der Psychophysik übersandt. Ich aber vertiefte mich in den nächsten Tagen mit größtem Genuß in die mir bis dahin unbekannten Misesschriften, die mir Wundt mitgegeben hatte.

Im April 1886 erhielt ich eines Tages zu meiner Überraschung einen Brief aus Dorpat von meinem alten Lehrer Emminghaus, der dort Professor geworden und nun nach Freiburg berufen worden war. Wenn ich Dorpat früher einmal meiner Braut gegenüber als die einzige Universität bezeichnet hatte, an die etwa einmal meine Berufung erfolgen könnte, so traf jetzt diese Vorhersage ein. Emminghaus teilte mir mit, daß ich vom Conseil der Universität als sein Nachfolger ins Auge gefaßt worden sei, aber vor meiner Berufung erklären müsse, ob ich bereit sei zu kommen. Ob ich ordentlicher oder außerordentlicher Professor werden solle, was übrigens dort keinen so erheblichen Unterschied bedeutete, stehe noch nicht fest. Jetzt galt es, rasch einen folgenschweren Entschluß zu fassen. Ich fuhr sogleich mit meiner Frau in die Dresdener Heide, wo wir uns unter einen Baum legten und die Frage nach allen Richtungen erörterten. Nach einigen Stunden war die Entscheidung gefallen, und ein zustimmendes Telegramm ging nach Dorpat ab. Die Möglichkeit, nun doch noch den alten Traum der akademischen Laufbahn verwirklicht zu sehen, überwog schließlich alle Bedenken, so sehr ich mich auch mit dem Gedanken vertraut gemacht hatte, in Dresden mein weiteres Leben zu verbringen.

Die nächsten Wochen vergingen in größter Spannung, zumal natürlich strenge Verschwiegenheit geboten war. Zunächst traf ein Brief von dem Anatomen Rauber aus Dorpat ein, der mein Lehrer in Leipzig gewesen war und die Sitzung schilderte, in der meine Berufung beschlossen worden war. Dann erschien Professor Mucke aus Dorpat, um mir einiges über die dortigen Verhältnisse zu erzählen; wie mir später klar wurde, bestand dabei die Absicht, mich in bestimmter Richtung zu beeinflussen. Da sich in meinem rechten, gebrauchsfähigen Auge einige Fäden gebildet hatten, riet mir ein Augenarzt, einige Wochen auszuspannen und ich nahm daher für den Monat Juni Urlaub, um mit meiner Frau, die noch nicht die Alpen kannte, in die Schweiz zu gehen.

Wir fuhren zunächst nach Nürnberg und nach kurzem Aufenthalt weiter nach Bregenz, wo wir bei Sonnenaufgang ankamen. Da die Hotels noch geschlossen waren, bestiegen wir todmüde den Gebhardtsberg und nachmittags, nachdem wir gründlich ausgeschlafen hatten, den Pfänder. Nach einem kurzen Abstecher ins Vorarlberg führte uns die Reise über Zürich, wo wir

Forel aufsuchten, nach Brunnen. Hier verlebten wir eine glückliche Woche. Es war unsere erste gemeinsame Reise, die uns in die schönsten Gegenden führte, und dazu kam die fröhliche Erwartung einer aussichtsreichen Zukunft, deren Ausmalung unserer Einbildungskraft reichen Spielraum bot. In Brunnen erreichte uns die Nachricht, daß ich als ordentlicher Professor nach Dorpat berufen sei, so daß ich von dort aus mein Abschiedsgesuch nach Dresden richten konnte. Vorerst aber wanderten wir die Gotthardstraße hinauf über Göschenen nach Andermatt und von da nach der Furka.

Hier hörte ich beim Abendessen einen Herrn am Nachbartisch von dem Tode Ludwigs II. erzählen; er erwähnte, daß dabei auch ein Arzt, Gugger oder so ähnlich, ertrunken sei. Mir wurde sofort klar, daß es sich nur um Gudden handeln könne. Ein tiefer Schatten war damit in unsere glückliche Stimmung gefallen. Lange wanderten wir draußen in der nebeligen Dämmerung auf und ab, um uns mit dem Geschehenen auseinanderzusetzen. Mein schöner Plan, auf der Rückreise Gudden meine junge Frau vorzustellen und ihm von meiner Berufung Mitteilung zu machen, war zunichte geworden.

Von der Furka wanderten wir über die Grimsel und den Brüningpaß nach Sachseln am Sarner See, wo wir einen köstlichen Ruhetag genossen. Dann ging es zurück über Brunnen nach Zürich, nach Ragatz zur Taminaschlucht und durch den Arlberg nach Imst, dann weiter nach Nasserweit, über den Fernpaß nach Garmisch und zum Walchensee, wo wir auf dem Herzogstand eine wunderbare Abendbeleuchtung mit nachfolgendem schwerem Gewitter erlebten, endlich über Benediktbeuren nach Penzberg; hier erreichten wir die Bahn nach München.

Dort suchte ich Guddens Witwe auf und erfuhr dabei, daß Gudden sich des Ernstes seiner Lage voll bewußt gewesen war. „Ja, ich komme wieder", hatte er beim Abschied gesagt, „lebendig oder tot". In der Bevölkerung herrschte noch große Erregung. Man wollte Guddens Grab schänden und sprach damals davon, daß er nicht ertrunken, sondern mit einer großen Summe Geldes nach Amerika entflohen sei.

In Dresden mußten wir bald daran gehen, unseren Hausstand aufzulösen, was bei unserer bescheidenen Einrichtung nicht allzugroße Schwierigkeiten bot. Uns war geraten worden, möglichst allen Hausrat mitzunehmen, da er in erheblichem Umfange zollfrei in Rußland eingeführt werden konnte. Dadurch entstand die Schwierigkeit, daß unsere Wohnung von Tag zu Tag leerer wurde. Zuletzt machten wir noch einen fröhlichen Ausflug elbaufwärts und wohnten bei einem meiner Assistenten, Dr. Hart, der uns mit seiner jungen liebenswürdigen Frau dringend sein Gastzimmer zur Benutzung angeboten hatte.

Eine wichtige Aufgabe war vor meiner Abreise noch die Auswahl eines Nachfolgers. Es war mir nicht zweifelhaft, daß dafür nur Ganser in Frage kommen konnte, der auch von Grashey auf das wärmste empfohlen wurde. Meine Verhandlungen mit dem Oberbürgermeister Stübel verliefen auch völlig befriedigend. Die einzige Schwierigkeit bestand darin, Ganser selbst zur Annahme der Stellung zu bewegen. Er zögerte fast bis zum Ablaufe der Bewerbungsfrist. Da schrieb ich ihm in der letzten Minute noch einmal einen dringenden Brief, den ich persönlich in den Briefkasten des letzten abgehenden Zuges steckte, und hatte endlich die Genugtuung, seine Zusage zu erhalten. Er wurde ohne weiteres gewählt, und wir konnten ihm noch über die ersten Schwierigkeiten der Vorbereitung seiner Übersiedlung, namentlich die Wahl einer Haushälterin, hinweghelfen.

Nachdem wir unsere Zelte abgebrochen hatten, fuhren wir Ende August von Stettin aus, wo wir den letzten Abend in Deutschland mit der „schönen Galathee" feierten, auf einem kleinen, einfach eingerichteten Dampfer nach Reval. Die Fahrt war ruhig. Das freute uns um unseres Kapitäns willen, der uns erzählte, daß er immer noch an Anwandlungen von Seekrankheit zu leiden habe. In dem malerischen Reval, wo wir einen Tag bleiben mußten und einen Ausflug nach Katherinental machten, begrüßte uns zum ersten Male unsere neue Heimat, die kleinen Wägelchen mit den struppigen, flinken Pferden, die fremdsprachigen Straßennamen und Ladenaufschriften, die ländlichen Gestalten der Esten, die russische Post, in der man unwirsch angehalten wurde, vor dem in einer Ecke angebrachten Heiligenbilde den Hut abzunehmen. Die unsäglich langsame, schier endlose Fahrt nach Dorpat mit langen Ruhepausen auf jeder kleinen Station gab uns einen guten Eindruck vom russischen Eisenbahnwesen.

In Dorpat erwartete uns Professor Dragendorff an der Bahn und verstaute uns in ein niedliches, mit zwei hellbraunen Pferden bespanntes Fuhrwerk, das der psychiatrischen Klinik gehörte und uns über den Dom, durch die ganze Stadt hindurch, an der Universität vorbei, um den Embach hinüber zu unserem neuen Heim brachte. Die ganz aus Holz gebaute Klinik lag auf dem etwas erhöhten linken Ufer des Embachs, am Rande der Stadt, mit hübschem Blick auf diese, den ragenden, von Baumanlagen umgebenen Dom und den Fluß. Wir wurden von den beiden Assistenten Sohrt und Dehio begrüßt und in unsere nach Süden gelegene Wohnung geführt, die ursprünglich eine Krankenabteilung gewesen war. Die ersten Eindrücke waren freundlich.

Die Dorpater Klinik war eine Art Privatanstalt der Universität. Das Geld zu ihrer Errichtung war durch Sammlungen aufgebracht worden; ihr Unterhalt wurde aus den Verpflegungsgeldern und aus Beiträgen der Livländischen und Estländischen Ritterschaft bestritten, für die eine Anzahl von Kranken zu ermäßigten Preisen verpflegt werden mußten. Für den nördlichen Teil der Baltischen Provinzen war die Klinik die einzige Irrenanstalt; die Kranken mußten in ihr so lange bleiben, bis sie von ihren Angehörigen heimgeholt oder sonst irgendwo untergebracht wurden. Eine von mir selbst erst nach Jahren erkannte Merkwürdigkeit war es, daß unsere Klinik damals den einzigen Ort in Rußland darstellte, in dem Menschen ohne Paß leben konnten. Ich kümmerte mich nicht darum und die Polizei auch nicht, wahrscheinlich, weil sie einen derartigen Zustand für schlechterdings unmöglich hielt.

Die Entstehungsgeschichte der Klinik hatte es mit sich gebracht, daß sie ohne fachmännischen Beirat und nur sehr unvollkommen fertiggestellt war, als sie in Benutzung genommen wurde. Mein Vorgänger Emminghaus hatte daher mit seinem Amt schwere Sorgen übernommen. Woher er die Mittel für den Betrieb nahm und wie er sie verwendete, war ganz seine Sache. Auf Unterstützung hatte er von keiner Seite, namentlich von der Regierung nicht, zu rechnen; andererseits konnte er in seinem Reich machen, was er wollte. Es ist zu vermuten, daß man in Petersburg von dem Dasein dieser Klinik kaum eine Ahnung hatte; jedenfalls ließ man sie gänzlich unbehelligt, was schon ein großer Vorteil war. Auch einen Verwaltungsbeamten für die Klinik gab es nicht. Nur erschien einmal in der Woche ein kleiner Kanzleibeamter der Universität, um das etwa eingelaufene Geld in Empfang zu nehmen und nach Anweisung des Professors damit diese oder jene kleine Rechnung zu bezahlen. Ich fand eine ganze Menge solcher Rechnungen vor, von denen immer so viele bezahlt wurden, wie ungefähr dem verfügbaren Geldbetrage entsprachen.

Als ich mich nach Lieferanten für unsere Wirtschaft erkundigte, riet mir die gutmütige Wirtschafterin, mich nur nicht an diejenigen der Klinik zu halten, weil sie wegen der Verschuldung der Anstalt so hohe Preise anrechneten. Einigermaßen erstaunt ging ich der Frage nach und brachte allmählich in Erfahrung, daß die Klinik etwa 11 000 Rubel ungedeckte Schulden hatte, bei einzelnen Lieferanten mehrere tausend Rubel. Zum Teil lagen die Rechnungen da; zum Teil waren sie aber auch seit längerer Zeit nicht mehr eingegangen. Dafür wurden aber die Preise für alle Lieferungen entsprechend in die Höhe geschraubt; offenbar wurde darauf gerechnet, daß eben früher oder später doch einmal die Bezahlung erfolgen müsse und daß die Zinsen für lange Zeit gedeckt waren. Um diesem Verfahren ein Ende zu machen, entschloß ich mich kurz, von allen alten Lieferanten abzugehen, die sich nicht dazu bequemten, der Klinik gegen Zusicherung regelmäßiger monatlicher Zahlung erheblich niedrigere, dem wirklichen Werte der Waren angemessene Preise zu stellen; die früheren Rechnungen ließ ich einstweilen liegen.

Meine nächste Aufgabe war es festzustellen, ob die Klinik dauernd mit Gewinn oder mit Verlust arbeite. Da keinerlei Aufzeichnungen über Ausgaben und Einnahmen, auch keine Vorschläge vorhanden waren, wußte mir über diese Frage niemand Auskunft zu geben. Mit Hilfe meiner Ärzte richtete ich sofort auf eigene Faust eine Art Buchführung meiner Erfindung ein und konnte nach einigen Monaten zu meiner Befriedigung feststellen, daß wir regelmäßig mehr verdienten als wir verbrauchten, mithin allmählich Ersparnisse ansammeln konnten. Mit Hilfe dieser und eines Zuschusses, den die Universität zu gewähren vermochte, konnte ich dann zunächst die größeren, dann die noch ausstehenden kleineren Schulden abtragen, die sich nicht unbeträchtlich verringerten, als ich den betreffenden Lieferanten die Wahl zwischen sofortiger Barzahlung und langfristiger Stundung ließ. Da sich die Einnahmen nach und nach vergrößerten, während wir zugleich billiger einkauften, besserte sich die wirtschaftliche Lage der Klinik zusehends, so daß ich am Schluß trotz zahlreicher großer Aufwendungen noch ein Vermögen von etwa 8 000 Rubeln hinterlassen konnte.

Sobald die Schulden der Klinik abgetragen waren, ging ich daran, deren Einrichtungen nach Möglichkeit zu verbessern. Beängstigend war mir vor allem die Feuergefährlichkeit des mit Ausnahme der Grundmauern ganz aus Holz erbauten Hauses. Ich zitterte bei dem Gedanken, daß hier einmal im Winter, wo die Beschaffung von Wasser kaum möglich war, Feuer ausbrechen könnte. Zunächst beschaffte ich eine Anzahl von Feuerlöschapparaten, die überall ausgehängt wurden. Als dann in einem Kellerraum ein Matratzenbrand entstand, der glücklicherweise sogleich gelöscht werden konnte, suchte ich ein Alarmwerk herzustellen, das im Nu die ganze Klinik von einem ausgebrochenen Brand zu benachrichtigen gestattete. Ich ließ in alle Abteilungen elektrische Klingelleitungen legen und einen Schalter anbringen, der sie durch eine einzige Bewegung sämtlich in Tätigkeit setzte; zugleich wurde auch die städtische Feuerwehr mittelst einer Fernleitung alarmiert. Allwöchentlich zur bestimmten Zeit wurde die Probe gemacht, ob alles richtig arbeitete. Leider hatte der Elektrotechniker, der die Einrichtung treffen sollte, sehr liederlich gearbeitet. Ich entschloß mich daher kurz, mit Beihilfe meiner damaligen Assistenten Dehio und Michelson die ganze Anlage selbst herzustellen; so verbrachten wir Wochen damit, die Drähte überall hinzuziehen und die Verbindungen herzustellen. Eine Glocke, die nur in den Feuermelder eingeschaltet war, befand sich in meinem Schlafzimmer. In der ersten Nacht, nachdem die Einrichtung fertig geworden war, ertönte sie und ich sah hellen Feuerschein aus meinem Fenster. Glücklicherweise brannte nur in einem Nachbargarten ein kleines Häuschen ab. Meine Aufmerksamkeit wurde aber dadurch stark auf die Feuersicherheit eingestellt, so daß ich noch eine Reihe von Einrichtungen traf, um der Gefahr zu begegnen.

Vor allem wurden die ganz ungenügenden Wasserbehälter, die sich auf dem Dachboden befanden, auf das Dreifache vergrößert. Außerdem ließ ich ein riesiges, viele Kubikmeter haltendes Holzfaß auf dem Hofe aufstellen, das möglichst gegen das Einfrieren geschützt und mit Salzwasser gefüllt war. Zu dem etwas entfernt liegenden kleinen Maschinenhaus, in dem uns eine Pumpe aus einer Quelle das Wasser lieferte, wurde eine Telephonleitung gelegt, damit wir für den Fall eines Brandes sofort mit Wasser versorgt werden könnten. Sodann wurden zwei Spritzen nebst den nötigen Feuerwehrgeräten beschafft und aus den Pflegern eine von Dr. Michelson geleitete Feuerwehr gebildet, die häufige Proben abhielt. An verschiedenen Stellen der Klinik wurden Rettungsapparate angebracht und von Zeit zu Zeit erprobt; endlich wurde Sorge getragen, daß die Fenstergitter von außen geöffnet werden konnten. Glücklicherweise hatte ich keine Gelegenheit, die Zweckmäßigkeit aller dieser Maßregeln im Ernste zu erproben. Immerhin erlebte ich noch einen Zimmerbrand, der durch die Geistesgegenwart einer Kranken im Entstehen unterdrückt wurde, aber leicht sehr schlimme Folgen hätte haben können.

Weitere Verbesserungen waren die Beschaffung von breiten Linoleumbelägen für die Gänge der Klinik, ein wegen der hohen Zölle unerhörter Luxus, ferner der Ankauf reichlicher Wäschevorräte durch einen mir befreundeten Petersburger Kaufmann, der Bezug eines großen modernen Küchenherdes aus Hildesheim, der Ausbau des Eiskellers, der sich zum Teil unter dem Pferdestall befunden hatte, die Aufstellung eines Desinfektionsapparates, die wegen der häufigen ansteckenden Krankheiten dringend nötig war.

Endlich ging ich daran, ein Waschhaus mit Trockenraum einzurichten. Hätte ich das auf dem vorgeschriebenen Wege tun wollen, so wäre ein Plan mit Voranschlag und Nachweis über die Beschaffung der Mittel nach Petersburg gegangen, der entweder mit allerlei unzweckmäßigen Änderungen und nach endlosen Rückfragen oder gar nicht zurückgekommen wäre; zugleich wäre dabei die Gefahr des Verlustes unserer so wohltätigen Unberührtheit von ministeriellen Eingriffen verbunden gewesen. Der Universitätsbaumeister riet mir daher, einfach eine größere Anzahl von Ziegelsteinen, Balken, Brettern usf. zu kaufen und weiterhin so und so viele Stunden Maurer- und Zimmerarbeit zu bezahlen. Das Ergebnis war ein vortrefflich eingerichtetes kleines Waschhaus mit Trockenraum.

Der Plan der Klinik entsprach in vieler Beziehung nicht ihren Aufgaben. Namentlich die unruhigen Abteilungen, die nur aus je einem Gange mit einer Reihe von Zellen bestanden, waren äußerst unbefriedigend. Mein Wunsch war es, sie womöglich aus Stein einmal völlig umzubauen und dann auch für Wachsäle zu sorgen. Dieser Plan konnte allerdings wegen unserer beschränkten Mittel nicht ausgeführt werden. Ich mußte mich begnügen, einen nahe gelegenen kleinen Saal als Wachsaal für einige unruhige Kranke einzurichten. Glücklicherweise verfügten wir über gute Bäder, von denen wir reichlich Gebrauch machten. Damals ließ ich eine sehr erregte Kranke 3 Tage lang im Bade, weil sie mir im Isolierzimmer zu sehr gefährdet schien und im Bette nicht zu halten war. Der gute Erfolg dieser Maßregel bildete für mich den Ausgangspunkt für immer reichlichere Verwendung von Bädern, die schließlich zu einer planmäßigen Ausbildung des Verfahrens führten, allerdings erst in Heidelberg.

Im Garten der Klinik lag noch ein kleines Haus, das schon vorher dort gestanden hatte. Es wurde uns dadurch sehr wertvoll, daß wir in ihm eine kleine freie Abteilung einrichten konnten, die namentlich als Nähstube für Frauen diente, aber je nach Bedarf auch zeitweise von Männern besetzt wurde.

Der Krankendienst war für mich namentlich durch die Sprachschwierigkeiten sehr mühsam. Die überwiegende Mehrzahl der einfachen, für den Unterricht in Betracht kommenden Kranken sprach und verstand nur estnisch. Daneben fanden sich einzelne Kranke, die nur russisch oder nur lettisch sprachen, so daß ich ohne beständiges Dolmetschen mit den meisten Kranken gar nicht in Beziehung treten konnte, wenn ich auch allmählich die gebräuchlichsten Fragen und Aufforderungen selbst zu stellen lernte; leider hielten sich die Kranken bei ihren Antworten nicht immer an meinen beschränkten Sprachschatz. Die Unterhaltungen wurden auf diese Weise nicht nur sehr zeitraubend, sondern es war mir auch unmöglich, feinere Abweichungen in der Aussprache, Ausdrucksweise, Wort- und Satzbildung irgendwie selbst aufzufassen. Immerhin gab es doch regelmäßig eine Anzahl deutsch sprechender Kranker und namentlich Gebildeter, mit denen der Verkehr leicht war. Eine Zeitlang beschäftigte ich mich auch damit, das Estnische und Russische gründlicher zu erlernen, stand jedoch davon ab, als ich erkannte, daß der erreichbare Erfolg nicht in richtigem Verhältnisse zu der aufgewandten Zeit und Mühe stehen würde.

Der Andrang zur Klinik, die etwa 70–80 Kranke unterbringen konnte, war bei dem Fehlen anderer Anstalten andauernd sehr groß. Es kam vor, daß uns Kranke mehrere Tagereisen weit aus Litauen zugeführt wurden. Mein Vorgänger hatte es verstanden, der Klinik einen sehr guten Ruf zu verschaffen. So kamen denn namentlich auch viele gebildete und wohlhabende Kranke zu uns. Von dem bei uns noch so starken Vorurteile gegen die Irrenanstalt merkte man wenig. Kranke der besten Stände, auch Universitätskollegen, ließen sich ohne weiteres wegen irgendwelcher nervöser Beschwerden bei uns aufnehmen. Dieser Umstand trug wesentlich dazu bei, die Einnahmen der Klinik zu steigern, und dadurch konnten wieder alle die Verbesserungen in Einrichtung und Betrieb durchgeführt werden, die für die befriedigende Unterbringung der Kranken erforderlich waren. So kam es, daß die Klinik, die zunächst eine schwere Sorge für die Universität bedeutete, späterhin über weit reichere Mittel verfügte als irgend eine Universitätsanstalt.

Die Kranken waren im allgemeinen gutmütig und lenksam. Dennoch mußten wir wegen unserer unvollkommenen Einrichtungen, namentlich auf der weiblichen Seite, ziemlich viel isolieren. Daß die wie in einem Gefängnis eingerichteten Türen nicht von innen geöffnet werden konnten, brachte mich einmal in schwere Gefahr; natürlich ließ ich nachträglich den Fehler abstellen. Ich war am Abend im Begriffe, mit meiner Frau zu einer Jubiläumsfeier bei Professor Dragendorff zu fahren, als ich ängstliche Rufe meines Assistenten Dehio aus der unruhigen Abteilung schallen hörte. Ich begab mich sofort auf die Abteilung, wo ich erkannte, daß Dehio nebst zwei Pflegern in einem Isolierzimmer eingeschlossen war, während auf dem Gange ein frisch eingetroffener, sehr kräftiger Kranker auf- und abspazierte. Sobald ich den Versuch machte, die Türe des verschlossenen Zimmers zu öffnen, warf sich der Kranke von hinten auf mich und drückte mich, da ich mich wegen meines Pelzes schlecht wehren konnte, zu Boden. Als ich versuchen wollte, mich mit den Eingeschlossenen zu verständigen, faßte mich der Kranke an der Kehle und preßte so stark, daß ich genötigt war, mich völlig ruhig zu verhalten, um ihn nicht noch mehr zu reizen. Auf das Rufen der Eingeschlossenen erschien dann aus einem Nachbarraum ein ganz verwirrter Kranker und faßte meinen Gegner von hinten, so daß ich mich allmählich etwas freier machen konnte. Die Erlösung kam aber erst dadurch, daß meine durch mein Ausbleiben beunruhigte Frau den andern Arzt mir nachschickte, mit dessen Hilfe zunächst ich und dann die Eingeschlossenen befreit werden konnten.

Häufig waren bei uns schwere Infektionen. Ein Paralytiker wurde uns mit einer brandigen Zellgewebsentzündung des rechten Armes eingeliefert. Ich machte ihm einige Einschnitte, wobei mir etwas von dem Gewebssaft über die unverletzte rechte Hand lief; der Kranke starb am nächsten Tage. Sehr bald, namentlich nach einer Spazierfahrt, stellte sich an meiner Hand äußerste Empfindlichkeit und leichte Schwellung ein. Der pathologische Anatom Thoma, der mich zufällig besuchte, riet mir sofort dringend, mich ins Bett zu legen. Es entwickelte sich unter Fiebererscheinungen ein ungemein schmerzhaftes brandiges Geschwür, dem späterhin noch eine lange Reihe rasch in die Tiefe greifender ähnlicher Geschwürsbildungen an beiden Armen und am Halse folgten; auch meine Frau, die mich pflegte, wurde von dem gleichen Leiden befallen. Es dauerte nahezu drei Monate, bis ich die Gebrauchsfähigkeit meiner Hand einigermaßen wieder erlangt hatte. Sonst war mein Gesundheitszustand, abgesehen von der Migräne und der uns alle befallenden Influenza, dauernd gut; nur mußte ich von Dr. v. Zöge-Manteuffel eine allmählich wachsende Tränendrüse herausschneiden lassen; es handelte sich um ein Adenom.

Der Unterricht in der Psychiatrie, der namentlich in der Abhaltung der Klinik bestand, fand zunächst in der Universität statt, wohin die Kranken gefahren werden mußten. Wegen der damit verbundenen Unzuträglichkeiten wurde er später in der Anstalt abgehalten. Die Studenten mußten dazu fast eine halbe Stunde gehen. Ich habe es öfters bewundert, wenn sie im Winter früh um 8 Uhr bei 15–20 Grad Kälte schon bei uns draußen erschienen. Die Zahl der Hörer betrug etwa 50 und setzte sich aus sehr verschiedenen Bestandteilen zusammen. Die erfreuliche Mehrzahl bildeten die eigentlichen Balten. Dazu kamen dann noch eine Gruppe von Polen, die sich etwas abzusondern pflegten, ferner ziemlich viel russische und polnische Juden, meist in ärmlichen Verhältnissen und mit mangelhafter allgemeiner und wissenschaftlicher Bildung. Der klinische Unterricht war durch die bereits geschilderten Sprachschwierigkeiten sehr behindert und zeitraubend, die Zahl der zur Verfügung stehenden Kranken recht dürftig. Trotzdem war der Lerneifer der Hörenden durchaus befriedigend. Ich konnte im Laufe der Jahre neben der Klinik eine ganze Reihe von Einzelvorlesungen halten, ohne jemals an Hörern Mangel zu haben, über Kriminalpsychologie, forensische Psychiatrie, über das Bewußtsein und seine Störungen, experimentelle Psychologie. Besonders wichtig waren mir die nach Wundts Vorbild eingerichteten psychologischen Besprechungen, bei denen die Hörer Berichte über einzelne Fragen vortragen mußten. Dadurch gewann ich eine kleine Zahl von Studierenden, die mich in meinen Arbeiten unterstützen konnten. Aus diesen Besprechungen ist die statistische Untersuchung Heerwagens über Träume und Schlaf hervorgegangen, die dann in Wundts Philosophischen Studien veröffentlicht wurde. Auch forensisch-psychiatrische Besprechungen suchte ich in ähnlicher Form abzuhalten. Da aber die Klinik seltsamerweise mit gerichtlichen Begutachtungen durchaus nichts zu tun hatte, mußte ich als Grundlage ältere, von mir verfaßte Gutachten heranziehen, was natürlich den Reiz solcher Stunden sehr beeinträchtigte.

Gleichzeitig mit mir war als innerer Kliniker Weil nach Dorpat gekommen, der sich mit größtem Eifer seiner Lehraufgabe annahm und jedenfalls ein ausgezeichneter Kliniker geworden wäre. Leider mußte er wegen einer sich rasch verschlimmernden Tuberkulose schon nach einem Semester sein Amt aufgeben. Um zur Ausfüllung der zunächst entstandenen Lücke beizutragen, richtete ich eine Nervenpoliklinik ein, die ich in der Medizinischen Klinik abhielt. Der Krankenzufluß war dürftig; es handelte sich zum großen Teil um polnische Juden mit allen möglichen unbestimmten nervösen Beschwerden, nur ausnahmsweise einmal um eine organische Nervenerkrankung. Die Untersuchung war durch die unglaubliche Unsauberkeit der Kranken vielfach nur unter den größten inneren Widerständen durchführbar. Es war demnach kaum möglich, die beiden wöchentlichen Unterrichtsstunden befriedigend auszufüllen. Dennoch zeigte es sich, daß die Studenten von der Aufgabe, ohne Vorbereitung zu untersuchen und sich ein Urteil über die Krankheitsfälle zu bilden, angezogen wurden; die Zahl der Zuhörer war größer als in der psychiatrischen Klinik. Hier begegnete es mir einmal, daß ich bei einer erregten Frau die Wahrscheinlichkeitsdiagnose einer beginnenden Infektionskrankheit stellte; es war ein Flecktyphus. Auch unter Weils Nachfolger, Schultze, führte ich im Einverständnis mit ihm die Nervenpoliklinik fort. Ich mietete aber eigene Räume dafür und stattete sie mit dem ganzen Rüstzeug der elektrischen Behandlung aus, gab auch regelmäßige Kurse über Elektrodiagnostik und Elektrotherapie. Erst als Unverricht an Stelle Schultzes trat, sollte ich gezwungen werden, die Poliklinik wieder aufzugeben. Es kam zu heftigen Auseinandersetzungen, in deren Verlauf sich ergab, daß meine Klinik von vornherein für Nerven- und Geisteskranke bestimmt gewesen war, daß also der Professor der Psychiatrie das unbestreitbare Recht hatte, seine Lehrtätigkeit auch auf das Gebiet der Nervenkrankheiten auszudehnen, was ich denn auch bis zum Schluß getan habe.

Einen breiten Raum nahm in meiner Dorpater Tätigkeit die Beschäftigung mit wissenschaftlicher Arbeit ein. Zunächst war ich genötigt, eine 2. Auflage meines kleinen Lehrbuches herauszugeben, die 1887 erschien; eine dritte folgte 1889. Bei der Ungunst der Bedingungen, unter denen meine klinische Betätigung stand, konnte ich dabei nur in den eingefahrenen Geleisen bleiben, ohne sonderliche Fortschritte zu machen. Immerhin beschäftigte mich schon die Frage der Katatonie und ich suchte festzustellen, ob die katatonischen Erscheinungen, insbesondere die Befehlsautomatie, für eine bestimmte Krankheit kennzeichnend seien. Allmählich drängte sich mir immer mehr die Überzeugung von der Wichtigkeit des Verlaufes für die Gruppierung des Irreseins auf, ohne daß ich darüber zu klareren Vorstellungen gelangt wäre. Mir fehlte durchaus die Möglichkeit, die gesamte Entwicklung der Störungen vom Beginn bis zum endgültigen Ausgang bei einer großen Zahl von Kranken zu überblicken. Als einer meiner Schüler, der später leider von einem Kranken erschossene Schönfeldt, an die Anstalt Rotenberg ging, bat ich ihn daher vor allem, den Versuch zu einer Lösung der Frage zu machen, welches die Entstehungsgeschichte der zahllosen, sich in einer großen Anstalt ansammelnden Verblödungsformen sei. Mir schwebte der Gedanke vor, daß es durch rückschauende Betrachtung solcher Endzustände möglich sein müsse, gleiche Verlaufsarten und damit einheitliche Krankheiten aufzufinden.

Erst in den letzten Jahren meines Dorpater Aufenthaltes begannen sich mir aus den zufließenden Krankheitsfällen deutlicher die mehr oder weniger rasch verblödenden Formen abzuheben, und ich fing an, sie im Sinne der Heckerschen Hebephrenie zu deuten. Besonders lebhaft interessierte sich mein damaliger Assistent Daraszkiewicz für diese Frage. Er betonte mit allem Nachdruck, daß es sich in solchen Fällen, wie er durch genauestes Nachforschen festgestellt habe, nicht, wie man früher immer geneigt war zu vermuten, um angeborene, von der Umgebung törichterweise übersehene Schwächezustände handle, sondern um unzweifelhaft erworbene Verblödung eigentümlicher Art. Ich konnte mich in einer Reihe von Fällen davon überzeugen, daß er Recht hatte.

Weit mehr als die mich unter den gegebenen Verhältnissen nicht besonders befriedigende klinische Arbeit, sagte mir die Beschäftigung mit der experimentellen Psychologie zu. Eine Reihe von Jahren verfaßte ich regelmäßig den Bericht über die psychophysische Literatur für die allgemeine Zeitschrift für Psychiatrie und besprach auch einschlägige Werke für das Literarische Zentralblatt. Ferner hatte ich die mir gehörende Einrichtung für psychische Zeitmessungen aufgestellt und führte Versuche an Aphasischen und geeigneten Geisteskranken, namentlich auch an Manischen durch. Dabei machte ich die mich überraschende Erfahrung, daß hier die Assoziationszeiten keineswegs verkürzt, sondern vielfach verlängert waren und sehr unregelmäßig ausfielen, ein Umstand, der mich dazu führte, die Ideenflucht nicht als eine beschleunigte Folge der Vorstellungen, sondern als Flüchtigkeit und Unbeständigkeit der auftauchenden Bewußtseinsvorgänge aufzufassen. Sodann setzte ich meine Versuche über seelische Arzneiwirkungen fort und veranlaßte Dehio, sich näher mit dem Einfluß des Koffeins und des Tees auf die psychischen Zeiten zu beschäftigen. Vor allem aber strebte ich danach, Schüler für experimentelle Arbeiten heranzuziehen, da mir persönlich natürlich die Zeit fehlte, umfangreichere Untersuchungen durchzuführen.

Der Boden für die Heranbildung einer psychologischen Schule war in Dorpat günstig. Von größter Bedeutung war es für mich, daß mir der ausgezeichnete Physiologe Alexander Schmidt in seinem neuen Institute einen schönen Raum zur Verfügung stellte, in dem meine Schüler arbeiten konnten, da die Klinik viel zu entlegen war und auch keinen Platz dafür bot. Wertvoll war es auch, daß sich der Universitätsmechaniker Schulze als ein äußerst geschickter und verständnisvoller Helfer erwies, der mir eine lange Reihe fein ersonnener und sorgfältig ausgeführter Apparate für die verschiedensten Untersuchungen herstellte. Namentlich aber hatte ich das Glück, unter den Studenten eine ganze Anzahl von eifrigen und opferwilligen Arbeitern zu finden, die bereit waren, viele, viele Monate ausschließlich ihrer Doktorarbeit zu widmen. So kamen Arbeiten zustande, die wichtige neue Erkenntnisse brachten, wie diejenige von Michelson über die Schlaftiefe, von Öhrn über Individualpsychologie, von Eyner über den Zeitsinn, von Higier über die Unterschiedsempfindlichkeit bei Raumwahrnehmungen, von Bertels über die Ablenkung der Aufmerksamkeit. Die Schwierigkeiten, die bei diesen Arbeiten, namentlich auch auf technischem Gebiete, überwunden werden mußten, waren oft sehr groß und ich habe immer wieder die Geduld bewundert, mit der die jungen Leute trotz aller Hindernisse standhielten. Manchmal half uns der liebenswürdige Rat des Physikers Arthur v. Öttingen.

Die größte Bedeutung hat für mich ein Versuchsplan gewonnen, der mir auf einem einsamen Spaziergange in der Nähe der Klinik in den Sinn kam. Im Anschluß an einige Versuche, die Berger über die Zahl der in einer bestimmten Zeit gelesenen Silben angestellt hatte, überlegte ich, ob es nicht möglich wäre, ähnliche Aufgaben zur Messung der geistigen Leistungsfähigkeit heranzuziehen. Ich machte Öhrn den Vorschlag, solche Versuche auszuführen, die dann die Grundlage seiner Studien zur Individualpsychologie wurden. Um möglichst viele junge Leute dafür zu gewinnen, lud ich sie für bestimmte Abende zu mir ein und arbeitete selbst mit. Bei diesen Versuchen stellte sich deutlich der beherrschende Einfluß der Übung und der Ermüdung auf die jeweilige Höhe der Leistung heraus, eine Erfahrung, die zu einer ganzen Reihe weiterer Fragestellungen führte. Namentlich wurde es mit Hilfe der später ausgeführten, mannigfach abgeänderten Pausenversuche möglich, allmählich einen Einblick in den Verlauf der Arbeitskurve und die sie im Einzelnen bestimmenden Einflüsse zu gewinnen. Dadurch ergab sich in letzter Linie die Möglichkeit, Ermüdungsmessungen auszuführen, die einerseits für die Überbürdungsfrage, andererseits für das Verständnis der traumatischen Neurose und gewisser psychopathischer Zustände von Wichtigkeit wurden.

Aber auch für die Fortführung der Versuche über seelische Giftwirkungen erwiesen sich die „fortlaufenden“ Meßverfahren als nützlich. Es war mir möglich, an denselben Personen, die bei den Versuchen von Öhrn mitgewirkt hatten, streng vergleichbare Beobachtungen über die Beeinflussung ihrer Leistungen durch Alkohol und Tee durchzuführen. Auch späterhin sind die gleichen Verfahren vielfach bei der Untersuchung von Giftwirkungen verwendet worden. Namentlich die Verfolgung der Dauerwirkungen größerer Alkoholgaben und damit die wissenschaftliche Umgrenzung des Begriffes „Trinker“ wurde durch sie ermöglicht; auch bei der Feststellung der persönlichen Empfindlichkeit gegen Alkohol, die für gerichtliche Fälle von Wichtigkeit werden kann, spielen sie eine Rolle. Endlich sind sie noch zur Erforschung so mancher anderer seelischer Zusammenhänge herangezogen worden, so u.a. des Einflusses, den körperliche und geistige Arbeit, Schlaf und die Entziehung von Nahrung, der Wechsel der Tätigkeit auf die Höhe der Leistungen ausübten.

Die letzten Jahre meiner Dorpater Tätigkeit brachten mir noch die Beschäftigung mit einem ganz anderen Wissensgebiete, mit dem Hypnotismus. Im Sommer 1888 hatte ich auf einer Reise Gelegenheit genommen, mich bei Krafft-Ebing und namentlich bei Forel über die Ausführung hypnotischer Versuche zu unterrichten, nachdem ich schon 1880 in Hamburg nach Preyers Vorgang Hühner, Eidechsen und Hummer hypnotisiert hatte. Meine ersten eigenen Versuche, die Hypnose zu Heilzwecken zu verwenden, fielen beim Mangel genauerer Anleitung recht unbefriedigend aus, doch lernte ich allmählich die Fehler vermeiden. Ein bestimmter Fall von hartnäckigem Erbrechen bei einem Knaben nach Diphtherie, der monatelang allen anderen Behandlungsversuchen getrotzt hatte, von mir aber in einer Sitzung dauernd geheilt werden konnte, brachte mich rasch in den Ruf eines Wunderdoktors, dem nun in wachsender Zahl Kranke aller Art zuströmten, so daß ich bald unter dieser Belastung empfindlich zu leiden begann. Natürlich war nur ein kleiner Teil der mich aufsuchenden Kranken für die hypnotische Behandlung wirklich geeignet. Immerhin hatte ich auch weiterhin gute Erfolge, vor allem bei der mir hier zum ersten Male entgegentretenden und später von mir beschriebenen „Erwartungsneurose", der seelischen Fixierung abgelaufener körperlicher Störungen durch ängstliche Erwartung. Daneben mühte ich mich mit allerlei Psychopathen, Hysterischen und Zwangsneurotikern ab und gewann dadurch wenigstens allmählich ein Verständnis für die Grenzen, innerhalb deren die Anwendung der Hypnose aussichtsreich ist. Auf den Wunsch einiger ärztlicher Kollegen gab ich ihnen auch einmal einen Kurs über die hypnotische Behandlung, nahm mir aber vor, mich selbst späterhin möglichst wenig damit zu beschäftigen, da mich die zeitraubende Einförmigkeit des Verfahrens langweilte.

Das allgemeine wissenschaftliche Leben war in Dorpat ziemlich rege, da dort immer eine Reihe von jüngeren Professoren vorhanden waren, die mit größtem Eifer ans Werk gingen. Ungünstig wirkte freilich die völlige Abgeschiedenheit. Mit den russischen Universitäten hatten wir so gut wie gar keine Beziehungen und nach Deutschland kamen wir alle Jahre nur einmal; Besuche von dort bei uns waren ziemlich ausgeschlossen. So waren wir also ganz auf uns angewiesen. Bis gegen Weihnachten pflegten die vielfachen, in der Heimat, im „Auslande“ empfangenen Anregungen etwa vorzuhalten. Von da ab begann sich allmählich ein Nachlassen der geistigen Frische geltend zu machen, zum Teile auch unter dem Einfluß des langen, trüben, alle Tätigkeit lähmenden Winters, bis die Aussicht auf den heiß ersehnten Urlaub die Stimmung wieder belebte. Im Laufe des Winters fanden öfters Vorträge der Kollegen in der Aula vor größerem Publikum statt; so sprach ich einmal über das Komische, einmal über den Hypnotismus. Auch eine Medizinische Vereinigung gab es, in der uns unter anderem Alexander Schmidt über seine schönen Blutuntersuchungen berichtete. Ich trug dort einmal Assoziationsversuche vor, die ich mit meiner Frau angestellt hatte, um die allmähliche Befestigung der Vorstellungsverbindungen durch die Übung genauer zu verfolgen. Vielfache Anregung gewährten ferner die häufigen und guten Konzerte in der Aula, da so manche in Petersburg gastierenden Künstler ihren Weg über Dorpat nahmen. Dagegen waren die Theateraufführungen mäßig und selten.

Von sonstigen Vergnügungen konnte nicht viel die Rede sein. Das Spazierengehen bot wegen der einförmigen Umgebung wenig Reiz, war auch während eines großen Teiles des Jahres so gut wie unmöglich, sei es, daß die grundlosen, aufgeweichten Wege unpassierbar waren, sei es, daß der tiefe Schnee jedes Fortkommen hinderte. Auch die Eisenbahn war wegen der Spärlichkeit und Langsamkeit des Verkehrs zu Ausflügen nicht zu benutzen, man hätte auch nicht gewußt, wohin man etwa hätte fahren sollen. So blieb nur noch das Spazierenfahren, das wir in den ersten Jahren namentlich auch im Schlitten viel betrieben, da uns die Pferde immer zu Gebote standen, das aber allmählich sehr an Reiz verlor. Im Laufe des Winters verwandelten sich auch alle Wege nach und nach in wellenförmige Eisbänder, deren Befahren die größten Anforderungen an die Festigkeit aller Körperverbindungen stellte. In den letzten Jahren machte es mir viel Vergnügen, die Sonntagnachmittage in einem Handfertigkeitsunterrichte zuzubringen, an dem auch einige Kollegen teilnahmen. Ich beschäftigte mich eifrig mit Metallarbeiten und hatte an meinen kleinen Kunstwerken große Freude, so daß mir gerade der Abschied von dieser Tätigkeit besonders schwer wurde.

Im letzten Jahre hatte ich auch den Plan gefaßt, das Reiten zu erlernen, weil mein Kollege Dietzel mich sehr dazu ermunterte. Als ich aber zum ersten Male in der Reitschule erschien, fiel Dietzel vom Pferde und verrenkte sich den Ellenbogen, so daß die Reitstunde monatelang unterbrochen war. Da er dann fortberufen wurde, hatte ich keine Lust mehr, allein anzufangen.

Bei der Enge der Verhältnisse waren die Beziehungen der Universitätsmitglieder zueinander sehr rege. Man kam häufig miteinander in Berührung, lernte sich genauer kennen und trat in mehr oder weniger lebhaften geselligen Verkehr. Da die nach dem Dienstalter sich abstufenden Rangunterschiede nicht in Titeln zum Ausdrucke kamen und völlig vernachlässigt wurden, auch höfische Einflüsse durchaus fehlten, herrschte durchweg der Ton unbedingter Gleichberechtigung, der die gegenseitigen Beziehungen sehr günstig beeinflußte. Neuberufenen pflegte man mit großer Herzlichkeit und Hilfsbereitschaft entgegenzukommen. Das Bewußtsein, auf einem Außenposten zu leben, verstärkte das Gefühl der inneren Zusammengehörigkeit. Da die Universität in ihrer Verwaltung große Selbständigkeit besaß, war vielfaches Zusammenarbeiten der Professoren nötig, die nicht nur in den kleineren Gemeinschaften der Fakultäten, sondern auch in dem den ganzen Lehrkörper umfassenden „Conseil" über gemeinsame Angelegenheiten zu beraten hatten. An ihrer Spitze stand der auf 5 Jahre gewählte Rektor, der eine viel verantwortungsvollere und umfassendere Tätigkeit zu entfalten hatte als an deutschen Universitäten. Diese Stellung bekleidete bei meiner Berufung Alexander Schmidt, der sich wegen seines Weitblicks und seines festen Charakters des allgemeinen Vertrauens erfreute; er wurde späterhin durch den nicht mehr vom Conseil gewählten, sondern von der russischen Regierung aufgestellten Maykow ersetzt.

Die Formen des geselligen Verkehrs waren recht einfach. Man lud sich häufig ein, beschränkte sich aber bei der Bewirtung meist auf ein bürgerliches Mahl, zu dem Bier oder billiger russischer Wein gereicht wurde. Im Sommer fanden sich oft eine Anzahl von Kollegen mit ihren Frauen am Sonntagnachmittag, wo wir regelmäßig zu Hause waren, bei uns in der Klinik ein; wir saßen dann auf dem Balkon oder im Garten, plauderten und genossen den hübschen Blick über den Embach auf die Stadt und den aus Bäumen hervorragenden Dom. Am Montagabend pflegte ich mit einigen Kollegen in einem Hotel der Stadt zusammenzukommen, eine Vereinigung, die späterhin auch eine gewisse politische Rolle spielen sollte.

Es war natürlich, daß ich mich bei meinem Eintreffen in Dorpat zunächst an eine Gruppe von reichsdeutschen Kollegen anschloß, die in engeren Beziehungen zueinander standen. Der in Dresden erfolgende Besuch des Statistikers Mucke und später des Dekans der Medizinischen Fakultät, Rählmann, hatte mich bereits darauf hingewiesen. Diese Gruppe, der übrigens auch einige Balten, namentlich Alexander Schmidt, nahe standen, befand sich in einem gewissen Gegensatze zu der Hauptmasse der Baltischen Kollegen, als deren Mittelpunkt die Familie von Öttingen angesehen wurde. Hier bestand die Neigung, bei der Besetzung erledigter Professuren möglichst einheimische Kräfte zu bevorzugen und die Berufungen aus Deutschland einzuschränken. Wir aber glaubten gerade zum Nutzen der Universität, die Heranziehung junger deutscher Gelehrter besonders fördern zu sollen. Darüber kam es zu vielfachen Kämpfen, bei denen sich übrigens auch manche unserer deutschen Kollegen auf die Seite der Balten stellten.

Eine allmähliche Verschiebung der Verhältnisse vollzog sich mit der immer näherrückenden und schließlich hart einsetzenden Russifizierung der Universität. Die Balten erkannten nunmehr, daß gerade die große Zahl reichsdeutscher Professoren an der Universität geeignet war, das Verhängnis aufzuhalten. Auf der anderen Seite stellte sich eine Anzahl reichsdeutscher Kollegen mehr und mehr auf die Seite der russischen Regierung und wurde von ihr benutzt, um den Widerstand der Universität gegen die von oben verhängten Maßnahmen zu untergraben. Diese Gegensätze verschärften sich wesentlich, als endlich der Universität das Berufungsrecht genommen und damit ihr Untergang besiegelt wurde. Es gab daher gegen Ende der 80er Jahre harte innere Kämpfe, in denen die Geschlossenheit des Lehrkörpers vollkommen verlorenging und unter denen auch die persönlichen Beziehungen der Professoren schwer litten. Die Gruppe der regierungsfreundlichen Reichsdeutschen schied aus unserer Gemeinschaft aus, während wir anderen uns den Balten näherten, um mit ihnen vereint nach Kräften der Gewaltpolitik der Regierung Widerstand zu leisten.

So kam es, daß ich schließlich bei der Regierung und bei dem von ihr eingesetzten Rektor sehr schlecht angeschrieben war. Als ich schon fortberufen war, erfuhr ich auf unbedingt zuverlässigem Wege, daß der Rektor über mich erzählte, ich habe mir aus den Mitteln der Klinik 5 000 Rubel angeeignet; man wolle mich aber damit laufen lassen. Leider machte es mir die Quelle dieser Nachricht unmöglich, ihr gebührend entgegenzutreten. Bei meinem Abschied wollte mir die natürlich auf unserer Seite stehende Studentenschaft einen Fackelzug bringen. Der Rektor suchte das auf alle Weise zu verhindern, doch der damalige Prorektor Alexander Brückner, der Historiker, der die Polizeigewalt über die Studenten hatte, erklärte, daß er die Erlaubnis gebe und die Verantwortung übernehme. Der Fackelzug fand statt. Brückner wurde wegen seiner politischen Haltung pensioniert, dann aber, als er sich in Petersburg kräftig beschwerte, zum Professor in Kasan ernannt, was ihm erhebliche Vorteile und die Möglichkeit brachte, von da ab behaglich in Jena zu leben.

Abgesehen von den in den letzten Jahren viel Aufregung mit sich bringenden politischen Vorgängen, die namentlich auch die persönlichen Beziehungen unerquicklich gestalteten, floß das Leben in Dorpat ziemlich eintönig dahin. Die einzige größere Abwechslung bestand in Reisen, und es gab wohl niemanden unter den Kollegen, der nicht die schönen, Juni, Juli, August umfassenden Sommerferien dazu benutzt hätte. Allerdings waren dazu Urlaub und Paß nötig, die trotz der bereits im Februar eingereichten Gesuche regelmäßig erst in der allerletzten Stunde vor der geplanten Abreise und nach vorherigem Telegraphieren einzutreffen pflegten.

Meine erste Reise führte mich im Winter 1886 zu einer Konsultation nach Reval und von da mit dem pathologischen Anatomen Thoma, der im Ministerium der Volksaufklärung Geschäfte hatte, nach Petersburg. Ich begleitete ihn zum Minister Deliannow und zu seinem Gehilfen oder, wie wir sagen würden, Referenten, der uns die besten Zusicherungen machte. Späterhin stellte sich freilich heraus, daß die betreffende Angelegenheit gänzlich verfahren war und nur mit vieler Mühe von Alexander Schmidt geordnet werden konnte. Wir verbrachten jedoch in Petersburg einige interessante Tage. Mich begeisterte namentlich die Eremitage und in ihr eine wundervolle Murillosche Madonna sowie die aus Kassel stammenden schönen Rembrandts.

Vom Sommer 1887 ab begann für mich eine lange Reihe von Reisen, die mich im Laufe der Zeit durch die verschiedensten Länder Europas und der Mittelmeerküsten, späterhin auch nach Ostasien und nach Amerika führten. Zunächst reiste ich, einem schon in Dresden gefaßten Plane gemäß, nach Skandinavien. Mit dem Philologen Mendelssohn fuhr ich zunächst nach Petersburg, wo wir die weißen Nächte und das Leben auf den Inseln genossen, dann zu Schiff weiter nach Helsingfors, wo sich zu uns der Gynäkologe Runge gesellte. Hier machte ich die Bekanntschaft meines Fachgenossen Sälan in der Anstalt Lappoiken, der ein eifriger Botaniker war. Mit Runge ging es nach Stockholm, während Mendelssohn in Hangö zurückblieb. Unsere Reise führte uns dann nach Kristiania, Trondjem und von da nach dem Nordkap und wieder zurück. Während Runge nach Deutschland fuhr, nahm ich mit einem anderen Reisegefährten meinen Weg über Molde, Kikisdal, Romsdal nach Hellesylt und Faleide mit Ausflügen in das Olden- und Loendal. Dann ging es nach Bergen, wo ich mir das Leprahospital ansah, in den

Hardangerfjord, nach Stahlheim und in den Sognefjord, endlich über Lärdalsören im Wagen nach Kristiania. Hier traf ich mit meinem aus Hamburg gekommenen Bruder Karl zusammen, der gerade Direktor des dortigen Naturhistorischen Museums geworden war. Nachdem ich die Anstalt in Ganstad besichtigt hatte, machte ich mit ihm noch eine kurze Fahrt nach Drammen und Skien, weiter über Sarpsborg zum Trollhättan und nach Göteborg, wo wir uns trennten; mein Weg führte mich über Stockholm, wo ich die Irrenanstalt besuchte, ebenfalls wieder nach Helsingfors, von wo ich auf einem zufällig erwischten „Lystdampfer" in Sturm und Gewitter auf einer Bank auf Deck liegend in der Nacht über den Finnischen Meerbusen nach Reval und damit an die Bahn nach Dorpat gelangte.

Im nächsten Sommer nahm ich meinen Weg über den Peipussee und von Pleskau mit der Bahn nach Marienburg und Berlin. Nachdem ich Ganser und meine übrigen Freunde in Dresden besucht hatte, besah ich mir Prag und fuhr für eine Woche nach dem mir bis dahin unbekannten Wien. Außer der Besichtigung der großen Museen und des herrlichen Stadtbildes sowie dem fleißigen Besuche der Theater, der mir auf allen Reisen wichtig war, zog mich in Wien vor allem die Persönlichkeit Meynerts an, dessen Bekanntschaft ich möglichst bald suchte. Er war, wie man mir sagte, gegen seine Gewohnheit äußerst liebenswürdig und gab mir reichliche Gelegenheit, nicht nur seine Klinik zu hören und seinen Krankenbesuchen beizuwohnen, sondern auch persönlich mit ihm zu plaudern. So nahm er mich sogleich mit in seine Wohnung und zeigte mir eine Marmorbüste seiner verstorbenen ersten Frau, von der er in Worten höchster Verehrung sprach. Einige Tage darauf fuhr ich auf seine Einladung mit ihm nach Klosterneuburg, wo er ein Sommerhaus bewohnte. Wir gingen mit seiner zweiten Frau und seiner bildschönen geistreichen Tochter in eine Wirtschaft, wo getanzt wurde; auch ich trat mit Frl. Meynert zum Tanze an, wohl das letzte Mal in meinem Leben. Wieder einige Tage später traf ich mit Meynert auf seine Einladung hin in der Gesellschaft der Ärzte zusammen. Er hielt dort einen Vortrag über Hypnotismus, der mit deutlicher Spitze gegen Krafft-Ebing begann: „Der Hypnotismus ist mit der Gloriole der Abgeschmacktheit umgeben." Die unbekümmerte Rücksichtslosigkeit schien für ihn besonders kennzeichnend zu sein; er äußerte sich mir gegenüber mit ähnlichem Freimut über andere Fachgenossen, aber auch über sich selbst. So erklärte er, daß er seine Bücher, wenn er sie einmal niedergeschrieben habe, „nicht mehr anschaue", ein Verfahren, das allerdings die vielbeklagte Schwerverständlichkeit seiner Schreibweise einigermaßen erklären würde. Nicht selten gefiel er sich in verblüffenden, den Widerspruch herausfordernden, aber immer geistreichen Wendungen. Der Gesamteindruck seiner Persönlichkeit mit dem mächtigen Kopfe auf einem gedrungenen Körper war ein sehr starker; man fühlte schon nach wenigen Worten, daß man es mit einem überlegenen, kühn angelegten Geiste zu tun hatte, dessen glänzende schöpferische Fähigkeiten allerdings in den Dienst einer zielbewußten Einseitigkeit gestellt waren. Unvergeßlich ist mir der letzte Abend in Wien geblieben, an dem ich nach jenem Vortrage schließlich noch recht spät mit Meynert und Exner zusammensaß. Die Rede kam auf den letzten Zusammenhang zwischen Gehirn und seelischen Leistungen, und ich wäre als Schüler Wundts in vielfachen Widerspruch zu Meynerts Ansichten geraten, wenn nicht die vorgerückte Stunde unserer Unterhaltung ein Ende gemacht hätte.

Am nächsten Morgen fuhr ich nach Graz, das in seiner vollen Frühlingspracht einen wunderbaren Anblick gewährte. Hier suchte ich Krafft-Ebing in seiner Klinik auf. Er empfing mich sehr freundlich, führte mich herum, zeigte mir auch seine Nervenabteilung, die mit der Klinik verbunden war, und hypnotisierte auf meine Bitte eine Kranke, die allerdings dabei in einen hysterischen Anfall verfiel. Am Nachmittage brachte er mich zu der neuen, sehr vornehm eingerichteten Kuranstalt Mariagrün, in der er konsultierender Arzt war, und machte dann noch einen weiten Spaziergang durch die schöne Umgebung mit mir; auch abends war ich bis zum Abgange meines Zuges sein Gast. Es konnte kaum einen größeren Gegensatz geben als zwischen ihm und Meynert. Wenn er auch sehr unterrichtet war und ohne Zweifel eine ungemein große Erfahrung hatte, machte er doch im ganzen einen nüchternen, fast philiströsen Eindruck; seine Urteile hatten nichts überraschendes und bewegten sich in den Geleisen einer wohl über dem Durchschnitt stehenden, aber keineswegs überragenden Begabung. Außerordentlich kennzeichnend erschien mir seine Bemerkung, daß er mit den Manuskripten seiner Bücher regelmäßig lange vor dem vom Verleger bezeichneten Zeitpunkte fertig zu sein pflege; alles war bei ihm geordnet, planmäßig, aber ohne besonderen Schwung.

Mein Zug führte mich zunächst nach Adelsberg, wo ich mir die überwältigend großartige Grotte ansah und für meinen Bruder einen lebenden Olm kaufte, und dann weiter nach Triest, nachdem sich hinter Nabresina der bekannte herrliche Blick auf die blaue Adria eröffnet hatte. Sodann fuhr ich für einige Tage nach Venedig und traf dort mit dem Nationalökonomen

Dietzel aus Dorpat zusammen, der ebenso wie ich zum Vertreter der Universität bei der Jubelfeier in Bologna bestimmt war. Die Tage in Bologna vergingen unter rauschenden Festlichkeiten, die nur zum Teil unter mangelhafter Ordnung litten. Ein wundervolles Bild bot der weite, durch ein Segeldach abgeschlossene Lichthof der Universität beim Hauptfestakt. Auf einer Erhöhung saßen Humbert und Margherita mit dem Kronprinzen und anderen Mitgliedern der Königlichen Familie, rings auf Tribünen zahllose Professoren und Ehrengäste aus aller Herren Länder, meist in malerischen, zum Teil altertümlichen Amtstrachten; zur Seite die italienischen Studenten mit bunten Mützen. Auf der Rednertribüne stand Giosè Carducci, der volkstümliche Dichter-Professor, und hielt mit italienischem Schwung eine immer wieder von tosendem Beifalle unterbrochene Rede, während einzelne Sonnenstrahlen durch die Spalten des leise wehenden Sonnensegels spielten. Nach der Rede traten die Vertreter der einzelnen Länder in alphabetischer Reihenfolge vor und legten vor dem Könige ihre Festschriften und Begrüßungsdiplome nieder. Besonderen Beifall fand der Vertreter Deutschlands, der Chemiker Hofmann aus Berlin, als er in seiner italienischen Ansprache darauf hinweisen konnte, daß er selbst vor 50 Jahren Student in Bologna gewesen sei. Als Rußland an die Reihe kam, erhoben sich eine Anzahl ausgeprägt slawischer Kollegen, denen wir uns beide in gemessenem Abstande anschlossen. Dabei bemerkte ich, daß einige Schritte hinter uns plötzlich noch zwei Herren in schlichtem Frack Platz nahmen; es waren die Vertreter von Helsingfors. Unter den Gästen befanden sich natürlich eine große Zahl berühmter und interessanter Persönlichkeiten – unmittelbar hinter mir saß zufällig ein Wiener Geologe, der sich als Schulkamerad meines Vaters entpuppte. An weiteren Festlichkeiten erlebten wir noch ein steifes Galaessen, an das sich bis nachts ½ 2 Uhr eine Aufführung von Tristan und Isolde anschloß, ein Nachmittagskonzert, an dem die Königin teilnahm, einen Abendempfang bei den Majestäten, bei dem man Gelegenheit hatte, die begeisterten Begrüßungen des auf den Balkon tretenden Königspaares durch die unten versammelte Volksmenge von hinten mit anzusehen, die Enthüllung eines Viktor-Emanuel-Denkmals, endlich ein sehr gelungenes Studentenfest mit Mandolinenkonzert und männlichem Ballett.

Nach diesen geräuschvollen Tagen flüchtete ich mich nach Florenz, um hier in Ruhe die Schönheiten italienischer Natur und Kunst zu genießen. Das Wiedersehen war noch weit schöner, als ich es mir vorgestellt hatte. In der Pension, in die ich geraten war, saß ich zufällig neben einem schon lange in

Florenz ansässigen deutschen Arzte, Bergeest, mit dem ich dann häufiger zusammenkam. Erst nach meiner Abreise stellte es sich heraus, daß es derselbe Arzt war, an den mein Bruder bei unserer ersten Anwesenheit in Florenz eine Empfehlung abgegeben hatte; damals war er krank gewesen. Er ist dann später mit der Trambahn von Fiesole verunglückt. Nur schwer trennte ich mich von der schönen Stadt und fuhr zunächst nach Pisa und La Spezia mit einem Ausfluge nach Porto Venere, dann nach Sta. Margherita, das damals noch kaum besucht wurde und nur ein einziges Hotel besaß, in dem ich der einzige Gast war. An einem herrlichen Nachmittag wanderte ich am Strande entlang nach Portofino an blühenden Myrtenbüschen vorbei und war wie berauscht von dieser einsamen, stimmungsvollen Schönheit. Als ich dann abends im kühlen Speisesaal saß und weiche Düfte durch die weit geöffneten Fenster und Türen hereinwogten, nahm ich mir vor, bald und oft wiederzukehren, da ich leider nicht bleiben konnte.

Nach kurzem Aufenthalt in Genua und Pegli fuhr ich nach Turin, wo ich die Bekanntschaft von Morselli und Tanzi machte und einer italienischen Staatsprüfung in der Psychiatrie beiwohnte, sehr zum Nachteile der Prüflinge. Dann ging es über Mailand nach Bellaggio; hier hielt ich mich einige Tage auf, um Arbeiten zu erledigen und weite Spaziergänge zu machen. Auf der Rückreise besuchte ich Forel in Zürich, der mir beim Abendessen eine sehr lehrreiche hypnotische Vorstellung gab und jedenfalls mehr Glück dabei hatte als Krafft-Ebing. Dann fuhr ich nach Basel, wo ich Böcklins Spuren nachging und Wille in Friedmatt sah, nach Freiburg zu Emminghaus und weiter nach Illenau. Hier wurde ich von Direktor Hergt mit rührender Aufmerksamkeit herumgeführt und mit Blumen beschenkt. Nach einem Besuche in Würzburg, wo Rieger Nachfolger Grasheys geworden war, und in Göttingen bei Runge, wo ich Georg Elias Müller und Schumann aufsuchte, ging es nach Leipzig zu Wundt und dann nach Altscherbitz, das ich unter der Führung von Pätz und Mayser, der dort inzwischen Oberarzt geworden war, gründlich besichtigen konnte. In Halle begrüßte ich Hitzig, der nach Aufgabe seiner Stellung in Nietleben sich in sehr geschickter Weise eine Behelfsklinik geschaffen hatte. Dann fuhr ich über Ellrich im Harz, wo ich meinen ältesten Bruder besuchte, nach Woldegk zu meiner Schwester und nach Neustrelitz zu meiner Mutter, um endlich über Lübeck zu Schiff wieder nach Dorpat zurückzukehren.

Die großen Ferien 1889 führten mich mit meiner Frau über Lübeck nach Hamburg zu meinem Bruder und von da nach Göttingen zu Runge. Ich reiste dann nach Jena zur Jahresversammlung der deutschen Irrenärzte, wo ich einen Vortrag über Ermüdungsmessungen hielt, traf hier wieder mit meiner Frau zusammen und fuhr mit ihr durch bis Rovereto. Der nächste Morgen brachte uns über Mori zum Gardasee, weiter nach Desenzano, wo uns Leuchtkäfer umschwirrten, und nach Verona. Von da aus besuchten wir Parma, Bologna, Ravenna und hielten uns einige Zeit in Florenz auf. Nach kurzer Rast in dem herrlichen Orvieto, das uns absichtlich den Zug vergessen ließ, zogen wir früh morgens in Rom ein, um dort zwei Wochen zu bleiben. Dann ging es nach Neapel, Capri, Sorrent, Amalfi, Pästum und zurück über Venedig, von da über Castel franco Felire, Primiero nach San Martino in Castrozzo, über den Rolle- und Lusiapaß sowie über San Pellegrino ins Fassatal, endlich über das Sellajoch nach Santa Christina im Grödener Tal, wo wir wie verabredet mit Schwager und Schwester zusammentrafen, um mit ihnen über Bozen und Meran noch das Ortlergebiet aufzusuchen. Bei der Rückreise über Landeck waren wir in Innsbruck noch einige Tage mit meinem Bruder Karl zusammen, der, von Paris und London kommend, nach Wien reiste, um Erfahrungen für die Einrichtung seines Museums zu sammeln. Zur Heimreise nach Dorpat wählten wir auch diesmal den Weg über die Ostsee.

Für den Sommer 1890 hatte ich mit Professor Dietzel eine Reise nach England und Frankreich verabredet. Ich fuhr zunächst mit einem finnischen Dampfer nach Lübeck und weiter nach Leubus, wo eine Versammlung der ostdeutschen Irrenärzte stattfand. Auch Kahlbaum und Wernicke, den ich hier das erste und einzige Mal in meinem Leben sah, ohne jedoch näher mit ihm in Berührung zu kommen, waren erschienen. Ich hielt einen Vortrag über das Vorkommen der Flexibilitas cerea bei den verschiedensten Formen des Irreseins, der in gewissem Sinne gegen Kahlbaums, damals von mir noch bekämpfte Anschauungen gerichtet war. Nach kurzem Aufenthalt bei meinen Freunden in Dresden, bei Wundt in Leipzig, bei Runge in Göttingen, bei Tuczek in Marburg traf ich in Bonn mit Dietzel zusammen und verbrachte einen Abend bei dem früheren Dorpater Kollegen Löschke. Dann ging es über Löwen, Brüssel, Antwerpen, Brügge, Gent und Ostende nach Dover und London, wo wir 14 Tage blieben. Die Stadt und das Leben dort mißfielen mir gründlich, das unendliche, einförmige Häusermeer, die Armut an schönen Bauten und Ausblicken, das verwirrende Menschengewimmel, die trübe Luft, die eintönige, geschmacklose Küche, die trostlosen Sonntage. Auf der anderen Seite genoß ich mit größter Befriedigung die herrlichen Sammlungen, namentlich das Britische Museum mit seinen Parthenonskulpturen, die

Nationalgalerie und die Indiaabteilung des unförmlichen Southkensingtonmuseums; auch die Kewgardens gehörten zu den Lichtblicken dieser Zeit. Eine große Freude war es mir, Francis Galton aufzusuchen, einen feinen alten Herrn, der ohne rechte Berührung mit der Fachwissenschaft der Psychologie eine Menge von Anregungen gegeben hat. Von meinen Fachgenossen traf ich Hack Tuke nicht, wohl aber Savage, der mich einlud, seiner letzten Vorlesung im Semester beizuwohnen. Sie fand in der alten Irrenanstalt Bedlam statt, die ich schon kurz vorher aufgesucht hatte und die außer dem gefälligen englischen „Comfort" in der Ausstattung der Räume und weit ausgedehnten Spielplätzen nichts besonderes bot. Nur fiel mir auf, daß man dort die bei uns schon sehr geschätzte Bettbehandlung der Kranken durchaus ablehnte. Savage stand in keiner ärztlichen Beziehung zu Bedlam, kannte daher auch die dort befindlichen Kranken nicht. Als er zur Abhaltung des Unterrichts im Garten erschien, waren hier etwa 4–5 Studenten versammelt. Savage ersuchte nun einen Assistenten, ihm einen Paralytiker zu bringen, was auch geschah. Nach flüchtiger Untersuchung, wobei die wichtigsten Krankheitserscheinungen kurz gestreift wurden, erzählte er in sehr unterhaltender Weise von seinen Erfahrungen über Paralytiker, wobei allerdings die klinischen und ärztlichen Gesichtspunkte nur wenig zur Geltung kamen.

Sehr enttäuscht war ich vom englischen Theater. In den Shakespeareschen Stücken, die ich sah, schienen mir nur die stark in den Vordergrund gerückten Rüpelszenen vortrefflich gespielt zu werden, während ich die Darstellung im übrigen unvergleichlich viel schlechter fand als bei uns in Deutschland. Der gespreizte Stil der Liebesszenen in Romeo und Julia war für mich so überwältigend komisch, daß ich mit Gewalt mein Taschentuch zwischen die Zähne pressen mußte, um nicht wegen unaufhaltsamen Lachens hinausgeworfen zu werden. Was ich sonst an Schauspielen sah, waren süßliche, verlogene Rührstücke in schlechter Aufmachung; in den Operetten wurde bei verschwenderischer Ausstattung unglaublich schlecht gesungen und musiziert. Von übler Wirkung auf den künstlerischen Betrieb war jedenfalls auch die Tatsache, daß jedes Theater monatelang Abend für Abend immer nur ein und dasselbe Stück spielte. Sehr deutlich schien mir bei den verschiedensten Gelegenheiten die starke Neigung der Engländer zur Karikatur hervorzutreten. Ich hatte auch vielfach den Eindruck, daß die gröbsten Geschmacklosigkeiten niemandem auffielen, daß überhaupt in England das Lächerliche nicht tötet. Der Gegensatz zu dem Verhalten der in diesen Dingen sehr feinfühligen Franzosen war sinnfällig.

Es war ein angenehmes Gefühl, als wir das geräuschvolle, dunstige London verlassen konnten und uns in dem altertümlichen Städtchen Chester wiederfanden. Wir machten von da noch eine viertägige Reise durch Nordwales, vielfach zu Fuß, und kamen nach Llandudno, Llamberris, Bettys-Cowed, bestiegen im Regen den Snowdon und kehrten über Bedgellert und Portmadoc nach London zurück, diesmal nur, um uns auf die Fahrt nach Newhaven und Dieppe zu begeben. Nach kurzem Aufenthalt in Rouen erreichten wir dann Paris, wo wieder ein längerer Aufenthalt geplant war. Die Tage verliefen beim Besuche der großen Sammlungen und der schönen Umgebung sehr angenehm. Mir gefiel besonders eine gewisse Ähnlichkeit mit dem Leben in den großen italienischen Städten, wenn auch alles wohl eleganter und kultivierter erschien. Mit großem Genuß besuchte ich häufig das Theater, namentlich das Théâtre français, dessen Vorstellungen mir mustergültig erschienen. Wissenschaftliche Beziehungen versuchte ich hier nicht anzuknüpfen, da ich eine freundliche Aufnahme nicht für sicher hielt.

Nicht ohne Bedauern und mit dem freilich niemals verwirklichten Plane, gelegentlich zurückzukehren, nahm ich von Paris, wo Dietzel zurückblieb, Abschied und fuhr nach Straßburg. Hier suchte ich Jolly auf, der gerade nach Berlin berufen worden war, und hörte auch eine klinische Stunde bei ihm, die mir in ihrer einfachen Sachlichkeit gut gefiel. Aus den Andeutungen Jollys entnahm ich, daß wohl Fürstner aus Heidelberg sein Nachfolger sein werde, eine Nachricht, die mir deswegen keinen tieferen Eindruck machte, weil ich die Aussicht, nach Heidelberg zu kommen, für sehr fernliegend hielt. Dagegen hoffte ich für späterhin auf eine Berufung nach Tübingen und nahm auch meinen Weg dahin, um dort vielleicht von Grätzner näheres über den geplanten Neubau einer psychiatrischen Klinik zu erfahren. Auch in Würzburg bei Rieger sprach ich vor, der gerade seine neue Klinik bezogen hatte. Obgleich die Krankenräume nach meinem Ermessen unzureichend waren, bewunderte ich doch den zielbewußt durchgeführten Gedanken, in den Mittelpunkt einer Klinik eine größere Reihe von wissenschaftlichen Arbeitsräumen zu stellen. Das bedeutete einen wichtigen Fortschritt gegenüber der bisherigen Gepflogenheit, der wissenschaftlichen Tätigkeit in den psychiatrischen Anstalten höchstens 1 oder 2 untergeordnete Zimmer zuzuweisen.

Den Abschluß meiner Reise bildete der Internationale Medizinische Kongreß in Berlin, wo ich einen Vortrag über die seelischen Wirkungen des Alkohols und des Tees hielt. Die interessanteste Erscheinung war damals für mich der französische Kliniker Magnan, der über das zirkuläre Irresein sprach; ich hatte aber bei der Vorstellung durch Dagonet nur Gelegenheit, einige flüchtige Worte mit ihm zu wechseln. Burkhard schlug vor, zur Beruhigung unruhiger Kranker die Hirnrinde abzukratzen; Kahlbaum riet, Trinker auf eine Insel zu verbannen, um sie von Alkohol fernzuhalten, worauf der Vorsitzende Erb fragte, ob nicht jemand eine Insel zu diesem Zwecke zur Verfügung stellen könne. Abends wurde dann dieser Gedanke auf einem Bierfeste unter Benützung von Böcklins Toteninselbild weitergeführt. Für mich war es nicht unwichtig, aus Gesprächen mit Fachgenossen zu entnehmen, daß die Berufung nach Heidelberg doch nicht außer dem Bereiche der Möglichkeit liege, eine Aussicht, die mir wegen der immer unerquicklicher werdenden politischen Verhältnisse in Dorpat sehr willkommen erschien.

Meine Familie hatte sich inzwischen um ein im März 1887 geborenes Töchterchen vermehrt, das ich mit 1¾ Jahren zu Gedächtnisversuchen an Farben, Buchstaben und Zahlen herangezogen hatte; ein zweites Töchterchen starb im Februar 1890 mit 1½ Jahren an einer schweren Nasendiphtherie binnen wenigen Tagen. Um ihr älteres Schwesterchen vor der Ansteckung zu bewahren, übergab ich sie sofort dem Polikliniker Professor Dehio, der kinderlos war und sich mit seiner Frau, geborenen Meyer-Waldeck, in freundlichster Weise des Kindes annahm. Nach dem Tode der Kleinen schickte ich sie mit meiner Frau zu meiner Schwester nach Woldeck und holte sie dort zur Heimfahrt nach Dorpat auf der Linie Stettin–Reval wieder ab. Die Überfahrt war sehr stürmisch, so daß Frau und Kind stark seekrank wurden.

Am 9. November wurde uns ein Junge geboren. Es war für uns ein glücklicher Tag, denn am gleichen Morgen traf mich die Berufung nach Heidelberg und damit die sichere Aussicht auf die Rückkehr nach Deutschland. Nur wer wie wir nahezu 5 Jahre in einer Art Verbannung gelebt hat, kann ermessen, was dieser Tag für uns bedeutete, besonders, da mir der Lehrstuhl in Heidelberg nächst demjenigen in München immer als das erstrebenswerteste, wenn auch unerreichbare Ziel vorgeschwebt hatte. Im Winter besuchte ich noch einmal mit meiner Frau Petersburg, wo wir unter sachverständiger Führung das üppige großstädtische Leben genossen und Einkäufe an Seide und Goldwaren machten. Leichten Herzens verließ ich dann Ende März 1891 Dorpat, um zunächst noch kurze Zeit auf dem Gute Annenhof zuzubringen, wohin meine Frau mit den beiden Kindern schon vorausgereist war. Leider erkrankte dort meine Tochter an einer eiterigen Ohrenentzündung, und als wir nach Riga abreisen wollten, erhielten wir die Nachricht, daß der Schiffsverkehr wegen Eisganges dort noch nicht eröffnet worden sei. So ergab sich für uns die Nötigung, mit dem kleinen Kinde die lange und beschwerliche Reise nach Deutschland auf der Bahn zurückzulegen. In Riga besuchten wir die Anstalt Rotenberg, wo wir mit Tiling, Merklin und einigen meiner alten Schüler zusammen waren. Hier schon erkrankte der Kleine. Sein Zustand verschlimmerte sich auf der zwei Nächte und einen Tag dauernden Fahrt bei der Unmöglichkeit, zweckmäßige Nahrung für ihn zu erhalten, immer mehr; zugleich bildeten sich am Nacken Drüsenschwellungen, die wahrscheinlich von einer früheren Impfinfektion herrührten. Nach kurzem Aufenthalte in Neustrelitz schien sich der Zustand etwas zu bessern, aber als wir in Heidelberg ankamen, war das Kind in nahezu hoffnungslosem Zustande. Unter den größten Schwierigkeiten richteten wir uns in unserer Dienstwohnung, einem ungünstig dicht am Bahnhofe gelegenen und unzweckmäßig gebauten Hause, ein, doch gelang es trotz aller Mühe nicht, das Kind am Leben zu erhalten; es starb an einer rasch sich entwickelnden Sepsis, von der auch ich befallen wurde, so daß ich längere Zeit den Arm in der Binde tragen mußte.

Nur langsam half uns die herrliche Landschaft Heidelbergs und der neue, befriedigende Wirkungskreis in der Heimat, diesen schweren Anfang zu überwinden. Die Klinik war, an Dorpater Verhältnissen gemessen, vortrefflich eingerichtet, der Krankenzufluß wesentlich größer als dort. Die Zuhörerschar war zwar kleiner, aber sehr eifrig, und vor allem fielen die Sprachschwierigkeiten fort, so daß mir der Unterricht viel Freude machte. In der Fakultät, die bei sehr sparsamen Sitzungen ganz ohne innere Reibungen arbeitete, wurde ich mit großer Freundlichkeit aufgenommen. Ich fand mich da in einem Kreise von hervorragenden Männern, wie er sich nicht gerade häufig zusammenfinden dürfte. Um ihn zu kennzeichnen, genügt es, die Namen Gegenbaur, Kühne, Leber, Erb, Czerny, Arnold zu nennen. Da ich nicht zu prüfen hatte und mich von der Privatpraxis ganz fernhielt, deswegen auch auf die Beschäftigung mit dem Hypnotismus verzichtete, blieb mir viel Zeit zu wissenschaftlicher Arbeit.

Kurz nach meinem Eintreffen in Heidelberg begab ich mich nach Karlsruhe zum damaligen Kultusminister Nokk, der mir den Eindruck eines bedeutenden, fein gebildeten Mannes machte. Ich hatte erfahren, daß ich auf der Vorschlagsliste der Fakultät an zweiter Stelle nach Möli gestanden hatte, der auch bei der Berufung nach Dorpat zunächst in Betracht gezogen und nur durch die Bemühungen von Emminghaus um mich, seinen persönlichsten Schüler, in den Hintergrund gedrängt worden war. Was den badischen Minister bewogen hatte, mich vorzuziehen, weiß ich nicht, vermutlich die bedrängte Lage der deutschen Professoren unter dem Drucke der Russifizierung in Dorpat. Späterhin mußte ich auch dem Großherzoge Friedrich meine Aufwartung machen. Ich saß bei der Audienz ihm gegenüber an einem kleinen Tische und konnte mit ihm ein längeres, ganz zwangloses Gespräch führen, in dem die von ihm sehr hoch geschätzte Anstalt Illenau eine große Rolle spielte. Die wohlwollende Freundlichkeit des Großherzogs und sein sichtliches Bemühen, Interesse für mein Wissensgebiet zu zeigen, benahmen der Unterhaltung alle beengende Feierlichkeit. Ich hatte dann noch öfters Gelegenheit, mit dem Großherzoge zu sprechen, da es Sitte war, sich ihm nach sogenannten Gnadenbeweisen vorzustellen. Ganz besonders aber bewunderte ich seine persönliche Leistungsfähigkeit bei seinem 50jährigen Regierungsjubiläum 1902, dem ich als Mitglied des Senates beizuwohnen hatte. Nachdem er morgens eine lange Reihe von Deputationen, darunter auch uns, empfangen und mit jedem Einzelnen geplaudert hatte, fand mittags eine große Hoftafel statt, nach der wiederum Stunden hindurch jeder Anwesende ins Gespräch gezogen wurde. Daran beteiligte sich auch die in der Unterhaltung außerordentlich gewandte Großherzogin Luise. Wir Teilnehmer waren am Schluß ziemlich müde, besuchten aber noch das Theater, wo ebenfalls das Großherzogliche Paar erschien, um am Schluß noch alle diejenigen Spitzen der Gesellschaft persönlich zu begrüßen, die am Tage noch nicht dazu herangezogen waren. Bei der 100-Jahrfeier der Universität Heidelberg 1903, die mit einem Ausflug nach Schwetzingen verbunden war, sah ich die beiden, damals schon recht bejahrten Herrschaften 4 volle Stunden unter den Bäumen des Parkes stehen, um der Reihe nach mit jedem Einzelnen der Gesellschaft einige Worte zu wechseln, während wir Gäste herumsitzen und Tee trinken oder spazieren gehen durften. Ich fühlte damals keinerlei Neid.

Als Assistenten fand ich in meiner Klinik zunächst nur Dr. Schönthal vor, der schon unter meinem Vorgänger Fürstner eingetreten war. Er besaß eine ganz hervorragende klinische Begabung, war aber leider ein schwerer Psychopath und endete durch Selbstmord, anscheinend unter dem Einfluß der Furcht, geisteskrank zu werden. Zweiter Assistent wurde Ilberg, der mir von Ganser warm empfohlen war; weiterhin traten in den ersten Jahren noch Fürer, Kemmler und namentlich Aschaffenburg ein, der etwa 10 Jahre mein treuer Mitarbeiter wurde. Meine klinischen Bestrebungen gingen zunächst dahin, diejenigen Krankheitsbilder abzugrenzen, die durch ausgeprägte Wahnbildungen einerseits, lebhafte Gemütsbewegungen andererseits gewissermaßen Zwischenglieder zwischen den akuten affektiven Geistesstörungen und der chronisch verlaufenden Verrücktheit zu bilden schienen. Ich suchte diese Bilder unter den Namen des „Wahnsinns" abzugrenzen und in einzelne Gruppen unterzubringen. Daneben hielt ich jedoch an den von Kahlbaum und Hecker gegebenen Anregungen fest und bemühte mich, als „psychische Entartungsprozesse" solche Fälle zusammenzufassen, die von vornherein die Neigung zeigten, in Verblödung überzugehen. Außer der Kahlbaumschen Katatonie unterschied ich hier eine Dementia praecox, die im wesentlichen der Hebephrenie entsprach, und eine Dementia paranoides, mit rasch zum Schwachsinn führenden Wahnbildungen. Daneben blieb noch eine reichhaltige Gruppe von Verrücktheitsformen bestehen, die lediglich durch den Inhalt und die Entstehungsart der Wahnvorstellungen gekennzeichnet waren. So stellten sich mir die Dinge in der bis zum September 1893 bearbeiteten vierten Auflage meines Lehrbuches dar.

Zu wesentlichen Fortschritten führte dann die planmäßige Verfolgung der weiteren Schicksale meiner Kranken. Schon Hagen in Erlangen hatte auf die Notwendigkeit hingewiesen, sich über den endgültigen Verlauf der beobachteten Fälle Klarheit zu verschaffen, und auch mir schien die Möglichkeit einer Gruppierung davon abzuhängen, daß man Fälle von möglichst gleichem Ausgang zusammenfaßte und untersuchte, welche Entwicklung zu diesem Ende geführt habe. Ich war daher bestrebt, die aus der Klinik in die großen Landesanstalten überführten Kranken womöglich von Zeit zu Zeit wiederzusehen, um so ein Bild von den Wandlungen zu gewinnen, die das Leiden im Laufe der Jahre darbot. Ich wendete mich daher an das Ministerium mit der Bitte, mir die Erlaubnis zu alljährlicher Besichtigung der aus der Klinik stammenden Kranken in den Landesanstalten zu erwirken. Zu meiner Überraschung stieß ich hierbei zunächst auf die entschiedene Ablehnung seitens eines der Anstaltsleiter, der mein Vorgehen als unkollegial ansah und anscheinend eine unbefugte Einmischung in seine Angelegenheiten befürchtete, jedenfalls aber mein Bestreben recht lästig empfand. Obgleich ich mich bemühte, seine Bedenken zu zerstreuen und die rein wissenschaftliche Bedeutung meiner Wünsche sowie meine Dankbarkeit für jedes Entgegenkommen betonte, mußte ich doch die Beobachtung machen, daß die alljährlichen Besuche in der Anstalt je länger, je mehr ungern gesehen wurden und daß die Ergebnisse dieser Untersuchungen auf keine Teilnahme zu rechnen hatten. Es war die erste Erfahrung, die mir zu meinem aufrichtigen Schmerz zeigte, wie groß in Deutschland die Kluft zwischen den Arbeiten der Klinik und dem Anstaltsleben geworden war. Während früher durch viele Jahrzehnte die ganze wissenschaftliche Betätigung von den Anstalten geleistet worden war und alle Fortschritte von ihnen ausgingen, hat sich hier vielfach ein Geist entwickelt, der den Bestrebungen der Kliniken geradezu mißgünstig und feindselig gegenübersteht. Es soll nicht geleugnet werden, daß an dieser Entwicklung auch die Kliniken durchaus nicht ohne Schuld sind. Unter allen Umständen aber ist es ein schweres Unglück für unseren Stand wie für unsere Wissenschaft, daß die natürlichen Beziehungen zwischen Klinik und Anstalt durch den Mangel an gegenseitigem Verständnis so sehr gelitten haben.

Auf anderer Seite fand ich jedoch auch freundliches Entgegenkommen. Jedenfalls ließ ich mich von der Verfolgung meiner Ziele nicht durch äußere Schwierigkeiten abschrecken. Die Ergebnisse zeigten sich nach wenigen Jahren. Immer deutlicher mußte ich erkennen, daß eine erschreckend große Zahl von Kranken, die mir zunächst das Bild der Manie, der Melancholie, des Wahnsinns, der Amentia, der Verrücktheit darzubieten schienen, mehr oder weniger rasch die Züge einer fortschreitenden Verblödung annahmen und dabei einander trotz mancher Unterschiede im einzelnen immer ähnlicher wurden. So wurde es mir allmählich klar, daß die Abweichungen im Beginn keine entscheidende Bedeutung hatten gegenüber dem zu einem bestimmten Ende führenden Krankheitsverlaufe, ganz ähnlich, wie wir das längst von den verschiedenen Formen der Paralyse wissen. Ich konnte mich demnach dem Schluß nicht entziehen, daß allen diesen Fällen, aus denen sich die große Masse der verblödenden Anstaltsinsassen zusammensetzt, ein einheitlicher Krankheitsvorgang zugrunde liege, der sich zwar bald langsam, bald rasch entwickelt, bald mit, bald ohne Wahnideen, Sinnestäuschungen, Erregungen einhergeht, bald traurige, bald heitere Stimmungen erzeugt, immer aber eine Zerstörung der seelischen Persönlichkeit herbeiführt.

Es erschien nach dieser Erkenntnis natürlich ungemein wichtig, die vermutete Krankheit möglichst rechtzeitig zu erkennen und von anderen ähnlichen Bildern abzugrenzen. Auf die Lösung dieser Aufgabe, die ja auch noch heute oft schwierig genug ist, haben wir damals unendlich viel Mühe verwendet. Das Mittel, vorwärts zu kommen, war der Zwang, schon nach der ersten Untersuchung eine genau begründete Diagnose zu stellen. Ich richtete zu diesem Zwecke einen „Diagnosenkasten“ ein, in den jeder von uns nach gründlicher Untersuchung eines neuen Kranken einen Zettel mit der von ihm gestellten Diagnose zu werfen hatte. Im Anschluß daran wurde die Frage besprochen, und jeder hatte seine Diagnose zu rechtfertigen. Nach einiger Zeit wurden dann die Zettel herausgenommen, die Diagnosen in Listen eingetragen und nach Abschluß des Krankheitsfalles die endgültige Deutung desselben hinzugefügt. Man war so imstande zu übersehen, nach welcher Richtung hin Fehler begangen worden waren und konnte den Gründen nachgehen, die zu falscher Auffassung geführt hatten. In unseren Sinnsprüchen „eventus docet" und „ex errore lux" kam der Zweck dieses Verfahrens zum Ausdruck, das uns befähigen sollte, aus den Irrtümern neue Erkenntnisse zu schöpfen.

Den klinischen Unterricht hielt ich, wie es Fürstner getan hatte, in drei Wochenstunden ab, in denen ich je zwei Fälle vorzuführen pflegte, den ersten ausführlich, den zweiten, in der Regel ähnlichen, kürzer. Ich stellte mich dabei auf den Standpunkt, daß es meine Aufgabe sei, den Hörern im Laufe eines Semesters diejenigen psychiatrischen Kenntnisse zu vermitteln, die für die Bedürfnisse des praktischen Arztes unbedingt erforderlich sind. Da ich wußte, wie sehr die Studierenden der Medizin durch die weit auseinandergehenden Anforderungen unserer Wissenschaft in Anspruch genommen werden, schien es mir unbillig, von ihnen beim Eintritte in die Klinik irgendwelche Vorkenntnisse zu verlangen oder ihnen den Besuch einer theoretischen Vorlesung zuzumuten. Ich begann daher den Unterricht jedesmal in der Weise, daß ich zunächst bei meinen Hörern nur das allgemeine medizinische Wissen und die Fähigkeit zu naturwissenschaftlicher Beobachtung voraussetzte und sie dann allmählich von den einfachsten Krankheitsbildern zu den verwickelteren fortschreiten ließ. Dieses Verfahren vervollkommnete sich im Laufe meiner eigenen klinischen Entwicklung insofern immer mehr, als die grundlegende Unterscheidung zwischen Zustandsbildern und Krankheitsvorgängen klarer herausgearbeitet und damit die Hauptschwierigkeit für das klinische Verständnis der Geistesstörungen nach und nach überwunden wurde. Ganz besonderes Gewicht legte ich von Anfang an darauf, mir die geistige Mitarbeit der Hörer nach Möglichkeit zu sichern. Ich ließ daher von der ersten Stunde an die Studenten sofort praktizieren, stellte reichliche Fragen an sie und suchte aus ihren eigenen Beobachtungen heraus die Krankheitsbilder und weiterhin die ihnen zugrunde liegenden Krankheitsvorgänge zu entwickeln. Die Hörer sollten nach Möglichkeit nicht einfach belehrt werden, sondern, wenn auch unter Anleitung, selber finden und sich selbst belehren. Wo die Kleinheit der Hörerschaft es erlaubte, forderte ich auch wohl die Versammlung zur gelegentlichen Mitarbeiterschaft auf, namentlich dann, wenn es galt, am Schluß des Semesters die im Laufe des Unterrichts vorgeführten Krankheiten rückschauend in eine gewisse Ordnung zu bringen. Um die knappe, zu Gebote stehende Zeit möglichst vorteilhaft zu verwenden und das einfache Zuhören dauernd zur Mitarbeit zu gestalten, verzichtete ich in der Klinik planmäßig auf alle rein wissenschaftlichen Ausführungen, wie sie besser in Büchern nachgelesen werden können. Mir kam es vielmehr vor allem darauf an, so viele Kranke wie nur möglich zu zeigen und immer von neuem den Hörer die schwierige Aufgabe lösen zu lassen, von den augenfälligen Krankheitserscheinungen zu einem klinischen Verständnisse des vorliegenden Leidens zu gelangen. Die fortgesetzte Mitwirkung der oft ungewandten, mitunter auch geistig trägen Hörer erforderte dabei zwar viel Zeit, schien mir aber wegen der durch sie gebotenen allseitigen Anregung so wichtig, daß ich zu ihren Gunsten auf lehrbuchmäßige Darlegungen verzichten zu dürfen glaubte. In den ersten Jahren hielt ich zur Ergänzung der Klinik noch regelmäßig eine Sonntagsvisite ab, bei der ich den Studierenden einzelne Fälle zur eigenen Untersuchung übergab, über die sie dann später Rechenschaft geben mußten. Leider konnte ich diese Einrichtung wegen eigener Arbeitsüberhäufung und wegen der Belastung der Hörer nicht dauernd beibehalten.

Neben der eifrig betriebenen klinischen Forschung suchte ich baldmöglichst auch die experimentelle Psychologie zu fördern. Zunächst begann ich meine Versuche über die Beeinflussung seelischer Vorgänge durch Arzneimittel, wie sie in Leipzig und Dorpat ausgeführt worden waren, durch Ausfüllung einiger Lücken zu ergänzen und zusammenhängend darzustellen; ich hielt im Anschluß daran auch einen kurzen Vortrag in Baden-Baden über die zentrale Wirkung einiger Arzneimittel. Zugleich richtete ich mir drei kleine psychologische Laboratorien ein, beschaffte mir mit Hilfe des ausgezeichneten Mechanikers Runne die nötigen Apparate und suchte mir allmählich einige wissenschaftliche Arbeiter heranzuziehen, wobei mich vor allem Aschaffenburg unterstützte. Es war mir klar, daß die Fragestellungen und Hilfsmittel, die für die Einführung des psychologischen Versuches in die Psychiatrie in Betracht kamen, in vieler Beziehung andere sein mußten als diejenigen der bisherigen Laboratorien. Auf der einen Seite erschienen für uns diejenigen Untersuchungen wenig verheißungsvoll, die sich auf die theoretischen Grundfragen der Psychologie richteten, vor allem auf die Gültigkeit des Weberschen Gesetzes. Auch die mehr sinnespsychologischen Forschungen waren für uns von geringerer Bedeutung. Dagegen mußten wir daran gehen, nicht nur das Verhalten der verschiedensten seelischen Vorgänge bei Geisteskranken festzustellen, sondern namentlich auch deren Beeinflussung durch die mannigfaltigsten äußeren und inneren Bedingungen. Neben Auffassung, Merkfähigkeit, Gedächtnis, Vorstellungsverbindungen, geistiger Arbeit verschiedenster Art waren es besonders auch die Willensäußerungen, die wir unserer Untersuchung zugänglich machen mußten, der Ablauf einfacher Bewegungen, die Kraftleistungen, die Ausdrucksbewegungen der Schrift und der Sprache. Endlich war es wichtig, gewisse Grundeigenschaften der Persönlichkeit genauer zu messen, die Übungsfähigkeit, Ermüdbarkeit, Übungsfestigkeit, Erholungsfähigkeit, Ablenkbarkeit, um dadurch womöglich einen Einblick in die verschiedenen Formen krankhafter Veranlagung zu gewinnen.

Nach allen diesen Richtungen hin suchte ich die Durchführung planmäßiger Untersuchungen im Laufe der Jahre zu fördern, eifrig unterstützt durch eine lange Reihe von Schülern, unter denen ich aus der ersten Zeit neben Aschaffenburg namentlich den sehr begabten, aber unglücklichen, durch Selbstmord aus dem Leben geschiedenen Römer, ferner Dehio, Bettmann und Amberg nennen möchte. Die Ergebnisse dieser Forschungen konnte ich in den von mir herausgegebenen „Psychologischen Arbeiten" niederlegen, bis mir später die große Arbeitslast in München die regelmäßige und fruchtbare Fortsetzung solcher Untersuchungen unmöglich machte.

Ein weiteres Gebiet, das erst in Heidelberg für mich größte Anziehungskraft gewann, war die gerichtliche Psychiatrie. Ich wurde naturgemäß häufig zur Gutachtertätigkeit herangezogen und empfand die Verpflichtung, die dabei gesammelten Erfahrungen auch für den Unterricht nutzbar zu machen. Da mich die Abhaltung theoretischer Vorlesungen niemals befriedigt hat, ging ich daran, die Belehrung der Studierenden in die Form eines Seminars zu kleiden und fand damit nicht nur allmählich viel Anklang, sondern auch selbst reiche Anregung. Fälle, die mir zu Gebote standen, ließ ich, soweit möglich, als Vorbereitung auf die Stunde durch je einen Juristen und einen Mediziner vorher untersuchen. Der erstere hatte dann über den Tatbestand zu berichten und sein Urteil über den Geisteszustand von seinem Standpunkte aus abzugeben, während der Arzt natürlich die Aufgabe hatte, die psychiatrische Betrachtungsweise zu vertreten. Daran schloß sich eine allgemeine Aussprache der Teilnehmer und eine von mir angestellte Schlußbetrachtung. Wenn es, was nicht immer zutraf, gelang, arbeitswillige Hörer beider Seiten zu gewinnen, so pflegte sich diese Nachahmung der Gerichtsverhandlung für alle Beteiligten recht interessant zu gestalten. Ich konnte dabei immer wieder die Beobachtung machen, daß die Juristen in den ersten Stunden dem Arzte gegenüber sehr zu Zweifel und Widerspruch neigten, daß aber in weiterem Verlaufe des Unterrichts ihr Verhalten geradezu in das Gegenteil umschlug; sie waren dann weit leichter bereit, krankhafte Störungen anzunehmen, als die letzteren. Gegen das Ende meiner Heidelberger Tätigkeit hatte ich die Freude, bei diesem forensisch-psychiatrischen Praktikum richterliche Beamte der verschiedensten Stellungen, auch aus Pforzheim, Karlsruhe, Mannheim, in größerer Zahl als Teilnehmer begrüßen zu können.

Außer dieser zwei aufeinanderfolgende Stunden umfassenden Vorlesung und der psychiatrischen Klinik pflegte ich meist noch eine einstündige Vorlesung zu halten, vor allem über Psychologie, gelegentlich auch über Kriminalpsychologie oder über Gehirn und Seele.

In der Heidelberger Klinik fand ich als einzigen der reinen Wissenschaft gewidmeten Raum ein kleines anatomisches Laboratorium vor, in dem einige meiner Assistenten, besonders Ilberg und der von Dorpat nach Deutschland übergesiedelte Dehio, nebenher arbeiteten. Mich selber interessierten damals die Lokalisationsfragen und ich begann daher, an Hunden und Tauben allerlei Hirnoperationen auszuführen, um mir ein Urteil über die entstehenden Ausfallserscheinungen zu bilden und sie in der Vorlesung zeigen zu können. Ich erkannte jedoch bald, daß eine Vertiefung in diese Fragen mir bei meinen sonstigen Aufgaben nicht möglich sein werde. Um so mehr drängte sich mir der Wunsch auf, einen Hirnanatomen zur Seite zu haben, der die unumgänglichen Ergänzungen der klinischen Arbeit zu liefern imstande wäre. Selbstverständlich dachte ich dabei in erster Linie an Nissl. Freilich hatte ich ihm außer einer bescheidenen Oberarztstellung nichts zu bieten als die Möglichkeit des Eintritts in die akademische Laufbahn, während er eine gesicherte Lebensstellung aufgeben mußte. Dennoch führten die langwierigen Verhandlungen schließlich zu dem erwünschten Ziel. Nissl trat in unsere Klinik ein und habilitierte sich bald darauf für Psychiatrie.

Schon einige Zeit vorher hatte ich gelegentlich eines Vortrags von Bütschli ausgezeichnete Mikrophotographien von „Schäunen" gesehen. Das erweckte in mir den Wunsch, den Versuch zu mikrophotographischen Aufnahmen des Nervengewebes zu machen. Das erste von Bütschli selbst aufgenommene Bild einer Nervenzelle fiel noch sehr mangelhaft aus. Es gelang aber den eifrigen Bemühungen Dehios überraschend schnell, die entgegenstehenden Schwierigkeiten zu überwinden und recht gute Einzelbilder herzustellen. Nissl erkannte sofort die große Wichtigkeit dieser Bestrebungen und setzte sie mit Eifer fort. Besonders wichtig erschien es uns, Übersichtsbilder über die ganze Breite der Hirnrinde in einer Vergrößerung zu gewinnen, die noch alle Einzelheiten der Zellbilder deutlich erkennen ließ. Wir bauten zu diesem Zweck zunächst eine riesige Kammer aus Pappe, richteten uns aber dann in einer großen Dunkelkammer ein. Dort verbrachten wir manche Nacht mit den Versuchen, Übersichtsbilder über die Hirnrinde von ½–¾ Meter Ausdehnung herzustellen, was schließlich auch ziemlich befriedigend gelang. Andererseits konnten mit Immersionslinsen sehr vollkommene Aufnahmen einzelner Elemente hergestellt werden, so daß allmählich alles auf diesem Gebiete Erstrebte erreicht wurde. Ein Besuch bei Professor Zetinow in Berlin überzeugte mich, daß Nissls Aufnahmen den höchsten Anforderungen entsprachen. Allerdings galten seine Bemühungen damals in erster Linie noch der Festlegung der krankhaften Zellveränderungen.

Das der Klinik zufließende Krankenmaterial war, namentlich gegenüber den Verhältnissen in Dorpat, ziemlich reichlich und stieg allmählich bis auf 6–700 Fälle im Jahre an. Da aber freiwillige Aufnahmen nicht zugelassen waren, vielmehr, von Notfällen abgesehen, eine bezirksärztliche Einweisung wegen Geisteskrankheit erfolgen mußte, zeigten die Krankheitsformen eine gewisse Einförmigkeit. Leichtere Schwachsinnsformen, Hysterische, Psychopathen, konstitutionelle Krankheitszustände kamen fast nur dann in die Klinik, wenn sie in Widerstreit mit dem Strafgesetz gekommen waren. Besonders bedauerlich erschien es mir, daß ich unter dem Einfluß der beschränkenden Aufnahmebedingungen und später auch des dauernden Platzmangels nur ausnahmsweise Idioten, namentlich Kinder, aufnehmen konnte. Ich hatte schon damals aus gelegentlichen Besuchen in Idiotenanstalten den Eindruck gewonnen, daß gerade die Erforschung der jugendlichen Schwachsinnszustände eine der wichtigsten und dankbarsten Aufgaben unserer Wissenschaft werden müsse. Auch von gröberen Hirnkrankheiten sahen wir sehr wenig, zum Teil wegen unserer Aufnahmebestimmungen, dann aber auch deswegen, weil solche Fälle, wenn sie nicht sehr störende seelische Krankheitserscheinungen darboten, regelmäßig der Erbschen Nervenabteilung zugeführt wurden.

So kam es, daß sich das klinische Interesse ganz vorzugsweise den beiden großen Gruppen der Dementia praecox und des manisch-depressiven Irreseins zuwandte. Einen gewissen Fortschritt in der Kenntnis dieser letzteren Gruppe brachte zunächst die Abgrenzung des manischen Stupors, die sich im Anschluß an einige auffallende Beobachtungen vollzog und zuerst von Dehio in einem Vortrage versucht wurde. Diese Erfahrung führte dann zur Auffindung weiterer „Mischformen", namentlich der erregten Depression und der gedankenarmen Manie und damit zu der Erkenntnis der innerlichen Einheitlichkeit der ganzen großen, so verschiedengestaltigen Gruppe. Damit war, ähnlich wie bei der Zusammenfassung der schizophrenen Erkrankungen, für die Einordnung des einzelnen Falles ein prognostischer Gesichtspunkt gewonnen, der uns die spätere Berichtigung der begangenen Fehler ermöglichte. So konnte immer und immer wieder rückschauend nachgeprüft werden, welche der von uns verwerteten diagnostischen Kennzeichen sich als zuverlässig erwiesen hatten und welche nicht.

Aus solchen Überlegungen heraus glaubte ich damals noch eine besondere melancholische Erkrankung vom manisch-depressiven Irresein abtrennen zu sollen. Dafür schien mir einmal die besondere Häufigkeit depressiver Zustände in den Rückbildungsjahren zu sprechen, eine Beobachtung, die sich späterhin insofern als trügerisch erwiesen hat, als die Neigung zu melancholischen Zustandsbildern allgemein mit wachsendem Lebensalter, nicht erst in den Rückbildungsjahren zunimmt. Weit wichtiger aber war mir die Tatsache, daß so manche der in höherem Alter einsetzenden Depressionen nicht zur Genesung, sondern zur Verblödung führten, also nicht die allgemeine günstige Prognose der manisch-depressiven Erkrankungen zeigten. Erst sehr viel später, namentlich durch die Nachforschungen von Dreyfus, wurde es klar, daß dieser Beweisgrund nicht stichhaltig war. Einmal zeigte es sich, daß eine Reihe der als unheilbar angesehenen Melancholien schließlich doch noch in Genesung übergingen, wenn auch nach sehr langer Zeit. Bei den ungeheilten Fällen aber handelte es sich zum Teil um das Hinzutreten arteriosklerotischer oder seniler Veränderungen, zum Teil aber auch um die Entwicklung von eigenartigen Schwächezuständen, wie sie auch sonst nach sehr langen, häufigen und schweren Anfällen des manisch-depressiven Irreseins beobachtet werden. Endlich ist nicht zu bezweifeln, daß den anscheinend ungeheilten Melancholien hier und da ganz besondere Hirnveränderungen zugrunde liegen, deren Bedeutung erst die weitere Forschung aufzuklären haben wird.

Die Bemühungen Nissls, eine pathologische Anatomie der Nervenzelle zu schaffen, hatten bald gezeigt, daß ein Verständnis der mit erkennbaren anatomischen Veränderungen einhergehenden Geistesstörungen nur auf Grund des Gesamtbildes möglich sei, ähnlich wie auch das klinische Krankheitsbild nicht aus einzelnen kennzeichnenden Zügen, sondern nur unter Berücksichtigung aller Eigentümlichkeiten des gegebenen Falles richtig gedeutet werden konnte. Diese Erkenntnis hatte vor allem zu einer sorgfältigen Erforschung der Hirnveränderungen bei der Paralyse geführt und namentlich die wichtige Rolle der Plasmazellen bei dieser Krankheit aufgedeckt. Diese Bestrebungen lenkten weiter die Aufmerksamkeit auf die Hirnsyphilis, von deren endarteriitischen Formen wichtige Beobachtungen gesammelt werden konnten. In diese Zeit fiel die Einführung der Lumbalpunktion, mit der uns Dr. Devaux aus Paris bekanntmachte. Der Nachweis der Lymphozytose in der Spinalflüssigkeit und der Eiweißvermehrung schien ungeahnte Aussichten zu eröffnen, die von Nissl mit größtem Eifer verwertet wurden.

Die im Jahre 1878 eröffnete Heidelberger Klinik war die älteste rein dem Unterricht gewidmete Anstalt ihrer Art in Deutschland. Dennoch erwiesen sich ihre Einrichtungen, wenn man von der ganz unzweckmäßigen Luftheizung und dem Fehlen der elektrischen Beleuchtung absieht, im großen Ganzen noch als gut brauchbar. Auf der Aufnahmeabteilung und in den abgesonderten Häusern der Unruhigen befanden sich je zwei Isolierzimmer, von denen die letzteren besonders fest gebaut waren. Sie wurden zunächst, namentlich auf der Frauenseite, sehr viel benützt, vor allem nachts. Die bekannten Übelstände der Isolierung und die Verfügung über mehrere Wachsäle, endlich die Einführung der Schottischen Wache ließen den Wunsch nach möglichster Einschränkung der Absperrung allmählich immer stärker werden. Ich begann, auf Grund meiner Dorpater Erfahrungen die ja auch von anderen Fachgenossen angelegentlich empfohlenen Dauerbäder immer reichlicher anzuwenden und unsere Einrichtungen durch Beschaffung englischer Feuertonwannen und Einstellung zahlreichen Personals sowie durch Einführung des Nachtbetriebes immer mehr zu vervollkommnen. Da wir mit der Ausdehnung der Bäder selbst über Wochen und Monate im allgemeinen nur günstige Erfahrungen machten, wurden sie nach und nach das wichtigste Hilfsmittel bei der Bekämpfung schwerer Erregungszustände und verdrängten schließlich die Isolierung vollständig, so daß in den letzten 1–2 Jahren meines Heidelberger Aufenthaltes ganz auf sie verzichtet werden konnte. Schon lange vorher war unter dem Einfluß planmäßiger Bettbehandlung und der Dauerbäder die Verwendung sogenannter unzerreißbarer

Anzüge aufgegeben worden, nachdem wir uns in der ersten Zeit noch bemüht hatten, für diese unerfreuliche Bekleidung möglichst unauffällige Verschlüsse an Stelle der damals üblichen verschraubbaren Knöpfe zu erfinden.

Einen großen Fortschritt bedeutete für uns ein Umbau der unruhigen Abteilungen, durch den wesentlich verbesserte Badeeinrichtungen und vergrößerte Wachsäle gewonnen wurden. Über diesen Umbau berichtete ich auf einer Irrenärzteversammlung in Karlsruhe und erwähnte dabei auch den großen Nutzen der Dauerbäder, allerdings in der Annahme, damit eigentlich Selbstverständliches zu sagen, da ich nicht daran zweifelte, daß man in anderen Anstalten ähnliche Erfahrungen gemacht haben werde. Zu meinem lebhaften Erstaunen stieß ich damit auf den heftigen Widerspruch meiner nächsten Fachgenossen Fürstner und Schüle, wurde aber glücklicherweise durch einige andere Herren, namentlich durch Alzheimer, unterstützt, die unsere Einrichtungen gesehen und bei sich durchgeführt hatten.

Zwangsmaßregeln wurden in der Heidelberger Klinik nicht verwendet. Nur ein einziges Mal sah ich mich genötigt, einen Epileptiker mit Tüchern für kurze Zeit im Bette festzubinden, als nach einer Hämorrhoidaloperation in einem schweren Erregungszustand gefahrdrohende Blutungen auftraten. Ein anderes Mal war ich bei einem äußerst ungebärdigen und unruhigen Paralytiker mit septischer Zellgewebsentzündung des Armes und hohem Fieber entschlossen, zu einer Fesselung zu schreiten, als sich der Zustand überraschend besserte. Seitdem habe ich nie mehr Gelegenheit gehabt, die Frage der mechanischen Beschränkung in Betracht zu ziehen.

Die durch planmäßige Einführung der Bettruhe und reichliche Anwendung der Dauerbäder, endlich auch durch den Gebrauch der neueren Schlaf- und Beruhigungsmittel in der Krankenbehandlung hervorgebrachte Umwälzung war ungemein sinnfällig. Um auch den Studierenden eine Vorstellung von diesen Fortschritten zu geben, begann ich, die hier und da noch in alten Anstalten aufbewahrten Zwangsmittel, Jacken, Stühle, Fußriemen, Muffe, Handschuhe u. s. f. nebst entsprechenden Abbildungen aus früherer Zeit zu sammeln und zu einem kleinen Museum zu vereinigen, das ich einmal im Semester meinen Hörern vorzuführen pflegte. Es gelang mir, auch einige Ketten zu erwerben, mit denen früher Kranke gefesselt worden waren; aus Eichberg erhielt ich ein kleines Modell des dort noch vorhandenen Haynerschen hohlen Rades.

Die günstige Lage Heidelbergs brachte es mit sich, daß wir sehr viele Besuche von deutschen, häufig aber auch von ausländischen Fachgenossen erhielten. Da ich auf meinen Reisen oft genug fremde Gastfreundschaft genossen hatte, legte ich Wert darauf, allen Besuchern freundlich entgegenzukommen. Allmählich kamen auch einzelne Herren für längere Zeit, um an unseren Arbeiten teilzunehmen oder selbst wissenschaftliche Aufgaben zu lösen. Namentlich psychologische Arbeiter stellten sich in größerer Zahl ein, unter ihnen eine Reihe von Amerikanern und Russen. Aber auch aus Schweden, Holland, Italien kamen Fachgenossen, vereinzelt sogar aus England und Frankreich. Aus Japan kam Shuzo Kure, aus der Türkei Raschid Tachsin. Eine besondere Freude war es mir, als uns Bleuler für einige Zeit aufsuchte, der sich eingehend mit der Frage der Verblödung beschäftigt hatte. In regem Meinungsaustausche am Krankenbette konnten wir feststellen, daß unsere Erfahrungen in den meisten Punkten miteinander übereinstimmten. Um die persönlichen Beziehungen enger zu knüpfen, hatte ich die Gewohnheit, hie und da im Sommer mit allen gerade anwesenden Herren Ausflüge in die herrliche Umgebung zu machen. Die Herren der Klinik sah ich gern und häufig bei mir zu Gaste. Für die gelegentlich in Heidelberg stattfindenden irrenärztlichen Versammlungen verfaßten wir gemeinsam und mit Unterstützung anderer Fachgenossen mehrfach Festzeitungen. Da sie manche Bosheiten enthielten, brachten sie mir, der ich sie zu vertreten hatte, viele Unannehmlichkeiten ein.

Ein merkwürdiges Erlebnis war es, als mir eines Tages die Karte des damals allmächtigen Preußischen Ministerialdirektors Althoff gebracht wurde. Da ich viel von seiner Rücksichtslosigkeit gegenüber Professoren gehört hatte, nahm ich mir sofort vor, ihm sehr kühl gegenüberzutreten. Er kam unter dem Vorwand, sich unsere Badeeinrichtungen ansehen zu wollen, die ich ihm auch zeigte. In den dabei geführten, sehr lebhaften Gesprächen über die Besetzung verschiedener psychiatrischer Professuren war ich bemüht, meine zum Teile sehr abfällige Meinung über die Wahlen der Preußischen Unterrichtsverwaltung möglichst ungeschminkt zum Ausdruck zu bringen; ich konnte das deswegen unbedenklich tun, da ich nicht die mindeste Neigung hatte, etwa nach Preußen zu gehen, sondern mein Leben in Heidelberg abschließen zu können hoffte. Wider Erwarten war Althoff durchaus nicht empfindlich, sondern wurde immer freundlicher und fragte zum Schluß zu meiner größten Verwunderung, warum ich ihn denn bisher immer so geschnitten und ihn nie in Berlin aufgesucht habe. Ich erwiderte, daß ich dazu nicht die mindeste Veranlassung gehabt habe, worauf er mir noch auftrug, Aschaffenburg zu einem Besuche bei ihm zu veranlassen. Ich habe ihn nie wiedergesehen, bin aber wiederholt von ihm um Rat gefragt worden und konnte aus verschiedenen untrüglichen Anzeichen entnehmen, daß er mir dauernd freundlich gesinnt geblieben ist.

Meine Beziehungen zu den Professoren der Universität gingen zumeist über eine ziemlich anspruchsvolle und nicht immer erquickliche Geselligkeit nicht hinaus. Ich war durch meine Arbeit derart in Anspruch genommen, daß mir ein engerer persönlicher Verkehr nur gelegentlich und ausnahmsweise möglich war. In ein näheres Verhältnis trat ich zeitweise zu dem Archäologen von Duhn, dessen künstlerische Neigungen mich anzogen; im übrigen lebte ich am liebsten meiner Wissenschaft und meiner Familie. Eine wahre Plage waren für mich die großen feierlichen Essen, die bereits gegen 5 Uhr begannen und bis 10 Uhr dauerten. Als ich eines Tages wieder von einer solchen Feier überladen, ermüdet und angeekelt heimging, faßte ich den festen Entschluß, derartige Dinge niemals wieder mitzumachen; damit war für mich der gesellige Verkehr zum guten Teil erledigt. Auch meine Stellung in der Alkoholfrage, die unablässig zu Auseinandersetzungen Anlaß gab, trug dazu bei, mir den üblichen geselligen Verkehr zu verleiden.

In der Fakultät, deren Sitzungen fast die einzige Gelegenheit boten, meine vielbeschäftigten medizinischen Kollegen zu sehen, herrschte größte Eintracht. Ich schätzte die meisten der Herren aufrichtig hoch und wurde von ihnen immer sehr freundlich behandelt. In den letzten Jahren besuchte ich auch öfters den Naturhistorischen Verein, um mit den jüngeren Kollegen Fühlung zu gewinnen, was aber durch den in Heidelberg herrschenden „Geheimratston" sehr erschwert wurde. Eine besondere Freude waren mir immer die Frühjahrsversammlungen in Baden-Baden, die ich ganz regelmäßig besuchte. Die herrliche Natur, die Reichhaltigkeit der Vorträge und die Ungezwungenheit des Verkehrs mit gleichgesinnten Fachgenossen aus Nah und Fern machten diese Tage sehr genußreich. Hier konnte ich namentlich auch die alten Beziehungen zu Weigert wieder aufnehmen. Wesentlich enger war der Kreis der Teilnehmer an den Herbstversammlungen in Karlsruhe. Um sie wissenschaftlich fruchtbarer zu gestalten und namentlich auch die Vorführung von Kranken zu ermöglichen, bemühte ich mich sehr, sie abwechselnd in die benachbarten Universitätsstädte Freiburg, Heidelberg und Straßburg zu verlegen, stieß aber dabei auf den hartnäckigen Widerstand Schüles und Fürstners.

Engere persönliche Beziehungen knüpften sich im Laufe der Jahre mit dem ausgezeichneten, hochverdienten Direktor der Anstalt Heppenheim,

Ludwig, der mich mit seiner großen Menschenkenntnis und seinem tatkräftigen Willen vielfach unterstützte. Er war ein begeisterter Irrenarzt, von unerschöpflicher bis zur Selbstaufopferung gehender Hilfsbereitschaft für seine Kranken beseelt, zugleich eifrig bemüht, wissenschaftliche Bestrebungen mit allen Mitteln zu fördern. An seine Mitarbeiter, vor allem aber an sich selbst, stellte er ohne weiteres die höchsten Anforderungen. In der Verfolgung einmal als richtig erkannter Ziele war er von einer unbeirrbaren Zähigkeit. Kennzeichnend dafür ist die mir von ihm erzählte Geschichte, daß er mit einer ihm am Herzen liegenden Frage beim Minister trotz schärfster Abweisung alle 8–14 Tage von neuem vorstellig geworden sei und auf die entrüstete Frage, wie er sich denn unterstehen könne, immer wieder mit demselben Anliegen zu kommen, ruhig antwortete, es bleibe ihm doch nichts anderes übrig, da ja die Frage noch immer nicht in seinem Sinne erledigt sei. Auf diese Weise erreichte er doch schließlich seinen Zweck. Gegen mich war er von einer wahrhaft rührenden Liebenswürdigkeit und besuchte mich häufig in Heidelberg. In den letzten Jahren hatte er regelmäßige wissenschaftliche Zusammenkünfte der Hessischen Irrenärzte eingerichtet; wenn sie in Heppenheim stattfanden, pflegte ich an ihnen teilzunehmen und machte dabei meine ersten Mitteilungen über die Erwartungsneurose.

Meine Versuche über die seelischen Alkoholwirkungen hatten mir schon in Dorpat die Frage nahe gelegt, ob es nicht richtig sei, auf den Alkoholgenuß gänzlich zu verzichten. Ich führte damals die Enthaltsamkeit einige Monate probeweise durch, konnte aber keinen Einfluß auf mein persönliches Befinden feststellen. Als ich dann 1892 daran ging, an der Hand meiner Versuche klarzulegen, unter welchen Bedingungen die Anwendung des Alkohols aus seelischen Gründen zweckmäßig sei, fand ich zu meiner Überraschung, daß, abgesehen von dem Wunsche, die Stimmung zu heben, eigentlich kein vernünftiger Anlaß zum Trinken auffindbar sei. Diese Erfahrung machte deswegen auf mich Eindruck, weil ich bis dahin die Nützlichkeit, ja Unentbehrlichkeit des Alkoholgenusses für unbestritten gehalten hatte und meinte, man müsse eben deswegen seine großen Gefahren, die mir mein Beruf zeigte, mit in Kauf nehmen. Um diese Zeit traf ich wieder mit Forel zusammen, da ich von der Regierung des Kantons Freiburg in der Schweiz aufgefordert worden war, die Frage der Errichtung einer psychiatrischen Klinik in Freiburg zu prüfen; selbstverständlich wurde dabei viel über die Alkoholfrage gesprochen. Mehr und mehr reifte in mir der Gedanke, durch das entschiedene Beispiel der persönlichen Enthaltsamkeit zur Bekämpfung der

Trinksitten und damit der schweren Alkoholnot unseres Volkes beizutragen. Ich trank daher oft Monate keinen Tropfen geistiger Getränke und lehnte auf einer Reise nach Madeira 1894 die mir dort beharrlich angebotenen Weine ab, aber ich genoß gelegentlich noch ein Glas Bier, um beim Zusammensein mit jüngeren Kollegen nicht zu Auseinandersetzungen genötigt zu sein. Zuletzt versuchte ich noch im Frühling 1895 in Griechenland den dortigen rizinierten Wein, freilich ohne Genuß. Als ich dann heimkehrte, faßte ich den Entschluß, nunmehr endgültig den Alkohol aufzugeben, um ihn möglichst wirksam bekämpfen zu können. Ich wurde auch Mitgründer des Vereins abstinenter Ärzte und veranlaßte meinen Assistenten Fürer, der bei mir über die Nachwirkungen des Alkohols gearbeitet hatte, die Trinkerheilstätte Rockenau bei Eberbach zu errichten.

Als ich nunmehr anfing, in Gesellschaften den Genuß von Wein und Bier abzulehnen, wurde das zunächst als eine Schrulle betrachtet, gegen die man mit guten und schlechten Scherzen, Anrempelungen oder wohlwollenden Belehrungen zu Felde zog. Schwer zu ertragen war der Umstand, daß ich unweigerlich überall in endlose Alkoholgespräche verwickelt wurde. Erst ganz allmählich fand man sich einigermaßen in meine sonderbare Lebensauffassung und es mehrten sich nun die Fälle, in denen dieser und jener mir versicherte, ich habe ja eigentlich ganz recht und er selber trinke auch fast nichts, nur hie und da einmal, namentlich in Gesellschaft. Jedenfalls erregte ich ungeheures Aufsehen. Ich habe keinen Zweifel, daß meine gesamte wissenschaftliche Tätigkeit meinen Namen nicht soweit bekannt gemacht hat wie die einfache Tatsache, daß ich keine geistigen Getränke zu mir nahm. Als ich nach Jahren in Italien zufällig mit einigen Deutschen zusammentraf und sie erfuhren, daß ich aus Heidelberg sei, war ihre erste Frage, ob ich dort auch den Professor kenne, der nichts trinke. Auch bei meiner Berufung nach München galt ich dort, offenbar wegen meiner Enthaltsamkeit, als ein etwas schwieriger Sonderling, so daß erst beruhigende Nachrichten eingeholt werden mußten. In München selbst wurde ich, wie mir von Kollegen wiederholt versichert wurde, von der Ärztewelt aus dem gleichen Grunde mit erheblichem Mißtrauen betrachtet, und ich darf wohl auch annehmen, daß die sehr auffallende Ausschließung aus den Strahlen der höfischen Gnadensonne, deren ich mich über ein Jahrzehnt dort zu erfreuen hatte, durch meine Stellung zur Alkoholfrage bedingt war.

Die Entwicklung der Dinge brachte es mit sich, daß ich im Rahmen des Vereins gegen den Mißbrauch geistiger Getränke auch für die öffentliche

Aufklärung tätig sein mußte. Ich sprach zunächst in einigen Volksversammlungen, in denen es sehr hitzig herging. Es gelang aber doch, nach und nach Anhänger zu gewinnen, und wir konnten sogar dazu schreiten, eine alkoholfreie Wirtschaft, ein „Volksheim", zu gründen. Da es aber nicht gelang, eine dafür geeignete Persönlichkeit zu finden, und da wir nicht geschäftskundig waren, auch keine Zeit hatten, uns um die Einzelheiten des Betriebes zu kümmern, mußten wir das Unternehmen später wieder aufgeben. Immerhin gab es die Anregung zur Entstehung einer Blaukreuzwirtschaft, die fortbestand. Eine große Freude war es mir, daß ich die Erlaubnis erhielt, vor den Oberklassen des Heidelberger Gymnasiums über die Alkoholfrage zu sprechen. Auch für die Studenten hielt ich einen ähnlichen Vortrag.

Auch nach Mannheim, Saarbrücken, Neunkirchen wurde ich zu solchen Vorträgen eingeladen. Einmal war ich in Basel, um über die seelischen Wirkungen des Alkohols zu sprechen. Dort lernte ich den hochverdienten Begründer der Deutschen Enthaltsamkeitsbewegung, den Balten Gustav Bunge, kennen. Ich traf später 1911 noch einmal mit ihm in Hamburg zusammen, wo er über seine Forschungen über die Beeinflussung der Stillfähigkeit durch den Alkohol berichtete, während ich ein zusammenfassendes Bild der Psychologie des Alkohols gab.

Eine mich selbst angenehm überraschende Begleiterscheinung meiner Alkoholenthaltsamkeit war das rasche und vollständige Verschwinden meiner Migräne, die mich bis dahin fast jede Woche einen Tag lang nahezu kampfunfähig gemacht hatte. Da ich schon viele Jahre zuvor äußerst mäßig gelebt habe, möchte ich in der Aufgabe eines geringen, zuletzt nur gelegentlichen Alkoholgenusses gewiß nicht die einzige Ursache der für mich äußerst erfreulichen Besserung erblicken. Abgesehen davon, daß die Migräne in vorgerückten Lebensjahren überhaupt oft verschwindet, – ich war damals allerdings noch nicht 40 Jahre alt – kann auch die wundervolle Umgebung Heidelbergs dazu beigetragen haben, insofern sie mich zu häufigen Spaziergängen lockte. Ich kann es nicht ausdrücken, wie viel ich dem Zauber dieser lieblichen, vom Hauche des Südens belebten Landschaft an Frische und Lebensfreude verdankte. Beim Blicke auf die grünen Bergwände, auf die im Tale sich breitende alte Stadt mit dem Neckar, auf die ragende Schloßruine in der Blumenpracht des Frühlings und in der Buntheit des Herbstes, in der strahlenden Mittagssonne und im milden Lichte der Mondnacht, auf einsamen Höhenwanderungen und in verschwiegenen Waldtälern habe ich immer wieder das gütige Geschick gepriesen, das mich in die schönste Hochschule unseres Vaterlandes versetzt hatte. Mit vollen Zügen habe ich diesen Vorzug genossen, wann immer es mir meine Arbeit erlaubte. Bei einem unserer Spaziergänge, als wir hoch oben vom Bergrande auf das stille Tal von Neckargemünd hinabsahen, kam mir der Gedanke, daß hier ein geeigneter Platz für die Errichtung einer Privatirrenanstalt gegeben sei. Mein damaliger Assistent, Dr. Beyer, dem ich davon sprach, griff den Plan auf und führte ihn aus, doch kam es leider später zwischen ihm und dem von ihm noch dazu herangezogenen Kollegen zu Mißhelligkeiten, die auf die weitere Entwicklung des Unternehmens ungünstig einwirkten.

Einigermaßen vergällt wurden mir nur die ersten Jahre durch die von mir bezogene Dienstwohnung. Es war ein äußerlich hübsches Häuschen in der Bergheimer Straße, das sich aber je länger, je mehr als völlig unbrauchbar für einen geistigen Arbeiter erwies. Abgesehen von einer benachbarten, ungemein geräuschvollen Schmiede, die bei Tage keine Ruhe aufkommen ließ, wurden die Nächte auf das empfindlichste durch den Betrieb des dicht dabei gelegenen Bahnhofes gestört, den bald nach Mitternacht große Schnellzüge passierten. Da die niedrigen, unter einem Schieferdache liegenden Schlafzimmer im Sommer unerträglich heiß waren, mußten die Fenster nachts offengehalten werden, so daß an schlafen vielfach gar nicht zu denken war. Wir entschlossen uns daher zeitweise, im Semester für einige Tage nach dem Kohlhof zu entfliehen, um nur einmal wieder ruhig schlafen zu können. Diese Verhältnisse legten mir, als ich eine Aufforderung erhielt, den Neubau der Tübinger Klinik zu besichtigen, vorübergehend den Gedanken nahe, mich in die Stille dieser Universität zu flüchten, doch brachte mich namentlich eine Unterredung mit Kühne wieder von diesen Gedanken ab. Ich gab aber unter empfindlichen Opfern meine Dienstwohnung auf und wohnte von da ab an der neuen Brücke. Hier fand ich endlich die nötige Ruhe und Behaglichkeit, die mir das Festwurzeln in Heidelberg ermöglichte. In dieser Zeit beschaffte ich mir nach Wundts Beispiel meine erste Schreibmaschine, an die ich mich rasch so gewöhnte, daß mir das Schreiben mit der Feder als eine höchst unangenehme Arbeitserschwerung erschien.

Meine Familie hatte sich inzwischen durch die Geburt dreier Töchter vergrößert. Außerdem lebte meine alte Mutter viel bei uns, zuletzt bis zu ihrem Tode im 76. Lebensjahre. Unsere Wohnung wurde uns so allmählich etwas zu eng. Namentlich aber empfanden wir für unsere kleinen Kinder den Mangel eines Gartens sehr schmerzlich. Im Frühling 1898 erfuhr ich durch Herrn von Duhn, daß oberhalb der Hirschgasse von einem Baumeister ein

Haus mit herrlicher Aussicht auf Schloß und Neckartal gebaut werde und verkäuflich sei. Ich besichtigte den halb vollendeten Neubau und war von der Lage so entzückt, daß ich mich trotz vieler Bedenken sofort entschloß, das Haus zu kaufen. Wie sich später herausstellte, war der Baumeister eine wenig vertrauenswürdige Persönlichkeit, mit der ich eine Reihe höchst unangenehmer Kämpfe auszufechten hatte. Der Ankauf des Hauses ging auch eigentlich über meine Verhältnisse, und die Entfernung von der Klinik war sehr groß. Trotz allem brachte uns das Haus eine solche Fülle von Glück und Freude, daß dagegen die Opfer, die es uns auferlegte, klein erschienen. Gerade vor uns hatten wir den freien, erst später etwas verbauten Blick auf die Stadt und das gegenüber aufragende Schloß mit den umgebenden Bergen, gegen Westen bis weit in die Rheinebene zum Speyerer Dom und zu den Pfälzer Höhen. Nach Osten sahen wir frei in das grüne Neckartal bis zu dem weiß blinkenden Stift Neuburg, und hinter uns stiegen die waldigen Hänge des Heiligenberges empor. Um das Haus lag ein mäßig großer Garten, von der Südsonne bestrahlt, in dem alles üppig gedieh, was das weiche Klima Heidelbergs hervorbringt. Durch ein Pförtchen konnten wir in zwei Minuten den Wald erreichen. Ein kleines Gartenhäuschen mit bunten Fenstern, früher einer Studentenverbindung gehörend, bot mit schönem Blicke auf die Stadt eine lauschige Zuflucht zu stiller Arbeit, und davor lag unter hohen Fichten, durch efeuumranktes Gemäuer abgegrenzt, ein reizender Kaffeeplatz. Wir nannten unser Haus Luginsland, und ich ließ auf seinen Giebel einen der lautenspielenden Engel von Melozzo da Forli malen, dessen friedvolle Lieblichkeit mir am besten die Stimmung unseres Besitztums wiederzugeben schien.

Die einsame Lage unseres Hauses veranlaßte mich, einen Hund anzuschaffen. Es war eine große graue Dogge, der ich im Hinblicke auf meine ägyptische Reise den Namen Ramses beilegte. Ramses kam ganz jung zu uns und gehörte bald eng zur Familie. Er wurde der Spielgefährte meiner Kinder und begleitete mich täglich zur Klinik wie auf allen Spaziergängen, wobei er allerdings eine unzähmbare Neigung zum Jagen an den Tag legte. Er sprang und schwamm ausgezeichnet, war fröhlich und leichtlebig, ein rechter Draufgänger, lief vor kleinen Kläffern davon und ging auf seinesgleichen los. Seine Anhänglichkeit an die Familie war rührend. Er konnte stundenlang vor einer Türe warten, in der einer von uns verschwunden war, und er duldete keine scharfen Worte oder gar Tätlichkeiten gegen die Kinder. Als wir aus Heidelberg fortgingen und ihn leider zurücklassen mußten, wurde er tiefsinnig, fraß nicht mehr und folgte zuletzt meiner Frau auf Schritt und Tritt, so daß wir fürchteten, er werde eingehen. Um so größer war dann die Freude bei einem späteren Wiedersehen; er erschien jeden Morgen und blieb den ganzen Tag bei mir, bis ich ihn seinem neuen Herrn in der Nachbarschaft wieder zuführen ließ.

Die Rückkehr nach Deutschland und die damit gegebenen günstigen Verkehrsbedingungen erleichterten mir die Befriedigung meiner Reiselust außerordentlich, so daß ich Jahr für Jahr mindestens 1–2 Monate in fremden Ländern zubrachte. Da wir in unser Haus nacheinander mehrere Nichten meiner Frau aufnahmen, war es dieser häufig möglich, mich zu begleiten. Schon im Herbst 1891 fuhren wir, namentlich um der Niedergeschlagenheit über den Verlust unseres Jungen Herr zu werden, über Freiburg, wo wir Emminghaus aufsuchten, nach Basel zur Besichtigung Böcklinscher Bilder und nach Wilderswyl bei Interlaken, wo wir uns einige Zeit aufhielten. Hier trafen wir zufällig Professor Brückner aus Jena mit seinem Sohne, dem Geographen. Nach einigen Ausflügen, bei denen wir in Mürren den gerade aus Afrika zurückgekehrten Stanley sahen, wanderten wir dann über Spiez, Kandersteg und die Gemmi nach Bad Leuk und Brieg, weiter über den Simplon nach Stresa. Von hier fuhren wir an Pallanza vorbei über Luino nach Lugano, Bellaggio, Como, Mailand, um nach einigen Tagen Santa Margherita aufzusuchen, wo wieder längerer Aufenthalt genommen und fleißig gebadet wurde; es waren herrliche Tage. Der Rückweg führte uns über Savona, Mailand, das anmutige Brescia, Salò, Riva, München, dem wie gewöhnlich einige Tage gewidmet wurden, wieder heim.

Der Herbst 1892 brachte uns nach kurzem Aufenthalte in Bern und Montreux, wo wir mit Herrn von Duhn zusammentrafen, nach Genf, Turin und Sta. Margherita, dem wir wieder eine schöne Woche zu verdanken hatten. Dann ging es über Florenz, Rom und Neapel mit Umgebung nach Sizilien. Wir verbrachten zunächst einige Tage in Palermo und besuchten u. a. die schon von Goethe beschriebene Villa Palagrina mit ihren absonderlichen, wohl einer Dementia praecox entstammenden Bildwerken. Ein Abstecher führte uns nach Cephalu, wo wir ein herrliches Bad im bewegten Meere nehmen konnten. Dann fuhren wir durch die Insel nach Girgenti und weiter nach Catania, von wo aus wir Syracus besuchten. Der Ätna war damals gerade in lebhafter Tätigkeit, und als wir nach unserer Rückkehr in Nikolosi abends auf den Balkon traten, erglühten vor uns gewaltige Lavaströme, die wir schon von den Monti Rossi aus bei Tage erblickt hatten. Am nächsten

Morgen ritten wir an einem mächtigen frischen Krater vorbei auf die schmutzige Schutzhütte, die wir zum größten Teile von drei rücksichtslosen Engländern oder Amerikanern eingenommen fanden. In der Nacht brach ein furchtbarer Schneesturm los und nach Mitternacht langte halb erfroren und gefahrdrohend erschöpft eine ganze Gesellschaft von Touristen an, mit deren Unterstützung wir der Alleinherrschaft der üblen Gäste ein Ende machen konnten. Leider war es nun nicht möglich, am nächsten Morgen den Gipfel des Berges zu besteigen, da alles tief beschneit und in dichten Nebel gehüllt war. Dagegen kamen wir beim Hinabreiten bald aus den Wolken heraus und genossen entzückt den unermeßlichen Blick über den Osten Siziliens, die reich gegliederte Küste und das weite Meer. Unterwegs konnte ich auch den auf dem Ätna vorkommenden Genista aetnensis sammeln. Am Abend waren wir in Taormina, wo wir uns von unseren Anstrengungen erholten. Nach einem weiteren kurzen Aufenthalt in Messina ging es wieder nach Neapel und Rom. Dort frischten wir noch einige Tage alte Erinnerungen auf, um dann unsere Schritte heimwärts zu lenken.

Im Frühling 1893 war ich in Leipzig bei Wundt, später in Berlin und Neustrelitz. Im Herbst fuhr ich allein über München und den Gardasee nach Parma. Nach gründlicher Besichtigung der Bilder von Correggio, zu der ich durch die Dresdener Galerie angeregt worden war, besuchte ich die italienische Musterirrenanstalt Reggio-Emilia. Leider traf ich den Vorstand Tamburini nicht an, wurde aber von den jüngeren Fachgenossen, unter denen mir namentlich Vassale viel Interessantes zeigte, sehr freundlich empfangen. Ich hatte den Eindruck einer gut geleiteten Anstalt mit regem wissenschaftlichen Leben. Man zeigte mir dort ein Trinkhorn, das Tuczek nach Beendigung seiner Arbeiten über Pellagra gestiftet hatte. Mein Weg führte mich weiter im Postwagen hoch über die Höhen und durch die Wälder des Apennin nach La Spezia und Porto Venere, am nächsten Tag wieder nach dem vertrauten Santa Margherita, wo ich in Professor Bluntschli aus Bern und dem mir schon von früher bekannten Maler Georg von Hösslin aus München sehr angenehme Gefährten antraf. Um aber auch die westliche Riviera kennen zu lernen, suchte ich dann weiter San Remo, Berdighera und Mentone auf, fuhr über die Route de la corniche nach Nizza und Cannes und verweilte auf dem Rückwege in Monte Carlo, allerdings ohne zu spielen. Endlich machte ich in Voghera noch die Bekanntschaft meines Fachgenossen, Professors Raggi, dessen ungemein wertvolle Schädelsammlung ich nicht ohne Neid bewunderte.

Das nächste Jahr brachte mir eines meiner schönsten Erlebnisse, eine Reise mit meinem Bruder Karl nach den Canarischen Inseln. An einem rauhen Märztage fuhren wir durch die stürmisch bewegte Nordsee und den Kanal von Hamburg aus; ich konnte mich nur durch völlige Ruhelage vor der Seekrankheit bewahren, war dann aber auf der ganzen Reise davon frei. In der Bai von Biskaya wurde es ruhiger und allmählich immer milder. Nach 6 Tagen tauchten abends neben uns die dunklen Umrisse der Insel Porto Santo auf, und am nächsten strahlenden Morgen lag in voller Pracht das entzückende Städtebild von Funchal vor uns. Hier trennten wir uns von unseren weiter strebenden Reisegefährten, von denen wir namentlich mit einem österreichischen Fregattenkapitän viel zusammen gewesen waren, der ein durch Gelbes Fieber fast ausgestorbenes Kriegsschiff in Rio übernehmen sollte. Der 10tägige Aufenthalt in Madeira, wo wir im Hotel Hortas eine Reihe mehr oder weniger angenehmer Landsleute antrafen, war eine Kette immer neuer interessanter Eindrücke. Wir machten Tag für Tag größere Ausflüge, die uns bis zum großen Curval und auf den hohen Grat der Insel zum Poiso führten, und erfreuten uns an der Fülle von unbekannten Pflanzen und Tieren, die uns dabei in die Hände fielen. Vom ersten Schritte am Strande an war ja auch fast alles anders als wir gewöhnt waren. Ganz besonders erfreuten uns die wundervollen Palmen in den städtischen Anlagen und die weite Wände bedeckenden, alles umspinnenden leuchtend violetten Bougainvillien, die schon vom Meere aus als riesige Farbenflecke uns ins Auge gefallen waren. In den zahlreichen kleinen Schluchten, die durch die Stadt ziehen, gediehen riesige Stechapfelsträucher; auf moosigem Waldboden blühten Fuchsien, und an den Obstbäumen sah man nebeneinander reife und unreife Früchte sowie Blüten und Knospen. In größtem Reichtum waren Spinnen und Schnecken vorhanden, von denen wir zahlreiche Arten sammeln konnten, darunter auch noch gänzlich unbekannte Formen. Das Zukkerrohr lernten wir durch die Freundlichkeit des deutschen Konsuls Dr. Sattler kennen, der uns einlud; am Schluß überreichten uns seine Töchter einige Stangen, die wir unter ihrer Anleitung kunstgerecht aussogen. Wir machten auch die Bekanntschaft des damals so genannten „Königs von Madeira“, des englischen Großkaufmanns Blandy, der uns die Erlaubnis gab, seinen herrlich oben in den Bergen gelegenen Park „Palheiro“ zu besichtigen; dort bewunderten wir neben einer Fülle subtropischer Pflanzen vor allem mächtige, über und über mit Blüten bedeckte Kamelienbäume. Nahe dabei sahen wir einen Wald von riesigen Eucalyptusbäumen, die allerdings mit ihrer dünnen, einförmigen Belaubung einen ziemlich toten Anblick boten. Wundervoll pflegten die Abendbeleuchtungen zu sein, die einige fern aus dem Meere ragende, malerisch geformte Inseln, die unbewohnten „Desertas“, in eine Glut von Farben tauchten. Leider wurde der längere Aufenthalt in Funchal empfindlich durch das fast völlige Fehlen ebener Spaziergänge erschwert; wir waren genötigt, immer entweder steil bergauf oder ebenso steil bergab zu klettern; die landesüblichen, schwerfälligen, auf Kufen laufenden Ochsenschlitten konnten uns dabei wenig nützen.

Zur Weiterfahrt bestiegen wir einen Dampfer der Wörmannlinie, auf dem gerade durch den damaligen Hauptmann Mergen eine größere Zahl von Askaris aus Deutsch-Ostafrika nach Westafrika überführt wurde. Das ganze mittlere Deck war von diesen buntgekleideten Gestalten erfüllt. Schon nach 24stündiger Fahrt auf dem lebhaft bewegten Ozean landeten wir in Santa Cruz auf Teneriffa. Von hier aus suchten wir in den nächsten Tagen meinen früheren Fachgenossen Dr. Otto auf, der sich in Teneriffa niedergelassen hatte und zur Zeit in dem südwestlich von Santa Cruz gelegenen Guinar weilte. Die 4stündige Fahrt dorthin mit der Post an der welligen Küste mit zerstreuten Kratern, rechts das aufsteigende Gebirge, links das weite Meer, war überaus reizvoll. Gegen Abend langten wir in Guinar an und fragten uns in unserem kümmerlichen Spanisch zum „Doctor Alleman“ durch, der in einem kleinen, von ihm gemieteten Hotel wohnte. Uns empfing ein Kruneger, dem wir unser Anliegen spanisch mitteilten, der aber zu unserer Erleichterung sogleich mit dem Dienstmädchen in reinem Hildesheimer Deutsch verhandelte, da er in Deutschland erzogen war. Dr. Otto war leider krank; wir wurden aber von ihm und seiner Frau sehr liebenswürdig aufgenommen und benutzten den nächsten Tag, um uns in der reizvollen Umgebung mit der uns völlig neuen Tier- und Pflanzenwelt vertraut zu machen. Am zweiten Morgen unternahmen wir einen längeren Ausflug durch die frühlingsfrische Landschaft zu zwei Schluchten, wie sie überall die steilen Abhänge des Gebirges durchziehen, zum Barraneo und zum Barraneo del Rio Badajoz. In ersterem empfing uns zwischen hohen Felswänden köstliche Kühle und eine üppige Farnvegetation, in letzterem der ganze Reichtum subtropischen Gestrüppes, Cistrosen, Goldregen-, Arbutus-, Viburnumarten. Nachmittags machten wir mit Dr. Otto, der inzwischen aufgestanden war, noch einen kleinen Spaziergang gegen Südwesten, dem Zuge der Küste entlang. Als wir zur frühen Abreise am nächsten Morgen gegen 4 Uhr aus dem Hause traten, stand der Mond noch am Himmel und die ganze Luft war mit betäubendem Orangenduft erfüllt; wir genossen den vollen Zauber einer Tropennacht, bis uns der Postwagen durch die graue Dämmerung nach Santa Cruz zurückführte.

Bevor wir unser Hauptziel, Orotava, aufsuchten, unternahmen wir noch einen 4tägigen Ausflug nach La Palma. Ein kleiner Dampfer brachte uns in einer Nacht über das von unzähligen großen und kleinen Quallen hell aufleuchtende Meer nach Santa Cruz de la Palma. Nach längeren Verhandlungen, während sich das trübe Wetter aufklärte, gelang es uns, die nötigen Reittiere und Führer zu erhalten, mit deren Hilfe wir auf steilen, mit bunten Cinararien geschmückten Pfaden durch Lorbeer- und Pinienwald zur Höhe der Cumbre ritten, des scharfen Gebirgsgrates, der die Insel durchzieht. Just auf der schmalen Schneide oben rasteten einige Leute mit Töpferwaren, in die sich mein Bruder, beim Absteigen vom Maultier strauchelnd, hineinsetzte. Nun ging es steil bergab an dem mächtigen „Pino de la Virgen", einer Kanarischen Kiefer mit einem Heiligengebilde, vorbei, dann wieder auf dem Reittier durch fruchtbare Gartenlandschaften nach Los Llanos, nahe der Westküste, wo wir unter sehr einfachen Bedingungen übernachteten, nachdem wir köstliche süße Feigen und Orangen gegessen hatten. In der Nacht regnete und gewitterte es stark, klärte sich jedoch gegen Morgen auf, so daß wir den geplanten Ausflug zur großen Caldera wagen durften. Allerdings war der zu passierende Bach so stark angeschwollen, daß wir ihn auf unseren Tieren nur mit Hilfe eines zufällig hinzukommenden eingeborenen Hirten überschreiten konnten. Auf dem jenseitigen Ufer ritten wir stundenlang bergan, bis wir endlich gegen 3 Uhr nachmittags einen großartigen, wenn auch zeitweise durch ziehende Wolken verschleierten Blick auf den wilden, von beschneiten Bergspitzen umgebenen Gebirgskessel vor uns genossen. In strömendem Regen kamen wir nach Los Llanos zurück. Der nächste Tag brachte uns bei herrlichem Sonnenschein durch wundervollen Pinienwald über die Cumbre vieja nach Santa Cruz zurück. Als wir die Paßhöhe überschritten, sahen wir drüben auf dem fernen Teneriffa hoch über den Wolken wie ein überirdisches Gebilde zum ersten Male den Pic emporragen. Nach einem kleinen botanischen Ausfluge in die Umgebung bestiegen wir gegen Abend des nächsten Tages unter manchen Schwierigkeiten wegen der starken Dünung wieder den kleinen Dampfer, der uns in der Nacht nach Teneriffa zurückbrachte.

Sogleich nach unserer Ankunft suchten wir den deutschen Konsul auf, der uns zwar freundlichst bei der Miete eines Wagens behilflich war, aber sonst nicht gerade den Eindruck des Vertreters einer Großmacht erweckte. Wir fuhren über Laguna durch großartige palmengeschmückte Landschaft nach Orotava, wo wir von früheren Reisegefährten schon angemeldet waren und im Hotel Martianez herrliche Tage verlebten. Botanische und zoologische Ausflüge nach den verschiedensten Punkten der Umgebung, Sammeln von Seetieren auf dem von der Ebbe bloßgelegten Lavastrande wechselten mit Spaziergängen längs der gewaltig rauschenden Brandung und mit wunschlosen Träumen am hohen Ufer bei der Villa La Paz, wo einst Humboldt wohnte, mit dem Blicke auf das weite, in allen Farben spielende Meer.

Den Abschluß unseres Aufenthaltes in Orotava bildete die Besteigung des Pics. Da es am festgesetzten Tage regnete, erschienen zunächst die Führer nicht, so daß wir erst mit starker Verspätung aufbrechen konnten. Allmählich klärte sich der Himmel auf, und wir ritten nun zunächst durch eine Landschaft mit Palmen, Opuntium und Kandelaberwolfsmilch, dann durch Pfirsichgärten, weiterhin durch Pinienwald und Erikagebüsch bis zum Eintritt in die Cannadas, den Riesenkrater, aus dem sich der jetzige Kegel des Pic erhebt. Nachdem wir bis zu dessen Fuß über eine weite sandige, überall mit der dem Pic eigentümlichen Ginsterart, der duftenden Retasma, bestandenen Ebene getrabt waren, sahen wir uns genötigt abzusteigen, weil sich unsere Maultiere entschieden weigerten, die nunmehr auftretenden Schneeflächen zu beschreiten; sie mußten daher in einer kleinen Unterkunftshütte zurückgelassen werden. Nunmehr begann der mühsame Anstieg über zerrissenes Lavageröll und Bimssteinsand, hier und da mit bis hausgroßen Blöcken vulkanischen Glases, Obsidian, bestreut. Ein scharfer Wind blies von oben herab, und die dünne Luft verursachte nach wenigen Schritten Ermüdung und Herzklopfen, so daß wir nur langsam vorwärtskamen. Nicht lange vor Sonnenuntergang, als sich schon die steilen Hänge des großen Kraterrandes, die Cannadas, tiefrot färbten, erreichten wir die schmutzige und verwahrloste, in Schnee gebettete Schutzhütte Alta vista, die einen wunderbaren Blick über die vulkanischen Hänge, die Kraterebene, die Cannadas und weiterhin über die Insel und das unendliche, weit am Horizonte aufsteigende Meer gewährte. Als die Sonne sank und empfindliche Kälte einsetzte, funkelten die Sterne in unerhörtem Glanze. So gut es ging, richteten wir uns auf den Holzpritschen der Hütte ein. Nun stellte sich aber heraus, daß unsere Führer unterwegs das mitgenommene Holz fortgeworfen hatten, daß es also unmöglich war, Feuer zu machen. Alle unsere Vorräte waren aber steinhart gefroren, auch der Kaffee, die Eier innen von einer Eiskruste umgeben. Wir konnten daher kaum etwas genießen und mußten uns hungrig, durstig und durchfroren in unsere Decken wickeln; dazu kam starker Kopfdruck von der Höhenluft.

Nach einer unruhigen Nacht in der von heftigem Sturm umtobten, klapprigen Hütte erhoben wir uns vor 4 Uhr morgens, nahmen etwas Eiskaffee zu uns und kletterten bei Laternenschein mit unseren noch unter starker Schnapswirkung stehenden Führern mühsam über Lavablöcke, Schneewehen und Eisflächen nach oben. Als wir am Fuße des obersten Aschenkegels angekommen waren, wurde es hell und während wir unter stetem Zurücksinken diese letzte steile Spitze des Berges erklommen, ging die Sonne strahlend auf. Endlich langten wir oben an und wurden von einer warmen, stark nach schwefliger Säure riechenden Dampfwolke eingehüllt, die dem Gipfelkrater entstieg und durch den oben herrschenden Sturm davongeblasen wurde. Gegen Westen lag weit über Insel und Meer der gewaltige violette Schatten des Pic. Unmittelbar unter uns blickten wir in den mächtigen Krater Chahorra hinein, der beim letzten Ausbruche des Pic entstanden war; aus ihm ließen sich große Lavaströme weit über das Land bis ins Meer verfolgen. Rings in der Tiefe erschien durch die Lücken des hin- und herwallenden Wolkenmeeres die Insel mit ihren Wäldern, Gärten und Ortschaften wie ein winziges Fußgestell des Riesenberges, umrandet von der weißen Brandung des Ozeans. Von da ab stieg nach allen Seiten wie eine Mauer der Meereshorizont empor, und an ihr schienen hoch oben die fernen Inseln Gran Canaria, La Palma, Gomera und Hierro gleichsam zu kleben, tiefblau, zum Teile mit blitzenden Schneekämmen. Der aus lockerer Asche bestehende Kratergrund war warm, und der Aufenthalt in der weiten, windgeschützten Höhlung wäre ohne die stechenden Dämpfe ganz behaglich gewesen.

Nachdem ich die Spitze des höchsten Randgipfels zum Andenken mit meinem Bergstocke abgestoßen hatte, eilten wir in großen Sprüngen zuerst durch die weichende Asche, dann durch die schneeerfüllten Lavarinnen wieder abwärts nach Alta vista und weiter hinunter bis zu unseren harrenden Maultieren, die uns nun auf einem anderen Wege längs eines mit dichten Federwolken erfüllten Abhanges zunächst nach dem hoch gelegenen Icod el alto trugen. Hier konnten wir gegen Mittag zuerst unseren brennenden Durst mit kühler Milch stillen. Erst gegen Abend trafen wir nach langem, ermüdendem Ritte mit völlig verbrannter Gesichtshaut an unserem Ziel, dem reizend in üppiger Gartenlandschaft am Fuße bewaldeter Berge gelegenen Icod de los Vinos ein, befriedigten unser fast unersättliches Flüssigkeitsbedürfnis und erquickten uns nach den Anstrengungen der letzten Tage durch einen langen Schlaf.

Der nächste herrliche Frühlingsmorgen fand uns auf dem flachen Dache des kleinen Gasthauses, das einen entzückenden Überblick über die sanft zum Meere abfallende, üppig grünende Landschaft mit dem über bewaldeten Bergen in seiner ganzen Riesengröße emporragenden Pic darbot. Nachdem wir dann noch den berühmten Drachenbaum, den größten der Insel, besucht hatten, machten wir einen Ausflug zu dem am Meere gelegenen Garachico; unterwegs verlor ich meine durch die Wärme im Pickrater losgelöste Stiefelsohle. Die Lavaströme des letzten Ausbruches gehen hier bis ins Meer, und nahe der Küste ragt ein kleines Lavainselchen aus den Fluten auf, auf dem eine eigene, sonst nirgends in der Welt vorkommende Staticeart zu finden sein soll. Am Nachmittage fuhren wir auf überaus malerischer Straße längs der Küste nach Orotava zurück. Überall grüßten uns die Vertreter der Kanarischen Flora, von den Bergen her die buschigen, langgenadelten Kanarischen Pinien, an der Küste Gruppen stämmiger Palmen mit weitausladenden Wedeln und das undurchdringliche Dickicht der Kandelaberwolfsmilch, an den Felsenhängen bunte Cinerarien und mächtige tellerartige Hauslaucharten. In den nächsten Tagen machten wir die Bekanntschaft des deutschen Leiters des kleinen botanischen Gartens in Orotava, des Herrn Wildpret, der uns beim Bestimmen der vielen unbekannten Pflanzen behilflich war und uns allerlei kanarische Sämereien verkaufte. Mein Bruder besuchte in Orotava den Leipziger Afrikaforscher Hans Mayer, der zufällig am Tage vor uns den Pic bestiegen hatte.

Leider mußten wir nun bald an die Heimkehr denken und fuhren zunächst nach dem auf der Paßhöhe gegen Santa Cruz gelegenen La Laguna. Von dort unternahmen wir einen Ausflug nach Agua Carcia, wo sich noch ein kleiner Rest des sonst untergegangenen Kanarischen Urwaldes mit einigen großen Tilbäumen befindet und an einer Quelle Vertreter der südlichen Farngruppe Hymenophyllum gedeihen. Am nächsten Tage besuchten wir das die Reede von Santa Cruz beherrschende Anagagebirge. Unser Weg führte uns durch dichten Lorbeerwald, wo ich für Professor Christ in Basel eine von ihm gewünschte Pflanze, Tamus canariensis, sammeln konnte, auf den Kamm des Gebirges mit weitem Blicke über Meer und Insel, vor allem aber auf den wie ein Turm hoch an die blaue Luft ragenden Pic. Hochbefriedigt kehrten wir am Abend in unser behagliches Gasthaus zurück.

Nach Ordnung unserer Angelegenheiten in Santa Cruz, wo wir wieder

Dr. Otto begrüßen konnten, traf aus Brasilien der Dampfer Olinda ein, der uns in die Heimat zurückbringen sollte. Gegen 11 Uhr früh fuhren wir ab, und noch beim Sonnenuntergange erhob sich am fernen Horizonte der Gipfel des Pic, bis ihn die sinkende Nacht dem sehnsüchtigen Blicke entzog. Einige Tage später fuhren wir in die breite Mündung des Tajo ein, schon von weitem begrüßt von dem auf höchstem Bergesgrate thronenden Schloß de la Penka bei Cintra, von dem trotzigen Turme Belem und von den leuchtend die Landschaft schmückenden Bougainvillien. Einen Tag lagen wir vor Lissabon, durften aber leider wegen der für die brasilianische Fahrt geltenden Quarantäne nicht an Land gehen, sondern mußten uns begnügen, das malerische Städtebild vom Wasser aus zu bewundern. Bei unserer Rückkehr nach Hamburg erhielt ich zu meinem Schmerze die Nachricht von dem Tode des von mir wahrhaft verehrten Alexander Schmidt.

Im Frühjahr 1895 fuhr ich mit meiner Frau zunächst über Luzern und Genua nach Santa Margherita. Hier trafen wir die Heidelberger Professoren Kehrer und von Duhn und machten zufällig auch die Bekanntschaft des Fürsten Wied, des Bruders der Königin Carmen Silva von Rumänien. Nach einigen Tagen schifften wir uns dann in Genua nach Neapel ein, bestiegen den Vesuv und fuhren nach kurzem Aufenthalte weiter über Brindisi nach Corfu. Der Eindruck, den die in voller Frühlingspracht prangende Insel auf uns machte, war sehr stark. Die lichten Olivenhaine mit ihrem bunten Blütenteppich, die mit Früchten überladenen Orangengärten, die alles umschlingenden, duftenden Glycinengewinde, die üppige Wildnis der Königsvilla, das zypressenumrahmte Pintikonisi, das alte, sich an den Doppelgipfel der Koryphäen schmiegende Städtchen, der im südlichen Sonnenlichte erstrahlende Pantokrater, das weite Meer und die trotzigen Berge der albanischen Küste gaben eine Fülle unvergeßlicher Bilder, von denen wir uns nur schwer trennten, um in dem klapprigen griechischen Dampfer Theseus die Reise nach Patras anzutreten. Von da machten wir zunächst einen kurzen Ausflug nach Olympia und fuhren dann am Korinthischen Meerbusen entlang in behaglicher Fahrt nach Korinth. Von der Höhe Akrokorinths aus sahen wir zuerst den Saronischen Meerbusen und das ferne Athen, machten noch einen Spaziergang nach dem Kanal und fuhren dann der Hauptstadt zu. In Athen blieben wir 14 Tage und schlossen uns hier an die gerade zu einem Kurs versammelten Archäologen an, durch die wir mit Dörpfeld und Wolters bekannt wurden. So hatten wir das Glück, nicht nur an den zwanglosen abendlichen Vereinigungen der Herren teilzunehmen, sondern auch eine Führung auf der

Akropolis, im Piräus und einen Ausflug nach Eleusis mitzumachen und dabei die glänzende Fähigkeit Dörpfelds zum geistigen Wiederaufbau antiker Bauten zu bewundern. Die heitere Schönheit Athens sagte uns ungemein zu. Ausflüge nach dem Schauplatze der Schlacht von Salamis, wo ich für meinen Bruder einen der Wissenschaft bisher noch unbekannten Springschwanz fing, auf den Pentelikon und nach dem meerumrauschten Vorgebirge Sounion zum Kap Kolonnis boten uns Erholung von der überaus lohnenden, aber auch anstrengenden Besichtigung der Museen, wobei wir an den archäologischen Bekannten liebenswürdige Führer fanden. Dr. Hartwig war so freundlich, uns eingehend die umfangreiche Vasensammlung zu zeigen.

Den 80. Geburtstag Bismarcks feierten wir gemeinsam mit der gesamten deutschen Kolonie; dabei lernte ich einen alten Soldaten kennen, der noch mit König Otto nach Griechenland gekommen war.

Bevor wir Athen verließen, fuhren wir noch einmal nach Korinth zurück, um von da aus Nauplia, Tiryns und Mykene zu besuchen. Drollig war es, als wir früh in Nauplia auf der Straße lautes Schreien hörten, das ich nach einiger Zeit als „Gala, Gala, Milch, Milch" zu deuten vermochte.

In Konstantinopel, das wir weiterhin zu besuchen gedachten, herrschte damals die Cholera; es war daher ungewiß, ob wir unser Vorhaben würden ausführen können. Endlich traf ein Telegramm meines Fachgenossen Mongeri aus Konstantinopel ein mit der Nachricht, daß die Quarantäne aufgehoben sei. So fuhren wir denn mit dem vornehmen russischen Dampfer Olga zunächst nach Smyrna, wo wir uns einige Stunden aufhalten und die alte Genuesische Festung besteigen konnten, und dann durch die Dardanellen nach Konstantinopel. Mit Bedauern erblickten wir aus der Ferne den Hügel von Troja, dem wir gerne einen Besuch abgestattet hätten. Früh morgens sahen wir aus unserer Kajüte die Kuppeln und Minaretts von Stambul in die blaue Luft ragen, ein unvergleichlicher Anblick. Etwa eine Woche blieben wir dort, vielfach beraten von Dr. Mongeri, unter dessen Führung ich auch eine Irrenanstalt besuchte, die von französischen Schwestern betreut wurde, aber einen ziemlich schmutzigen und unerfreulichen Eindruck machte. Dort wurde mir ein Mann gezeigt, über dessen Herkunft Unklarheit herrschte, da er eine völlig unbekannte Sprache redete. Zu meiner Überraschung konnte ich feststellen, daß er estnisch sprach; seine Freude war groß, daß er endlich jemanden gefunden hatte, der wenigstens einige Worte in seiner Muttersprache mit ihm wechseln konnte. Selbstverständlich waren wir eifrig bemüht, ein Bild der Stadt zu gewinnen. Wir bestiegen den Galataturm, besichtigten die

Hagia Sophia und das Museum in Stambul mit dem prachtvollen Alexandersarkophag; wir sahen die heulenden und die tanzenden Derwische, stiegen auf den Bulgurlu, fuhren nach Ejub, nach Böjükdere und nach den reizenden Prinzeninseln. Besonders interessant aber war der Besuch des Selamlik in Yildiz Kiosk, der uns an einem strahlenden Frühlingstage durch Vermittlung des Deutschen Konsulates ermöglicht wurde. Man saß in einem kleinen Pavillon ganz nahe der Moschee und konnte Abdul Hamid, der uns Fremde begrüßte, mit seinem zahlreichen Gefolge unmittelbar an sich vorbeiziehen sehen; dabei wurde man mit Tee und Kaffee bewirtet. Man zeigte uns auch Osman Pascha, den tapferen Verteidiger von Plewna. Wundervoll waren die feinen arabischen Pferde, die in größerer Zahl zur Verfügung des Sultans mitgeführt wurden.

Leider wurde uns die Ruhe des Genießens in Konstantinopel sehr beeinträchtigt durch ungünstige Nachrichten aus der Heimat. Vor unserer Abreise hatten unsere Kinder den Keuchhusten durchgemacht und waren nachher noch an den Masern erkrankt. Wir hatten täglich Drahtnachrichten, waren aber doch so beunruhigt, daß wir uns entschlossen, heimzureisen und auf den ursprünglich geplanten Aufenthalt in Sophia und Belgrad zu verzichten. Bei der Ankunft in Budapest erhielten wir ein anscheinend etwas beruhigenderes Telegramm und machten deshalb dort für einen Tag Halt. Als wir aber in Wien waren, mußten wir unseren Aufenthalt dort rasch abbrechen und unverzüglich heimfahren. Wir trafen unser Kind in sehr schlechtem Zustand an. Wie sich später herausstellte, war ein Stückchen Lunge brandig geworden, dadurch war eine an zwei Stellen abgesackte eiterige Brustfellentzündung zustande gekommen. Glücklicherweise gelang es, durch operative Eingriffe die schwere Gefahr abzuwenden, und nach mehreren Monaten großer Schwäche hatten wir die Freude, die völlige Genesung zu erleben.

Für das Jahr 1896 hatte ich mit meinem Bruder eine Reise nach Spanien verabredet. Wir beschlossen jedoch, auf einem möglichst ungewöhnlichen Wege unser Ziel zu erreichen und fuhren deswegen zunächst über Genf nach Marseille, um dort nach Besichtigung von Stadt und Umgebung einen Dampfer nach Oran zu besteigen. Nach kürzerem Aufenthalte in Cette mit Ausflug zum Etasy de Than mit seinen Salzgärten und in Port Vondres, wo wir den Tag über in den Vorbergen der Pyrenäen nahe der spanischen Grenze herumkletterten, kamen wir an Mallorca, Dragonera, Ibiza, Formentera vorbei in Sicht der afrikanischen Küste. Zwei Tage blieben wir in Oran, das uns mit seiner afrikanischen Tier- und Pflanzenwelt, einem uns überfallenden Heuschreckenschwarm, dem Gegensatze zwischen den pariserisch aufgeputzten Boulevards und der schmutzigen Negerstadt und der umgebenden Salzwüste sehr merkwürdig war. Ich besichtigte auch die kleine, aus einigen Zellen bestehende Irrenabteilung des Hospitals, die jedoch nichts Besonderes bot. Da ein erwarteter Dampfer ausblieb, gelang es uns erst am zweiten Abend, auf einem elenden französischen Dampfer, dem Troplong, der nach Tanger fuhr, Aufnahme zu finden. Außer uns fuhren noch zwei junge Engländer mit; wir schliefen alle vier in der einzigen, winzigen Kajüte, die zugleich Speiseraum war; der Steward lag unter dem Tisch. Die Nacht war sehr stürmisch. Zum Waschen wurde uns am Morgen die Salatschüssel gereicht, deren Inhalt wir dann mittags verschmähten. Wir hielten in Nemours und Melilla, wo eine große Zahl von Rifleuten auf das Schiff kam, so daß wir uns nur noch auf der Kapitänsbrücke aufhalten konnten, da das ganze Deck besetzt war. Unter diesen Umständen waren wir froh, als wir am zweiten Nachmittag in Tanger anlangten. Die schreiend bunte Tracht der Hafenbediensteten, der würdige, weißbärtige, in einen Burnus gehüllte Zollwächter am Tore, die krummen, engen, unendlich schmutzigen und holprigen Straßen, der Lärm und das Gedränge einer aus allen möglichen Rassen zusammengesetzten Bevölkerung versetzten uns sogleich voll in den Orient, in dem das europäische, vornehme Hotel eine Zufluchtsinsel bildete. Ein Versuch, aus der malerischen Verkommenheit der Stadt in die Umgebung zu gelangen, verlief wegen bissiger Hunde und wegen der wenig vertrauenerwekkenden Haltung der Bevölkerung unbefriedigend. Dagegen war das bunte Volksleben auf dem oberen Markte in der Nähe der deutschen Gesandtschaft äußerst ergötzlich.

Am nächsten Mittage setzten wir auf einem kleinen Dampfer nach Gibraltar über und besichtigten die berühmten Galerien, soweit sie zugänglich waren. Der Abend schenkte uns einen schönen Blick über die Meerenge auf die Höhen der afrikanischen Küste. In der Morgenfrühe brachte uns ein Dampfer nach Algeciras; dort bestiegen wir die Bahn und fuhren den ganzen Tag, bis wir abends mit starker Verspätung in Granada anlangten. Hier trafen wir im Hotel Professor Bumm aus Erlangen, meinen alten Fachgenossen aus der Münchener Anstalt. Nach einer Besichtigung der Stadt, besonders der Kathedrale mit den Gräbern Ferdinands und Isabellas, suchten wir am nächsten Nachmittag zum ersten Male die Alhambra auf. Die Eindrücke, die wir hier empfingen, gehören mit zu den stärksten meines Lebens. Durch lichten Frühlingswald zwischen leise murmelnden Wasserläufen stiegen wir empor, bis uns ein trotziges Tor aufnahm. Wir kamen in einen kleinen Garten, fast ganz von epheuumrankten Mauern umschlossen, an denen Orangen emporwuchsen. In der Mitte stand ein Pfirsichbaum in voller Blüte. Von einem alten Turme davor schweifte der Blick weit über die zu Füßen des Berges sich schmiegende Stadt und die von fernen Höhen umgebene Gartenebene von Granada, während sich rückwärts die schneeumkränzte Sierra Nevada erhob, von deren Paßhöhe einst der abziehende Maurenherrscher den letzten Blick auf sein verlorenes Paradies geworfen hatte. Und nun ging es hinein in die unendliche Mannigfaltigkeit der Hallen, Höfe, Prunkgemächer und verschwiegenen Gärten mit ihrer Märchenstimmung und ihrem unermeßlichen spielerischen Reichtum an immer neuen, nie sich wiederholenden Arabesken. Mehrere Stunden jeden Tag haben wir die zierliche Pracht dieses Dornröschenschloßes bewundert, ohne auch nur im entferntesten die ganze Fülle seiner Schönheit in uns aufnehmen zu können.

Von sonstigen Sehenswürdigkeiten war nur noch die mit Kostbarkeiten überladene Kartucha erwähnenswert, deren angesammelte Schätze die Armut des spanischen Volkes begreiflich machten. Ich besuchte auch die Irrenanstalt, in der mich, da ein Arzt nicht im Hause wohnte, ein Oberwärter herumführte. Sie war äußerst ärmlich eingerichtet und verfügte bei einer Zahl von über 100 Kranken nur über eine einzige kümmerliche Zementwanne zum Baden. Die Kranken machten durchweg einen stumpfen verblödeten Eindruck; ich sah weder erregte noch ausgesprochen melancholische Kranke. Leider reichte mein Spanisch zu einer befriedigenden Verständigung nicht aus.

Nach dreitägigem Aufenthalt in Granada fuhren wir nach Cordova. Unterwegs hatten wir Gelegenheit, die liebenswürdige Höflichkeit unserer Mitreisenden zu beobachten, die einander und uns von ihren Vorräten mitteilten; wir sahen auch die Verzweiflung der Frauen, deren Männer oder Söhne in den Krieg nach Kuba ziehen mußten. In dem verträumten Cordova besichtigten wir den berühmten Säulenwald der großen Moschee mit der eingebauten christlichen Kirche und fuhren dann weiter nach Sevilla. Hier hatte uns der Deutsche Konsul auf unsere Bitte eine Privatwohnung besorgt, da es während des ungeheuren Fremdenzustromes in der heiligen Woche, der „Semana santa“, unmöglich war, im Gasthause unterzukommen. Wir fanden eine Einladung vor, den großen Festzug vom Balkon des Konsulates aus anzusehen. In Sevilla herrschte ein unbeschreibliches Gewimmel. Der endlose Festzug mit zahlreichen, kostbar herausgeputzten, lebensgroßen Heiligenfiguren bot kein sehr erhebendes Schauspiel. Zufällig stellte sich dabei heraus, daß die neben mir stehende Dame eine in Sevilla verheiratete Jugendbekannte war; ihr Mann hatte dann die Freundlichkeit, uns bei einem Ausfluge in die Umgebung als Führer zu begleiten. Leider wurde durch die Unruhe des Kirchenfestes der Genuß der heiteren Stadt wesentlich beeinträchtigt. Dennoch konnten wir uns an der ehrwürdigen Kathedrale mit ihrem treppenlosen Glockenturm, an dem Reichtum und der Farbenpracht des in maurischem Stile wiederhergestellten Alkazars und namentlich an den herrlichen Bildern Murillos erfreuen, deren ergreifende Innigkeit uns hier wohl am stärksten entgegentrat.

Von Sevilla fuhren wir in einer Nacht nach Madrid. Hier trafen wir mit meinem ehemaligen Dorpater Schüler Heerwagen zusammen, der als Ingenieur in einem spanischen Bergwerk tätig war, nun aber zur Taufe seines Söhnchens den protestantischen Geistlichen Fliedner in Madrid aufsuchte. Die Tage in Madrid, bei denen wir auch wiederholt wieder mit Bumm zusammentrafen, waren in der Hauptsache durch die Besichtigung der Pradogalerie ausgefüllt, in der neben Murillo vor allem Velasquez als unerreichbarer Meister in der Wiedergabe menschlicher Persönlichkeiten hervortritt. Einen Nachmittag verbrachten wir mit Pastor Fliedner, in dem wir einen höchst merkwürdigen Mann mit naivem, felsenfestem Gottesglauben und großer Tatkraft und Opferfreudigkeit kennen lernten. Der Ostersonntag führte uns in die Stiergefechtsarena, in die auch Heerwagens Kindermädchen mit einem kleinen Kinde mitgenommen werden mußte. Das Bild, das die buntbewegte Menge in dem riesigen Amphitheater und namentlich der Einzug der Stierkämpfer darbot, war ungemein malerisch. Um so scheußlicher erschienen uns die nachfolgenden Kämpfe, besonders das Aufschlitzen der ausgemergelten Pferde, die sich mit den Hufen die herabhängenden Därme aus dem Leibe rissen. Obgleich die Begeisterung der Zuschauerschaft unbeschreiblich war, hatten wir keine Lust, das Ende der 6 für den Nachmittag bestimmten Stiere abzuwarten, sondern zogen es vor, uns lange vor Abschluß des widerwärtigen Schauspieles zu entfernen. An einem Vormittag besuchten wir die am Eingang des Königlichen Schloßes gelegene, nicht zu umfangreiche, aber ganz wundervolle Waffensammlung und hatten dabei Gelegenheit, nicht nur die Schilderhäuser für berittene Wachen, sondern auch den eigentümlichen, ganz langsamen, in weit auseinandergezogenen Gliedern erfolgenden Parademarsch der Schloßwache zu bewundern. Die Abende brachten wir hier wie in Granada meist im Theater zu, in dem eine

Reihe einaktiger Stücke, Zarzuelas, gegeben wurde, die man einzeln besuchen konnte.

Ich konnte Madrid nicht verlassen, ohne dem berühmten Hirnrindenhistologen Ramon y Cajal einen Besuch abzustatten. Santiago, wie er von seinen Schülern genannt wird, ist Professor der pathologischen Anatomie und mit Arbeiten aller Art, auch bakteriologischen, sehr überlastet. Um so bewundernswerter ist es, daß er es aus eigener Kraft vermocht hat, so ausgezeichnete Arbeiten über den feineren Aufbau der Hirnrinde zum Abschluß zu bringen. Er empfing mich freundlich, obgleich er ohne Zweifel von der Psychiatrischen Wissenschaft und ihrer Entwicklung in Deutschland keine Kenntnis hatte und machte auf mich den Eindruck eines ernsten, sehr arbeitsamen, aber durch die Enge der Verhältnisse und die Fülle seiner Pflichten sehr gehemmten Mannes.

Unser nächstes Reiseziel war das alte, malerisch verfallene Toledo. In der erhabenen, aber düsteren Kathedrale, in den engen Gassen, der einsamen Landschaft schien uns der Geist des Mittelalters wieder aufzuleben. Schön und eigenartig, aber nicht billig, waren die Goldeisenarbeiten, von denen wir einige Proben mit uns nahmen. Über die weiten, baumlosen Ebenen des mittleren Spaniens strebten wir nun nach dem Südosten und gelangten in endloser Nachtfahrt nach Murcia, wo wir Rast machten und in den fruchtbaren, weiten Gartenebenen herumspazierten. Am nächsten Tage führte uns der Zug nach Elihe mit seinen ausgedehnten Dattelpalmenpflanzungen, durch welche die Bahn hindurchfährt; wir fühlten uns hier vollkommen auf afrikanischen Boden versetzt. Gegen Abend langten wir in dem wieder ganz afrikanisch anmutenden Alicante an, wo uns allerdings ein deutscher Hausknecht an die Heimat erinnerte. Dort schifften wir uns auf einem schmutzigen, kleinen spanischen Dampfer nach Las Palmas auf Mallorca ein.

Unser Aufenthalt auf dieser größten der Balearen war leider nur kurz, aber reich an eigenartigen Eindrücken. Nachdem wir uns am ersten Tage in der Umgebung der Hauptstadt umgesehen hatten, setzten wir uns am nächsten Morgen auf ein einfaches Gefährt, um nach Miramar, der Besitzung des hier wohnenden österreichischen Erzherzogs Ludwig Salvator, zu gelangen. Nach kurzer Zeit trafen wir einen Wagen an, dessen Rad gebrochen war, und ein stattlicher Herr mit einem etwas zerknitterten Cylinder trat auf uns zu, um uns in vier Sprachen nach unserer Muttersprache zu fragen und uns zu bitten, ihn mitzunehmen, da sein Wagen zerbrochen sei. Wir erfüllten ihm, zumal er fließend Deutsch sprach, gern seinen Wunsch, wobei er sich trotz unserer Einwände neben den Kutscher setzte. Es entspann sich nun bald ein Gespräch, wobei sich unser Gefährte als kundiger Zoologe und Naturforscher erwies, so daß wir in ihm etwa einen Forstbeamten des Erzherzogs vermuteten. Erst bei unserer Ankunft in Miramar, als er von einigen jungen Damen empfangen wurde, erkannten wir, daß es der Erzherzog selbst gewesen war. Wir sandten ihm unsere Karten, und er ließ uns in einem einfachen Rasthause bewirten und durch seine Besitzung führen, die an wundervollen bewaldeten Hängen zum Meere hinabsteigt. In einem Zimmer des schön gelegenen Schloßes sahen wir den zerknitterten Zylinder wieder. Dann setzten wir unsere Reise zu Fuße fort und übernachteten in dem einsam und friedlich gelegenen Örtchen Soller, dessen hochberühmte kleine Orangen uns ausgezeichnet mundeten. Unser einfaches Gasthaus trug das Schild „La Paz", der Friede, und alle Stunde weckte uns die volltönende Stimme des Nachtwächters, der uns über den unerbittlichen Ablauf der Stunden genau unterrichtete, so daß wir beruhigt wieder einschlafen konnten.

Für den nächsten Morgen hatten wir uns Maultiere bestellt und ritten bis zum Mittag durch malerische Schluchten und durch Bergwald zu dem Kloster Lluch, dessen spartanische Gastfreundschaft wir in Anspruch nahmen; wir wurden jedoch mit frisch geschossenen wilden Tauben bewirtet. Ein fröhlicher Marsch in der Morgenfrühe brachte uns dann am anderen Tage nach Inca, wo wir die Bahn nach Las Palmas erreichten. Am Abend bestiegen wir den Dampfer nach Barcelona. Leider war unmittelbar über unserer Kajüte ein Pferd auf Deck angebunden, das die ganze Nacht hindurch die verzweifeltsten Anstrengungen machte, sich bei den starken Schwankungen des kleinen Schiffes auf den Beinen zu halten, so daß wir für unsere Hirnschalen fürchteten. In dem lebhaften, mit seinen riesigen Platanen ganz an Marseille erinnernden Barcelona hielten wir uns nur 2 Tage auf, machten aber einen Ausflug auf die nahe gelegene Höhe des Tibidabo, von dem aus man in der Ferne die abenteuerlichen Gipfel des Montserrat aufragen sieht. Ein Nachtzug führte uns dann über die spanische Grenze bei Banyuls nach Marseille und weiter nach Cannes und Nizza, wo wir Rast machten. Nach kurzem Aufenthalte in Monte Carlo und San Remo strebten wir dann wieder der Heimat zu.

Im Herbst 1896 brachte ich mit meiner Frau, die im August unser jüngstes Töchterchen geboren hatte, eine Woche in Baden-Baden zu. Von da gingen wir nach Konstanz, besuchten die Mainau und Schloß Marbach und begaben uns endlich, wie es fast alle Jahre meine Gewohnheit war, noch für einige Zeit nach München. Hier faßten wir den Entschluß, das Radfahren zu erlernen, und mühten uns unter ungünstigsten Verhältnissen redlich damit ab. Erst die Fortsetzung unserer Übungen in Heidelberg ermöglichte es uns aber, dort unsere ersten schüchternen Versuche zum Fahren im Freien zu machen.

Sobald es Frühling wurde, gingen wir wieder auf die Wanderschaft. Wir fuhren zunächst über Bern nach Santa Margherita. Von da ging es weiter nach Livorno und mit dem Dampfer, auf dem auch der junge Gudden sich befand, nach Bastia. Die herrliche Gebirgsbahn führte uns dann schräg durch die Insel Corsica nach Ajaccio. Hier in dem kleinen Schweizer Hotel verlebten wir im steten Anblicke des brandenden Meeres eine Reihe schöner Tage, die durch Ausflüge auf die mit dichtem, duftendem Gebüsche bestandenen Höhen und durch Radfahrversuche mit schlechten Mieträdern auf den ausgezeichneten, aber bergigen Straßen ausgefüllt wurden. In einem benachbarten größeren Hotel wohnten einige Fachgenossen aus Deutschland, Siemerling und Westphal, die mit Gudden Wagenfahrten machten. Bei uns kehrten dann noch Erb aus Heidelberg und Schönborn aus Würzburg ein; auch ein Reisender der Firma Bädeker gab sich mir heimlich zu erkennen, da ich ihm seinerzeit einige Notizen über Spanien geliefert hatte. Von hohem Interesse waren für uns die reichen Erinnerungen an Napoleon, sein Geburtshaus und das mit Andenken an ihn erfüllte Museum.

Unsere Rückreise erfolgte wieder über Bastia und Livorno. Von da fuhren wir über Pisa und Empoli nach Siena, wo wir wieder mit Erb zusammentrafen und uns einige Tage aufhielten, namentlich um die Sienesische Malerei kennen zu lernen. Dann ging es über Florenz nach Hause.

Für den Herbst 1897 hatte meine Frau einen Aufenthalt in dem einsam gelegenen Forsthause Ernsttal mit unseren Kindern ins Auge gefaßt. Ich selbst fuhr zunächst einige Tage nach München und traf dann in Zell a/S mit meinen Geschwistern und meinem Schwager zusammen. Nach einem Ausflug ins Kapruner Tal wanderten wir über die Gerlos und Krimml ins Zillertal, fuhren nach Mayerhofen und besuchten die Berliner Hütte. Dann trennten wir uns. Ich wanderte mit meinem Bruder über das Pfitscher Joch nach Sterzing, fuhr dann nach München zurück und von da unter Mitnahme meines Rades nach Marbach am Bodensee, wo ich eine Konsultation hatte. Nach deren Erledigung unternahm ich meine erste Radreise, die mich über Stockach, Sigmaringen, Hechingen nach Stuttgart, weiter über Heilbronn, Waldürn und Amorbach schließlich nach Ernsttal führte. Nach 4-tägiger

Fahrt traf ich genau zur festgesetzten Stunde auf dem Weg von Ernsttal nach Amorbach mit meiner mich erwartenden Frau zusammen, um noch einige Tage mit ihr und den Kindern im Forsthaus zu verleben.

Das kommende Jahr war durch die Bearbeitung der 6. Auflage meines Lehrbuches ausgefüllt. Erst im Herbst 1898 war ich soweit, daß ich an eine kleine Ausspannung denken konnte. Ich setzte mich zunächst wieder auf mein Rad und fuhr in drei Tagen am Rhein entlang von Heidelberg nach Köln. Dort stellte ich das Rad ein und reiste nach Heyst, wo ich mit meinem Bruder zusammentraf, fleißig badete und noch eine Woche an der Fertigstellung meines Buches arbeitete. Wir fuhren dann zusammen nach Antwerpen und Den Haag. Hier fand gerade die Feier des Regierungsantrittes der jungen Königin statt. Der Lärm und die hemmungslose Begeisterung der Bevölkerung waren ganz unbeschreiblich. Alle Straßen waren gesperrt durch lange Ketten Arm in Arm einherwandelnder, brüllender und tobender Menschen, die eine Nachtruhe ganz unmöglich machten. Man wurde auf das lebhafteste an die Bilder von Brouwer und Teniers erinnert. Nachdem wir die schöne Gemäldesammlung besichtigt und auch dem nahen Scheveningen einen Besuch abgestattet hatten, waren wir froh, in dem stillen Leyden mit seinen Windmühlen Rast machen zu können, wo wir das Naturhistorische Museum und den an ihm tätigen Forschungsreisenden Finsch aufsuchten. Von da ging es nach Amsterdam. Die flache, dunstige, überall von Wassergräben durchzogene Landschaft behagte mir nicht sonderlich. Sehr sehenswert erschien dagegen der schöne Zoologische Garten, den wir unter Führung seines Leiters durchwanderten. Einen besonders großartigen Eindruck machte auf uns das Reichsmuseum, dessen Schätze einen Begriff davon gaben, was Holland einst war. Wie eine Offenbarung wirkte die damals aus der ganzen Welt zusammengebrachte Rembrandtausstellung, die ein geradezu überwältigendes Bild von dem Lebenswerke des großen Niederländers gab. In unerhörter Kraft und Farbenpracht strahlte vor allem seine berühmte, in einem besonderen Raume bei bester Beleuchtung aufgestellte „Nachtwache". In Amsterdam trennten sich unsere Wege. Ich fuhr zunächst zur Naturforscherversammlung nach Düsseldorf. Hier suchte mich der Professor Atwater aus Amerika auf, der als Mitglied des „Committee of fifty" mein Urteil über den Inhalt gewisser amerikanischer Schulbücher über die Alkoholfrage zu wissen wünschte. Dann kehrte ich nach Köln zurück, holte mir mein Rad und fuhr auf ihm nach Hause, nachdem ich noch eine Konsultation in Wiesbaden erledigt hatte. An einem der nächsten Tage besuchte uns in der für den Umzug in unser neues Haus bereits gänzlich ausgeräumten Wohnung Professor Ebbinghaus aus Halle.

Nach Fertigstellung meines Buches faßte ich den Plan, zu Ostern 1899 nach Ägypten zu reisen; mein Bruder war bereit mitzukommen. Wir trafen uns in Triest und schifften uns dort auf dem großen Indiendampfer „Imperator" ein, auf dem wir in dieser Jahreszeit die einzigen Fahrgäste waren. Die Reise ging ohne Unterbrechung nach Port Said und von dort durch den Kanal nach Suez. In den Bitterseen hatten wir fast einen Tag Aufenthalt, weil ein festgefahrener englischer Dampfer den Weg versperrte. Nachts fuhren wir mit grellen Scheinwerfern an der langen Reihe von Dampfern vorbei, die sich bei diesem Hindernisse angesammelt hatten. Früh morgens kamen wir auf der Reede von Suez an und wurden durch einen kleinen Dampfer zur Stadt gebracht. Am Nachmittage fuhren wir in einem Boote, das zunächst von einem Dampfer ins Schlepptau genommen wurde, nach den im Golfe von Suez gelegenen Korallenbänken, den nördlichsten, die es bei uns gibt. Während wir noch beschäftigt waren, von den flach unter dem Wasserspiegel liegenden Bänken Stücke loszubrechen und das darin verborgene reiche Tierleben zu bewundern, wurden unsere Bootsleute plötzlich unruhig und mahnten zu eiligstem Aufbruche. Wenige Minuten darauf war die bis dahin spiegelglatte Meeresfläche wild bewegt. Die Segel wurden aufgespannt, und wir kreuzten nun in weiten Schleifen stundenlang, bis wir allmählich den Hafen wieder erreichten. Die rasche Fahrt in brausendem Winde durch die schäumenden Wellen war herrlich. Am anderen Morgen unternahmen wir einen Ausflug am Strande gegen das Atakkagebirge hin und erlebten dabei eine großartige Luftspiegelung; in der brennend heißen Wüste breiteten sich anscheinend in wechselnder Ausdehnung weite Wasserflächen aus, die bei der Annäherung verschwanden. Auch die Stadt Suez schien aus einem See aufzuragen.

Mittags bestiegen wir die Bahn nach Ismailla und langten abends in Kairo an, wo wir im Hotel du Nil abstiegen. Die Gäste waren hier fast ausschließlich Deutsche. Der in der Mitte des Hauses gelegene Garten mit seinem üppigen Pflanzenwuchs bot einen köstlichen Aufenthalt. Sobald wir aber auf die Straße traten, waren wir mitten im dichten Gewühle orientalischen Lebens, in dem für uns die Eseltreiber mit ihren vorzüglichen Tieren bald besondere Wichtigkeit gewannen. Die ersten Tage verbrachten wir mit der Besichtigung der Stadt, die uns eine unerschöpfliche Fülle von farbenreichen und fremdartigen Bildern lieferte, von den Kigelien mit ihren wie an langen Schnüren hängenden leberwurstartigen Früchten und den riesigen Bananenbäumen mit ihren zahllosen Luftwurzeln zu dem Gewimmel asiatischer und afrikanischer Volksgenossen in den Gassen, den Koranstudenten der arabischen Universität, den kunstvollen Holzerkern der Häuser, den verwitterten Moscheen, den ragenden Minaretts auf der Mokattafestung und den gewaltig den Horizont beherrschenden Umrissen der Pyramiden.

Da indessen die Jahreszeit verhältnismäßig weit vorgerückt war, entschlossen wir uns, schon nach wenigen Tagen gen Süden zu fahren. Wir bestiegen abends den Luxuszug und gelangten am nächsten Mittag nach Luxor. Hier trafen wir wieder mit einer kleinen Gruppe von Entomologen zusammen, mit denen wir schon von Kairo aus einen ziemlich ergebnislosen Ausflug nach Heliopolis gemacht hatten. Mit ihnen besichtigten wir nun in den nächsten Tagen die hochinteressanten Königsgräber und die übrigen ausgedehnten Ruinenstätten des linken Nilufers, Dehrel Bahri, das Ramesseum, Det el Medin, Mediuso Habu, die Memnensbildnisse u. s. w., ferner die großartige Trümmerstätte von Karnak mit ihren Riesensäulen und ihren Widderkolossen. Leider wurde gerade der Besuch dieser gewaltigen Ruinen durch die furchtbare Hitze, den tiefen Staub und namentlich durch die fast unerträgliche Fliegenplage sehr beeinträchtigt. Wundervoll waren die Sonnenuntergänge, bei denen der westliche, von feinstem Staub verschleierte Himmel in den leuchtendsten Farben prangte. Wenn dann der Mond fast bis zu unseren Häuptern emporstieg und im Garten Riesenfrösche brüllten, wurde es kühl und behaglich, aber in der Nacht stellten sich winzige stechende Insekten ein, deren Stiche uns die Arme anschwellen ließen.

Nach einigen Tagen setzten wir uns auf einen der bequemen, zu dieser Zeit ziemlich leeren Nildampfer, um nach Assuan zu fahren. Am Abend des ersten Tages erlebten wir einen plötzlich einsetzenden Sandsturm, der uns zum Landen zwang und im Nu alle Öffnungen des Schiffes und des Körpers mit feinstem Sande füllte. Die Verfinsterung der Luft, der alles durchdringende Sand und das aufgeregte Geschrei der Schiffsmannschaft, die im pfeifenden Sturme das Schiff zu verankern suchte, boten überaus fremdartige Eindrücke. Das Unwetter ging bald vorüber. Wir landeten, und die Mannschaft lagerte für die Nacht im Wüstensand, der vom Lichte des hoch am Himmel stehenden Mondes grell beleuchtet wurde. Nachdem wir noch in Esne den großen Tempel besichtigt hatten, gelangten wir in ziemlich eintöniger Fahrt an unser Ziel nach Assuan, wo wir drei Tage verweilten. Hier, nahe dem Wendekreis, boten Landschaft, Pflanzenwuchs und Bevölkerung schon ein völlig afrikanisches Gepräge. Außerhalb des schmalen, die Nilufer begleitenden Oasenstreifens umgab uns überall nackte, unfruchtbare Wüste, endlose, bläulichgraue, kulissenartig sich aneinander reihende Höhenzüge, soweit das Auge reichte anscheinend ohne die geringste Spur von Vegetation. Im schroffsten Gegensatze dazu sah man an den Nilufern üppigstes Wachstum von Palmen, Bananen und anderen Nutzpflanzen, jeder Quadratmeter auf das sorgsamste angebaut und bewässert durch die von Menschenhand bedienten Schöpfbrunnen oder durch Göppelwerke, deren eintöniges Quietschen den Reisenden überall in Ägypten begleitet. Auf dem unter dem Schatten der Palmen sich abspielenden Verkaufsmarkt wurden alle möglichen afrikanischen Naturerzeugnisse feilgeboten von Händlern, unter denen neben den ägyptischen Fellachen stark der ebenholzschwarze Nubier mit seinem Kraushaar und seinen gewulsteten Lippen hervortrat. Wir machten eine Reihe von Ausflügen, auf die nahe gelegene Nilinsel Elephantine, zu einer auf dem linken Nilufer in ödester Sandwüste gelegenen koptischen Klosterruine, zu den ebenfalls am westlichen Ufer hoch über dem Fluß liegenden Felsengräbern, zu dem Lager der Bischarin, vor allem aber zu dem ersten Nilkatarakt und zur Insel Philae. Der Katarakt wird eigentlich nur aus einer Reihe von Stromschnellen gebildet, die aber doch die Schiffahrt unmöglich machen. Am Ufer fanden sich eine Anzahl munterer Fellachenjungen ein, die sich ein Gewerbe daraus machten, für Geld auf Baumstämmen in den rasch über zahllosen Klippen dahinfließenden Strom hineinzuschwimmen. Sehr eingehend besichtigten wir die in großartiger Felsenlandschaft liegende Insel Philae mit ihren wundervollen Tempelbauten und bedauerten lebhaft, daß dieses Kleinod der beabsichtigten Aufstauung des Niles zum Opfer fallen muß. Bei der Rückkehr sahen wir dann die schon weit vorgeschrittenen Arbeiten an dem gewaltigen Staudamm, der die Bewässerung weiterer großer Landstrecken ermöglichen soll.

Auch den Rückweg nach Luxor legten wir wieder auf dem Dampfer zurück und hatten dabei Gelegenheit, die schönen Tempelbauten von Edfu und von Kom Ombo kennen zu lernen. In Luxor trafen wir einige deutsche Ägyptologen, darunter Professor Ermann aus Berlin, der die Freundlichkeit hatte, einen von mir bei dem deutschen Konsularagenten Moharb Todrus gekauften Skarabäus zu begutachten. Am Nachmittag ritten wir noch einmal nach Karnak hinüber und bestiegen einen der großen Pylonen, während der Mond am Himmel aufstieg. Der Blick über das endlose Trümmerfeld, die im Sande ruhende Allee von Widderkolossen, den glitzernd dahinfließenden Nil, die weite schweigende Wüste und das Gebirge mit dem Tal der Königsgräber hatte etwas unendlich Schwermütiges. Wir suchten dann noch den Tempel mit den Riesensäulen auf, die in dem grellen Lichte des Mondes fast noch gewaltiger emporzustreben schienen als bei Tage.

Der Aufenthalt in Luxor war wegen der Gluthitze und namentlich wegen der unerträglichen Fliegenplage kein Vergnügen mehr. Aber auch in dem Luxuszug, der uns am nächsten Abend nach Kairo zurückführen sollte, herrschte eine atembeklemmende Temperatur, zumal es wegen der den Zug begleitenden, wirbelnden Sandwolken nicht möglich war, die Fenster offen zu halten; der feine Staub drang ohnedies in dichten Massen durch die geschlossenen Doppelfenster herein. Am späten Abend brachte ein Gewitter ein wenig Kühlung; vereinzelte Regentropfen schlugen, offenbar aus größter Höhe kommend, mit heftiger Gewalt auf die hinausgestreckte Hand. Erst in Kairo wurde es bei trübem Himmel nach unserer damaligen Empfindung unangenehm kühl. Die nächste Zeit benutzten wir dazu, vor allem die Stadt gründlicher kennen zu lernen. Die Hauptarbeit war das Durchwandern des riesigen Gizehmuseums, wozu wir trotz sehr oberflächlicher Besichtigung 5 Tage brauchten. Wir machten bei dieser Gelegenheit die Bekanntschaft der dort arbeitenden deutschen Herren Borchardt und von Bissing, die uns einige Ratschläge für die Überwältigung der unglaublichen Fülle von Sehenswürdigkeiten gaben. Ein Tag führte uns nach Sakkara, nach den Ruinen von Memphis und zu den Apisgrüften; unterwegs sammelten wir in einem Tümpel einen gerade hier vorkommenden Regenwurm, Alma nilotica, den mein Bruder mitzubringen beauftragt worden war. Selbstverständlich besuchten wir auch die Pyramiden von Gizeh, die als gewaltiges Wahrzeichen einer großen Vergangenheit überall den fernen Abschluß des Stadtbildes kennzeichnen. Wir standen vor dem rätselvollen Haupte der Sphinx und klommen mit Mühe auf die Spitze der Cheops-Pyramide, von der man außer dem Blick auf die vom Nil durchflossene Großstadt und die sie überragende Mokattamoschee sowie in die endlose Wüste namentlich auch eine sehr klare Anschauung von der messerscharfen Grenze zwischen dem noch von der Bewässerung erreichten Gartenland und dem toten, unfruchtbaren Sandmeer gewinnt. Bei der Rückkehr nahm ich mir zum Andenken einen der in Massen herumliegenden Syenitblöcke von der Chefrenpyramide mit.

Ein weiterer Ausflug führte uns nach Heluan und von dort unter Führung des seit langen Jahren in Kairo ansässigen Professor Dinkler auf die von einigen deutschen Herren gepachtete, mit Antilopen, Pfauen, Truthühnern und Hasen besetzte Adaleninsel im Nil, wo nach ägyptischer Art ein ganzer Hammel am Spieß gebraten wurde, der uns trefflich mundete. Mit den Herren Professoren Dinkler und Loos hatte ich auch Gelegenheit, die englisch geleitete Medizinschule zu besuchen und dabei den damals in Ägypten allmächtigen Lord Cromer zu sehen.

Im Hotel du Nil, wo wir wieder wohnten, machten wir die Bekanntschaft der Gattin des damaligen Gouverneurs von Kiautschau, der Frau Rosendal, die eine eifrige Teppichliebhaberin war. Sie hatte die Freundlichkeit, mit uns den überaus reichen Bazar von Kairo zu besuchen und uns dort bei einigen Einkäufen zu unterstützen, die sich später als sehr vorteilhaft erwiesen haben. In jener Zeit hatten wir auch Gelegenheit, den feierlichen Abzug der Karawane zu sehen, die alljährlich einen kostbaren Teppich nach Mekka zu bringen bestimmt ist.

In den letzten Tagen unseres Aufenthaltes suchte ich auch noch die von Dr. Warnock geleitete Irrenanstalt auf, die sich, soweit ein flüchtiger Einblick unter freundlicher Führung ein Urteil erlaubt, als gut geleitet erwies, in ihren Einrichtungen aber natürlich wesentlich von den unserigen abwich. Mir lag damals besonders am Herzen, etwas von den durch Haschisch erzeugten Geistesstörungen zu sehen. Mir wurden auch einige Kranke gezeigt, die durch fortgesetztes Haschischrauchen in einen geistigen Schwächezustand verfallen sein sollten. Leider war es mir bei der Kürze der mir zur Verfügung stehenden Zeit und der Schwierigkeit der Verständigung unmöglich, ein klares Bild zu gewinnen. Mir wurde erzählt, daß im Haschischrausch heftige delirante Erregungszustände beobachtet würden, daß die Kranken aber bei dauerndem Gebrauche des Haschisch stumpf, gedächtnis- und willensschwach würden. Da ich den lebhaften Wunsch hegte, mich über die Wirkungen des Haschisch zu unterrichten, besuchte ich auch eine sogenannte Haschischkneipe und ließ eine der anwesenden Personen aus einer dazu bestimmten Pfeife das Mittel rauchen. Das Harz wurde auf den in dem kleinen Pfeifenkopf glühenden Tabak gelegt und mit wenigen Zügen aufgeraucht. Irgendwelche Wirkungen davon vermochte ich an der betreffenden Person nicht wahrzunehmen; wahrscheinlich bedarf es dazu größerer Gaben. Durch Vermittlung von Professor Dinkler gelang es mir, von der Regierung einen mächtigen Klumpen von bei Schmugglern beschlagnahmtem Haschisch zu erhalten, den ich mit in die Heimat nahm. Wir haben damit eine Reihe von psychologischen Versuchen angestellt, leider ohne brauchbares Ergebnis; abgesehen von leichten Kopfschmerzen traten keine auffallenden

Störungen hervor. Ob das an der Droge, an der angewandten Menge oder an sonstigen Nebenumständen lag, habe ich nicht feststellen können.

Die letzten Tage unseres ägyptischen Aufenthaltes brachten wir in Alessandria zu, um von da nach dem Piräus zu fahren. In Athen, wo wir uns einige Tage aufhielten, besuchte ich Frau Dörpfeld, deren Mann verreist war, und Prof. Wolters. Die Herren Dr. Zahn und Robinson waren uns wieder liebenswürdige Berater.

Wir verlebten schöne Tage in der heiteren Stadt und bestiegen auch wieder den Pentelikon, wandten uns aber dann heimwärts. Nach kurzem Aufenthalt auf dem in schönstem Frühlingsschmuck prangenden, vom Dufte der Glycinen und Orangen erfüllten Korfu nahmen wir den Weg über Brindisi nach Neapel, wo wir der Zoologischen Station einen Besuch abstatteten und Gelegenheit hatten, bei Dohrn in seiner Villa am Posilipp einen Nachmittag zuzubringen. Von dort ging es über Florenz nach Hause.

In den Herbst 1899 fiel die Naturforscherversammlung in München, die ich besuchte. Eine große Rolle spielte hier Nansen, der auch einen öffentlichen Vortrag über seine Reise hielt. Ich traf mit ihm und seiner Frau bei Professor Winckel zusammen. Der Verein abstinenter Ärzte hielt damals eine große wissenschaftliche, stark besuchte Sitzung ab und veranstaltete zugleich eine öffentliche Versammlung, in der Pettenkofer, Forel und ich sprachen; Pettenkofer hatte gerade bei der Enthüllung des ihm gewidmeten Brunnens an der Akademie der Wissenschaften ein Hoch auf die Prinzessin Therese mit einem klaren Glas Brunnenwassers ausgebracht, was zu jener Zeit als ein besonderes Ereignis bestaunt wurde.

Für den Sommer 1900 hatte ich mit meiner Schwester und meinem Schwager eine größere Reise nach Italien verabredet. Vorher aber war ich mit meinem Bruder einige Zeit in Pontresina zusammen, wohin wir über Chur und Tiefenkasten teils gefahren, teils gewandert waren. Ich hatte damals gerade angefangen, selbst zu photographieren, und vergnügte mich damit, die schönen Eindrücke der herrlichen Gegend nach Möglichkeit auf meine Filme zu bannen. Wir fühlten uns im Weißen Kreuz äußerst behaglich und unternahmen eine Reihe von Ausflügen, zum Rosegg- und Morteratschgletscher, auf die Mottas Muraigl, den Piz Languard und zum Diavolezhasee mit dem prächtigen Rundblicke auf die Berninakette. Dann wanderten wir über das unangenehm kultivierte Sankt Moritz nach Silvaplana und zum Malojapaß, am nächsten Morgen durch das liebliche Bergelltal nach Chiavenna, weiter mit Bahn und Dampfer nach Lugano, wo wir mit meiner Frau,

Schwester und Schwager zusammentrafen. Nach kurzem Aufenthalt mit Besichtigung der Certosa von Pavia ging es nach Genua und von dort nach Santa Margherita, dann von Genua auf einer für meine Reisegefährten mit Seekrankheit verbundenen Fahrt nach Neapel. Hier ließen wir uns in Castallamare nieder und besuchten Pompeji, den Vesuv, Capri, Sorrent, Amalfi, Pästum, Ravello, um endlich noch einige Tage in der Stadt selbst zu bleiben. Ich unternahm dann noch mit meiner Frau einen reizenden Ausflug nach Ischia mit Besteigung des Epomeo. Auf der Rückfahrt zur Bahn wurde mir im Gewimmel der neapolitanischen Straßenbahn meine Reisetasche vom Wagen gestohlen; sie enthielt glücklicherweise nur unser Nachtzeug. Obgleich die Jahreszeit ungünstig war, hielten wir uns doch noch einige Tage in Rom auf, um wenigstens einen flüchtigen Eindruck der Stadt zu gewinnen. Dann fuhren wir über Orvieto, das uns immer besonders anzog, nach Perugia und Assisi, weiter nach Florenz. Hier trafen wir mit Dr. Finzi zusammen, der in Heidelberg bei mir gearbeitet hatte und uns mehrfach ein liebenswürdiger Führer war. In seiner Begleitung suchte ich auch die Irrenanstalt auf, an der er tätig war, und erneuerte dabei die Bekanntschaft mit Professor Tanzi, den ich vor Jahren als Schüler Morsellis in Turin kennengelernt hatte. Den Beschluß unserer Reise machte ein mehrtägiger Aufenthalt in Venedig; von da fuhren wir über Desenzano und den Gardasee nach München, wo sich unsere Wege trennten.

Auf unserer ägyptischen Reise waren wir durch den Umstand enttäuscht worden, daß jedes Stückchen des Landes bebaut und nirgends Raum für eine urwüchsige Natur geblieben war. Auch die uns begleitenden Entomologen hatten über die dadurch bedingte Armut der Tierwelt geklagt und dagegen die weit günstigeren Verhältnisse Algeriens hervorgehoben. Wir hatten deswegen schon damals einen Besuch Algiers ins Auge gefaßt und brachten diesen Plan im Frühling 1901 zur Ausführung. Nachdem wir uns zunächst etwas in Lyon und Avignon aufgehalten hatten, fuhren wir von Marseille auf einem französischen Dampfer nach Bona, um so einige algerische Küstenorte kennenzulernen. Die Fahrt war sehr stürmisch, und der schmal gebaute Dampfer schlingerte sehr, so daß ich auf dieser Fahrt zum ersten und einzigen Male in meinem Leben seekrank wurde, während mein Bruder auch dieses Mal verschont blieb. Als wir in Bona, in der Stadt des Heiligen Augustinus, an das Land gingen, dessen prächtige Kirche von fern herüberwinkte, kamen wir in den vollen Frühling und zugleich in eine arten- und formenreiche Mittelmeerflora, die uns viel Freude machte, hinein. Nach einem ausgiebigen Spaziergang fuhren wir abends mit unserem Dampfer weiter nach Philippeville, wo wir am nächsten Morgen endgültig an Land gingen. Auch hier waren wir überrascht über den reichen Pflanzenwuchs, den wir namentlich am Nachmittage auf einem Ausfluge nach dem reizend gegen Westen an der Küste gelegenen Stora bewundern konnten. Die ganzen Hänge waren mit üppig blühenden Cytisusbüschen bedeckt, zwischen denen gelber, duftender Jasmin, blaue Sisyrinchiumlilien, Orchideen und alle möglichen anderen, uns zunächst unbekannten Blüten hervorlugten.

Am nächsten Morgen früh führte uns die Bahn nach dem majestätisch auf einem Bergkegel gelegenen, uralten Konstantine. Um den Rand dieses ragenden Kegels zieht sich die gewaltige, breite, stundenlange Schlucht, die der Rumelfluß, zum Teil durch Tunnels, tief in den Felsen eingeschnitten hat. Hier verbrachten wir mehrere Tage. Das ganz arabische Straßenleben, die in ihren kleinen, dunklen Kaffees beschaulich hockenden würdigen, weiß gekleideten Gestalten der Eingeborenen, die lustigen Kinder, die stillen, oft ungemein malerischen Höfe und Binnengärten der äußerlich schmucklosen Häuser, die Blicke von den hohen Bastionen der Stadt auf das weite Land, die von allen Seiten neue, fesselnde Ansichten bietende Stadt, endlich die frühlingsfrische, in tausend Farben prangende Natur lieferten uns eine lange Reihe unvergeßlicher Bilder; vielfach erinnerte der große Zug der Landschaft lebhaft an Böcklin.

Bei der abendlichen Heimkehr am 24. März wurden wir dadurch überrascht, daß wir zum Zweck einer Volkszählung Angaben machen mußten. Am nächsten Morgen fuhren wir mit der Bahn, anfangs durch reich bebautes Land, später durch öde Wüste nach El Kantara; weit in der Ferne sahen wir ein altes Grabmal des Juba ragen. In den Dörfern fielen uns wie überall in Algier die zahllosen Storchennester auf; einmal sahen wir auch riesige Storchenschwärme, die sich anscheinend zur Reise nach Norden sammelten. El Kantara, die Brücke, liegt am Einschnitt eines Hügelrückens. Sobald man in diesem Einschnitt eine Brücke über den hindurchfließenden Bach überschreitet, blickt man plötzlich auf einen weit ausgedehnten Palmenwald, der nach der grellen Eintönigkeit der Wüste ganz überraschend wirkt. Wir streiften am Nachmittage und am nächsten Morgen in der Umgegend herum und konnten feststellen, daß hier mit einem Male ein völlig verändertes Pflanzenleben begonnen hatte. War es uns bis dahin meist noch ohne besondere Schwierigkeit möglich gewesen, die vielen neuen Funde wenigstens ungefähr den bekannten Formen anzugliedern, so begegneten uns hier fast ausschließlich ganz fremdartige Gattungen, in der Hauptsache reine Wüstenpflanzen.

Am nächsten Abend trafen wir in Biskra ein. Auf der Tafel des Hotels standen in hohen Gläsern eine Reihe der prachtvollen Blütenstände von gelben und violetten Orobranchen. Von unserem Tischnachbar, Oberstabsarzt Kugler, erfuhren wir, daß sie von Professor Schweinfurth als Tafelschmuck aufgestellt worden seien. Sehr bald erschien Schweinfurth selbst und begann in seiner ungemein lebhaften, liebenswürdigen Art ein angeregtes Gespräch, das uns sehr fesselte. Durch den vielfachen Verkehr mit diesem ausgezeichneten, kenntnisreichen und zugänglichen Manne, der damals schon in der Mitte der 60er Jahre stand, wurden uns die Tage in Biskra zu einer Quelle reicher Belehrung. Nachdem wir am nächsten Morgen mit Dr. Kugler einen ersten Aufklärungsspaziergang durch die Oase und das Negerdorf gemacht hatten, führte uns nachmittags Schweinfurth zu dem verwahrlosten Reste eines alten botanischen Gartens und machte uns auf eine Menge dort noch vorhandener merkwürdiger Bäume und Sträucher aufmerksam. Am Tage darauf ging er mit uns auf den Markt, wo sich ein äußerst interessantes Leben entwickelt hatte, für dessen Einzelheiten wir erst durch seine interessanten, jede Kleinigkeit berücksichtigenden Erläuterungen Verständnis gewannen. Er zeigte uns unter anderem die durch eigentümlich bunt gewürfelte Umhänge gekennzeichneten Moabiten und sprach die Vermutung aus, daß sie vielleicht Abkömmlinge der alten Karthager seien. Ich hatte bei dem blendenden Lichte Gelegenheit, eine Menge wohlgelungener Aufnahmen zu machen. Die herrlichen blühenden Akazien, die würdevoll einherschreitenden, in ihre weißen Burnusse gehüllten Araber, das bunte Gewimmel des Marktes, die schlanken Schirme der Dattelpalmen, die Lehmhütten der Eingeborenen, die grell gekleideten, Fremde anlockenden Töchter der Ulad Nail boten reichen Stoff.

Die nächsten Tage waren mit mannigfachen Ausflügen nach den verschiedensten Richtungen ausgefüllt, von denen wir regelmäßig eine große Menge uns unbekannter Tiere und Pflanzen heimbrachten. Genußreich war es dann, sie Schweinfurth vorzulegen und seinen daran sich knüpfenden Plaudereien zu lauschen, in denen sein unerschöpfliches Wissen und seine tiefdringende Beobachtungsgabe uns immer wieder entzückten. Dazu kamen die Fremdartigkeit der Natur und der Menschen, die wunderbaren Beleuchtungen, die Blicke von den Wüstenhügeln auf die anmutige Oase, die Fülle der malerischen Bilder, so daß jeder Tag wie ein Fest verlief. Am vorletzten

Tage begleitete uns Schweinfurth auf einem Ausflug nach den südwestlich gelegenen Sanddünen, der uns wieder viele neue Einblicke in das eigenartige Leben der Wüste brachte. An einem kleinen Teiche begegnete uns eine große Karawane majestätisch einherschreitender Kamele, die sich brüllend in das Wasser begaben, gierig tranken und sich herumwälzten. Unsere Mittagsrast hielten wir in einer Felsenschlucht mit dem Ausblick über die Wüste auf das ferne Biskra, um dann die Sandhöhen zu besteigen, von denen man wie auf Schnee herunterrutschen konnte. Unter manchen anderen, hier in der glühenden Dürre noch gedeihenden Pflanzen machte uns Schweinfurth auf das Allium odoratissimum aufmerksam, einen Lauch, der wohl zum Anlocken der Insekten einen wunderbar süßen Duft ausströmt, aber beim Verwelken durch starken Knoblauchgeruch anzeigt, daß er sich davor zu schützen sucht, gefressen zu werden.

Der Abschied von Biskra und besonders von unserem liebenswürdigen Ratgeber wurde uns schwer. Wir landeten zunächst in einem äußerst schmierigen Gasthause in Batna, um von da das ganz an Pompeji erinnernde, aber nicht verschüttete, sondern nur von seinen Einwohnern verlassene Tingat zu besuchen. Auf der Rückfahrt brach uns ein Wagenrad, doch kamen wir durch einen Eilmarsch dennoch zur Abfahrt des Zuges zurecht, der uns nach Setif und dann weiter nach La Bougie führte. In diesem wundervoll am Meere gelegenen Städtchen, auf das wir durch die begeisterte Schilderung des Erzherzogs Ludwig Salvator aufmerksam gemacht worden waren, verbrachten wir wiederum einige genußreiche Tage. Hier waren wir wieder im Bereiche der Mittelmeerflora, die alle Hänge verschwenderisch mit der Blütenpracht des Frühlings überschüttete. Das am schluchtenreichen Berge emporkletternde, in fruchtbare Gärten gebettete, von Ölweiden, Karruben, Feigen und anderen Obstbäumen überschattete, ins Meer hinausblickende, verträumte Städtchen, hinter dem sich ausgedehnte bewaldete Höhen erheben, bot einen ungemein behaglichen Aufenthalt, den wir frohen Herzens mit vollen Zügen genossen; freilich war es in den Mittagsstunden bereits sehr heiß. Von unseren Ausflügen soll nur derjenige zu dem halbinselartigen Cap Carbon und der Aufstieg zur Lella Guraja, dem höchsten Punkte der die Stadt beherrschenden Höhenkette, erwähnt werden, von dem wir bei herrlicher Abendbeleuchtung eine umfassende Aussicht über die reizvolle Landschaft und das weite Meer genossen. Am 9. April sandte ich von La Bougie aus ein Glückwunschtelegramm zur Hochzeit meines damaligen Assistenten Dr. Gaupp nach Breslau.

Die folgende Nacht benutzten wir, um mit einem Dampfer nach der Stadt Algier zu fahren, wir kamen dort morgens an. Von der ganzen, weitläufig und prunkvoll gebauten Stadt, deren Wahrzeichen die auf einer Anhöhe im Westen aufragende Kirche Notre Dame d'afrique bildet, gefiel uns bei weitem am besten der berühmte Jardin d'essai, in dem wir eine überwältigende Fülle merkwürdiger und reizvoller Pflanzenformen antrafen. Namentlich die Ficus- und Palmenalleen, die Dracänen und Yuccas, das Papyrusdickicht zeigten eine Üppigkeit des Gedeihens, die ganz an tropischen Pflanzenwuchs erinnerte. Auch sonst hatten wir vielfach Gelegenheit, schöne Gärten zu bewundern, turmhohe Cypressen, blütenübersäte Akazien und dunkelviolett glühende, alles umspinnende Bougainvillien. Wie in einer anderen Welt fühlte man sich, wenn man von den großen, palmengeschmückten, von anspruchsvollen Staatsbauten umgebenen Plätzen der Franzosenstadt zu den engen winkligen Gäßchen der Kasbah hinaufstieg, wo nur hie und da ein Blick in einen zierlichen Hof oder in einen grünenden Garten zeigte, daß hinter den unscheinbaren Mauern behagliches, farbenreiches Leben sich verbirgt.

An einem Abend erlebten wir einen großen Straßenkrawall, der durch die antisemitischen Hetzereien des damals in Algier weilenden Herrn Drumond entstanden war. Am nächsten Tage besuchte ich einige Teppichwebereien und erstand einen schönen alten Teppich, ferner einige Seidentücher und kunstvoll gravierte Messingteller, die zu Hause viel Beifall fanden. Dann schifften wir uns zur Rückfahrt nach Marseille ein. Da die See ziemlich bewegt war, gab es ausgebreitete Seekrankheit. Einen besonders merkwürdigen Anblick boten die hohen französischen Offiziere, die in voller Uniform in den bejammernswürdigsten Verfassungen herumlagen. Ich las unterwegs mit besonderem Genuß die Märchen aus 1001 Nacht. Nach kurzem Aufenthalt in Marseille blieben wir, um einen Übergang vom afrikanischen Klima zu haben, noch einige Tage in San Remo, wo wir in unserer Pension fast nur Deutsche antrafen. Wir machten einige hübsche Ausflüge in die Umgebung und fuhren endlich über Genua und Mailand wieder heimwärts.

Der Gesundheitszustand meiner Kinder veranlaßte mich, für den Sommer 1901 einen Aufenthalt an der See ins Auge zu fassen. Wir fuhren zunächst nach Hamburg, wo mein Bruder bemüht war, den Kleinen die Genüße der Großstadt vorzuführen. Wir besuchten auch den Hafen und trafen dort zufällig denselben Dampfer mit demselben Kapitän wieder, der mich seinerzeit nach Madeira gebracht hatte; allerdings war der Dampfer in

Wirklichkeit ein Neubau mit dem gleichen Namen; wir feierten in der Kapitänskajüte ein frohes Wiedersehen. Der Bäderdampfer Kobra brachte uns dann die Elbe hinab, an Helgoland vorüber nach Sylt. Um dem geräuschvollen Badeleben zu entgehen, hatten wir uns in dem einsamen Wenningstädt einquartiert und genossen die frische Seeluft, die anregenden Bäder, das behagliche Faulenzen in den sonnenbeschienenen Dünen mit vollen Zügen. Hier lernte ich Prof. Böhmert aus Dresden, einen bewährten Kämpfer gegen den Alkohol, kennen; an einem Nebentische saß die Malerin Hermine von Preuschen. Abwechslung brachte eine gewaltige Sturmflut, die in Westerland einen großen Teil der Badeeinrichtungen zerstörte. Dazwischen hatten wir Gelegenheit, den allerdings schon recht kranken Herrn Friedrich Siemens mit seiner Frau und vor allem Wundt zu besuchen, der ebenfalls in Westerland wohnte. Auch meinen Fachgenossen Bonhoeffer aus Breslau traf ich dort, ebenso Professor Pfeffer vom Naturhistorischen Museum in Hamburg. Bei einem Ausflug nach dem Roten Kliff sahen wir dort, allerdings nur von fern, Robert Koch mit seiner zweiten Frau. Nach einigen auf die Gesundheit der Kinder äußerst günstig wirkenden Wochen fuhren wir über Hoyerschleuse dem Festlande zu. Meine Frau kehrte mit den Kindern heim, während ich mich nach Kiel begab, um von da nach Kopenhagen zu fahren, wohin meine Schwester und mein Schwager, die einige Zeit auf Sylt mit uns zusammen gewesen waren, schon vorausgereist waren. In Kiel, das ich noch nicht kannte, sah ich mir die neue Klinik an, die mir recht gut gefiel. Nach Kopenhagen kam ich ohne Gepäck, da mich der Hausdiener des Hotels bei der Abfahrt im Stiche gelassen hatte, erhielt aber meinen Koffer glücklich einige Tage später. Nachdem wir die Stadt und ihre Sehenswürdigkeiten besichtigt, auch einen Ausflug nach Marienlyst und Helsingör gemacht hatten, reisten meine Geschwister ab. Ich blieb nur noch kurze Zeit und machte dabei die Bekanntschaft von Alfred Lehmann, bei dem ich sehr interessante Stunden verbrachte. Außerdem suchte ich Professor Pontoppidan auf, der durch ein Buch der Schriftstellerin Amalie Skramm mit sehr heftigen Angriffen gegen ihn veranlaßt worden war, seine psychiatrische Professur aufzugeben; ich traf ihn gerade vor seiner Antrittsvorlesung als Professor der gerichtlichen Medizin. Seinen Nachfolger Professor Friedenreich sah ich im Kommunehospital, wo er eine mäßig eingerichtete, aber sehr stark besuchte Abteilung für Geisteskranke leitete. Mein Rückweg führte mich über Neustrelitz und Berlin, wo ich die Anstalt Herzberge besuchte.

Im August 1902 fuhr ich mit meiner Frau zunächst nach Winnental bei

Stuttgart, wo ich eine Konsultation hatte, dann nach Zürich. Hier suchte ich Professor Neumann auf. Die nächste Nacht verbrachten wir auf dem Ütliberg, die übernächste auf dem Pilatus; beide Male hatten wir schöne Sonnenaufgänge. Von dort fuhren wir nach Interlaken, wo wir eine Woche zubrachten und mit Professor Quincke aus Heidelberg zusammentrafen. Nach einer Reihe von schönen Ausflügen ging es über die kleine Scheidegg und Grindelwald nach Meiringen und von da über die Grimsel ins Rhônetal. Ein Wagen brachte uns nach Viesch. Dort bestiegen wir das Eggischhorn und fuhren dann weiter nach Brieg und Visp. Teils mit der Bahn, teils zu Fuß gelangten wir nach Zermatt; kurz vor der Ankunft hatten wir zum ersten Male den überwältigenden Anblick des Matterhorns, der uns an den nächsten Tagen überall begleitete. Wir stiegen auf das Riffelhaus und von da auf den Gorner Grat, wo uns der klare, sonnige Tag mit einer unvergleichlichen Aussicht, namentlich auf den unmittelbar vor uns liegenden Monte Rosa, belohnte. Die nächsten Tage führten uns ins Saastal. Von dort wanderten wir mit Führer über den Monte Moro in das großartige Tal von Macugnaga und weiter in das Tosatal, um mit der Bahn nach Gravellona und mit dem Wagen nach Pallanza zu fahren. Da wir hier eine Woche zu bleiben gedachten, hatten wir Rieger, der irgendwo mit uns zusammenzutreffen wünschte, gebeten, hierher zu kommen, und fanden ihn schon vor, unser harrend. Wir genossen auf unseren kleinen Ausflügen die herrliche Umgebung mit vollen Zügen und waren entzückt von dem Reichtum des südlichen Pflanzenwuchses, der Mannigfaltigkeit und Großartigkeit der Landschaftsbilder und den prachtvollen Färbungen, die See, Gebirge und Himmel zu bieten pflegten. Nach Riegers Abreise tauchte allmählich der Wunsch in uns auf, hier irgendwo selbst ein Fleckchen Erde zu besitzen, um in häuslicher Behaglichkeit all diese Schönheit genießen zu können. Die Entfernung meines Heidelberger Hauses von der Klinik hatte mir den Gedanken nahegelegt, den Bau einer Dienstwohnung auf einem der Klinik gehörenden Gartengrundstücke zu beantragen, und das Ministerium schien geneigt, auf diesen Plan einzugehen. Ich sah aber voraus, daß dessen Verwirklichung mir einen großen Teil meiner Freiheit in den Ferien rauben werde. Mir war klar, daß ich allmählich meine Mußezeit immer mehr zur ungestörten wissenschaftlichen Arbeit werde benutzen müssen und daß ich zu diesem Zwecke fern von Heidelberg irgendwo einen Stützpunkt brauche, wo ich dem Tagesgetriebe möglichst entrückt sein werde. Daß ein solches Ferienheim im Süden liegen müsse, um für den ersten Frühling und den Spätherbst die nötige Behaglichkeit zu bieten, verstand sich von selbst. Ich hatte längst erkannt, daß meine Liebe der südlichen Landschaft und namentlich dem südlichen Pflanzenwuchs gehörte und daß daher für meine Zwecke der nächst erreichbare Punkt mit möglichst günstigem Klima in Frage komme. Derartige, vielfach erörterte Gedankengänge veranlaßten uns, die nähere Umgebung von Pallanza nach allen Richtungen hin unter dem Gesichtspunkte zu durchstreifen, ob sich nicht irgendwo ein für uns geeignetes Bauland auffinden lasse. Die Bedenken, die mit der Lage im fremden Lande verknüpft waren, wogen für uns deswegen nicht allzu schwer, als uns eine kriegerische Verwicklung zwischen Deutschland und Italien außer jeder Berechnung zu liegen schien. Überdies lag die Verwirklichung unseres Planes in ganz unbestimmter Ferne. Wir dachten lediglich daran, uns durch Ankauf eines Grundstückes die Möglichkeit dazu für eine günstigere Zukunft zu sichern. Bestärkt wurden wir in dieser Absicht durch die von uns eingezogenen Erkundigungen, nach denen die Grundstückspreise mäßig waren, so daß wir an einen Kauf auch auf die Gefahr hin denken konnten, daß unser Plan sich später nicht werde zur Ausführung bringen lassen.

Trotz vielen Herumsuchens wollte es uns aber doch nicht gelingen, eine Stelle zu finden, die unseren Wünschen entsprochen hätte. Wir hatten vor allem den Wunsch, uns unmittelbar am Ufer des Sees niederzulassen, und gerade da waren alle Bauplätze, die irgend einen Reiz hatten, besetzt. So beschlossen wir denn am Vorabend unserer Abreise, noch einmal den Handelsgärtner Rovelli zu befragen, dessen schönen großen Garten wir öfters besucht hatten. Herr Rovelli, der zu unserer Überraschung ziemlich gut deutsch sprach, ging sofort auf unsere Wünsche ein, bestätigte uns, daß in unmittelbarer Nähe von Pallanza Bauplätze nicht mehr zu haben seien und fuhr mit uns auf seinem kleinen Wägelchen durch Suna auf der Straße gegen Fondo Toce zu einem Bauernhause, dessen Besitzer nach seiner Angabe wahrscheinlich bereit sein werde, ein passendes Grundstück zu verkaufen. Nachdem wir zunächst das oberhalb der Straße am Berge gelegene Gelände besichtigt hatten, fiel mein Blick auf eine mit Weinstöcken bestandene Wiese unten am See, die mir für unsere Zwecke geeignet zu sein schien. Es zeigte sich, daß man von hier aus eine herrliche Aussicht auf das Vorgebirge von Pallanza und den dahinter in der Ferne aufsteigenden Sasso di Ferro genoß; weit im Südosten lagen im Dunst über der gewaltigen Wasserfläche die stufenweise zur Ebene sich senkenden Hänge der Berge bei Varese, an deren Abfall zum See das Kirchlein Katarina del Sasso herüberschimmerte. Vor uns schwamm auf dem blauen Spiegel das Wundereiland der Isola Madre mit dem Hintergrunde des hoch aufragenden Mottarone, zu dessen Füssen sich Stresa und Baveno schmiegten. Gegen Westen endlich, hinter den Hütten von Feriolo, erhoben sich die Berge von Gravellona, ihrerseits wieder überragt von den in ewigem Schnee erglänzenden Bergriesen, die das Saastal begrenzen. Das Gesamtbild dieser wunderbaren Landschaft wirkte so stark auf uns ein, daß wir sofort entschlossen waren, dieses Stück Land zu kaufen, das immerhin die Erbauung eines kleinen Hauses und die Anlage eines Gärtchens zu gestatten schien. Günstig war der Umstand, daß uns die Benützung einer gleich oberhalb entspringenden Quelle zugesichert wurde. Da auch der Preis von 3 000 Lire durchaus angemessen erschien, fuhren wir mit dem Bauern sofort zum Notar und waren nach einer halben Stunde glückliche Grundstückbesitzer. Allerdings kam uns dieser Kauf trotz der reichlich erwogenen, dafür sprechenden Gründe zunächst etwas abenteuerlich vor, so daß wir uns vornahmen, unsere Erwerbung völlig geheim zu halten, was wir auch mehr als 6 Jahre streng durchgeführt haben.

Die Verhältnisse in meiner Klinik hatten sich im Laufe der Jahre allmählich immer ungünstiger gestaltet. Der Grund war die unaufhaltsam anwachsende Überfüllung. Baden war in drei große Aufnahmebezirke für die beiden Irrenkliniken und die Heilanstalt Illenau geteilt. Während die Anstalt Emmendingen und Pforzheim nur durch Vermittlung der genannten drei Aufnahmeanstalten Kranke bekam, mußten diese letzteren unweigerlich für jeden anfallenden Kranken Platz schaffen. Da sich aber die Pflegeanstalten bis auf den letzten Platz füllten, stockten die Überführungen; wir konnten die Klinik nicht mehr rechtzeitig entleeren, waren aber dennoch gezwungen, immer neue Kranke zu versorgen, was natürlich zu den größten Unzulänglichkeiten führte. Nicht nur waren alle Betten ständig belegt, sondern es wurde in steigendem Maße nötig, Kranke auf Matratzen am Boden zu betten. Da man ruhige Kranke noch am leichtesten loswerden konnte, häuften sich namentlich die unruhigen Kranken in ganz unerträglichem Grade an, so daß von einer sachgemäßen Pflege gar keine Rede mehr sein konnte, vielmehr Kranke, Pflegepersonal und Ärzte in gleicher Weise unter der Unmöglichkeit litten, die dringend notwendige Ruhe und Ordnung zu schaffen. Dazu kam, daß sich mit der Zahl der Verpflegungstage, die nur mit 1,50 DM vergütet wurden, die wirtschaftliche Lage der Klinik fortschreitend verschlechterte. Während es mir in den ersten Jahren durch angemessene Beimischung besser zahlender Kranker möglich gewesen war, alljährlich große Überschüsse zu erzielen, die der Verbesserung unserer Einrichtungen und namentlich auch unseren wissenschaftlichen Bestrebungen zugute kamen, führte die geschilderte Entwicklung unaufhaltsam zu wachsenden Fehlbeträgen, die eine Erlangung besonderer Bewilligungen immer schwieriger machten.

Der Grund für diese ungünstige Gestaltung der Dinge lag einmal in der Einbeziehung der Unterrichtsanstalten in die Irrenfürsorge des Landes, an der hauptsächlich unter dem Einfluß der Anstalt Illenau mit größter Starrheit festgehalten wurde. Der Zwang, ohne gesicherte Entlastung wahllos alle zuströmenden Kranken aufnehmen zu müssen, wurde für diese kleinen Anstalten mit ihrer beschränkten Anpassungsfähigkeit geradezu verhängnisvoll. Auf der anderen Seite war es ihnen im Hinblicke auf die für die Landesanstalten bestehenden Bestimmungen untersagt, Personen aufzunehmen, die nicht durch ein bezirksärztliches Zeugnis für gemeingefährlich geisteskrank erklärt waren; ihnen wäre übrigens wegen der dauernden Überfüllung die Aufnahme anderer Kranker ohnedies nicht möglich gewesen. Unter diesen Umständen ging dem Unterrichte wie der wissenschaftlichen Forschung in den Kliniken eine große Zahl der gerade für den angehenden Arzt besonders wichtigen Krankheitsgruppen fast völlig verloren, einerseits die leichteren Vorstufen ausgeprägter Geistesstörungen, sodann aber vor allem die weiten Zwischengebiete zwischen geistiger Gesundheit und Krankheit, die Psychopathen, Schwachsinnigen, Hysterischen, Epileptiker, endlich die große Masse der die chronischen Hirn- und Nervenkrankheiten begleitenden seelischen Veränderungen, die nur ausnahmsweise zu auffallenderen Zwischenfällen Veranlassung geben. So selbstverständlich und einleuchtend die Forderung war, den Kliniken die Möglichkeit zur Aufnahme solcher Kranker zu geben, scheiterte sie doch in den alljährlich in Karlsruhe stattfindenden Direktorenkonferenzen immer wieder an dem Widerspruch der Landesanstalten, namentlich des Vertreters von Illenau, der mit einem Schein von Recht darauf hinweisen konnte, daß ja die Kliniken immer über Überfüllung klagten und dennoch die Aufnahmemöglichkeiten erheblich erweitern wollten. Man machte uns den Vorschlag und suchte ihn auch mit allen Möglichkeiten durchzusetzen, den Aufnahmebezirk der Klinik zugunsten Illenaus zu verkleinern, angeblich um uns dadurch Platz zu schaffen. Ich mußte alles aufbieten, um diesen Plan zum Scheitern zu bringen, da bei seiner Durchführung lediglich unser Krankenmaterial noch dürftiger geworden wäre als es schon war, während die Überfüllung, die ja mit der Unzulänglichkeit der Entlastung zusammenhing, ungemindert fortbestanden hätte. Mein Gegenvorschlag war der, die Aufnahmebezirke völlig abzuschaffen und uns die Freiheit zu geben, Kranke nach Belieben aufzunehmen oder abzuweisen. Ich hoffte, in diesem Falle durch sorgsame ärztliche Fürsorge der Klinik schon die nötige Anziehungskraft verschaffen zu können. Es dachte aber niemand daran, auf meinen Vorschlag einzugehen.

Die Hauptschwierigkeit der Lage war ohne Zweifel die Unzulänglichkeit der Anstaltsplätze für die Irrenfürsorge des Landes. Da sich das jährliche Anwachsen der versorgungsbedürftigen Kranken im Lande auf 90 Köpfe berechnen ließ, war es klar, daß für diese Zahl alljährlich neuer Platz geschaffen werden mußte. Um diese Verhältnisse zu erläutern, verfaßte ich im Jahre 1897 eine Denkschrift für das Kultusministerium, in der ich die Notwendigkeit auseinandersetzte, schleunigst den Neubau einer weiteren großen Landesirrenanstalt in das Auge zu fassen. Den gleichen Gedanken entwickelte ich in einem auf der Karlsruher Psychiaterversammlung im Herbst des Jahres gehaltenen Vortrag. Als die Frage in der Direktorenkonferenz zur Sprache kam, stieß ich zu meiner Überraschung auf den entschiedenen Widerspruch des Direktors von Illenau, dessen Stellungnahme mir erst verständlich wurde, als ich erfuhr, daß dem nächsten Landtage eine größere Forderung für Verbesserungen in der genannten Anstalt vorgelegt werden sollte, durch die aber leider keine ausgiebige Vermehrung der Anstaltsplätze erreicht werden konnte. Vergebens wandte ich mich an mir bekannte Abgeordnete, suchte auch in Zeitungsaufsätzen die Öffentlichkeit für die nach meiner Ansicht sehr dringliche Frage zu interessieren, der Anstaltsneubau wurde hinausgeschoben, und die Zustände in meiner Klinik wurden immer unerträglicher. Was mir übrig blieb, war lediglich die förmliche Erklärung an mein Ministerium, daß ich, nachdem alle meine Bemühungen um Besserung der Verhältnisse vergebens geblieben seien, nunmehr jede Verantwortung für die sich bei uns einstellenden Unzuträglichkeiten und Unglücksfälle ablehnen müsse. Ich war aber dabei entschlossen, den Kampf um die Loslösung der Klinik aus den Fesseln der Landesirrenfürsorge und damit aus den Beziehungen des Ministeriums des Innern mit allen Mitteln weiterzuführen, und hoffte, damit doch eines Tages noch Erfolg zu haben.

Das wissenschaftliche Leben in der Klinik hatte sich trotz aller äußeren Hindernisse sehr erfreulich entwickelt. Unsere Sammlung von Krankengeschichten, die durch regelmäßige katamnestische Erhebungen vervollständigt wurde, stellte schon ein stattliches wissenschaftliches Material dar, an dessen Verwertung wir allmählich gehen zu können hofften. Bei der Einseitigkeit des Beobachtungsstoffes, wie sie durch die Aufnahmebedingungen erzeugt wurde, standen dabei naturgemäß die beiden großen Gruppen der Dementia praecox und des manisch-depressiven Irreseins im Mittelpunkt unserer Untersuchungen. Daneben her liefen Bemühungen, den Sammelbegriff der Epilepsie in seine Bestandteile aufzulösen, die Beziehungen der hysterischen Störungen zu den verschiedensten Krankheitsbildern klarzulegen und namentlich auch in das Wesen der syphilitischen Hirnerkrankungen einzudringen, womöglich unter Mithilfe der pathologischen Anatomie.

Von meinen Mitarbeitern, mit denen ich dauernd in den freundschaftlichsten Beziehungen stand, hatte Aschaffenburg in glücklichster Weise die beiden Pläne ausgeführt, die mich seinerzeit in Leipzig beschäftigt hatten. Er hatte umfassende Untersuchungen über Assoziationen namentlich bei manischen Kranken angestellt, durch die der wichtige Satz bestätigt wurde, daß die Ideenflucht keineswegs mit einer Verkürzung der Assoziationszeiten einhergeht. Ferner hatte er die Vorlesung über Kriminalpsychologie von mir übernommen und weiter ausgebaut. Er faßte sie dann zusammen in seinem schönen und erfolgreichen Buche: Das Verbrechen und seine Bekämpfung, das in gereifter Form die mir bei meiner ersten Vorlesung vorschwebenden Gedanken zum Ausdruck brachte. Wertvolle klinische Mitarbeiter wurden mir neben Aschaffenburg eine Reihe jüngerer Fachgenossen, zuletzt namentlich Arndt, der eine ausgezeichnete geschichtliche Darstellung der Katatoniefrage lieferte, und Wilmanns, der sich mit zielbewußter Beharrlichkeit an die Untersuchung des Landstreichers machte und zu diesem Zwecke längere Zeit in dem bei Bruchsal gelegenen Arbeitshaus Kislau zubrachte.

Auch auf dem Gebiete der experimentellen Psychologie fehlte es mir neben dem auch hier eifrig tätigen Aschaffenburg nicht an wertvollen Mitarbeitern, die es mir ermöglichten, planmäßig die mich beschäftigenden Fragen zu verfolgen. Namentlich Weygandt führte mit großer Sorgfalt umfassende und entsagungsvolle Versuchsreihen über den Einfluß der Nahrungsentziehung und des Arbeitswechsels auf die geistigen Leistungen durch, aber auch eine lange Reihe anderer junger Fachgenossen lieferten wichtige Beiträge zu unserer allmählich fortschreitenden Arbeit. Neben den Deutschen, wie v. Voss, Lehmann, Kürz, Krauss, Cron, Reiss, Miesemer u. a., waren es besonders Ausländer, deren Hilfe ich mich hier bedienen mußte, so die Amerikaner Lindley und Hylan, der Italiener Finzi, der Engländer Rivers, der Russe Oseretskowsky, der Schwede Heumann, der Schweizer Hoch und namentlich der Norweger Ragnar Vogt, der auch bei Nissl erfolgreich arbeitete. Das wichtigste Ergebnis aller unserer Untersuchungen, von denen freilich auch so manche unvollendet blieben, war die Gewinnung eines tieferen Einblickes in das Zustandekommen der Arbeitskurve, die Zergliederung der Einflüsse, deren Zusammenwirken in jedem Augenblicke der Arbeit die Höhe der Leistung bestimmte. Sie fanden ihren vorläufigen Abschluß in dem von mir zu Wundts 70. Geburtstage unternommenen Versuch, eine gegebene Arbeitskurve auf Grund der vorliegenden Versuche in ihre Bestandteile zu zerlegen. Ich vermute, daß eine mathematische Behandlung dieser Frage bestechendere Ergebnisse geliefert haben würde, allein meine eigenen früheren Bemühungen, in die höhere Mathematik einzudringen, hatten mir gezeigt, daß eine sichere Handhabung der mathematischen Betrachtungsweise für mich schwerlich zu erreichen sein würde.

Eine nicht unwichtige Nutzanweisung der durch die Zerlegung der Arbeitskurve gelieferten Erkenntnis ließ sich auf dem Gebiete der traumatischen Neurose machen. Die hier angestellten Versuche zeigten, daß bei den Kranken im Ablaufe der Arbeitsvorgänge Störungen vorlagen, die jedenfalls nicht willkürlich nachgeahmt werden konnten. Bei dem ersten derartigen, von uns untersuchten Falle schien uns eine erhöhte Ermüdbarkeit vorzuliegen; später stellte sich jedoch heraus, daß es sich dabei fast immer um ein Versagen der Willensantriebe handelt. Weiterhin hoffte ich auch in der Frage der Überbürdung der Schüler mit Hilfe der von uns ausgearbeiteten Verfahren eine sichere Grundlage schaffen zu können. Im Jahre 1894 hatte ich in einem kleinen Vortrage über geistige Arbeit die Notwendigkeit genauer Untersuchungen über die Leistungsfähigkeit und die Erholungsfähigkeit der Schüler wie über die Ermüdungswirkungen des Unterrichts betont. Es war mein Bestreben, eine handliche Form für die Anstellung zuverlässiger derartiger Versuche zu finden. Den Stand der Frage stellte ich in einem Aufsatz über Ermüdungsmessungen dar, mit dem das unter Wundts Mitwirkung von seinen Schülern begründete Archiv für die gesamte Psychologie eröffnet wurde.

Auch die Untersuchungen über Giftwirkungen auf seelische Vorgänge wurden fortgeführt. Löwald beschäftigte sich mit den Wirkungen des Broms, Hänel mit denen des Trionals, während Hoch diejenigen der verschiedenen Teebestandteile untersuchte. Ferner wurden Beobachtungen über die Beeinflussung der Ergographenkurve durch Alkohol und Coffein von Oseretskowsky sowie von Glück durchgeführt; die Beeinflussung der Schriftzüge durch Alkohol wurde von Meyer festgestellt. Versuche über die

Tabakwirkung, die wiederholt begonnen wurden, kamen leider nicht ganz zum Abschluß; auch über die seelischen Wirkungen des Morphiums und des Kokains konnte ich wegen der Gefährlichkeit der Mittel nur vereinzelte Beobachtungen sammeln. Dagegen wurde die Nachwirkung einer einmaligen Alkoholgabe von Rüdin verfolgt, der sich auf klinischem Gebiet besonders mit den Gefängnispsychosen beschäftigte, und Kürz führte eine sehr wertvolle Versuchsreihe über die Dauerwirkung täglicher Alkoholgaben durch.

In Nissls leider sehr engem anatomischen Laboratorium wurde ebenfalls fleißig gearbeitet. Im Vordergrund des Interesses standen Nissls schöne Tierversuche mit subakuter maximaler Vergiftung, bei denen sich mit überraschender Deutlichkeit die ganz verschiedenartige Beeinflussung der Nervenzellen durch die einzelnen Gifte verfolgen ließ. Weiterhin aber machten namentlich auch die Bemühungen Fortschritte, Gesamtbilder der bei bestimmten Krankheitsvorgängen, vor allem bei der Paralyse, sich vollziehenden Gewebsveränderungen zu gewinnen. Besonders erfreuliche Aussichten eröffneten sich in dieser Richtung, als sich die Möglichkeit zeigte, Alzheimer zur Übersiedlung nach Heidelberg zu veranlassen. Schon längere Zeit vorher hatte ich zufällig gehört, daß dieser ausgezeichnete Forscher im Begriffe stehe, sich um die Leitung einer Anstalt zu bewerben. Ich ließ ihn durch einen gemeinsamen Freund damals dringend auffordern, auf keinen Fall einen solchen Schritt zu tun, sondern in die akademische Laufbahn einzutreten. Leider hatte dieser Rat zunächst keinen Erfolg. Erst als Alzheimers Bemühungen, Anstaltsdirektor zu werden, gescheitert waren, kam er zu mir, und es gelang mir nun, ihn zum Eintritt in unseren Kreis zu bewegen. Bevor indessen seine Habilitation in Heidelberg durchgeführt werden konnte, erfolgte meine Berufung nach München, wohin er dann mit mir übersiedelte.

Nachdem Aschaffenburg wegen seiner Neigungen zur gerichtlichen Psychiatrie Arzt an der Strafanstalt in Halle geworden war, lag mir daran, wieder einen Dozenten zu gewinnen, der Lust und Fähigkeit zur Beschäftigung mit klinischen Fragen hätte. Meine Erfahrungen hatten mir gezeigt, daß diese Richtung der Begabung ganz unverhältnismäßig selten ist. Ich wurde jedoch auf die von Gaupp in dem von ihm geleiteten Zentralblatte wiederholt vorgebrachten Klagen über die Vernachlässigung der psychiatrischen Forschung gegenüber den neurologischen Arbeiten aufmerksam und setzte mich mit ihm in Verbindung, um ihn an die Heidelberger Klinik zu ziehen. Die Verhandlungen führten zum Erfolge, und Gaupp konnte sich bei uns habilitieren. Da 1903 das 25jährige Bestehen unserer Klinik gefeiert werden sollte, plante ich für diesen Zeitpunkt die Durchführung einer großen klinischen Untersuchung über die Psychosen der höheren Lebensalter. Wir beabsichtigten, aus den uns zu Gebote stehenden Beobachtungen alle Fälle herauszunehmen, die jenseits des 45. Lebensjahres eingesetzt hatten, und den Versuch zu machen, sie möglichst restlos zu gruppieren. Ich hoffte, durch eine solche Untersuchung vor allem die Frage der Melancholie, der Spätkatatonie und der paranoiden Erkrankungen der Rückbildungsjahre klären zu können. Außerdem erwartete ich Aufschlüsse über einige kleinere Gruppen den höheren Altersstufen angehörender Psychosen, über deren Wesen und Stellung bis dahin noch Unsicherheit herrschte. Leider mußte der in seinen Einzelheiten schon vorbereitete Plan wegen meiner Berufung nach München schließlich aufgegeben werden.

Der Besuch unserer Klinik durch auswärtige Gäste aller Art war dauernd sehr lebhaft, da Heidelberg auf der großen Straße nach dem Süden lag. Einmal suchte uns auch Schweinfurth in unserem Haus auf und erfreute uns durch seine Plaudereien über die in unseren Gärten vorhandenen Pflanzen. Der Afrikaforscher Stahlmann weilte längere Zeit in Heidelberg, um sich von schwerer Malariaerkrankung zu erholen. Da er ein Schüler und Freund meines Bruders war, hatten wir öfters Gelegenheit, ihn bei uns zu sehen und mit ihm Ausflüge zu machen.

Im August 1902 feierte Wundt seinen 70. Geburtstag, und ich erhielt von der Medizinischen Fakultät den willkommenen Auftrag, ihm zu diesem Tage unsere Glückwünsche zu überbringen. Wundt befand sich in Taubach in Thüringen und wurde im geheimen Einverständnis mit seiner Frau dadurch überrascht, daß sich dort eine Reihe seiner Schüler zusammenfanden, um ihm in ganz einfacher, zwangloser Weise ihre Verehrung zu bezeugen. Der gemeinsam verlebte Nachmittag bot Gelegenheit, viele alte Erinnerungen aufzufrischen. Im nächsten Jahre sah ich Wundt in Heidelberg wieder, wo er sich ein Haus gekauft hatte, um seine Ferien regelmäßig dort in stiller Arbeit zu verleben. Leider mußte ich bald nachher Heidelberg verlassen, so daß ich mir die große Freude, mit Wundt zusammen zu sein, nur selten und vorübergehend verschaffen konnte.

Im Herbst 1902 mußte ich an die Bearbeitung der 7. Auflage meines Lehrbuches gehen. Zugleich reifte der schon lange mit meinem Bruder besprochene Plan einer Reise in die Tropen. Während für ihn dabei der Wunsch im Vordergrund stand, die Tier- und Pflanzenwelt äquatorialer Länder kennenzulernen, gedachte ich vor allem, der Lösung einiger mich lebhaft beschäftigender psychiatrischer Fragen nachzugehen. In erster Linie wünschte ich sichere Beobachtungen über das Vorkommen der Paralyse in tropischen Gegenden zu sammeln. Mir waren allerlei Angaben über die Seltenheit dieser Krankheit in Algier, in Bosnien und in außereuropäischen Ländern bekannt geworden, doch schienen sie mir insgesamt nicht zuverlässig genug, um eine so unerwartete Tatsache über allem Zweifel sicherzustellen. Ich beabsichtigte daher, mich durch eigene Untersuchung in fernem Lande selbst davon zu überzeugen, ob jene Beobachtung wirklich richtig sei. Noch wichtiger fast erschien mir die Notwendigkeit festzustellen, ob die Dementia praecox auch bei Völkern ganz anderen Stammes und unter ganz anderen Lebensbedingungen vorkomme. Da die wirklichen Ursachen der bei uns so weit verbreiteten Krankheit noch völlig ungeklärt waren, durfte man schon einen gewissen Fortschritt unserer Erkenntnis von der Untersuchung der Frage erwarten, ob unser Klima und die besonderen Lebensverhältnisse der Kulturvölker für die Entstehung des Leidens von entscheidender Bedeutung seien. In dritter Linie schwebte mir der Gedanke vor, daß die Eigenart eines Volkes auch in der Häufigkeit wie in der Gestaltung der einzelnen Formen des Irreseins überhaupt zum Ausdrucke kommen müsse, daß also eine vergleichende Psychiatrie wertvolle Einblicke in die Seele der Völker ermöglichen müsse und auch wohl umgekehrt so manches zum Verständnisse krankhafter Seelenvorgänge werde beitragen können.

Derartige Überlegungen waren es, die mich veranlaßten, die Frage zu prüfen, ob und wo es etwa möglich sein könne, die großen Schwierigkeiten zu überwinden, die naturgemäß der genaueren Untersuchung einer ausreichenden Zahl fremdstämmiger und fremdsprachiger Geisteskranker entgegenstehen. In dieser Zeit ging mir ein Jahresbericht der Irrenanstalt Buitenzorg in Java zu, der nicht nur deutsch verfaßt war, sondern aus dem ich auch ersah, daß dort völlig europäische Verhältnisse herrschten, die eine Verwirklichung meines Planes möglich erscheinen ließen. Ich entschloß mich daher, an den Leiter der Anstalt, Dr. Hoffmann, zu schreiben, ihm meine Wünsche vorzutragen und bei ihm anzufragen, ob er deren Erfüllung in seiner Anstalt für möglich halte und sie seinerseits zu unterstützen gewillt sei. Die Antwort, die ich erhielt, war sehr befriedigend, so daß ich eine Reise nach Java näher ins Auge fassen konnte. Besonders günstig war der Umstand, daß auch für meinen Bruder der Besuch von Buitenzorg mit seinem weltberühmten botanischen Garten ein sehr erwünschtes Ziel bot. So beschloß ich denn, mir für die Zeit nach der Vollendung der 4. Auflage meines Lehrbuches einen Urlaub in der Dauer von 4 Monaten zu sichern. Da meine Beziehungen zum Kultusministerium sehr gute waren, durfte ich die Gewährung meiner Bitte erwarten. An die Stelle des Ministers Nokk war inzwischen Herr von Dusch getreten, den ich noch aus seiner Stellung als Staatsanwalt in Heidelberg kannte und der unserer Universität mit großem Wohlwollen gegenüberstand. Volles Verständnis für meine Pläne konnte ich aber vor allem auch bei dem vortrefflichen damaligen Referenten, späteren Kultusminister Dr. Böhm voraussetzen, dessen verdienstvoller Tätigkeit ich nur mit größter Anerkennung und Dankbarkeit gedenken kann. In der Tat wurde mir die Bewilligung des gewünschten Urlaubes ohne weiteres zugesagt.

Im Sommer 1903 unternahm ich mit meinen beiden älteren Töchtern eine kleine Radreise, die uns nach Lindenfels, von da auf den Melibokus und zum Auerbacher Schloß an der Bergstraße führte.

Die Zustände in meiner Klinik waren inzwischen immer unerquicklicher geworden. Zwar hatte sich das wissenschaftliche Leben unter dem Einfluß meiner treuen Mitarbeiter in erfreulichster Weise gehoben, aber die unerträgliche Überfüllung wuchs weiter an, so daß an eine geordnete Fürsorge für die Kranken nicht mehr zu denken war. Alle meine Bemühungen, diese Verhältnisse zu bessern, scheiterten an dem starren Widerstande des Ministeriums des Innern, das maßgebend von der Anstaltsleitung Illenau beeinflußt wurde. Wie gering dort die Neigung war, auf die Wünsche der Klinik einzugehen, erhellt aus dem Umstande, daß in jenem Ministerium mit Hilfe der Anstaltsdirektoren eine Denkschrift für den Landtag über die künftige Gestaltung des Irrenwesens ausgearbeitet wurde, von deren Dasein der Referent des Kultusministeriums erst Kenntnis erhielt, als er sie in der Hand eines Abgeordneten erblickte. Und dabei wurde auch in dieser Denkschrift wieder nachdrücklich der von mir auf das entschiedenste bekämpfte Plan empfohlen, die Platznot in Heidelberg durch Verkleinerung des Aufnahmebezirks zu beheben, ohne daß dem hier zuständigen Kultusministerium die Möglichkeit gelassen worden wäre, dazu Stellung zu nehmen. Allerdings fiel zunächst in dieser Frage keine Entscheidung.

Es war für mich unter diesen Umständen eine starke Beunruhigung, als ich die Nachricht von dem unvorhergesehenen Tode Bumms erhielt, der nach Grasheys Rücktritt Professor in München geworden war und dort den Neubau einer Klinik auf dem Gelände des Krankenhauses l.I.[1] durchgesetzt

[1] Krankenhaus l. I. bzw. l. d. I.: Abkürzung für Krankenhaus links der Isar

hatte. Als ehemaliger Schüler Guddens durfte ich mit der Möglichkeit einer Berufung nach München rechnen. Sie wäre mir auch wegen der alten Erinnerungen und wegen meiner Vorliebe für die Stadt an sich eine Freude gewesen. Allein mein ganzes Herz hing an der Schönheit Heidelbergs und an dem stillen, gesammelten Gelehrtendasein, das mir die kleine Hochschule und die wundervolle Lage meines Besitztums bot. Auf der anderen Seite hatte ich mit größtem Nachdrucke die Verantwortung für die in meiner Klinik bestehenden Zustände zurückgewiesen und betont, das Schlimmste werde sein, daß man sich vielleicht gar allmählich an sie gewöhne statt sie unablässig zu bekämpfen. Ich mußte also fürchten, daß ich vor die Entscheidung gestellt werden könne, ob ich mich trotz meiner entschiedenen Ablehnung doch mit den von mir bekämpften Übelständen abfinden wolle oder ob ich meine Professur zugunsten der Münchener Stellung aufzugeben habe.

Eine Zeitlang schien es, als ob mir dieser Zwiespalt erspart werden sollte. Endlich, im Juni 1903, kam dann doch die Berufung. Ich war mir klar darüber, daß ich mich unter den obwaltenden Verhältnissen kaum der an mich herantretenden Aufgabe werde entziehen können. Es galt, in der zweitgrößten deutschen Universität der psychiatrischen Wissenschaft mit großen Mitteln ein neues Heim zu schaffen und dabei die alten Überlieferungen fortzusetzen. Das war gewiß eine lockende Arbeit, aber dennoch reiste ich mit schwerem Herzen nach München. Ich wußte, daß Jahre meines Lebens mit Bau, Einrichtung und Belebung der neuen Klinik dahingehen würden, aber auch weiter, daß für absehbare Zukunft die gehäufte Arbeitslast der neuen Stellung mir das ruhige, planmäßige Arbeiten an den mich vor allem bewegenden Fragen unmöglich machen würde. Was ich dafür eintauschen konnte, der größere Zuhörerkreis, das Ansehen der Stellung an einer großen Universität, die Möglichkeit, weit mehr Geld zu verdienen, reizte mich alles nicht, auch nicht die Annehmlichkeit des Lebens in einer Großstadt wie München, die ich ohnedies alljährlich viel ungestörter bei meinen Besuchen dort genossen hatte.

Bei meiner Ankunft in München suchte mich sofort der damalige Dekan der Medizinischen Fakultät, Winckel, auf und war bemüht, mich zur Annahme des Rufes zu bestimmen. Ich begab mich dann in das Ministerium des Innern, um den Kultusminister zu sprechen, und sah mich alsbald einem älteren Herrn gegenüber, der mir ziemlich verständnislos zuhörte, als ich ihm meine Wünsche vortrug, die namentlich auf die Einrichtung einer Dienstwohnung hinausliefen. Es stellte sich nunmehr heraus, daß ich mit dem wirklichen Minister des Innern, Herrn von Feilitsch, verhandelte, während ich zu dem Minister für Kirchen- und Schulangelegenheiten, Herrn von Wehner, hätte gehen sollen. Ich holte das schleunigst nach und erhielt die Zusage, daß die Möglichkeit der Einrichtung einer Dienstwohnung wohlwollend geprüft werden solle und daß man mir den Urlaub für die von mir geplante Tropenreise erteilen werde. Auch meiner Hauptbedingung stimmte man zu, daß die Klinik einerseits völlig freie Aufnahmen haben, andererseits unter keinen Umständen gezwungen werden solle, über die verfügbare Bettenzahl hinaus Kranke aufzunehmen. Über diese letzteren Fragen wurde ich beauftragt, eine kleine Denkschrift auszuarbeiten, die dann ausdrückliche Zustimmung fand. Am Nachmittage besichtigte ich mit dem damaligen Referenten, dem Bruder meines verstorbenen Fachgenossen Bumm, die im Rohbau fertige Klinik. Ich war geradezu verblüfft über die Großartigkeit der Anlage und mußte mir gestehen, daß hier die reichsten Entwicklungsmöglichkeiten für jede Art von wissenschaftlicher Arbeit gegeben seien. Immer eindringlicher trat es mir vor Augen, daß ich mich der hier vor mir liegenden Aufgabe im Interesse meiner Wissenschaft nicht versagen dürfe. Und doch sehnte ich mich mit ganzem Herzen nach meinem kleinen Wirkungskreis im Neckartal zurück und konnte nur mit Beklemmung daran denken, daß ich mein blütenumranktes Haus, die weiche, südliche Schönheit Heidelbergs und die ruhige, stetige Arbeit auf meinen Lieblingsgebieten aufgeben sollte, um dafür das Wohnen in einem Häusermeer, in einer rauhen Natur, in der Unrast einer alle Kräfte auf das äußerste anspannenden, durch Zwang auferlegten Tätigkeit aufgeben sollte. Lange schritt ich planlos durch die Straßen, um wenigstens die Möglichkeit einer Wohnung in grüner Abgeschiedenheit zu erforschen. Nahezu hoffnungslos schilderte ich meiner Frau auf einer Karte die Eindrücke des Tages, und als ich am Abend bei Winckel mit den Fakultätsmitgliedern zusammenkam, konnte ich ihre freundlichen Worte nur mit der Darlegung erwidern, daß ich einen schweren inneren Kampf kämpfe und mich zu einem Entschluß nicht aufzuraffen vermöge.

Bei der Rückkehr nach Heidelberg fühlte ich mich zunächst wie erlöst. Allein schon der Besuch meiner Klinik zeigte mir wieder, daß meines Bleibens nicht sein könne, wenn es nicht gelinge, den bestehenden Übelständen abzuhelfen. Meine Verhandlungen mit dem badischen Kultusministerium ergaben, daß hier wohl die Bereitwilligkeit bestand, auf meine so oft geäußerten Wünsche einzugehen, daß aber die Hindernisse im Ministerium des Innern sich in absehbarer Zeit nicht würden überwinden lassen. Man glaubte mir wohl für eine spätere Zeit gewisse Zusagen geben zu können, doch waren sie zu unbestimmt, als daß ich daraufhin das Recht gehabt hätte, von meinem Standpunkte abzuweichen. Auch eine Abordnung der Fakultät, die mich tatkräftig unterstützte, vermochte nicht mehr auszurichten. So blieb mir denn schließlich nichts übrig, als die Berufung nach München zum 1. Oktober 1903 anzunehmen. Ich tat es mit dem Gefühl, daß ich der Wissenschaft mein persönliches Glück zum Opfer bringe.

Lange Jahre hindurch konnte ich mich nach meinem endgültigen Scheiden nicht entschließen, Heidelberg und namentlich die Gegend meines Hauses wieder aufzusuchen, und wenn es später doch geschah, versäumte ich niemals, nach der Wanderung über die bewaldeten Höhen die unruhige Wachabteilung der Klinik aufzusuchen, um mir die unbedingte Notwendigkeit meiner Übersiedlung nach München wieder vor Augen zu führen. Erst als ich mir im fernen Süden ein neues Heim geschaffen hatte, begann die Gemütswunde allmählich zu vernarben.

Der Bau der Münchener Klinik hatte inzwischen geruht. Um ihn wieder in Gang bringen zu können, hielt ich es für nötig, einige der neueren Kliniken zu besichtigen und aus den dort gemachten Erfahrungen Anregungen für die weitere Einrichtung zu schöpfen. Ich besuchte zunächst die Gießener Klinik mit ihrem dem Riegerschen Vorbilde sich anschließenden wissenschaftlichen Zentralbau, fuhr dann nach Kiel, das mir wieder besonders gut gefiel, sah mir die namentlich in ihren unruhigen Abteilungen völlig verunglückte Klinik an und ging endlich auch nach Halle, da ich Hitzig als vortrefflichen Organisator schätzte. Sein Nachfolger Ziehen, mit dem ich in vielfachem, nicht immer erfreulichen wissenschaftlichen Kampfe gestanden hatte, gab mir Gelegenheit zu eingehender Besichtigung, und wir konnten über allerlei experimentell-psychologische Fragen plaudern, mit denen er sich damals gerade beschäftigte. Am Abend war ich mit Aschaffenburg zusammen, der sich schon damals in seiner Stellung nicht mehr wohl fühlte und sie dann später unter tatkräftiger Unterstützung durch Althoff mit einer Professur an der Akademie für praktische Medizin in Köln vertauschte.

Zum 1. Oktober siedelten wir nach München über, behielten aber vorläufig unser Haus in Heidelberg. Mit Beginn des Semesters hielt ich in dem Hörsaal der Medizinischen Klinik meinen Unterricht; die Kranken dazu entnahm ich der im Krankenhause l. I. eingerichteten Aufnahmeabteilung für Geisteskranke, die Hans Gudden leitete. Er vertrat mich dann während meiner großen Reise. Um ihm eine angemessene Stellung zu geben, hatte ich ihn für später zum Leiter der psychiatrischen Poliklinik vorgeschlagen. Außer der Klinik hielt ich noch eine einstündige Vorlesung über allgemeine Psychiatrie. Meine Hauptaufgabe war es jedoch, die nun wieder aufgenommenen Bauarbeiten an der Klinik zu beaufsichtigen. Die Ausführung des Baues war der Baufirma Heilmann und Littmann übertragen worden. Ich kam dadurch in vielfache, meist angenehme Berührung mit Professor Littmann, der sich große Mühe gab, meine nachträglichen Wünsche nach Möglichkeit zu erfüllen und auch bei anscheinend unüberwindlichen Schwierigkeiten immer noch zu deren Beseitigung „eine andere Lösung“ fand. Da der Bau in der Hauptsache fertig gestellt und der Grundplan überdies durch die gegebenen Raumverhältnisse festgelegt war, konnte in der Anordnung der Räume nichts wesentliches mehr geändert werden. Vor allem handelte es sich darum, in dem Bau die noch nicht vorgesehene Wohnung des Leiters unterzubringen. Allerdings bedurfte es zu dieser von Winckel angeregten Lösung der Frage noch eines Landtagsbeschlusses, aber wir mußten doch schon vorher feststellen, in welcher Weise der Einbau einer Dienstwohnung möglich sei. Als zweckmäßigster Plan ergab sich die Verwendung eines Teiles des männlichen Seitenflügels, in dem ohnedies schon die Dienstwohnung des Verwalters vorgesehen war. Da dieser Flügel um ein Stockwerk höher gebaut war als der entsprechende Flügel der Frauenseite, ließ sich hier ein Stück abschneiden. Es blieb so lange unausgebaut, bis der Landtag seine Genehmigung zur Einrichtung der Direktorwohnung erteilt hatte. Der dadurch entstehende Ausfall wurde zum guten Teil dadurch wieder ausgeglichen, daß ich weiterhin den größten Teil der geplanten Isolierzimmer aufzugeben beabsichtigte; sie wurden auf der Männerseite in Bäder und Spülküchen umgewandelt, während auf der Frauenseite späterhin ein kleinerer Krankensaal und ein ärztliches Untersuchungszimmer aus ihnen gemacht wurde.

Auf der Männerseite blieben nun noch zwei, auf der Frauenseite noch ein Einzelzimmer in unmittelbarem Zusammenhange mit den Krankensälen bestehen. Da mir die rücksichtslose Gewalttätigkeit der oberbayrischen Kranken von früher her noch in warnender Erinnerung stand, glaubte ich auf diese Räume nicht verzichten zu können, obgleich ich schon in Heidelberg seit Jahren die Isolierung nicht mehr angewendet hatte. Die beiden Zimmer auf der Männerseite fand ich schon als richtige Beobachtungszellen mit von außen bedienbaren Fenstern und ungemein festen Türen fertig bestellt; in einer der letzteren war ein Beobachtungsschieber angebracht. Um nach Möglichkeit allen Unfällen vorzubeugen, war ich bemüht, alle Vorrichtungen der Einwirkung der Kranken zu entziehen und sie zugleich so sicher anzubringen, daß sie auch der stärksten Zerstörungswut erheblichen Widerstand leisten konnten. Alle Hähne, die Gurte der Rolläden, die Hebel der Frischluftöffner ließ ich in verschließbare Wandkästen legen, ebenso natürlich die Telephone und die kleinen, für die Nacht bestimmten elektrischen Kocheinrichtungen; die Fenster wurden mit versteckten Schlössern versehen, um sie gegen unbefugtes Öffnen schützen zu können. Ich darf gleich bemerken, daß sich meine Furcht vor der Gewalttätigkeit und Zerstörungswut der Kranken, wie sie den Erfahrungen der alten Anstalt entsprang, als weit übertrieben herausgestellt hat, ein sicheres Zeichen dafür, daß jene unangenehmen Eigenschaften zum guten Teile auf die unzweckmäßige Behandlung jener Zeiten zurückgeführt werden dürfen.

Da ich entschlossen war, den Grundsatz unausgesetzter Überwachung aller Kranken bei Tage und bei Nacht mit möglichster Folgerichtigkeit durchzuführen, schritt ich dazu, in allen eigentlichen Wachsälen Aborte anzubringen, die nur durch leichte spanische Wände verdeckt wurden; die Wasserspülung wurde durch in die Wand eingebaute, von den Kranken selbst zu handhabende Schieber bewerkstelligt. Es ist nicht zu leugnen, daß durch diese Einrichtung empfindliche Kranke zunächst peinlich berührt werden und daß es namentlich auf der Männerseite sehr sorgfältiger Reinlichkeitspflege bedarf, um dauernd völlige Geruchlosigkeit zu erzielen. Dennoch sind die Vorteile unmittelbarer Zugänglichkeit der Abortanlage bei völliger Sicherheit gegen Selbstbeschädigungen und andere gefährliche Zufälle so außerordentlich große, daß ich die Anordnung nicht wieder aufgeben möchte. Gleiches gilt von der Anbringung der Wascheinrichtungen innerhalb der Wachsäle.

Da die Krankenräume der Klinik zumeist im zweiten und dritten Stockwerke liegen, so hatte ich mich auch mit der vielumstrittenen Frage der Fenstergitter abzufinden. Ich habe nicht gezögert, gefällige Korbgitter anbringen zu lassen, wie ich sie im Würzburger Juliusspital und später in der Heidelberger Klinik kennengelernt habe. Da sie den Kranken das Öffnen der Fenster und das Hinausschauen jederzeit erlauben und durch Blumenschmuck hübsch ausgestattet werden können, schien mir die unbedingte Sicherheit, die sie gegen Unglücksfälle gewähren, weit wichtiger als die allerdings hie und da geäußerten Klagen einzelner gereizter Kranker über die Vergitterung; in Wirklichkeit sind es ja auch weit mehr die verschlossenen Türen, die solchen Kranken anstößig sind, und auf sie können wir doch nicht verzichten. Mit der Anbringung von befremdend wirkenden Drehfenstern, nur um der Vergitterung zu entgehen, konnte ich mich nicht befreunden; ich verwendete sie lediglich auf den nach der Straße zu gelegenen Gängen, nicht in den Wohn- und Schlafräumen.

Ganz besonderen Wert legte ich nach meinen Erfahrungen in Heidelberg natürlich auf die Einrichtung zahlreicher und gut ausgestatteter Bäder. Wie sich später herausstellte, war deren Zahl auf der Männerseite reichlich bemessen, während sie sich bei den Frauen als ungenügend erwies; hier mußte nachträglich noch ein weiteres Bad mit zwei Wannen eingerichtet werden, das indessen noch immer den Bedarf kaum deckt. Große Schwierigkeiten bereitete die Herstellung der Wasserdichtigkeit. Trotz meiner eindringlichen Mahnung vorher ergab sich, daß immer wieder reichliches Wasser durch die Fugen in Boden und Wänden in die Mauern drang. Erst die Einschiebung einer dicken Asphaltschicht brachte Abhilfe. Weit verhängnisvoller wurde das Versagen der von mir geforderten, aber ganz ungenügend wirkenden Wärmeregelung des zufließenden Wassers. Erst nach schweren Unglücksfällen gelang es, in einer doppelt wirkenden elektrischen Regelungseinrichtung einen zuverlässigen Schutz gegen das Zufließen zu heißen Wassers bei unempfindlichen und verwirrten Kranken zu finden. Auch die Größe des Warmwasserverbrauches bei den Bädern war von den Technikern trotz meiner weitgehenden Forderungen erheblich unterschätzt worden, so daß nachträgliche Vergrößerungen der Warmwasservorrichtungen nötig wurden.

Neben diesen und tausend anderen Einzelheiten des Baues beschäftigte mich auf das stärkste die Fertigstellung meines Buches, die ja unter allen Umständen vor dem Antritt meiner Reise abgeschlossen werden mußte. Wir hatten den Plan gefaßt, um Weihnachten fortzureisen, zunächst einige Wochen in Ceylon und Südindien zu bleiben und dann über Singapore nach Java zu dampfen, dem ja die Hauptzeit unseres Tropenaufenthaltes gewidmet sein sollte. Kurz vor Weihnachten fuhr ich mit meiner Familie nach Heidelberg, wo ich meinen Bruder erwarten wollte. Unser Dampfer sollte am 23. Dezember von Genua abgehen; wir mußten deshalb Heidelberg am 21. nachts verlassen. Selbstverständlich feierten wir an diesem Abende noch gemeinsam das Weihnachtsfest, und nachher stellte ich rasch die letzten Kleinigkeiten für mein Buch fertig, die ich etwa eine Stunde vor Abgang des Zuges beendigen konnte. Nach Mitternacht nahm ich auf dem Bahnhofe von meiner Frau Abschied; in der Tasche trug ich noch einige Korrekturen, die ich in der Morgendämmerung während der Fahrt durch den winterlichen

Jura erledigte und dann von Zürich aus zurückschickte. Gegen Mittag waren wir in Mailand, fuhren dann über den Po, auf dem Ruderboote schaukelnd, und kamen gegen Abend in Genua an. Am nächsten Vormittag, bei sonnigem, aber windigem Wetter, gingen wir an Bord, um unter den Klängen des „Muß i denn" unsere Seereise anzutreten. Ende April kehrten wir zurück.

Was diese Reise, die ich in Briefen ausführlich geschildert habe, für mich bedeutete, ist schwer in Worte zu fassen. Zunächst war sie eine vollkommene Entspannung, eine Entlastung von dem Druck der Pflichten, der namentlich in der letzten Zeit oft kaum erträglich gewesen war. Das erste was ich empfand, als ich auf dem Deckstuhle ausgestreckt träumend über das leise schwankende blaue Meer blickte, war das Gefühl behaglichster Ruhe, das unendlich befriedigende Bewußtsein, gar nichts tun, gar nichts denken zu müssen. Dazu gesellte sich dann die frohe Gewißheit der ungehemmten Freiheit, der Erlösung von allen den tausend Banden, mit denen Beruf und Leben mein Wollen auf Schritt und Tritt geknebelt hatten. Ich fühlte mich frisch und unternehmungslustig wie ein Junge, der zum ersten Male zuversichtlich in die weite Welt hinauszieht. Endlich erfüllte mich die freudige Erwartung aller der Wunderdinge, die ich im Laufe der nächsten Monate mit eigenen Augen schauen sollte, das sichere Bewußtsein, daß mein Fuß beim Verlassen des Dampfers indischen Boden betreten werde.

Ich kann sagen, daß die Hoffnungen, die ich an diese Reise geknüpft hatte, mich nicht betrogen haben, sondern daß sie in ungeahntem Maße in Erfüllung gegangen sind. Niemals in meinem Leben hat es eine Zeit gegeben, in der ich mich so restlos glücklich gefühlt habe wie auf dieser Reise. Mein körperliches Befinden war dauernd ausgezeichnet; die Gewöhnung an das tropische Klima machte mir nicht im geringsten Beschwerden. Die unerschöpfliche Fülle neuer Eindrücke, die jeder Tag, ja jede Stunde bot, die völlige Loslösung aus der grauen Einförmigkeit des Alltagslebens versetzten mich in einen Freudenrausch, der mich immer wieder den Entschluß preisen ließ, die Schönheit dieser Welt auszukosten. Vor allem aber wurde meine Gesamtanschauung von der belebten Natur durch den Einblick, den ich in die Tropenwelt gewann, in der entscheidendsten Weise beeinflußt. Was mir bis dahin nur als unklare Ahnung vorgeschwebt hatte, die grundlegende Bedeutung des Willens in der Natur, gewann klarere Formen und feste Umrisse. Aus tausend Einzelerscheinungen trat immer wieder mit zwingender Gewalt für mich die Tatsache hervor, daß es in erster Linie die in jedem Lebewesen schlummernden triebhaften Willensregungen sind, die seine Lebensäußerungen nicht nur, sondern auch seine Fortentwicklung und letzten Endes seinen Bau bestimmen. Selbstverständlich konnte ich als Laie bei den sich mir darbietenden Beobachtungen nirgends in die Tiefe dringen. Allein der allgemeine Eindruck der in unendlicher Mannigfaltigkeit sich überall vollziehenden Anpassungen an die verschiedenartigsten Lebensbedingungen war doch für mich überwältigend. Ganz besonders stark wirkten in dieser Richtung auf mich die Korallenbänke vom Point de Galle, der Regenwald des Pangerango und die Mangrovelandschaft des Serangoon. Aber auch auf meinem eigenen Wissensgebiete hatte ich wichtige neue Erkenntnisse zu verzeichnen. Zunächst erwies sich, daß in der Tat die Paralyse trotz großer Häufigkeit der Syphilis bei den eingeborenen Kranken der Anstalt in Buitenzorg außerordentlich selten war; ich konnte unter mehreren hundert derartigen Kranken nicht einen einzigen Fall feststellen, erhielt aber später doch ein sicher paralytisch erkranktes Gehirn von dort. Sodann zeigte schon eine flüchtige Prüfung, daß die Hauptmasse der Kranken, in noch höherem Maße als bei uns, aus Fällen von Dementia praecox bestand, daß also Rasse, Klima und Lebensverhältnisse auf die Entstehung des Leidens jedenfalls keinen entscheidenden Einfluß ausüben. Endlich aber konnte ich noch eine ganze Reihe von Beobachtungen über die besondere Gestaltung der uns geläufigen Krankheitsbilder bei den javanischen Kranken machen, die mir für das Verständnis des Zusammenhanges zwischen Volksart und Geistesstörung von großer Bedeutung zu sein schienen. Erwähnen will ich hier nur das völlige Fehlen ausgeprägt melancholischer Krankheitszustände und jeglicher Selbstmordneigung bei den dortigen Eingeborenen, die Überwachungseinrichtungen, wie sie bei uns unerläßlich sind, überflüssig machten, ferner die ganz unbedeutende Rolle, die dort den Gehörstäuschungen bei der Dementia praecox zukommt, wahrscheinlich wegen des geringen Einflusses der Sprache auf das Denken. Auch Wahnbildungen, die ja wohl reicher entwickelte Gemütsbedürfnisse voraussetzen, waren merkwürdig dürftig. Ich gewann aus diesen und anderen Erfahrungen die Überzeugung, daß mein Versuch, eine vergleichende Psychiatrie anzubahnen, wohl auf gewisse Erfolge hoffen durfte, und nahm mir vor, ihn, sobald es mir möglich sein werde, weiter zu verfolgen.

Bald nach meiner Abreise aus Europa war Jolly in Berlin gestorben. Ich erhielt die Nachricht davon erst in Colombo und zugleich eine Aufforderung Althoffs, mich gutachtlich über die Frage einer Abtrennung der Neurologie von der psychiatrischen Professur in Berlin zu äußern. Da ich der Meinung war und noch heute bin, daß die zureichende Vertretung beider

Gebiete durch den gleichen klinischen Lehrer schon jetzt undurchführbar ist und regelmäßig zu einer Verkümmerung der psychiatrischen Forschung und Lehrtätigkeit führt, konnte ich in meinem Gutachten aus voller Überzeugung jene Abtrennung befürworten. Selbstverständlich kam mein Gutachten, das ich an einem schönen Morgen in Point de Galle verfaßte, viel zu spät nach Berlin. Die Entscheidung war bereits gefallen, und die selbständige Professur für Neurologie, die ich für nützlich hielt, kam nicht zustande.

Auf meiner Reise hatte ich in Amuradhapurra einige Blätter des heiligen Bodhibaumes gesammelt, der seinerzeit als Ableger des Baumes in Buddhagaya, unter dem Buddha die Erleuchtung fand, nach Ceylon gebracht worden war. Ich sandte eines dieser Blätter an Möbius, mit dem ich seit unserem Zusammentreffen in der Erbschen Poliklinik in freundschaftlichen Beziehungen geblieben war, da ich wußte, daß er buddhistischen Gedankengängen zugänglich war. Ich sah ihn später öfters bei Versammlungen und suchte ihn zuletzt nicht lange vor seinem Ende in Leipzig auf, als er an einem Sarkom des Oberkiefers erkrankt war, das man zu entfernen versucht hatte. Er machte damals, abgesehen von Behinderungen beim Sprechen und Essen, einen durchaus rüstigen Eindruck, lebte aber ganz zurückgezogen und schien sich mit seinem Schicksal abgefunden zu haben. Nach seinem Tode erhielt ich aus seinem Nachlaß ein Bild des von ihm hochverehrten Fechner und einen kleinen japanischen Dolch, mit dem er Bücher aufzuschneiden pflegte.

Bei meiner Rückkehr nach München stand ich vor der Aufgabe, die innere Einrichtung der inzwischen ihrer Vollendung sich nähernden Klinik in die Hand zu nehmen. Mit der Beschaffung von wissenschaftlichen Hilfsmitteln hielt ich zunächst zurück, um mich möglichst nicht mit Unnötigem oder Veraltetem zu belasten. Dagegen wurde es nötig, für Betten, Möbel aller Art, Leinenzeug, Küchen- und Tafelgeschirr, Eßbestecke, Bilder, Vorhänge, Teppiche, kurz alle die unzähligen Einzelheiten zu sorgen, die bei der Eröffnung des Betriebs zur Stelle sein mußten. Mir lag dafür ein von einem Ausstattungsgeschäft angefertigter Voranschlag vor, der sich aber als gänzlich unbrauchbar erwies. So sah ich mich denn genötigt, in mehrmonatiger angestrengter Arbeit, bei der ich von Alzheimer auf das gewissenhafteste und ausdauerndste unterstützt wurde, jeden einzelnen erforderlichen Gegenstand nach Art, Größe, Zahl, Beschaffenheit und Preis selbst auszusuchen. Da mir vielfach die Sachkenntnis fehlte, mußte ich mir die nötigen Kenner und Kennerinnen für die verschiedenen Gebiete zusammenbitten. Wir verfuhren dann so, daß ich mir nach und nach für jede Gruppe von Gegenständen von einer Reihe verschiedener Geschäfte Muster und Zeichnungen aller Art kommen ließ und daß wir dann gemeinsam für jedes Stück bestimmten, welches Muster im Hinblicke auf unsere Bedürfnisse und den Preis angeschafft werden solle und in welcher Menge. Da es sich um riesige Summen handelte, war es nicht immer leicht, die erreichbar beste Verteilung unserer Mittel herauszufinden.

Endlich war auch dieses schwierige Geschäft erledigt, so daß am 7. November 1904 in Gegenwart des Kultusministers und einer großen Zahl geladener Gäste die feierliche Einweihung der Klinik erfolgen konnte. Ich gab dabei einen Überblick über die fast ein halbes Jahrhundert zurückgehende Geschichte des klinischen Unterrichtes in München und über die vielfachen Pläne, die für die Erbauung einer Klinik gefaßt worden waren, glücklicherweise aber nicht zum Ziele geführt hatten; sie hätten alle der jetzigen einzig richtigen Lösung der Frage im Wege gestanden. Daran schloß sich eine kurze Beschreibung des Baues und ein Rundgang durch die zum Empfange der Kranken vollkommen fertigen Räume. Am Tage vorher hatte ich schon den Vertretern der Münchener Presse, die auf meine Einladung erschienen waren, alle Einzelheiten gezeigt und jede gewünschte Auskunft gegeben. Am Nachmittage wurde uns der Krankenbestand der damit aufgelösten Irrenabteilung des Krankenhauses l. I.[1] zugeführt, und von da ab setzte sofort ein sehr lebhafter Betrieb ein, der sich rasch auf nahezu 2000 Aufnahmen im Jahre steigerte.

Die Schwierigkeiten, ein derartiges Getriebe vom ersten Tag seines Bestehens an in den richtigen Gang zu setzen, waren nicht gering, aber sie wurden ohne ernstere Unzuträglichkeiten überwunden. Im großen und ganzen erwiesen sich die für den Krankendienst getroffenen Einrichtungen als brauchbar und zweckmäßig, während allerdings die wirtschaftstechnischen Anlagen erst allmählich auf die Höhe unserer Bedürfnisse gebracht werden mußten. Besondere Aufmerksamkeit erforderte es naturgemäß, das sehr zahlreiche Personal der Klinik von Anfang an zu richtigem Zusammenarbeiten zu bringen. Da jede Überlieferung fehlte, mußte zunächst überall eingegriffen und überwacht werden, um folgenschwere Fehler und Versäumnisse zu verhüten.

Die Zahl der besoldeten Hilfsärzte war auf 4 bestimmt. Dazu kamen jedoch noch ein vom Kriegsministerium zur Dienstleistung bei uns befohlener

---

[1] Krankenhaus l. I. bzw. l. d. I.: Abkürzung für Krankenhaus links der Isar

Militärarzt, ferner 3 im Hause und 2 außerhalb wohnende Volontärärzte, deren Stellungen allerdings nicht regelmäßig besetzt waren. Außerdem stand dem Leiter als Stellvertreter ein Oberarzt, zunächst Dr. Gaupp, zur Seite, und Dr. Gudden hatte die mit der Klinik verbundene Poliklinik zu leiten. Aus Heidelberg hatte ich außer Gaupp und Alzheimer, der die Einrichtung und Führung der sehr großartig angelegten anatomischen Arbeitsräume übernahm, nur einen einzigen Arzt, Dr. Nitsche, mit nach München gebracht, von dem ich hoffte, daß er vor allem das einträchtige und zielbewußte Zusammenarbeiten der übrigen, aus den verschiedensten Betrieben kommenden Ärzte vermitteln sollte. Leider erkrankte er gleich im Anfange lange Zeit hindurch, so daß ich auf seine Hilfe zunächst verzichten mußte. Infolge von mancherlei ungünstigen Einflüssen und namentlich auch wegen der großen Zahl der jungen Ärzte wurde es mir ungemein schwer, allmählich den von mir erstrebten arbeitsfreudigen und wissenschaftlichen Geist in den Betrieb zu bringen. Auch die treue Hilfe der Kollegen Gaupp und Alzheimer vermochte diese Hindernisse lange Zeit hindurch nicht zu überwinden. Das enge persönliche Verhältnis, das uns in den kleinen Ausmaßen der Heidelberger Klinik zu gemeinsamer Tätigkeit verbunden hatte, wollte sich trotz aller meiner darauf gerichteten Bemühungen nicht herstellen lassen. Dieser Mangel an innerem Zusammenhang erschwerte mir meine Tätigkeit um so mehr, als ich durch den viel ausgedehnteren Krankendienst, den zeitraubenderen Unterricht, das Prüfungsgeschäft und allerlei sonstige Nebenämter weit mehr angespannt war als in Heidelberg.

Alzheimer war ohne Besoldung in den Dienst der Klinik getreten, da ich für ihn keine Stellung hatte und er über seine Zeit frei verfügen wollte. Um seine Verbindung mit der Klinik herzustellen, schuf ich die Klasse der wissenschaftlichen Assistenten; sie sollte Forscher umfassen, die ohne Entgelt die Hilfsmittel der Klinik für ihre Arbeiten in Anspruch nahmen. Außer Alzheimer standen in diesem Verhältnisse zur Klinik längere Zeit Rüdin und Plaut, später Isserlin. Ohne die uneigennützige Hilfe dieser Herren wäre es gänzlich unmöglich gewesen, das wissenschaftliche Leben der Klinik auch nur einigermaßen in die Höhe zu bringen. So aber gelang es, für eine Reihe von Hilfswissenschaften besonders hervorragende Sachverständige zu gewinnen und damit eine Arbeitsteilung zu erreichen, die nach den verschiedensten Richtungen hin eine wesentliche Vertiefung der Forschung bedeutete. Wichtig war dafür auch besonders die Einrichtung eines chemischen Laboratoriums, das in den ersten Jahren unter der Leitung meines hochbegabten Heidelberger Schülers Rohde stand, späterhin von den Herren Lotmar und Allers geführt wurde. Um wissenschaftliche Arbeiter auf die Dauer an die Klinik zu fesseln, gab es natürlich kein anderes Mittel für mich, als ihnen den Zugang zur akademischen Laufbahn zu ermöglichen. Die Zahl der Dozenten und Extraordinarien für Psychiatrie stieg daher zeitweise auf 6–7. Bei der Verschiedenheit der von ihnen vertretenen Fächer und der großen Zahl der Studierenden und lernbegierigen Fachgenossen war es dennoch jedem von ihnen möglich, eine befriedigende Lehrtätigkeit zu entfalten.

Um das wissenschaftliche Interesse der Ärzte zu beleben, richtete ich, da der engere persönliche Verkehr nicht mehr durchführbar war, wissenschaftliche Abende ein, an denen Berichte über wichtige Veröffentlichungen, späterhin aber fast ausschließlich Mitteilungen über eigene Arbeiten mit Vorweisungen gegeben wurden. Dazu wurden auch die Fachgenossen aus den bei München gelegenen öffentlichen und privaten Anstalten eingeladen. Leider entsprach der Besuch dieser Abende, zum Teil wegen der Verkehrsschwierigkeiten, nicht immer den Erwartungen und der aufgewandten Mühe; immerhin wurde erreicht, daß wir über die auf den verschiedensten Teilgebieten geförderten Arbeiten gemeinsam unterrichtet wurden, allerlei Neues sahen und uns darüber aussprechen konnten. Ein weiteres Mittel, die wissenschaftliche Tätigkeit zu begünstigen, war der von mir eingeführte „wissenschaftliche Urlaub". Da es bei voller Besetzung der Ärztestellen möglich war, diesen oder jenen unter den Assistenten jeweils für einige Monate völlig dienstfrei zu machen, gewährte ich solchen Urlaub unter der Bedingung, daß er lediglich zu wissenschaftlicher Arbeit benutzt werden sollte. Ich kann nicht verschweigen, daß von dieser Freiheit zwar öfters, aber nicht immer der richtige Gebrauch gemacht wurde.

Die Eigenart unseres Krankenmaterials brachte es mit sich, daß sich die jungen Ärzte wegen des raschen Wechsels nur eine unvollkommene Vorstellung von dem Verlauf der beobachteten Störungen bilden konnten und namentlich die Endzustände des Irreseins, wie sie in Massen die Irrenanstalten bevölkern, kaum zu Gesicht bekamen. Ich verabredete daher mit Vocke, dem Leiter der Anstalt Eglfing, der mir darin sehr freundlich entgegenkam, einen gelegentlichen Austausch von Ärzten für je ein halbes Jahr. Ich wollte so den klinischen Assistenten Gelegenheit geben, die Kranken und das Leben in einer Irrenanstalt kennenzulernen und andererseits jüngere Anstaltsärzte mit den besonderen Aufgaben der Klinik bekannt machen. Auch auf diesem Wege hoffte ich, der zum Schaden beider Teile leider bestehenden Entfremdung zwischen Kliniken und Anstalten entgegenzuwirken. Ich glaube auch, daß dieser Weg immer wieder betreten werden sollte. Die Schwierigkeit liegt nur darin, jeweils geeignete Persönlichkeiten für diesen Austausch zu finden.

Als ich mit dem Bayrischen Kultusministerium über meine Berufung verhandelte, wurde mir mitgeteilt, daß die Pflege der Kranken in der Klinik unbedingt dem Orden der barmherzigen Schwestern übergeben werde. Da ich mich noch genau an Guddens hartnäckigen Widerstand gegen eine derartige Regelung in der Kreisirrenanstalt erinnerte, sah ich dem Wirken der Schwestern nicht ohne eine gewisse Besorgnis entgegen, die nur durch Riegers unbedingtes Lob ihrer Tätigkeit gemildert wurde. Selbstverständlich war ich bemüht, gegen die von mir befürchteten Übergriffe auf religiösem Gebiete möglichste Sicherheit zu schaffen, andererseits aber auch den Schwestern im Hause diejenige Stellung zu verschaffen, die ihrem entsagungsvollen Berufe gebührte. Der Erfolg war in jeder Hinsicht erfreulich. Da der Orden von vornherein die gesamte Bewirtschaftung übernahm und sie in jeder Beziehung musterhaft durchführte, war der bei weitem schwierigste und unerquicklichste Teil der Verwaltungssorgen für mich ein für alle Male erledigt. Was aber weit wichtiger war, ich erhielt ohne weiteres eine Schar unbedingt zuverlässiger, erfahrener und aufopferungsfähiger Pflegerinnen, wie sie auf keinem anderen Wege erreichbar gewesen wäre. Gewiß fanden sich auch unter den Schwestern einzelne ungeeignete, verständnislose Persönlichkeiten, aber im ganzen standen doch ihre Leistungen auf einer so hohen Stufe, daß nur ganz ausnahmsweise ein Wort des Tadels oder gar die Auswechselung einer Schwester nötig war. Ich konnte daher auch bald dazu übergehen, einen erheblichen Teil der Pfleger durch Schwestern zu ersetzen und diesen ganz vorzugsweise den eigentlichen Krankendienst auf der Männerseite zu übertragen. Dadurch wurde der Geist dieser Abteilungen in der günstigsten Weise beeinflußt.

Die Gestaltung des Krankendienstes war für mich insofern eine große Überraschung, als die befürchteten Schwierigkeiten von Seiten der Kranken fast vollständig ausblieben. Unter dem Einfluß der Bettbehandlung, der Beruhigungsbäder, der Arzneimittel, der stetigen Überwachung und der sorgsamen Pflege erwiesen sich die Kranken durchweg weit lenksamer und ruhiger, als ich es in der ständig überfüllten Heidelberger Klinik gewohnt war, von den Verhältnissen in der alten Kreisirrenanstalt ganz zu schweigen. Zum ersten Male in meiner Erfahrung konnte ich wirklich von einer vollkommen krankenhausmäßigen Behandlung reden; wer durch unsere Säle schritt, hätte ohne genauere Beobachtung zumeist wirklich nicht erkennen können, daß er sich in einer Anstalt für Geisteskranke befinde. Nur die wenigen Kranken in den Dauerbädern hätten es ihm natürlich zeigen können. Auf der Männerseite beschränkte sich deren Zahl fast immer auf 3–4, aber es kam auch oft genug vor, daß gar kein Bad besetzt war und dennoch trotz des stetigen gewaltigen Zuflusses von Kranken überall Ruhe herrschte. Bei den Frauen dagegen erwies sich, wie schon erwähnt, die ursprüngliche Anlage eines Dauerbades mit 4 Wannen als zu klein. Hier mußte noch ein weiteres Bad mit 2 Wannen hinzugefügt werden, das häufig genug ebenfalls besetzt war. Ja es kam gelegentlich vor, daß einzelne Kranke noch außerdem in einem anderen Bade untergebracht werden mußten, um in den Sälen die erstrebte Ruhe aufrecht zu erhalten. Jedenfalls gelang es mit den vorhandenen Einrichtungen und einem allerdings sehr reichlichen, gut geschulten Pflegepersonal, ohne Unzuträglichkeiten dauernd die Isolierung zu vermeiden. Nur in den ersten Wochen hatte einmal ein junger Arzt, der meine Anschauungen in dieser Frage nicht kannte, einen aufgeregten Kranken nachts einige Stunden eingesperrt; seitdem ist aber niemals wieder ein Fall vorgekommen, in dem wir eine Isolierung überhaupt hätten in Erwägung ziehen mögen; ich konnte daher die vorgesehenen Einzelzimmer ganz in gewöhnliche Schlafräume umwandeln. In enger Beziehung zu dieser Tatsache steht die Erfahrung, daß im allgemeinen die Neigung der Kranken zu Gewalttätigkeiten nicht groß war. Namentlich die Männer zeigten sich verhältnismäßig wenig angriffslustig; ich selbst wurde in den vielen Jahren nur ein einziges Mal von einem gerade eingelieferten Kranken wirklich bedroht. Die Frauen waren allerdings wesentlich erregter, und hier kam es auch nicht so selten zu gegenseitigen Mißhandlungen und Angriffen auf die Pflegerinnen, aber auch hier blieben die gefährlichen Gewalttätigkeiten immerhin seltene Ausnahmen.

Diese im ganzen sehr erfreuliche Entwicklung machte es mir leicht, eine Maßregel durchzuführen, die ich für wichtig hielt, um den Vorurteilen gegen die Klinik entgegenzuarbeiten und ihr das Vertrauen der Bevölkerung zu gewinnen, die weitherzige Zulassung von Besuchen zu den Kranken. Es ist gewiß unbestreitbar, daß manche Kranke durch Besuche aufgeregt werden, namentlich bei unvernünftigem Verhalten der Angehörigen. Auf der anderen Seite ist es aber auch vielfach eine unnütze Härte, die Kranken wochen- oder gar monatelang von ihren Angehörigen abzuschneiden, wie man es früher vielfach für nötig hielt, ja es gibt Kranke genug, bei denen es geradezu wichtig ist, die Beziehungen zu den Ihrigen nach Möglichkeit aufrecht zu erhalten und zu festigen. Weiterhin aber ist es vor allem die geheimnisvolle Absperrung der Kranken, die das Mißtrauen ihrer Angehörigen weckt und nährt, namentlich dann, wenn jene später aus der Zeit ihres Leidens allerlei Dinge erzählen, deren Krankhaftigkeit nicht mehr ohne weiteres einleuchtet. Wir können nicht daran zweifeln, daß die aufregendsten Vorkommnisse in unseren Anstalten nicht im entferntesten so schlimm sind wie die Vorstellungen, die sich die Masse der Laien von dem Leben in der Irrenanstalt auf Grund der Klagen entlassener Kranker macht. Das beste, ja wohl einzige Mittel, solchen Vorurteilen entgegenzuwirken, ist weitgehende Öffnung der Anstalten für Besucher. Ich habe daher, genau wie es in den anderen hiesigen Krankenhäusern üblich ist, an 3 Nachmittagen der Woche Besuche der Angehörigen unserer Kranken fast ohne Einschränkung in jede Abteilung der Klinik zugelassen, nur in ganz besonderen Ausnahmefällen wurde zeitweise der Rat erteilt, die Besuche aufzuschieben. Selbst in die Bäder habe ich, soweit es die Rücksicht auf die Mitkranken erlaubte, gelegentlich Besuche zugelassen. Mir war es darum zu tun, daß die Angehörigen dauernd ein möglichst getreues Bild von dem Zustande ihrer Kranken und von den dagegen angewendeten Behandlungsmitteln erhielten. Die Unzuträglichkeiten, die sich aus diesem Verfahren ergaben, waren verhältnismäßig gering. Es gab wohl einmal heftiges Fortdrängen oder eine stürmische Auseinandersetzung, die dann rasche Beendigung des Besuches nötig machten. Einige Male brachten auch die Besucher ihren Kranken ganz harmlos gefährliche Werkzeuge, Messer oder Scheren, mit, ein Umstand, der natürlich eine sorgfältige Überwachung erfordert. Von solchen vereinzelten Vorkommnissen abgesehen, konnte ich mit dem Erfolg der Maßregel sehr zufrieden sein. Ungezählte Male haben mich Angehörige gerade wegen der engeren Verbindung flehentlich gebeten, ihre Kranken trotz der weit höheren Kosten in der Klinik zu behalten, und die Leichtigkeit, mit der sich allgemein die Verbringung von Kranken in die Klinik zu vollziehen pflegt, ist sicherlich zum Teil ebenfalls auf den Umstand zurückzuführen, daß wir eine Absperrung der Kranken von ihren Angehörigen grundsätzlich vermeiden.

Auch dem brieflichen Verkehr der Kranken mit den Ihrigen gewährten wir möglichst weitgehende Freiheit. Nur die Briefe an Fremde und Behörden müssen uns geöffnet übergeben werden, damit wir entscheiden können, ob nicht aus der Absendung für den Kranken oder andere Unzuträglichkeiten erwachsen.

Nicht unwichtig für das Verhältnis der Ärzte zu den Kranken bei uns scheint mir auch der Umstand, daß die Entscheidung über die Frage der Entlassung in zweifelhaften Fällen nicht in unsere, sondern in die Hände der Polizei gelegt ist. Mir schien diese Regelung zweckmäßig, weil dabei in erster Linie polizeiliche Gesichtspunkte in Betracht kommen und weil die polizeiliche Begutachtung der Kranken durch die sie täglich behandelnden Ärzte sehr geeignet ist, sie zu beunruhigen und mißtrauisch zu machen. Aufgrund dieser Erwägungen beschränkten wir uns darauf, in solchen Fällen, die wir für bedenklich hielten, den Polizeiarzt vor der Entlassung zu benachrichtigen, der dann nach eigenem Ermessen, unter Berücksichtigung unserer Beobachtungen und etwa noch angestellter polizeilicher Erhebungen, entscheidet. Diese Einrichtung hat sich zweifellos gut bewährt.

Besonderes Gewicht legte ich auf eine zweckmäßige Lösung der Schlüsselfrage. Als ich in die Leipziger Klinik vor deren Eröffnung einzog, fand ich dort ein Brett mit mehreren hundert Schlüsseln vor, die von den einzelnen Handwerkern für die verschiedenen Türen des Hauses geliefert worden waren; wollte man durch eine Abteilung gehen, so mußte man ein kleines Körbchen mit den dazu erforderlichen Schlüsseln mitnehmen. Auch sonst waren mir die rasselnden, an das Gefängnis erinnernden Schlüsselbunde mancher Anstalten unliebsam in Erinnerung. Namentlich mißfielen mir die vielfach gebräuchlichen Drei- und Vierkante, nicht nur, weil die entsprechenden Verschlüsse aufdringlich die Besonderheit des Hauses betonen, sondern auch deswegen, weil sie in ihrer massiven Ausführung von den Kranken auffallend häufig als Werkzeuge für Mißhandlungen bezichtigt werden. Ich war daher bemüht, durch eine verwickelte Verknüpfung von Schlössern, Schließblechen und Schlüsseln zu erreichen, daß jeder Bedienstete des Hauses nur mit einem einzigen zierlichen Schlüssel ausgerüstet ist, der ihm gerade dort überall Zutritt verschafft, wo er dienstlich beschäftigt ist.

Die Art der unserer Klinik zuströmenden Kranken wurde in erster Linie durch das völlige Fehlen sogenannter Aufnahmebedingungen bestimmt, wie ich es aufgrund meiner Dresdener Erfahrungen bei meiner Berufung erbeten hatte. Wer irgendwo geistiger Störung verdächtig erschien oder polizeilich aufgegriffen wurde, konnte ohne weiteres zu uns gebracht werden; er wurde, wenn der aufnehmende Arzt nicht sofort die völlige geistige Gesundheit feststellen konnte, aufgenommen und bis zur Klärung der Sachlage zurückgehalten. Ich kann nur nachdrücklich betonen, daß dieses formlose Verfahren, das sicher zahllose Unglücksfälle verhütet hat, seit der Eröffnung der Klinik niemals zu ernsteren Unzuträglichkeiten führte. Nicht die Verbringung in eine psychiatrische Klinik ist es, die bei den Kranken Mißtrauen und Erbitterung erzeugt, sondern nur die längere Zurückhaltung ohne die Aussicht auf Entscheidung durch eine für unparteiisch angesehene Behörde. Da doch regelmäßig irgendein Anlaß zur Einlieferung vorliegt, pflegen sich die Kranken mit der Tatsache abzufinden, sobald sie sehen, daß man bemüht ist, die Frage so rasch wie möglich zu klären. Sie sind dem Arzte dankbar, wenn er binnen kurzem zu dem Schluß kommt, daß ein Grund zu weiterer Festhaltung nicht vorliegt, und kehren oft genug aus freien Stücken in die Klinik zurück, wenn sie glauben, eine neue Verbringung dahin befürchten zu müssen. So kam es, daß in der Klinik vor allem eine große Zahl von Psychopathen aller Art Aufnahme fanden, die bei irgend einer Gelegenheit durch Aufregungszustände, Selbstmordversuche, Ausschreitungen, bedenkliche Handlungen auffällig geworden waren und in der Regel nach wenigen Tagen wieder entlassen werden konnten. Ähnliches gilt von hysterischen und epileptischen Kranken, die uns im Anschluß an Anfälle oder Dämmerzustände gebracht wurden, sowie von dem Heer der Trinker, die wegen Lärmmachens, sinnloser Gewalttätigkeit oder völliger Hilflosigkeit fast tagtäglich der Klinik zuströmten. Diese Gruppe wurde es vor allem, durch die sich der Krankenzufluß von demjenigen in Heidelberg unterschied. Dazu kamen noch im Laufe der Zeit zahlreiche Untersuchungs-, Polizei- und Strafgefangene, namentlich aber auch Fürsorgezöglinge, die auf irgend eine Weise den Verdacht der Geistesstörung erweckt hatten. Endlich war es mir späterhin möglich, eine kleine Kinderabteilung einzurichten, die für mich außerordentlich wertvoll wurde, da sie mich in den Stand setzte, allmählich einen besseren Einblick in Wesen und Entstehungsgeschichte der angeborenen oder früh erworbenen Schwächezustände zu gewinnen.

Die Erfahrungen, die ich auf Grund des ungemein reichhaltigen, mir ganz neue Gebiete eröffnenden Krankenmaterials machen konnte, bedeuteten für mich eine außerordentliche Erweiterung meines wissenschaftlichen Gesichtskreises und machten es mir möglich, mich mit einer Reihe von Fragen näher zu beschäftigen, die mir früher fern gelegen hatten. Ganz besonders galt das von der Hysterie und von dem formenreichen Gebiete der Psychopathie. Weiterhin aber wendete sich mein Interesse der Erforschung der Hirnsyphilis zu, deren Aufdeckung uns durch die Lumbalpunktion wesentlich erleichtert worden war. Bahnbrechend wirkte hier natürlich die Entdekkung der Wassermannschen Reaktion. Plaut war von mir auf seine Bitte Ende 1906 zu längerer Arbeit bei Wassermann beurlaubt worden und brachte von dort das neue Verfahren mit, das uns rasch unentbehrlich wurde. Wir richteten 1907 ein serologisches Laboratorium ein, an dem mit immer wachsendem Erfolge und in größtem Maßstabe gearbeitet wurde. Dadurch erhielten wir für unsere klinischen Beobachtungen auf dem Gebiete der Hirnlues erst die sichere Grundlage. Zugleich aber gewannen wir eine unschätzbare Bereicherung unseres Forschungsrüstzeuges bei denjenigen Formen des Irreseins, die für mich allmählich mehr und mehr in den Vordergrund traten, der angeborenen und früh erworbenen Schwachsinnsformen. Wir konnten Schritt für Schritt die wichtige Rolle klarlegen, die der Erbsyphilis für die Entstehung von Kinderlähmungen, Schwachsinn, Infantilismus, sittlicher Minderwertigkeit und Psychopathie zukommt. Je mehr diese, allerdings von ihrem Abschluß noch weit entfernte Arbeit fortschritt, desto zuversichtlicher wurde meine Hoffnung, daß es gelingen könne, auch auf dem bis dahin zu trostlosen Gebiet der seelischen Verkümmerungen mehr und mehr zu einem ursächlichen Verständnisse der einzelnen Formen zu gelangen und damit vielleicht auch die Wege zu ihrer Verhütung aufzufinden.

Um den uns massenhaft zufließenden Beobachtungsstoff einigermaßen verwerten zu können, wäre klinische Arbeit in größtem Stile nötig gewesen. Leider fehlten mir dazu die Kräfte. Ich selbst war durch die Tagesarbeiten so sehr in Anspruch genommen, daß ich an eigene wissenschaftliche Tätigkeit wenigstens während des Semesters gar nicht denken konnte. Meine Mitarbeiter hatten mit Ausnahme von Gaupp, der schon 1906 nach Tübingen berufen wurde, sämtlich andere als klinische Aufgaben, und unter den jüngeren Herren fand sich nur ganz vereinzelt jemand, der Lust, Befähigung und Ausdauer zur Lösung weiter aussehender klinischer Fragen gehabt hätte. Dennoch versuchte ich, wenigstens nach Möglichkeit die Vorbedingungen für klinische Arbeit zu schaffen. Vor allem trug ich Sorge, daß regelmäßig von jedem Krankheitsfall eine Zählkarte in doppelter Ausfertigung angelegt wurde, die alle wesentlichen Züge des klinischen Bildes enthielt. Die eine Reihe dieser Zählkarten wurde nach Jahrgängen fortlaufend gebunden, während die andere für die wissenschaftliche Arbeit bestimmt und nach Diagnosen geordnet war; etwa eintretende Verluste konnten so durch Vergleich mit den gebundenen Karten jederzeit festgestellt und ersetzt werden. Sodann suchte ich, wie es in Heidelberg mit so großem Erfolg geschehen war, mich über die weiteren Schicksale der beobachteten Kranken fortlaufend zu unterrichten. Indessen erkannte ich bald, daß diese Arbeit bei dem lawinenartigen Anwachsen der Fälle weit über unsere Kräfte ging und mußte mich daher darauf beschränken, die katamnestischen Erhebungen jeweils nur für einzelne besonders wichtige Gruppen durchführen zu lassen. Der Unzulänglichkeit dieser Beschränkung war ich mir vollkommen bewußt, sah aber keine Möglichkeit, der entgegenstehenden Schwierigkeiten Herr zu werden. Immerhin brachte ich es dahin, daß eine lange Reihe wichtiger klinischer Arbeiten in Angriff genommen wurden. Allein nur einige wenige derselben kamen wirklich zum Abschluß. In der Regel erlahmten die Herren dann, wenn es nach Erledigung der mühevollen Vorarbeiten zur eigentlichen klinischen Durchforschung oder gar zur Darstellung der gewonnenen Ergebnisse kommen sollte. Sehr viel Zeit und Arbeit ist so verloren gegangen. Um wenigstens eine vorläufige Verwertung unserer Beobachtungen zu erreichen, begann ich mit der Herausgabe von wissenschaftlichen Jahresberichten, in denen die einzelnen Gruppen klinisch besprochen wurden. Da die Ärzte meist durch Abteilungsdienst oder eigene Arbeiten sehr in Anspruch genommen waren und die Abfassung der Jahresberichte kaum als lohnend empfunden wurde, vollzog sich deren Fertigstellung unter manchen Schwierigkeiten und Verzögerungen, bis der Ausbruch des Krieges sie vorläufig ganz unterbrach.

Angenehm empfand ich es in den ersten Jahren, daß von einer forensischen Tätigkeit kaum die Rede war. Ich wurde zwar hie und da als Sachverständiger vor Gericht geladen, aber es kamen keine Untersuchungsgefangenen in die Klinik, weil die Gerichte dagegen Bedenken hatten. Später änderte sich das allerdings vollständig, so daß wir unter der großen Zahl der gerichtlichen Fälle geradezu litten. Um auch den jüngeren Ärzten die Möglichkeit zur Abfassung von Gutachten zu geben, pflegte ich 1–2mal in der Woche mit ihnen die vorhandenen Fälle zu besprechen und dann die von ihnen ausgearbeiteten Gutachten mit ihnen durchzugehen. Erst während des Krieges, als wir fast ausschließlich weibliche Ärzte hatten, mußte ich die gesamte, sehr umfangreiche gerichtliche Tätigkeit dem Oberarzte überlassen und mich auf die Überwachung der zahlreichen Unfallgutachten beschränken.

Ungefähr der letzte Fall, in dem ich noch persönlich vor Gericht tätig war, betraf einen Mann, der offenbar unschuldig wegen Totschlags zu 5 Jahren Zuchthaus verurteilt worden war. Weil er leidenschaftlich und mit allen Mitteln die Wiederaufnahme des Verfahrens betrieb, geriet er in den Verdacht, ein Querulant zu sein. Der Gefängnisarzt, der persönlich die Überzeugung von seiner Unschuld gewonnen hatte, schickte ihn deswegen zu uns, damit entschieden werden solle, ob es sich um einen Geisteskranken handle oder nicht. Dr. Knauer, der den Fall bei uns zu bearbeiten hatte, kam ebenfalls zu der Ansicht, daß der Mann zu Unrecht verurteilt worden sei, und auch ich konnte mich dieser Meinung nicht verschließen. Ich beschloß daher, die Wiederaufnahme des Verfahrens anzuregen, zumal mir eine auf Drängen des Verurteilten am Ort der Tat vorgenommene Besichtigung, zu der ich merkwürdigerweise mit eingeladen worden war, meine Vermutung zur Gewißheit gemacht hatte. Geradezu erschüttert aber wurde ich durch die Erfahrung, die ich nunmehr machen mußte, daß es nahezu eine Unmöglichkeit war, die Aufhebung des Fehlurteils zu erreichen. Wäre ich nicht mit äußerstem Nachdruck für den Verurteilten eingetreten und hätte ich nicht außerdem enge persönliche Beziehungen zu den höchsten Justizbehörden des Landes besessen, so würde es sicher nie gelungen sein, eine neue Verhandlung durchzusetzen. Auch so dauerte es volle 5/4 Jahre, bis die Freisprechung erfolgte, und selbst da konnte sich das zuständige Gericht noch nicht dazu entschließen, dem unschuldig Verurteilten eine Entschädigung für 2 Jahre Zuchthausaufenthalt zuzubilligen. Die ungeheure Gefahr falscher Schwurgerichtsurteile, die nur durch das ungemein erschwerte Wiederaufnahmeverfahren beseitigt werden können, trat mir hier grell vor Augen. Dem im Zuchthaus Eingeschlossenen selbst wird es, wie die Dinge liegen, so gut wie niemals möglich sein, seine Unschuld nachzuweisen. Es war mir daher völlig verständlich, als ich in einer größeren Zusammenstellung ähnlicher Fälle von Sello las, daß die Unschuld eines schwurgerichtlich Verurteilten erfahrungsgemäß nur dann ans Licht komme, wenn eine gänzlich unbeteiligte Person sich zufällig mit größter Zähigkeit seiner Sache annehme. Einen Beleg dafür bot ferner der Fall der Stiftdame Häusler, die auf die Aussage eines hysterischen Dienstmädchens wegen versuchten Giftmordes zu 5 Jahren Zuchthaus verurteilt worden war. Auch hier waren Unbeteiligte durch ihre Erfahrungen mit dem Mädchen zu der Überzeugung gekommen, daß ihre Bezichtigung falsch gewesen war. Da sie zur Zeit der Wiederaufnahmeverhandlung schon gestorben war, konnte ich mein Gutachten nur nach den Akten abgeben; sie enthielten jedoch soviel Beobachtungsstoff, daß die Sachlage völlig geklärt erschien.

Was ich in Heidelberg mit schmerzlichem Bedauern vorausgesehen hatte, daß ich meiner eigentlichen Lieblingsbeschäftigung, der psychologischen Arbeit, in München werde entsagen müssen, hat sich leider nur zu sehr bewahrheitet. Allerdings konnte ich in der Klinik eine Reihe von Arbeitsräumen einrichten und suchte auch in den ersten Jahren nach Möglichkeit, die in Heidelberg eingeleiteten Untersuchungen fortzuführen. Allein es stellte sich mehr und mehr heraus, daß die Belastung durch Krankendienst und Unterricht, durch Sitzungen und Prüfungen es mir immer schwerer machten, mich in die nachdenklichen Fragen der experimentellen Psychologie zu versenken. Alle Anläufe, der entgegenstehenden Schwierigkeiten Herr zu werden, schlugen fehl, und ich mußte mich mit der Hoffnung trösten, vielleicht am Ende meiner Laufbahn, wenn die Bürde des Amtes von mir genommen sein werde, zu meiner alten Neigung zurückkehren zu können.

Einen erheblichen Teil meiner Arbeitskraft nahm der Unterricht in Anspruch. Ich hielt die psychiatrische Klinik, wie es früher wegen der Entfernung der Kreisirrenanstalt gewesen war, an zweimal zwei Nachmittagsstunden ab. Dabei zeigte sich, daß diese Zeiteinteilung eine weit bessere Klarlegung der Krankheitsbilder ermöglichte, als die einstündigen Vorlesungen; ich behielt daher die Doppelstunde bei, als ich die Klinik später auf die Mittagszeit von 11–1 Uhr verlegte. Es war so möglich, jedesmal etwa 5–6 Kranke hintereinander vorzuführen. Mein Plan blieb der, in einem Semester dem ohne Vorkenntnisse in die Klinik eintretenden Studierenden durch die lebendige Anschauung alles für den Arzt wesentliche psychiatrische Wissen beizubringen, so daß für den aufmerksamen Hörer höchstens noch eine gewisse Abrundung seiner Kenntnisse durch Einblick in ein kurzes praktisches Lehrbuch nötig sein sollte. Mit dem überreichen Beobachtungsstoff, der mir zu Gebote stand, konnte ich meist dieses Ziel ganz planmäßig erreichen. Ich begann regelmäßig mit der am leichtesten verständlichen Krankheit, der Melancholie, entwickelte dann durch Vorführung manischer Kranker den Begriff des manisch-depressiven Irreseins und ging zu den ähnlichen, aber wesensverschiedenen Zustandsbildern der Dementia praecox und weiterhin der Paralyse über, um dann die ursächlich durchsichtigen Formen des Alkoholismus und des Morphinismus anzuschließen. Unter stetem Vergleiche mit der Paralyse wurden ferner die arteriosklerotischen, senilen und syphilitischen Hirnerkrankungen besprochen. Die Epilepsie in ihren verschiedenen Formen leitete über zur Hysterie, während den Beschluß die mannigfaltigen Bilder der Psychopathie, die Oligophrenien und Infantilismen bildeten. Natürlich konnte dieser Lehrgang nicht immer in strenger Folge eingehalten werden, sondern es mußten mit Rücksicht auf die gerade vorliegenden Krankheitsfälle allerlei Verschiebungen eintreten. Ich bemühte mich jedoch, jeder Stunde dadurch eine gewisse Abrundung zu geben, daß die einzelnen Fälle in irgend eine innere Beziehung zueinander gebracht wurden und dieselbe Frage von verschiedenen Seiten her beleuchteten. Das geschah wenigstens soweit, als nicht dringend zu erledigende Fälle zunächst eingeschoben werden mußten. Diese planmäßige Anordnung des Stoffes erforderte eine volle Beherrschung des jeweils vorhandenen Krankenmaterials und weiterhin auch eine sorgfältige Vorbereitung. Ich führte daher ständig eine Liste der für den Unterricht geeigneten Fälle, wählte vorher die meinem Lehrgange am besten entsprechenden Kranken aus und fertigte selbst die Zählkarten an, um einen guten Überblick über alle Einzelheiten zu gewinnen. Die Durcharbeitung der Krankengeschichten nahm daher meist kaum weniger Zeit in Anspruch als der Unterricht selbst.

Der Besuch der Klinik war, da die Psychiatrie inzwischen Prüfungsgegenstand geworden war, natürlich sehr gut; ich konnte regelmäßig über 200 Hörer zählen. Dagegen schien es mir, daß der Lerneifer der Studierenden durchschnittlich geringer war als in Heidelberg, wo meine Vorlesungen nicht unter dem Drucke des Prüfungszwanges standen. Obgleich ich keinerlei Vorkenntnisse bei den Hörern voraussetzte und durchaus keine Neigung hatte, ihre kleinen Unzulänglichkeiten zu betonen, schienen sie sich doch nur schwer zur tätigen Mitarbeit bei der Untersuchung der Kranken zu entschließen. Was mir ferner immer wieder auffiel, war die verbreitete Unfähigkeit zu einfacher Naturbeobachtung; es bestand die ausgesprochene Neigung, das Geschehene nicht zu beschreiben, sondern sogleich zu deuten, natürlich meist in verkehrtem Sinne. Erstaunlich war auch das völlige Fehlen der psychologischen Grundbegriffe. Welche seelischen Leistungen dem Gebiete des Verstandes, des Gemütes oder des Wollens angehörten, wußte von vornherein kaum einer zu sagen. Alle diese Voraussetzungen klinischen Verständnisses mußten daher in den Vorlesungen erst allmählich entwickelt werden.

Da es so manche wichtige Vorgänge gibt, die nur ausnahmsweise einmal in der Klinik gezeigt werden können, suchte ich von vorn herein das Hilfsmittel der Kinematographie für den Unterricht nutzbar zu machen. Zu diesem Zwecke richtete ich nach Anweisung des Herrn Messter auf einem Gange einen durch Vorhänge absperrbaren Raum ein, der durch 9 starke Bogenlampen genügend beleuchtet werden konnte, um jederzeit kinematographische Aufnahmen zu gestatten. Im Laufe der Jahre gelang es so, eine große Zahl brauchbarer Aufnahmen von epileptischen, hysterischen, paralytischen Anfällen, manischen und katatonischen Erregungszuständen, Manieren, Stereotypien, Idiotenbewegungen, Deliranten, Gehstörungen aller Art zu erhalten, die eine wertvolle Ergänzung des lebendigen Anschauungsstoffes bildeten. Auch eine größere Sammlung von einfachen Diapositiven kam zustande, die vor allem die mikroskopischen Veränderungen bei den wichtigsten Hirnrindenerkrankungen, aber auch alle möglichen anderen selteneren und kennzeichnenden Krankheitserscheinungen zeigten, Schädelverbildungen, Entartungszeichen, Infantilismen, Mongolen, Kretinen, katatonische Stellungen und vieles andere, was ein glücklicher Zufall gerade in unsere Hände brachte.

Außer den klinischen Stunden hielt ich zunächst noch in einer Doppelstunde ein forensisches Praktikum für Mediziner und Juristen ab, das ich ähnlich zu gestalten suchte wie in Heidelberg. Ich stieß hier auf die merkwürdige Schwierigkeit, daß es mir durchaus an verwertbaren Fällen mangelte, da die Gerichte nicht geneigt waren, uns Untersuchungsgefangene zur Begutachtung zuzuschicken. Ich habe später einmal gehört, daß man fürchtete, ich werde mit der Zuerkennung strafausschließender Geistesstörung zu freigebig sein, kann mich aber für die Wahrheit dieser Angabe nicht verbürgen. Jedenfalls verkümmerte der Unterricht, für den auch bei den zahlreichen jüngeren und älteren Juristen Münchens keine Stimmung vorhanden zu sein schien, auch eine Rücksprache mit dem damaligen, übrigens sehr entgegenkommenden Justizminister änderte zunächst nicht viel, so daß ich die Auflassung des Unterrichts ins Auge faßte und selbst auf ihn verzichtete. Allmählich änderte sich indessen doch die Sachlage, so daß die forensische Klinik nicht nur dauernd abgehalten werden konnte, sondern schließlich auch über ein glänzendes Unterrichtsmaterial verfügte.

Ich selbst hatte mir allerdings inzwischen ein anderes, mir mehr zusagendes Feld der Betätigung ausgesucht. Da sich dauernd eine größere Anzahl von Fachgenossen, meist aus aller Herren Länder, in München aufhielt, begann ich, für diese Hörer eine „Klinik für Vorgerückte“ abzuhalten. Ich ging darauf aus, hier seltene und schwierige, namentlich auch ungeklärte Fälle zu besprechen und auf alle dabei auftauchenden klinischen Fragen hinzuweisen. Wir bewegten uns dabei gewissermaßen am Rande unserer Wissenschaft, auf Gebieten, die nur unvollkommen erschlossen waren und Ausgangspunkte für neue Forschungen lieferten. Durch häufige Fragen an die gesamte Hörerschaft suchte ich dabei deren möglichst eifrige Mitarbeit an der Klärung des vorliegenden Falles anzuregen. Der Erfolg überstieg insofern weit meine Erwartungen, als sich meist 60–80 Zuhörer einstellten. Ich mußte allerdings dabei die Erfahrung machen, daß viele der Herren glaubten, so eine bessere Vorbereitung für die ärztliche Prüfung zu gewinnen, ja daß manche ohne weiteres von vorn herein die Klinik für Anfänger und für Vorgerückte besuchten. Ich suchte mich dagegen zu schützen, indem ich in der ersten Stunde nachdrücklich erklärte, daß man hier für die Prüfung gar nichts lernen könne, sondern daß es sich um rein wissenschaftliche, ganz außerhalb des Prüfungswissens liegende Erörterungen handele. Erst mit dem Ausbruche des Krieges mußte ich diese Art des Unterrichts aufgeben, weil seine Abhaltung nebensächlich erschien und diejenigen fehlten, denen er etwa hätte nützen können.

Außer den Krankenvorführungen, die mich immer bei weitem am meisten anzogen, hielt ich auch eine Anzahl von Vorlesungen, die ich möglichst durch Vorweisungen aller Art zu beleben bestrebt war. Ich begann im ersten Jahre mit einer einstündigen Vorlesung für allgemeine Psychiatrie, sprach dann auch einmal über die Alkoholfrage, freilich mit geringem Erfolge, und beschränkte mich später auf eine ebenfalls einstündige Vorlesung über klinische Experimentalpsychologie. Es war das ein letzter Versuch, doch noch die Verbindung mit der Psychologie aufrecht zu erhalten, auf den ich schließlich wegen Mangel an Zeit noch zugunsten von Isserlin verzichten mußte; eine gewisse Rolle spielte dabei wohl auch meine Abneigung gegen theoretische Vorlesungen überhaupt.

Selbstverständlich traten vielfach Anforderungen an uns heran, die über den Rahmen der Hochschule hinausgingen. Ich selbst hielt einmal einige Stunden für höhere Justizbeamte, ein anderes Mal für Lehrer; weit häufiger wurden zu solchen Vorträgen meine verschiedenen Mitarbeiter herangezogen. Viel Freude machten uns die nach Dannemanns Vorgang auf meine Anregung von dem sehr rührigen Polizeipräsidenten, Herrn von der Heydte, eingeführten Belehrungsstunden für Schutzleute, deren erste Reihe ich abhielt. Es kam darauf an, den Schutzleuten Münchens eine richtige Vorstellung von der polizeilichen Bedeutung der Geisteskranken und weiterhin die Anleitung für die zweckmässigste Lösung der durch sie hervorgerufenen Schwierigkeiten zu geben. Ich erläuterte ihnen daher zunächst an einer möglichst großen Zahl verschiedenartiger Beispiele die Begriffe der Gemeingefährlichkeit, Selbstgefährlichkeit und Hilflosigkeit. Sodann wurden ihnen allerlei Formen von Geistesstörungen vorgeführt, um sie auf die Mannigfaltigkeit der Erscheinungen aufmerksam zu machen, Erregte, Melancholische, Paralytiker, Trinker, Epileptiker, Schizophrene, Schwachsinnige, Psychopathen, Hysterische. Endlich wurde ihnen gezeigt, wie man mit solchen Kranken umgehen muß, um die ihnen und ihrer Umgebung drohenden Gefahren möglichst zu verhüten. Da dieser Kursus so oft wiederholt wurde, bis alle Schutzleute daran teilgenommen hatten, dürfte er für die allgemeine Schulung der Sicherheitsmannschaften nicht ohne Erfolg gewesen sein.

Das größte Vortragsunternehmen, das wir ins Leben riefen, waren jedoch die eine Reihe von Jahren hindurch abgehaltenen Fortbildungskurse für Fachgenossen. Sie gingen hervor aus dem Bedürfnis, allen denen, die den Wunsch hatten, sich in unserer Wissenschaft zu vervollkommnen, die Möglichkeit zu einem Überblicke über den neuesten Stand unseres Wissen auf den verschiedenen Teilgebieten in dem knappen Zeitraum von 3 Wochen zu geben. Außer den im Mittelpunkte stehenden klinischen Vorführungen, die ich selber veranstaltete, gab Alzheimer einen Überblick über die pathologische Anatomie der Psychosen, während Brodmann, den wir aus Tübingen kommen ließen, über die topographische Histologie der Hirnrinde berichtete. Über Lokalisationsfragen sprachen abwechselnd Liepmann aus Berlin und v. Monakow aus Zürich, über Vererbungs- und Entartungslehre Rüdin, über Serologie Plaut, über Stoffwechseluntersuchungen Allers, während ich selbst einen kurzen Abriß der klinischen Experimentalpsychologie lieferte. Endlich wurde noch Kattwinkel gebeten, neurologische Fragen zu erörtern, soweit sie für den Irrenarzt von Wichtigkeit sind. Es war nicht ganz leicht, in die kurze, zur Verfügung stehende Zeit alle diese Vorlesungen zusammenzudrängen, die den eifrigen Hörer zwangen, täglich 6–7 Stunden schwierigen Darlegungen zu folgen; freilich war auch vorausgesetzt, daß der einzelne eine Auswahl aus dem ihm gebotenen Lernstoffe treffen werde. Die Sonntage wurden dann noch durch Besichtigung der nahe gelegenen öffentlichen und privaten Anstalten ausgefüllt. Zum Schluß fuhr ich mit allen Teilnehmern nach Bandorfs altem Wirkungskreis Gabersee oder nach Salzburg zu dem vortrefflichen Kollegen Schweighofer, um noch Gelegenheit zu zwanglosem Verkehr und zum Genießen unserer schönen Natur zu geben. Der Besuch dieser Kurse war sehr befriedigend und betrug etwa 40–50 Teilnehmer, wobei allerdings Ausländer zu überwiegen pflegten.

Namentlich in den ersten Jahren meines Münchener Aufenthaltes wurde ich auch vielfach aufgefordert, öffentliche Vorträge zu halten. Meine Neigung dazu war sehr gering. Ich sprach einmal für einen wohltätigen Zweck über Schlaf und Traum, ferner mehrfach in Berlin, so in einem staatswissenschaftlichen Kurs über die Psychologie der Arbeit und für Juristen über das manisch-depressive Irresein, sodann in München im Anschluß an Vorträge von Liszt und Birkmeyer über das Verbrechen als soziale Krankheit, auf dem Juristentage in Innsbruck über die strafrechtliche Behandlung der Minderwertigen. Auch die Alkoholfrage gab mir Anlaß zu einigen Vorträgen in Berlin und München, so zu einer zusammenfassenden Darstellung des Alkoholismus in München im ärztlichen Verein. Einige Semester hindurch hielt ich auch für die Münchener Ärzte in einer Wochenstunde psychiatrische Besprechungen, überzeugte mich aber sehr bald, daß die über das rein schulmäßige hinausgehenden Fragen unserer Wissenschaft aus begreiflichen Gründen für die Mehrzahl der Hörer kaum auf Verständnis und Interesse rechnen konnten. Bei den Jahresversammlungen des Vereins Bayrischer Irrenärzte, die abwechselnd in München oder in einer anderen bayrischen Stadt abgehalten wurden, pflegte ich mich regelmäßig mit Vorführungen oder Vorträgen zu beteiligen. Auch in der aus Juristen und Medizinern zusammengesetzten forensisch-psychiatrischen Vereinigung, deren meist sehr anregende Sitzungen in meiner Klinik stattfanden, führte ich geeignete Fälle vor. Dagegen überließ ich in anderen Versammlungen, die ich besuchte, das Wort gerne den Jüngeren. Einige Male konnte ich die alten Freunde in Baden-Baden wieder aufsuchen, deren Reihen sich freilich allmählich lichteten.

Eine mir neue Aufgabe, die mich sehr bald mit tiefstem Unmut erfüllte, war die Abhaltung von Prüfungen. Immer wieder mußte ich mich in der ärztlichen Staatsprüfung davon überzeugen, daß die Mehrzahl der Opfer gar kein Bedürfnis nach Klarheit der Vorstellungen zeigte. Recht schlimm aber war auch der weitgehende Mangel an neurologischen Kenntnissen, die doch die Anknüpfung für den Unterricht in der Psychiatrie bilden sollten. Geradezu trostlos aber gestalteten sich zunächst die Erfahrungen bei der Doktorprüfung, bei der nach den Bestimmungen der Prüfungsordnung namentlich wissenschaftliche Gesichtspunkte zur Besprechung kommen sollten. Eine gewisse Besserung trat ein, als ich die dritte Auflage der schon in Heidelberg von mir verfaßten „Einführung in die psychiatrische Klinik" herausgab, in der ich den in Form von Vorlesungen angeordneten Krankengeschichten auch einen kurzen Überblick über die Grundzüge der klinischen Psychiatrie beigab.

Das schrecklichste Geschäft waren für mich jedoch die alljährlich einmal stattfindenden Bezirksarztprüfungen. Hier sollten sich Ärzte, die schon längere Zeit in der Praxis gestanden hatten, über ihre psychiatrischen Kenntnisse ausweisen, nachdem sie allerdings meist zuvor noch ein Semester an der Hochschule zugebracht hatten. Sie hatten zunächst einen Krankheitsfall schriftlich zu bearbeiten. Eines Tages stürzte einer dieser Unglücklichen bleich und erregt in meine Sprechstunde, um mir zerknirscht das Geständnis abzulegen, daß er bei seiner Arbeit am Tage vorher die Diagnose verfehlt habe. Ich konnte ihn nur dadurch einigermaßen beruhigen, daß ich ihm erklärte: „Herr Kollege, das passiert mir alle Tage." Bei der mündlichen Prüfung war man gehalten, eine volle halbe Stunde Fragen zu stellen. Da es den Herren offenbar unendlich schwer fiel, sich nachträglich noch in das unbekannte Gebiet der Seelenheilkunde hineinzufinden, waren sie vielfach so ängstlich, daß sie die einfachsten Fragen nicht verstanden. Es ist mir begegnet, daß mir ein Prüfling trotz meiner geduldigsten Bemühungen während der peinlichen halben Stunde auch nicht eine einzige Antwort gab. Ich konnte diese Marter nicht mehr ertragen, sondern gab das Prüfungsgeschäft nach einigen Jahren auf.

Nach dem Rücktritt Grasheys von seinem Amte als Ministerialreferent war ich zum psychiatrischen Mitglied des Obermedizinalausschusses ernannt worden. Auch diese Tätigkeit, bei der ich vielfach langen Beratungen über mir ganz fremde Fragen beiwohnen mußte, befriedigte mich wenig. Immerhin hoffte ich doch, gelegentlich Gutes wirken zu können. So setzte ich mich namentlich für die Errichtung von Trinkerheilstätten ein, um den verheerenden Alkoholismus in München auch von dieser Seite aus zu bekämpfen. Der Obermedizinalausschuß wie die Ärztekammern beschlossen in gleichem Sinne. Als aber trotz dreimaliger Beschlüsse von seiten der Regierung gar nichts in dieser Richtung geschah, gewann ich den Eindruck, daß meine Mitwirkung im Obermedizinalausschuß verlorene Zeit bedeute. Ich ging mit noch zwei anderen Herren zum Minister, um unserer Forderung neuen Nachdruck zu geben und erklärte für mich persönlich, daß ich nicht geneigt sei, für den Papierkorb zu arbeiten, vielmehr auf demselben Standpunkte stehe wie ein Minister, der gehe, wenn er sich außerstande sehe, seine Meinung zur Geltung zu bringen. Da ein Erfolg nicht erzielt wurde, gab ich mein Amt auf und überließ die mir noch eine Zeitlang angewiesene Entlohnung dem Verein für Errichtung von Trinkerheilstätten, den ich mit einigen anderen Fachgenossen ins Leben gerufen hatte. Ich hatte später die Genugtuung, daß es nicht nur gelang, die Stadt München zur Bereitstellung eines ausgezeichnet dafür geeigneten Hauses und Grundstückes, der reizend gelegenen Grubmühle, für die Zwecke der Trinkerheilung zu bewegen, sondern daß durch Rehms tatkräftiges Eintreten auch der Landrat von Oberbayern veranlaßt wurde, die für den Betrieb einer Heilanstalt erforderlichen Mittel zur Verfügung zu stellen. Als aber die Anstalt betriebsfertig war und bereits die ersten Kranken aufgenommen hatte, brach der Krieg aus, und mit den durch ihn bedingten weitgehenden Einschränkungen in der Erzeugung und dem Vertriebe geistiger Getränke verschwand nach und nach der Alkoholismus fast ganz, so daß die Grubmühle vorläufig anderen Zwecken, der Unterbringung erholungsbedürftiger Frauen, dann der Erziehung unversorgter Kinder nutzbar gemacht werden konnte.

Die Münchener Medizinische Fakultät trug die Kennzeichen einer Enduniversität, von der Berufungen nach auswärts nicht mehr zu erfolgen pflegen, d.h. eine Reihe ihrer Mitglieder stand schon in höherem Alter. Dieser Umstand trug wohl mit dazu bei, daß auch hier wie in Heidelberg die Verhandlungen sich in größter Ruhe und Eintracht abzuwickeln pflegten. Von den älteren Herren schätzte ich neben Winckel, der allerdings schon die leisen Zeichen des beginnenden Versagens darbot, besonders Voit, wenn ich auch persönlich in keine nähere Berührung mit ihm kam. Überhaupt entwickelte sich ein Verkehr mit den nächsten Fachgenossen nur in sehr geringer Ausdehnung. Die meisten Fakultätsmitglieder hatten dafür wenig Zeit und Neigung, so daß gesellschaftliche Beziehungen entweder gar nicht oder nur ganz vorübergehend angeknüpft wurden. In etwas nähere Berührung kamen wir eigentlich nur mit den Familien von Friedrich Müller und namentlich von Gruber, dem mich meine Bestrebungen zur Hebung der Volksgesundheit näher brachten. In den ersten Jahren kam ich gesellschaftlich auch hie und da mit Kollegen aus anderen Fakultäten zusammen, besonders in Hertwigs gastlichem Hause. Allmählich aber wuchs auch für mich die Last der Geschäfte derart an, daß mir der Besuch von Abendgesellschaften, obgleich dabei keine besondere Üppigkeit herrschte, lästig und schließlich unerträglich wurde. Nicht ohne ein Gefühl der Erleichterung faßte ich daher endlich den Entschluß, der sogenannten Geselligkeit ein für alle Male zu entsagen, so sehr ich es bedauerte, damit auf die persönlichen Beziehungen zu so manchen von mir hochgeschätzten Männern fast ganz verzichten zu müssen. Mit den Medizinern traf ich so nur noch in den Fakultätssitzungen und einmal im Jahre bei unserem Fakultätsessen zusammen, das allerdings während des Krieges auch aufgegeben wurde. Andere Kollegen sah ich fast nur ganz flüchtig bei der Rektorwahl und beim Stiftungsfeste der Universität. Dagegen versäumte ich niemals, an dem daran sich anschließenden Ausfluge nach Feldafing teilzunehmen und auch in den dabei stattfindenden dichterischen Wettkampf einzutreten, da ich doch nur ungern und notgedrungen mich aus dem Verkehr hatte zurückziehen müssen. Ich versuchte auch, durch Eintritt in den Hochschullehrerverein und gelegentliches Aufsuchen eines Stammtisches diese Lücke auszufüllen; es wurde mir aber immer schwerer, die Hemmungen zu überwinden, die aus meinem Bedürfnisse nach Ruhe und Sammlung entsprangen.

Nicht ungern war ich einige Jahre Mitglied des Senates, obgleich damit anstrengende und zeitraubende Sitzungen verknüpft waren. Einmal hatte ich den Eindruck, daß hier wirklich oft recht wichtige Dinge verhandelt wurden, und es interessierte mich, Einblick in das innere Getriebe der Hochschulverwaltung zu gewinnen. Das war nahezu die einzige Gelegenheit, bei der mit großer Lebendigkeit das Gefühl der Zugehörigkeit zu einer bedeutenden Gemeinschaft angeregt wurde. Außerdem aber befriedigte es mich, in diesen Sitzungen eine Reihe von Vertretern ganz anderer Wissenschaften näher kennen zu lernen und eine Vorstellung von ihrer Persönlichkeit zu erhalten. Wenn auch von einer engeren Berührung nicht die Rede sein konnte, so erhielt man doch im Laufe der Zeit bei den ausgedehnten Beratungen sehr klare Bilder von der Eigenart der einzelnen Senatsmitglieder, unter denen sich selbstverständlich immer eine Anzahl hervorragender Männer befand.

Eine wichtige Rolle spielte in den Beratungen des Senates vielfach die Aufrechterhaltung der Selbstverwaltung der Universität gegenüber der mehr oder weniger deutlichen Neigung der Regierung, sie einzuschränken. Auch die Eingriffe der Kirche in die Lehrfreiheit, namentlich durch die Einführung des Modernisteneides,[1] gaben Anlaß zu ernsten Kämpfen. Abgesehen von diesen Schwierigkeiten, die durch die in Bayern damals herrschende politische Richtung bedingt wurden, konnte sich die Hochschule, vor allem aber die Medizinische Fakultät, nicht über mangelndes Entgegenkommen der Regierung beklagen. Die medizinischen Neubauten, die allerdings in der Regel erst dann zustande kamen, wenn die Übelstände ganz unerträglich geworden waren, wurden durchweg in großzügiger Weise durchgeführt, daß sie den Vergleich mit entsprechenden Einrichtungen nicht nur anderer deutscher Universitäten, sondern der ganzen Welt nicht zu scheuen brauchten. Großes Wohlwollen und Verständnis für die Bedürfnisse der Universität zeigte der erste Referent, mit dem ich verhandelte, der Bruder meines Vor-

[1] Der Modernismus war eine theologische Richtung innerhalb der katholischen Kirche, die die Anpassung des katholischen Dogmas an liberale Zeitströmungen in Weltanschauung und Wissenschaft forderte und von Pius X. durch die Enzyklika Pascendi 1907 verurteilt wurde. Am 1.9. 1910 verlangte der Papst von den Geistlichen die Ablegung des Antimodernisteneides

gängers Bumm, der leider bald kränkelte und starb. Nach ihm kam längere Zeit eine sehr bürokratische Auffassung zur Geltung, doch war es im allgemeinen immer möglich, berechtigte Wünsche durchzusetzen. Wo das einmal nicht so leicht gelang, mußte man sich an den tröstlichen Spruch meines Dorpater Kollegen Bunge halten: „Minister vergeht; Professor besteht."

Nicht ohne Einfluß auf das Leben der Hochschule waren die Beziehungen zum Hof, wenn auch keineswegs ein so enges Verhältnis bestand wie etwa zwischen der Universität Heidelberg und ihrem Rektor Friedrich von Baden. Man hatte im Gegenteil öfter den Eindruck, daß die Universität im höfischen Leben eine merkwürdig geringe Rolle spielte. Indessen die allerhöchsten Gnadenbeweise in Gestalt von Titeln und Orden, denen wir in Dorpat gänzlich verständnislos gegenübergestanden hatten, waren doch manchen Kollegen durchaus nicht gleichgültig. Der auch von mir lebhaft befürwortete Senatsbeschluß, in unserem Personalverzeichnis grundsätzlich alle diese höfischen Verzierungen fortzulassen, stieß daher hier und da auf entrüsteten Widerspruch. Der frühere Prinzregent hatte auch die Gewohnheit, gelegentlich Professoren zu sich einzuladen. Ich selbst wurde im Gegensatze zu meinen nächsten Fachgenossen niemals dazu befohlen; dagegen hatte ich durch allerlei Zufälle mehrfach Gelegenheit, mit dem damaligen Prinzen Ludwig in nähere Berührung zu kommen, namentlich deswegen, weil er öfters an den Sitzungen des juristischen Vereins teilnahm. Einmal hatte er sich bei einem Feste für die Förderung der Bayerischen Brauindustrie ausgesprochen, was mit einem Tusch aufgenommen wurde, da man wegen der Beifallsbezeugungen annahm, daß er ein Hoch ausgebracht habe. Wenige Wochen nachher hatte ich die Gelegenheit, ihn durch eine alkoholgegnerische Ausstellung zu führen, die im Arbeitermuseum eingerichtet war. Ich benutzte die Gelegenheit, ihm trotz eines gewissen Widerstrebens gründlicher die einzelnen Gegenstände vorzuführen, als es vielleicht gewünscht wurde. Am Schluß zeigte ich eine größere Reihe jener unflätigen Ansichtskarten, in denen der Münchener Bierdurst verherrlicht zu werden pflegt, mit der Bemerkung, daß sie das Material abgeben, aus denen sich der Fremde ein Urteil über München bildet. Trotz dieser kaum sehr willkommenen Darbietung wurde ich bei späteren Gelegenheiten vom Prinzen und Könige doch immer freundlich behandelt, allerdings wegen meiner alkoholgegnerischen Stellungnahme bisweilen scherzhaft zur Rede gestellt.

Auch meine Beziehungen zur Münchener Ärzteschaft wurden durch meine Ansichten über die Alkoholfrage anscheinend stärker beeinflußt, als ich es für möglich hielt. Ich hatte von vorn herein nicht die Absicht, eine irgend wie umfangreiche Praxis zu betreiben und tat keinerlei Schritte, um mich den Ärzten besonders zu empfehlen. Es blieb aber natürlich nicht aus, daß mich Kranke in den zwei wöchentlichen Sprechstunden, die ich abhielt, aufsuchten. In ganz überwiegender Mehrzahl waren es Fremde aus den verschiedensten Ländern, die zu mir kamen, nicht zu meiner Freude, da mir die Beratung psychisch Kranker in der Sprechstunde immer als ein äußerst unbefriedigendes Geschäft erschienen ist. Ganz merkwürdig aber war es, daß ich fast niemals von den Ärzten Münchens zu Rate gezogen wurde, abgesehen von den Leitern der Kuranstalten, denen auch ich gelegentlich Kranke zuweisen konnte. Ich war dankbar dafür, daß mir durch den Wegfall dieser Pflicht Zeit für wissenschaftliche Arbeit blieb, aber es überraschte mich doch, gelegentlich von befreundeten Kollegen zu hören, daß dabei meine alkoholgegnerischen Anschauungen mit eine Rolle gespielt hätten.

Als ich nach München ging, wurde ich vielfach deswegen beneidet, daß ich nun in der schönen, auch von mir hochgeschätzten Stadt leben und nach Herzenslust Kunst und namentlich gutes Theater genießen könne. Wenn ich dabei auch das Gefühl hatte, daß ich meine Freiheit zum guten Teil werde aufgeben müssen, so hegte ich doch den Vorsatz, nach Möglichkeit an dem künstlerischen Leben Münchens teilzunehmen. So erwarb ich im ersten Sommer eine Dauerkarte für die Ausstellung im Glaspalast und besuchte auch den Kunstverein. Da ich von meiner Karte nur sehr wenig Gebrauch machen konnte, begnügte ich mich in den nächsten Jahren mit dem Ankaufe eines Kartenheftes, das ich jedoch erst in den allerletzten Tagen vor dem Schluß durch Heranziehen aller Familienmitglieder auszunutzen imstande war. Von da ab verzichtete ich wehmütig auf meinen Anteil am Genuß der Malerei, der mir früher viel Freude gemacht hatte. In 14 Jahren kam ich noch ein einziges Mal in die neue Pinakothek; das war alles. In unaufhörlichem Trott der Wochenarbeit war an derartige Seitensprünge nicht zu denken, und am Sonntage zog es mich hinaus in das Freie, wenn nicht dringende Arbeit mich an das Haus fesselte. So wurde mir allmählich die Malerei, die mich veranlaßt hatte, lange Reihen von Bildermappen zu sammeln, gleichgültiger, und an ihre Stelle trat mit immer stärkerer Gewalt die Freude an der Natur, namentlich an der südlichen Landschaft. Etwas mehr konnte ich meine alte starke Neigung zum Theater pflegen, aber es vergingen doch auch oft viele, viele Monate, bis Wunsch und Möglichkeit derart zusammentrafen, daß ich wieder einmal einen der Musentempel aufsuchen konnte. Ich bevorzugte dabei das Schauspiel, sah aber auch öfters gern ein Volksstück oder gelegentlich eine Operette, seltener eine Oper und dann fast ausschließlich eines der Mozartschen Meisterwerke. Zum Besuche Wagnerscher Opern, die ich früher fast alle gehört hatte, konnte ich mich nicht entschließen. Einige Winter hindurch hörte ich regelmäßig eine Anzahl Konzerte, hatte aber nur an klassischer Musik rechte Freude. Späterhin gelang es nur meinen musikalisch begeisterten Töchtern bisweilen, meine Schwerfälligkeit soweit zu überwinden, daß ich mich entschloß, das Brahmssche oder Mozartsche Requiem oder eine Beethovensche Symphonie zu hören.

Bisweilen besuchte ich auch Vorträge, namentlich naturwissenschaftlichen, geographischen oder völkerkundlichen Inhalts. Besondere Freude machte es mir, bei einer solchen Gelegenheit den Indienforscher Oldenberg kennen zu lernen, dessen Werk über Buddha mich sehr angezogen hatte, zumal mir die Lehre Buddhas als die größte religionsphilosophische Leistung des menschlichen Geistes erschienen war. Ich schenkte ihm zur Erinnerung an die Begegnung eine von mir in Amuradhapura gemachte Aufnahme burmesischer Pilger, die ihre Andacht vor einem überlebensgroßen Erzbilde Buddhas verrichten, dazu ein Sonett, zu dem mich dieser Anblick angeregt hatte. Ein anderes Mal lernte ich bei einem Vortrage Karl Peters kennen, dessen zielbewußte Entschlossenheit ich immer bewundert hatte.

Auch sonst brachte es die Lage Münchens mit sich, daß ich mit zahlreichen mehr oder weniger interessanten Menschen, zumeist allerdings Fachgenossen, in Berührung kam, die uns aufsuchten. Mehrere Male besuchte uns Frau von Kotze, Bismarcks Nichte, die ich auf unserer indischen Reise kennen gelernt hatte. Sie schenkte mir einen von Bismarck selbst benutzten langen Bleistift und vermachte mir in ihrem Testamente eine Eiche aus dem Sachsenwalde, die sie bei einem ihrer letzten Spaziergänge mit dem Kanzler als junges Pflänzchen ausgehoben hatte. Auch Schweinfurth war mehrmals bei uns. Im Winter 1917, als er 80 Jahre alt geworden war, suchte ich ihn in Partenkirchen auf, wo er mit uns bei schneidender Kälte 2 Stunden lang herumspazierte; einige Monate später besuchte er uns in München. Nicht selten kamen zu uns Beauftragte fremder Regierungen, um sich die Einrichtungen unserer Klinik anzusehen. Einmal trafen auch einige Herren aus England ein, wo psychiatrische Kliniken in unserem Sinne überhaupt noch nicht bestehen. Sie sahen sich alles sehr genau an, sollen aber später, wie ich durch einen englischen Fachgenossen erfuhr, geäußert haben, sie hätten nichts Besonderes gefunden. Sonst kamen Engländer sehr spärlich; von bekannteren Fachgenossen war nur Clouston bei uns. Auch Franzosen ließen sich kaum sehen, doch kam Dupré aus Paris, der uns schon in Heidelberg besucht hatte und überhaupt öfters nach Deutschland reiste, auch einmal nach München. Ragnar Vogt aus Kristiania hatte ich die Freude, ebenfalls einige Tage in unserer Klinik begrüßen zu können. Ganz flüchtig sah sich Moreira aus Brasilien bei uns um. Ziemlich viele Gäste kamen aus Rußland und Amerika. Von den letzteren trat einmal ein jüngerer Herr, die Türe hinter sich offen lassend, mit den Händen in den Hosentaschen vor mich hin und sprach die klassischen Worte: „Kann ich Dein Klinik sehen?" Ich war etwas überrascht, beeilte mich aber, seinen Wunsch zu erfüllen. Er bemühte sich wenigstens offenbar, deutsch zu sprechen, während sonst die Amerikaner und namentlich die Engländer meist sofort sich ihrer Muttersprache bedienten, ohne den geringsten Zweifel, daß man sie verstehen und sich bemühen werde, ihnen englisch zu antworten. Ich war nur dann höflich genug, von meinen Sprachkenntnissen Gebrauch zu machen, wenn ich ausdrücklich darum gebeten wurde.

Zu den erfreulicheren Gästen aus Amerika zählte vor allem der Großindustrielle Mr. Phipps aus Pittsburg, den ich 1908 durch Friedrich Müllers Vermittlung kennen lernte. Er hatte den Plan gefaßt, in Baltimore unter der Leitung von Adolph Meyer eine große psychiatrische Klinik zu stiften, und sah sich deswegen unsere Anstalt an. Später traf auch Adolph Meyer selbst bei uns ein und zeigte uns die von ihm entworfenen Pläne. Die Klinik wurde in der Tat mit sehr großen Mitteln errichtet. Zu ihrer Einweihung erhielten eine Anzahl von Fachgenossen, darunter auch ich, Einladungen mit der Bitte, Eröffnungsvorlesungen zu halten. Obgleich ich an sich die neue Klinik gern gesehen hätte, erlaubte es mir doch meine Zeit nicht, der Einladung Folge zu leisten.

Soweit mir meine Berufsarbeit dazu Zeit ließ, flüchtete ich mich hinaus ins Freie, doch dauerte es ziemlich lange, bis ich die Umgebung Münchens einigermaßen kennen lernte. Sehr gerne bediente ich mich bei meinen Ausflügen, die ich immer mit meiner Familie unternahm, des Rades. So kam es, daß wir über die Gegend des Isartals, des Starnberger und Ammersees nicht hinausgelangten. Ins Gebirge kam ich zunächst nur einmal, als ich mit meiner Frau eine kurze Wanderung auf den Schachen und von da über den Walchensee und Herzogstand machte. Später pflegte ich jeden Sommer einige Sonntage in den Bergen zuzubringen. Auch im Winter ging ich regelmäßig ein oder zwei Mal zum Rodeln, meist auf den Herzogstand. Zum Erlernen des Skilaufens konnte ich mich, da mir zu wenig Zeit zu Gebote stand, nicht mehr entschließen. Längere Gebirgsreisen hatten für mich keine rechte Anziehungskraft; sobald ich freier war, zog es mich immer weiter in die Ferne.

Eine starke Einschränkung erfuhren unsere Ausflüge dadurch, daß ich im Herbst 1906 ein Waldgrundstück im Isartal zwischen Höllriegelskreuth und Baierbrunn hoch über dem Fluß gegenüber dem Georgenstein erwarb. Mein heimlicher Besitz in Italien, den wir inzwischen wieder aufgesucht hatten, ließ in mir den Wunsch entstehen, auch in der Nähe Münchens irgendwo ein Stück Erde zu besitzen, an das sich ein Heimatgefühl anknüpfen könnte. Den ganzen Herbst hindurch suchten wir im Isartale, namentlich auf dem rechten Ufer zwischen Geiselgasteig und Grünwald nach einem passenden Grundstück und hatten schließlich auch eines gefunden, das indessen für unsere Verhältnisse etwas kostspielig erschien. Um alle Möglichkeiten zu prüfen, zogen wir auch noch in Baierbrunn Erkundigungen ein und trafen dort auf das erwähnte Waldstück, das alles bisher Gesehene durch seine herrliche Lage weit in den Schatten stellte und zudem erheblich billiger war. Wir wurden mit dem Besitzer sofort handelseinig und wanderten von da ab sehr häufig hinaus, um unsere neue Erwerbung gründlich kennen zu lernen. Im nächsten Jahr kauften wir noch ein Nachbargrundstück dazu und ließen das Ganze einzäunen; zwei Jahre darauf entstand dann auch ein Blockhaus mit Küche, das später noch einmal um einen Raum vergrößert wurde. Zugleich ließ ich, da die Gemeinde Baierbrunn für die Lieferung von Wasser ziemlich hohe Forderungen stellte, eine eigene Wasserleitung anlegen, die durch ein elektrisch betriebenes kleines Pumpwerk aus einer Quelle im Tale gespeist wurde. Diese Quelle wurde nach einer vergeblichen Grabung an anderer Stelle merkwürdiger Weise durch einen Rutengänger gefunden. So hatten wir in unserem schönen Waldgrundstück, das sich später durch Zukauf bis über 3½ Hektar vergrößerte, ein einfaches, aber sehr zweckmäßig eingerichtetes Heim gewonnen, das nicht nur unseren Sonntagsausflügen ein Ziel gab, sondern im Sommer öfters auch tage- und wochenlang bewohnt wurde. Sehr gern wurden hier von der Jugend Feste gefeiert. Einmal im Sommer pflegte ich auch die in der Klinik arbeitenden Herren, mit denen ich bis dahin Wanderungen unternommen hatte, hierher einzuladen, ebenso die Kinder der Klinikangestellten und die Krankenschwestern. Namentlich aber diente mir der Wald zu ausgiebiger körperlicher Betätigung im Roden von Bäumen, Holzhacken, Sägen, Anlegen von Beeten.

Der Erwerb des Waldgrundstückes verschaffte mir das große Vergnügen, in nähere Berührung mit Gabriel von Seidl zu kommen. Er suchte mich als Vorstand des Isartalvereins auf, um von mir allerlei Zugeständnisse für die Freihaltung des Höhenrandes zu erreichen. Die Zähigkeit, mit welcher der äußerlich unscheinbare, aber sehr zielbewußte und für seine Aufgabe mit warmer, uneigennütziger Begeisterung kämpfende Mann seine Wünsche durchzusetzen wußte, hatte etwas Rührendes. Da er mir in manchen Stücken zu weit zu gehen schien, hatten wir harte Kämpfe, gelangten aber schließlich doch bei einer gemeinsamen Besichtigung zu einer beide Teile befriedigenden Lösung, die unter anderem dazu führte, daß ich dem Isartalvereine ein besonders schönes Stück meines Geländes abtrat und ihm den von mir erworbenen, dicht bewaldeten Abhang testamentarisch zu vermachen versprach, während er hinsichtlich der Breite des freizuhaltenden Wegrandes Zugeständnisse machte.

Nachdem ich von meiner indischen Reise ein Jahr zurück war und die Klinik den ersten Winterbetrieb hinter sich hatte, zog es mich wieder nach dem Süden. Ich beschloß, im Frühling 1905 nach Pallanza zu fahren und einen Teil dieser Reise zu Rad zurückzulegen. Der Beginn der Fahrt verlief recht merkwürdig. Ich fuhr mit meiner Frau zunächst auf der Bahn nach Rosenheim. Da meine Frau längere Zeit nicht auf dem Rade gefahren war, wurde ihr das Aufsteigen schwer; ich mußte ihr also dabei helfen. Als ich dann mein beiseite gestelltes Rad besteigen wollte, hatte ich in der Eile vergessen, die Feststellvorrichtung des Vorderrades zu lösen. In Folge dessen fiel ich sofort hin und verbog dabei die Lenkstange, so daß ich erst nach längerem Aufenthalte meiner entschwundenen Frau nacheilen konnte. Niemand, der diesen Aufbruch beobachtete, hätte geglaubt, daß wir im Begriffe waren, eine mehrwöchige Radreise zu unternehmen. Es war ein herber, aber sonniger Vorfrühlingstag, und wir konnten unsere erste Rast bei blühendem Seidelbast und Knotenblumen halten. In Kufstein lag tiefer Schnee. Wir schickten daher unsere Räder mit der Bahn nach Sterzing und fuhren selbst bis auf die Brennerhöhe, um nach gemütlichem Mahl im Brennergasthaus am grauen Nachmittage durch leichtes Schneetreiben nach Süden zu wandern. In Sterzing wohnten wir im Bismarckzimmer, holten uns unsere Räder ab und glitten, teilweise durch Schnee, nach Franzensfeste hinab, mußten aber wegen Verlustes eines Pedals bis Brixen die Bahn benutzen. Ziemlich spät abends trafen wir, wieder zu Rad, in Bozen ein, wo schon voller Frühling herrschte. Von da ab bis Trient wurde es immer heiterer und sonniger. Am frühen Morgen ging es über Toblino nach Arco und Torbole, wo wir in dem gastlichen Hause der Frau Schwingshackl für eine Woche Rast machten.

Hier trafen wir den Australienreisenden Richard Semon. Mit einem Segelboot machten wir einen Besuch in Malcesine, um dort die Familie Gruber in ihrem schönen, von herrlichen Cypressen überragten Landhaus aufzusuchen. Nachdem uns dann der Dampfer über den See getragen hatte, setzten wir unsere Reise von dem südlich aufgeputzten Gardone nach dem malerischen Brescia fort. Von dort ging es nach Bergamo, das uns mit seiner hoch ragenden Oberstadt ganz besonders gut gefiel. Eine weitere Tagreise brachte uns nach Lecco und mit dem Dampfer nach Bellaggio. Die Fahrt von da nach Como legten wir zum Teil auf dem Dampfer, zum Teil mit dem Rade zurück, immer an herrlichen Villen und Gärten vorbei mit schlanken Cypressen und blütenbedeckten Kamelienbüschen. Der letzte Tag unserer Radreise führte uns von Como über Varese nach Laveno; hier bestiegen wir den Dampfer, der uns nach unserem Ziele, Pallanza, brachte.

Selbstverständlich wanderten wir in der nächsten Zeit fast täglich zu unserem Grundstücke hinaus, lagerten uns dort in die Sonne und schmiedeten Zukunftspläne, deren Verwirklichung nur leider alle möglichen Hindernisse im Wege standen. Wir machten auch fleißig Ausflüge in die Umgebung, um unseren künftigen Wohnort kennen zu lernen; einmal fuhr ich mit dem Rade in die entzückende Frühlingslandschaft des Ortasees. Endlich waren wir so kühn, uns mit einem Baumeister, dem trefflichen Bottini, in Verbindung zu setzen, um ungefähr eine Vorstellung von den Kosten zu erhalten, die ein Hausbau etwa verursachen würde. Nachdem wir so die heimlichen Freuden der Zukunftspläne ausgekostet hatten, kehrten wir mit der Bahn über Luino wieder heim.

Für den Herbst hatten wir mit meinen beiden Geschwistern und meinem Schwager eine Reise nach Griechenland und Konstantinopel verabredet. Wir fuhren zusammen von München ab, trennten uns aber in Laibach, da ich mit meiner Frau zunächst nach Bosnien zu fahren beabsichtigte. Nach eintägigem Aufenthalte in Agram kamen wir früh morgens in Sarajewo an. Mein Wunsch war es, mich hier an Ort und Stelle davon zu überzeugen, ob wirklich die Paralyse, wie behauptet wurde, in Bosnien trotz häufigen Vorkommens der Syphilis so außerordentlich selten sei. Ich wandte mich daher sofort an die Ärzte des dortigen Spitals, die mir in der liebenswürdigsten Weise entgegenkamen und mich mit dem Leiter des Medizinalwesens bekannt machten; auch dem Gouverneur mußte ich mich vorstellen. Wie ich den eingehenden Darlegungen des Syphilidologen Dr. Glück und denjenigen meiner psychiatrischen Fachgenossen entnahm, soll in der Tat die Syphilis bei der

Bevölkerung Bosniens ungemein häufig sein, während die Paralyse recht selten vorkommt. Jedenfalls befand sich damals in der kleinen, ziemlich kümmerlichen Irrenabteilung kein derartiger Fall. Das klingt um so merkwürdiger, als sich nach Aussage der Herren in der bei Agram gelegenen Anstalt, die Insassen des gleichen serbokroatischen Volksstammes enthält, viele Paralytiker finden sollen; leider hatte ich es versäumt, mich selbst davon zu überzeugen. Unter der freundlichen Führung der Kollegen verliefen die Tage in Sarajewo äußerst behaglich. Ich gewann aus der Unterhaltung mit ihnen den Eindruck, daß die österreichische Verwaltung, die dort ohne Hemmungen der politischen Körperschaften arbeitete, mit hervorragendem Eifer und Geschick am Werke war, das Land zu heben, und vorzügliche Erfolge zu verzeichnen hatte. Der letzte schöne Abend vereinigte uns in dem nahen Badeort Ilidsche, wohin uns die Kollegen eingeladen hatten, und wir schieden mit dem Gefühle, Einblick in wertvolle deutsche Pionierarbeit gewonnen zu haben.

Unser Zug führte uns durch die grünen Bergwälder Bosniens und über die sonnendurchglühten Felder der Herzegowina auf die öden Höhen des Karst, um uns schließlich in Gravosa abzusetzen. Nach einer durch arge Mückenplage gestörten Nacht wanderten wir nach dem romantischen Ragusa und fuhren gegen Mittag mit dem Dampfer weiter nach Cattaro, wo wir unsere Geschwister wiedertrafen, die von einem Ausfluge nach Cettinje zurückkamen. Die nächsten Tage brachten uns in langsamer Fahrt über Antivari, Dulcigno, Durazzo, Santi Quaranta nach Korfu. Hier machten wir für einige Tage Rast, um auf Spaziergängen und Wagenfahrten die Schönheit dieser herrlichen Insel zu genießen. Wenn auch jetzt im Hochsommer Staub und Hitze öfters lästig waren, so glühte dafür doch die Landschaft in Licht und Farbe, und die Bäder im leicht bewegten Meere boten tägliche vollkommene Erfrischung. Wir besuchten auch die prachtvoll gelegene Besitzung des Kaisers, das Achillaion mit seinen Palmengärten, Lorbeerhainen und dem weit über Meer und Insel reichenden Ausblicke. Mit den Glanzpunkt unseres Aufenthaltes bildete ein Ausflug nach dem auf steiler Höhe über dem Meer gelegenen alten Kloster Paläokastrizza, wo uns schmierige Mönche in zweifelhaftem Geschirr guten Kaffee verabreichten.

Nach nächtlicher Fahrt landeten wir in Patras und vertrauten uns wieder der gemächlichen kleinen Bahn an, die uns an dem schönen Busen von Korinth entlang führte. Von Korinth aus besuchten wir Nauplia, Tiryns und Mykene und bestiegen Akrokorinth, um dann zu längerem Aufenthalte nach

Athen zu fahren. Hier war es still, sehr staubig und sonnig, aber wir hatten das Glück, Dörpfeld anzutreffen, der uns einlud, einige neue Ausgrabungen am Fuße der Akropolis mit ihm zu besichtigen. Von berückender Schönheit waren jetzt die Sonnenuntergänge auf dem Parthenon, wenn die hinter den blauen Gebirgszügen des Peloponnes versinkende Sonne die gewaltigen Marmorsäulen mit warmen Lichtgluten übergoß und wenn eine Viertelstunde nach dem Schwinden der Sonne die unter uns sich breitende Stadt noch einmal in zartem Glanze aufzuleuchten begann. Nur schwer trennten wir uns von der farbenfrohen Stadt, um zunächst nach Smyrna zu fahren. Von hier aus besuchten wir das in Trümmer gesunkene Ephesus und bestiegen dann notgedrungen einen Dampfer, der uns nach Konstantinopel bringen sollte und seine Reise bei der Ausfahrt aus dem Hafen mit einem unliebsamen Zusammenstoß begann.

In Konstantinopel empfing uns mein alter Schüler Raschid Tachsin, der uns während des dortigen Aufenthaltes ein treuer Führer war. Unter anderm machten wir mit ihm und seiner Frau, einer Deutschen, wieder einen Ausflug auf die anmutigen Prinzeninseln. Ich besuchte auch mit Raschid den großen Bazar, den ich bei weitem nicht so sehenswürdig fand wie denjenigen in Kairo, doch kaufte ich unter seiner Anleitung einen schönen Seidenteppich, den er als „erste beste Ware" bezeichnete. Was er uns über das Mißtrauen und die Willkür des damaligen Herrschers Abdul Hamid erzählte, klang zum Teil unglaublich. So mußten Fernsprecheinrichtungen und die Elektrisierung der jämmerlichen Pferdebahnen in Konstantinopel unterbleiben, weil der Sultan die Benutzung der Elektrizität durch Verschwörer fürchtete.

Nachdem meine Geschwister abgereist waren, fuhr ich mit meiner Frau auf einem elenden, überfüllten kleinen Dampfer nach dem asiatischen Ufer des Marmarameeres, um Brussa zu besuchen. Zum Glück war die See spiegelglatt, sonst wären wir ohne Zweifel untergegangen. Geradezu abenteuerlich waren auf diesem zweitägigen Ausfluge die Paßschwierigkeiten. Das „Teskereh", das wir uns mit Raschids Hilfe besorgt hatten, mußte beim Betreten des Hafens, auf dem Schiffe, beim Aussteigen, auf dem Bahnhofe, in der Bahn, beim Verlassen des Bahnhofes und im Gasthause zu Brussa vorgezeigt werden, ebenso auf der Rückreise. Das am Fuße des Bithynischen Olymps in fruchtbarster Landschaft herrlich gelegene Brussa mit seinen schönen alten Moscheen und seinen riesigen Platanen wirkte nach dem unruhigen schmutzigen Konstantinopel ungemein wohltuend; gern wären wir noch länger dort geblieben.

Durch Vermittlung von Dr. Mongeri hatte ich in Konstantinopel Beziehungen zum Armenischen Hospital angeknüpft, das über eine einfache, aber sachgemäß eingerichtete Irrenabteilung verfügte. Dort war es mir unter Überwindung von mancherlei Sprachschwierigkeiten möglich, eine Anzahl frisch aufgenommener armenischer Geisteskranker zu untersuchen, um einen Einblick in die klinische Zusammensetzung des Krankenmaterials zu erhalten. Wenn auch diese Stichprobe für weitere Schlüsse ungenügend war, schien sie mir doch zu zeigen, daß hier tiefgreifende Unterschiede gegenüber unseren deutschen Verhältnissen nicht bestehen.

Den Rückweg in die Heimat nahmen wir mit einem Schiff des Österreichischen Lloyd, das nach Triest ging. Als wir den reinlichen und behaglichen Dampfer betreten hatten, fühlten wir uns wieder in Europa. Die 8-tägige Fahrt war von schönstem Wetter begünstigt und ein hoher Genuß. Am Kap Malea, das wir in der Nacht passierten, wurden zu Ehren eines dort an den Felsenhängen hausenden Einsiedlers einige Leuchtkugeln abgefeuert. Als wir zwischen Kephalonia und Ithaka auf dem blauen Meere dahinfuhren, las ich mit wahrer Andacht die Odyssee, leider in der etwas unbeholfenen Voßschen Übersetzung. Nun erst, in dieser Umgebung und in der durch die lebendige Anschauung der alten griechischen Kultur erzeugten Stimmung, ging mir das volle Verständnis für die rührende Schönheit der verklungenen Sagen auf, die mit buntem Gespinst die Heimkehr des göttlichen Dulders von seinen Irrfahrten umranken. Nicht ohne Bitterkeit dachte ich daran, wie wenig es doch der Schule gelungen war, dieses Ziel zu erreichen. Nach kurzem Aufenthalt in Triest besichtigten wir noch die wundervollen Höhlen von Sankt Kanzian und kehrten dann auf der Tauernbahn nach München zurück.

Im Frühling 1906 ging mir ein Schreiben zu, aus dem ich zu meiner Überraschung sah, daß mir der Kaiser einen Freiplatz auf dem Dampfer Ozeana zum Besuch des Internationalen Medizinischen Kongresses in Lissabon anbot. Da ich niemals die geringsten Beziehungen zum Kaiser gehabt hatte, war ich nicht im Zweifel darüber, daß ich diese Freundlichkeit der Vermittlung von Althoff zu verdanken haben werde. Die Fahrt sollte über Madeira nach Teneriffa gehen; ich zögerte daher nicht, dankend anzunehmen, obgleich gerade um jene Zeit der Verein Deutscher Irrenärzte in München tagen sollte. Die Ozeana lief von Hamburg aus; mein Bruder brachte mich zum Hafen. Nach kurzem Aufenthalt in Dover dampften wir bei günstigem Wetter nach Funchal. Da fast das ganze Schiff mit Ärzten besetzt war, fand ich viele Bekannte und lernte auch eine Menge interessanter Kollegen kennen, unter denen Armauer Hansen, der Lepraforscher, und Schaudinn mich am meisten beschäftigten. Letzterer machte den Eindruck eines überlegenen Verstandes; er schien hinter einer bewußten Derbheit weichere Regungen zu verbergen. Leider erkrankte er sehr bald an Abscedierungen in der Mastdarmgegend und konnte sich trotz Hilfe unserer Chirurgen nur mit Mühe fortschleppen, verschmähte es aber in seinem urwüchsigen Kraftgefühl, sich zu schonen. Unmittelbar nach unserer Heimkehr mußte er sich ins Krankenhaus begeben, um nach kurzer Zeit zu sterben.

Von anderen Medizinern konnte ich sogleich bei der Einschiffung meinen alten Leipziger und Dorpater Genossen Stadelmann begrüßen. Ferner waren die Ophthalmologen Uhthoff, Axenfeld und Sattler, die inneren Mediziner Quincke und Lenhartz, die Chirurgen Rehm und Kümmel, der pathologische Anatom Heller, der Gynäkologe Pfannenstiel, der sehr von der Seekrankheit geplagte Orthopäde Lorenz auf dem Schiff. In häufigere Berührung kam ich mit dem Physiologen Rubner und mit dem liebenswürdigen Fachgenossen Obersteiner aus Wien. Das Leben auf der Ozeana bot unter diesen Umständen sehr viel Anregung. Daß Verpflegung und Bedienung auf einem Dampfer der Hamburg-Amerika-Linie tadellos waren, bedarf keiner Erwähnung. Auch ein Raum mit Zanderapparaten befand sich an Bord, der eifrig benutzt wurde, um den Mangel an Körperbewegung auszugleichen.

In Madeira wurden uns die Unternehmungen einer deutschen Gesellschaft gezeigt, die dort Kuranstalten für Tuberkulöse und Erholungsbedürftige gründen wollte. Am Nachmittag machte ich mit einigen Kollegen einen weiten Spaziergang über die Berge zum Palheiro, der Besitzung Mr. Blandys, zu dem ich mir eine Einlaßkarte verschafft hatte. Von der Höhe herunter brachte uns in sausender Fahrt einer der landesüblichen Schlitten, die auf den steilen, gepflasterten Wegen pfeilschnell heruntergleiten. Am nächsten Morgen suchte ich mit Stadelmann wieder den großen Kursaal auf. Nachmittags wurde ich zu einem Kranken in die Stadt gebeten, dessen Angehörige von der Anwesenheit deutscher Ärzte Nutzen ziehen wollten. Dann ging es weiter nach Teneriffa. Lange schon hielt ich Ausschau nach dem am Horizont erwarteten Gipfel des Pik, als wir plötzlich entdeckten, daß er in schattenhaften Umrissen längst riesengroß, in den Himmel aufsteigend, vor uns dalag. Unser Dampfer fuhr gerade auf Ortava los, wo es wegen des ganz ruhigen Wetters trotz der gewaltigen Brandung möglich war, ans Land zu gehen. In dem großen, auf einem Hügel liegenden Humboldthaus, das ebenfalls von einer deutschen Gesellschaft erworben worden war, wurden wir festlich empfangen und konnten dann noch einige Stunden den großartigen Anblick des palmengeschmückten Tales, der tosenden Brandung und des über die Wolken ragenden Piks genießen, um mit Einbruch der Dunkelheit wieder mit allerlei Schwierigkeiten auf unser Schiff zurückzukehren.

Der nächste Morgen brachte uns nach Santa Cruz und von da nach La Laguna, wo nach Besichtigung des großen Drachenbaumes ein fröhliches Mahl eingenommen wurde. Ich suchte auch Dr. Otto auf, der wieder im Bett lag, aber, wie mein Begleiter, Dr. Stadelmann, feststellen konnte, glücklicherweise nicht ernstlich krank war. Gegen Abend setzte sich unser Dampfer wieder nach Norden in Bewegung. Der anfangs klare Pik hüllte sich langsam in Wolken und entzog sich mit dem Sinken der Sonne meinen Blicken, während ich sehnsüchtig der Zeit vor 12 Jahren gedachte, als es mir vergönnt war, dort oben auf dem sturmumbrausten Gipfel zu stehen.

Zwei Tage später landeten wir in Tanger, um dort einige Stunden den unverfälschten Orient zu genießen. Wir stiegen durch die steilen, schmutzigen Gassen hinauf zum Sok, dem Markt, und waren dann bei dem deutschen Gesandten Dr. Rosen zu Gast, dessen schattiger Garten unmittelbar daneben gelegen ist. Hier hatten wir Gelegenheit, allerlei abessinische Waffen und Geräte zu bewundern, die der Gesandte aus seiner früheren Tätigkeit in Abessinien mitgebracht hatte. Nach einem kurzen Aufenthalt in Gibraltar wandte sich dann unser Dampfer seinem eigentlichen Ziele zu. In hellem Sonnenschein fuhren wir an dem dicken Belenturme vorbei den Tajo hinauf in den Hafen von Lissabon, wo wir am Staden festmachten und nun von unserem schwimmenden Hotel aus bequemen Verkehr mit der Stadt hatten, zumal eine elektrische Bahn fast bis zu unserem Schiffe führte. Die wissenschaftlichen Sitzungen verliefen wie gewöhnlich bei solchen Gelegenheiten. Die Sprachschwierigkeiten ließen wirklich fruchtbare Erörterungen nicht zustande kommen; unter den Teilnehmern befanden sich wirklich hervorragende Fachgenossen nur in kleiner Zahl, während einheimische Größen und wissenschaftliche Vergnügungsreisende überwogen. In den überhaupt nur schwachbesuchten psychiatrischen Sitzungen waren die Franzosen am stärksten vertreten. Unter ihnen war Brissaud ohne Zweifel der bedeutendste; auch Dupré war anwesend, ferner Simon, der Mitarbeiter Binets. Sollier berichtete über ein hysterisches Mädchen, das keinen Harn entleerte, dafür aber Harnstoff durch den Magen ausschied, und wurde deswegen von Brissaud mit Recht ernstlich zur Rede gestellt. Ein anderer Vortragender erzählte von den Betrügereien eines spiritistischen Mediums in Algier, denen

Richet zum Opfer gefallen war; es war dieselbe Person, über die später v. Schrenck-Notzing ein dickes Buch schrieb. Großes Aufsehen erregte der Pariser Chirurg Doyen durch die etwas marktschreierische kinematographische Vorführung von Schnelloperationen.

Da ich mir von den wissenschaftlichen Verhandlungen nicht viel versprach, hielt ich mich ganz im Hintergrunde und zog es im allgemeinen vor, die schönen Tage zur Besichtigung des äußerst malerisch auf die Höhen des Tajoufers hinaufkletternden Stadt zu benutzen. Ich besuchte auch die etwas abseits gelegene Irrenanstalt Rilhafollhes, die uns eingeladen hatte, und fand dort zu meinem Erstaunen eine Reihe von Kranken im Bette angeschnallt. Der Leiter der Anstalt, Herr Bombarda, spielte bei der Versammlung eine führende Rolle und war außerdem ein eifriger Politiker; er wurde bald nachher, wie später auch der König und der Kronprinz, Opfer eines politischen Attentates. Der Glanzpunkt der Lissaboner Tage war für mich der Ausflug nach dem epheuumsponnenen königlichen Lustschloße La Pena, das oberhalb von Cintra auf dem Kamm eines die Küste beherrschenden Gebirgszuges gelegen ist. Der Blick von dort oben über Land und Meer in strahlendem Sonnenschein war großartig. Von dort folgten wir einer Einladung des Herrn Cook, der am Hange des Berges den in reichem subtropischen Pflanzenwuchs prangenden, namentlich auch mit schönen Baumfarnen geschmückten wundervollen Park von Montserrat besitzt und es sich nicht nehmen ließ, jedem von uns die Hand zu schütteln und uns gastlich zu bewirten.

Recht interessant war ferner eine Dampferfahrt auf dem Tajo aufwärts nach Villa franca, wo in Gegenwart des Königspaares Stierkämpfe nach portugiesischer Art stattfanden, bei denen die Stiere schließlich nicht getötet, sondern von zahmen Ochsen in die Mitte genommen und vom Kampfplatz fortgeleitet wurden. Außerdem wurden durch Bauern volkstümliche Kämpfe mit langen Stecken vorgeführt. Am letzten Nachmittag fand dann noch eine Gartengesellschaft in dem Schloße „Necessitades" statt, an dem ebenfalls die Königliche Familie teilnahm. Der Besuch war sehr stark, und man hatte Gelegenheit, noch eine Reihe Bekannter zu begrüßen, von denen mir namentlich Neisser-Breslau noch in Erinnerung ist. Abends waren wir zu einer kleinen Feier in deutscher Gesellschaft eingeladen.

Durch das sehr dankenswerte Entgegenkommen der Hamburg-Amerika-Linie wurde es uns ermöglicht, den Besuch in Lissabon durch eine Fahrt über Land nach Oporto abzuschließen und dort den in Leixoens, der Hafenstadt Oportos, ankernden Dampfer wieder zu erreichen. Unsere Reise, die ich in Begleitung Stadelmanns ausführte, ging zunächst nach Batalha, wo wir das wundervolle, in reichstem portugiesischen Emanuelstile erbaute Kloster besichtigten. Am Abend gelangten wir nach der Universitätsstadt Coimbra, die von einer reizenden, an Toscana erinnernden Landschaft umgeben ist. Die eigentümliche Tracht der Studenten, die altertümlichen Bauten, die mit ehrwürdigen Schweinslederbänden gefüllte Bücherei versetzten uns fast in das Mittelalter. Wir besuchten auch die am Ufer des Mondego gelegene Quinta das Lagrimas, in der unter breit ausladenden portugiesischen Cypressen die Fonte dos amores murmelt. Hier wurde Inez de Castro, die Geliebte eines Königs, ermordet, der später die Mörder zwang, der Leiche noch Jahre nach ihrem Tode zu huldigen. Am Nachmittag fuhren wir weiter nach dem ausgedehnten, in subtropischer Üppigkeit grünenden Park von Bussaco, der mit seinen Korkeichen, Lorbeeren, Palmen, Baumfarnen und Cistrosen einen herrlichen Frühlingsaufenthalt bietet. Spät abends kamen wir in Oporto an, das wir leider schon in frühester Stunde wieder verlassen mußten, um den Anschluß an die Ozeana zu finden.

Auf der Versammlung in Lissabon hatte ich die Nachricht erhalten, daß ich in den Vorstand des Deutschen Vereins für Psychiatrie gewählt worden sei. So wenig Freude ich im allgemeinen an Vereinstätigkeit hatte, fühlte ich mich doch verpflichtet, diese Wahl anzunehmen. Wie viele meiner Fachgenossen stand ich unter dem Eindruck, daß unser Verein dringend einer Erneuerung und Verjüngung des Vorstandes bedürfe. Seit Jahrzehnten hatte sich hier der Brauch herausgebildet, daß die Vorstandsmitglieder nach Ablauf ihrer Amtstätigkeit regelmäßig durch Zuruf wiedergewählt wurden. Ein Antrag auf Zettelwahl, wie sie eigentlich vorgeschrieben war, hätte geradezu als Mißtrauensbeweis gegolten, für den bei der Untadeligkeit der einzelnen Persönlichkeiten gewiß kein Anlaß war. So kam es jedoch, daß sich der Vorstand dauernd aus den gleichen, zum Teile ganz alten Herren zusammensetzte, die sehr wenig Sinn für Neuerungen hatten, und daß jüngere, regsamere Fachgenossen kaum jemals die Möglichkeiten hatten, die Geschicke des Vereins mitzubestimmen. Die Folge war eine gewisse Gleichgültigkeit gegen den Verein, die seinem Gedeihen nicht zuträglich war. Die Notwendigkeit einer Änderung wurde denn auch allmählich allgemein anerkannt, ihre Durchführung nur durch den Ausbruch des Krieges aufgeschoben.

Auf der Kieler Jahresversammlung des Vereins im Jahre 1912 gab Siemens die Anregung zur Errichtung einer psychiatrischen Forschungsanstalt.

Er dachte dabei in erster Linie an die Ermöglichung chemischer und serologischer Forschungen, die ihm für die Zukunft unserer Wissenschaft besonders wichtig erschienen. Ich erhielt vom Vorstand den Auftrag, die Angelegenheiten weiter zu verfolgen; es war geplant, die Hilfe der Kaiser-Wilhelm-Gesellschaft in Anspruch zu nehmen. Ich setzte mich bei Gelegenheit mit Harnack, dem Präsidenten jener Gesellschaft, in Verbindung und trug ihm die Gründe vor, die eine psychiatrische Forschungsanstalt wünschenswert und notwendig erscheinen ließen. Er war nicht abgeneigt, die Anregung näher in Erwägung zu ziehen und forderte mich auf, eine Denkschrift darüber einzureichen, mit deren Abfassung mich dann der Vorstand unseres Vereins betraute. Ich entwickelte hier einen großen Plan, der die Einrichtung von drei Abteilungen vorsah, einer klinisch-experimentellen mit psychologischen, serologischen und chemischen Laboratorien, einer anatomischen und einer genealogisch-demographischen, die der Erforschung der krankhaften Vererbung und der Entartung gewidmet sein sollte. Da ein Kaiser-Wilhelm-Institut im Zusammenhange mit den schon bestehenden Anstalten auf dem Gelände von Dahlem ins Auge gefaßt war, mußten auch eigene Krankenabteilungen vorgesehen werden. Dadurch wurde der an sich schon sehr umfassende und kostspielige Plan erheblich belastet. Der notwendige Bauaufwand belief sich ohne die Kosten für Landerwerb auf etwa 1⅓ Million, während sich die Kosten für den Betrieb auf mehr als eine Viertelmillion jährlich berechnen ließen. Es war nicht zu verwundern, daß die Kaiser-Wilhelm-Gesellschaft vor solchen Ausgaben zurückschreckte. Dennoch gaben wir die Hoffnung nicht auf, in der einen oder anderen Form vielleicht einmal den Plan verwirklichen zu können, von dessen Wichtigkeit mich gerade seine genauere Durcharbeitung besonders überzeugt hatte.

Unsere Frühlingsreise nach Italien hatte in mir den Wunsch erweckt, mit meiner Frau und zweien meiner Töchter, von denen die jüngere allerdings erst 13 Jahre alt war, einmal im Sommer über die Alpen zu fahren. Wir beschlossen, die ganze Reise ausschließlich auf dem Rad oder mit Dampfern zurückzulegen, die Bahn aber grundsätzlich zu vermeiden. So radelten wir denn im August 1906 von unserer Wohnung in München aus zunächst nach Tegernsee, dann weiter über Bad Kreuth zum Achensee, nach Hall und Innsbruck. Von da schoben wir unsere Räder hinauf nach Steinach und am nächsten Morgen auf die Brennerhöhe, wo wir frühstückten, um dann gemächlich bis Klausen hinunterzurollen und dem hochragenden Kloster Säben einen Besuch abzustatten. In Waidbruck wichen wir von der Brennerstraße ab und wanderten hinauf nach Seiss, wo wir mit meinem Bruder zusammentrafen, der sich dort einquartiert hatte. Unterwegs sahen wir den König von Sachsen und seine beiden Söhne, die ebenfalls in Seiss gewesen waren. Am nächsten Tage traf nach Verabredung auch Frau von Kotze ein. Bei herrlichem Wetter verlebten wir hier schöne Tage und besuchten auch den Schlern mit seiner reichen Flora. Im Waidbruck trennten wir uns von Frau von Kotze; ich habe sie leider niemals wiedergesehen, da sie wenige Jahre später verunglückte. Wir setzten uns wieder auf unsere Räder und fuhren nach Bozen, wohin mein Bruder vorausgereist war. Auf der Mendel, die wir in strömendem Regen erreichten, trafen wir von neuem mit ihm zusammen. Am anderen Morgen nahmen wir Abschied und rollten westwärts hinab, dann weiter nach Malo und kamen abends an Kaiser Franz Josephs Geburtstag in Pizzano an, um von dort in mühsamen Anstieg die Höhe des Tonalepasses zu gewinnen. Meine Frau hatte sich unterwegs ermüdet auf einen Stein niedergelassen, als ein vorbeispazierender junger österreichischer Offizier ihr plötzlich mit artiger Verbeugung ein Sträußchen duftender Erdbeeren überreichte, die er unterwegs gepflückt hatte. Von der Höhe des Tonalepasses ging es in steilen Windungen hinunter nach Ponte di legno und immer flott bergab bis zur Mittagsrast in Edolo. Ein Nachtquartier zu finden, erwies sich als schwierig, da überall viel Militär zu Übungen versammelt war. Schließlich kamen wir in dem ärmlichen Cividate unter, das die weniger angenehmen Eigenschaften italienischer Wirtshäuser stark ausgeprägt aufwies. Wir waren froh, als wir dann zum Iseosee weiter radeln konnten und nachmittags über Endine unser liebes Bergamo erreichten, wo uns noch ein herrlicher Abendspaziergang vergönnt war.

Der nächste Tag brachte uns nach Lecco und dann mit dem Dampfer nach Bellaggio. Nachdem wir hier, wie gewöhnlich, den Nachmittag mit Ausruhen und Spaziergängen verbracht hatten, fuhren wir mit Dampfer und Rad weiter nach Lugano, dann über Ponte Tresa nach Luino und endlich auf weitem Umwege nach Laveno, wo uns der Dampfer nach Pallanza aufnahm. Die folgenden Tage benutzte ich, um meinen Kindern die Schönheiten von Pallanza zu zeigen. Wir gingen auch mehrmals zu unserem Grundstück, lagerten uns dort und erörterten, wie schön es sein müsse, ein derartiges Besitztum zu haben. Ganz irre an mir aber wurden die Kinder, als ich begann, in dem vermeintlich fremden Weinberg Trauben abzupflücken, wovon sie mich vergeblich abzuhalten suchten.

Den Rückweg dachten wir über den Gotthard zu nehmen. Wie immer auf unseren Radreisen, brachen wir sehr früh auf und frühstückten erst nach 1–2stündiger Fahrt, zunächst in Ghiffa. Bis zum Abend gelangten wir über Locarno nach Bellinzona. Bei der Weiterfahrt kamen wir in Biasca aus Versehen auf den Weg zum Lukmanierpaß und verloren dadurch mehrere Stunden, so daß wir am Abend nur bis Faido statt nach Airolo gelangten. Der nächste Tag, der uns bis auf das Gotthardsspital brachte, war daher recht anstrengend, namentlich für meine Frau. Von da ab rollten wir dann allerdings mühelos bis zum Vierwaldstättersee hinab, doch wurde meine Frau auf der Brücke bei Amsteg fast von einem entgegenkommenden Kraftwagen überfahren und trug eine Verletzung an der Hand davon. Von Flüelen fuhren wir mit dem Dampfer nach Luzern, am nächsten Tag auf dem Rade nach Zürich. Hier entschloß sich meine sehr ermüdete Frau, mit der Bahn nach Lindau und heimwärts zu reisen, während ich mit den Kindern auch weiterhin das Rad benutzte. Unser Weg führte nach Frauenfeld und Konstanz, mit einem Abstecher nach der Trinkerheilstätte Ellikon, wo ich den berühmten Hausvater Bosshardt aufsuchte, der Forel nach seiner Erzählung auf den richtigen Weg zur Trinkerheilung hingewiesen hatte. Da ich die Absicht hatte, auch in München eine derartige Heilstätte ins Leben zu rufen, war es mir von großem Wert, einen Einblick in den dortigen Betrieb zu gewinnen. Von Konstanz trug uns das Schiff noch abends nach Lindau, wo auch meine Frau inzwischen angekommen war. In drei weiteren Tagereisen radelten wir dann nach Kempten, Landsberg am Lech und endlich nach München zurück; meine Töchter schwenkten allerdings am Ammersee nach dem von ihnen immer wieder gern aufgesuchten Landerziehungsheim in Breitbrunn ein.

Unsere Reise hatte uns so gut gefallen, daß wir sie in abgekürzter Form im Frühling 1907 noch einmal wiederholten. Meine Begleiterinnen waren diemal außer meiner Frau meine beiden ältesten Töchter. Um den Übergang vom Winter zum Frühling so recht zu genießen, fuhren wir zunächst mit der Bahn zum Brennerpaß und wanderten durch den Schnee nach Sterzing. Dort bestiegen wir die Räder und rollten wie früher nach Bozen, dann weiter nach Trient, Rovereto und Mori hinüber. Von da schoben wir hinauf nach Nago und glitten durch die herrliche Frühlingslandschaft sanft bis Arco hinab, um dann in Riva das Schiff zu besteigen, das uns nach Mederno brachte. Am Nachmittag bestiegen wir die Höhe von Gaino mit dem herrlichen Blicke über die weite Fläche des Gardasees. Der nächste Vormittag brachte uns nach Brescia. Unser Ziel war wieder Bergamo. Unterwegs verloren wir beinahe unser zweites Töchterchen, die im Straßengewinkel einer Ortschaft unversehens uns vorausgekommen war und nun verzweifelt vorwärts radelte, da sie uns vor sich vermutete; mit großer Mühe gelang es mir, sie einzuholen, als uns nach langem Warten der Sachverhalt klar geworden war.

Von Bergamo bis Lecco folgten wir unseren Spuren vom vergangenen Jahre, radelten aber dann weiter am See entlang bis Varenna, um von dort in einem Boote nach Bellaggio überzusetzen. Vorher machten wir Rast am See und lagerten uns unter einigen schattigen Bäumen auf einem Teppich von blühendem Immergrün, Veilchen und Primeln mit dem Blick auf den wunderbaren blauen See und die im strahlenden Sonnenschein ragenden Gipfel.

Auch der weitere Weg über Lugano war derselbe wie früher. Dort bestiegen wir den Dampfer, der uns nach Pallanza brachte. Nachdem wir uns überzeugt hatten, daß unser heimliches Grundstück noch vorhanden war, radelten wir nach Locarno und fuhren von dort mit der Bahn wieder heim.

Im Jahre 1906 war mein damaliger Oberarzt Gaupp als Professor nach Tübingen berufen worden. Die Wahl eines geeigneten Nachfolgers bereitete mir große Schwierigkeiten. Ich wußte keine geeignetere und mir willkommenere Persönlichkeit als meinen treuen Mitarbeiter Alzheimer. Auf einer gemeinsamen Reise, die wir in die Idiotenanstalt Ecksberg unternahmen, bat ich ihn, wenigstens vorläufig die Oberarztstelle zu übernehmen. Es war ein großes Opfer, das ich von ihm verlangte, da er die völlige Freiheit der wissenschaftlichen Arbeit, die er besaß, aufgeben mußte und nicht der Mann war, einmal übernommene Pflichten leicht zu nehmen. Schweren Herzens und nach langem Widerstreben willigte er ein unter der Bedingung, daß er nach angemessener Zeit wieder zurücktreten könne. Ich bemühte mich daher in den nächsten Jahren, jemanden zu finden, der seine Stelle einnehmen könnte. Leider blieben meine Versuche lange Zeit erfolglos, bis ich mich entschloß, Rüdin, dessen Neigungen allerdings eigentlich nach ganz anderer Richtung gingen, am 1. April 1909 die Oberarztstelle zu übergeben. Alzheimer war nun wieder frei für seine im großen Maßstabe betriebenen wissenschaftlichen Arbeiten. Als aber dann im Jahre 1912 der Ruf nach Breslau an ihn erging, folgte er diesem, obgleich ich das lebhafte Gefühl hatte, daß damit das beste, was er unserer Wissenschaft zu geben hatte, verloren gehen würde. Die neue, aufreibende und zersplitternde Tätigkeit, die seiner harrte, schien ihn dennoch zu befriedigen. Leider erkrankte er schon auf der Reise an seinen neuen Wohnort schwer an einer infektiösen Angina mit Nephritis und Gelenkentzündungen und konnte sich lange nicht erholen. Auf der Versammlung der deutschen Irrenärzte 1913 sah ich ihn in Breslau wieder. Obgleich er äußerlich rüstig schien, war seine Stimmung doch gedrückt und mutlos; er sah mit trüben Ahnungen in die Zukunft. Es war unser letztes Zusammentreffen. In dem Bestreben, seine Pflicht bis zum äußersten zu erfüllen, verstand es Alzheimer nicht, sich zu schonen, als die immer schwieriger werdenden Verhältnisse des Krieges ihn zwangen, eine neue Aufgabe nach der andern zu übernehmen. Sein Leiden verschlimmerte sich zusehends, und der ausgezeichnete Mensch und Forscher erlag schließlich einer Uraemie, ohne die große Aufgabe lösen zu können, für die er geeignet war wie keiner, uns eine pathologische Anatomie der Geisteskrankheiten zu schenken.

Wie mir mein Verleger 1907 mitgeteilt hatte, war es notwendig geworden, die Neubearbeitung der 8. Auflage meines Lehrbuches ins Auge zu fassen. Um in Ruhe arbeiten zu können, zog ich mich im Frühjahr 1908 mit meiner ältesten Tochter, die Medizinerin geworden war, nach Murnau zurück, wo mir von befreundeter Seite ein kleines Landhaus zur Verfügung gestellt worden war. Regelmässig arbeiteten wir hier früh von 8–1 Uhr, machten nach Tisch bei jedem Wetter, meist in tiefem Schnee, einen zweistündigen Spaziergang, ruhten etwas und arbeiteten weiter bis gegen 10 Uhr. Meine Tochter war, abgesehen von ihren medizinischen Studien, mit der Bearbeitung von Schießversuchen beschäftigt, die auf meine Anregung von der Militärschießschule auf dem Lager Lechfeld angestellt worden waren. Es handelte sich darum, den Einfluß mäßiger Alkoholgaben auf die Treffsicherheit festzustellen, ein Ziel, das auch in einwandfreier Weise erreicht wurde.

Die Notwendigkeit, in den nächsten Jahren alle freie Zeit nach Möglichkeit zu wissenschaftlicher Arbeit auszunutzen, legte mir den Gedanken nahe, mir nun endlich einen Wohnsitz zu schaffen, an dem ich ungestört würde arbeiten können. Am liebsten hätte ich das in Pallanza getan, aber die Kosten dafür erschienen mir so hoch, daß ich diesen Plan zurückstellen mußte. So gedachte ich denn, mir auf meinem Waldgrundstücke im Isartale ein Häuschen zu bauen; es sollte derart angelegt sein, daß es späterhin zu einem ausreichenden Familienhause vergrößert werden könnte. Nicht ohne Mühe gelang es, dafür einen annehmbaren Plan aufzustellen, den ich zur Genehmigung vorlegte: in wenigen Wochen sollte der Bau begonnen werden. Da traf mich eines Abends ganz unerwartet eine Drahtnachricht aus Amerika, ob ich zu einer Konsultation dorthin kommen wolle. Es stellte sich heraus, daß ich nach dem an der Küste des Stillen Ozeans in Kalifornien gelegenen Sta. Barbara fahren sollte. Obgleich meine Zeit wegen der dringenden Arbeit an meinem Buche sehr knapp bemessen war, entschloß ich mich doch, der Aufforderung zu folgen. Zugleich verschob ich die Bauarbeiten, weil ich nach meiner Rückkehr noch einmal prüfen wollte, ob nicht doch ein Bau in Pallanza möglich sein werde. Meine Reise führte mich während des August und September 1908 über Bremen, wo ich noch mit meinem Bruder zusammentraf, nach New York, Chicago, Los Angeles, Sta. Barbara, nach dem Yosemitetal und San Francisco, dann zurück über den Yellowstonepark, Chicago, Niagarafälle nach Boston und endlich wieder nach New York. Da ich meinen Aufenthalt überall auf das äußerste beschränken mußte, war ich nach 7½ Wochen wieder zurück und hatte in dieser Zeit durchschnittlich jeden Tag über 600 Kilometer zurückgelegt. Die Einzelheiten, die ich in Briefen ausführlich geschildert habe, kann ich hier übergehen. Ich will nur erwähnen, daß, soweit ein so flüchtiger Besuch ein Urteil zuläßt, weder die Landschaft noch die Städte, noch das Leben in Amerika mir sehr zusagten, obgleich ich alles unter den angenehmsten Bedingungen kennen lernte. Wohl der größte Eindruck, den ich empfing, waren für mich die Riesenbäume im Mariposahain. Selbstverständlich bot auch der Yellowstonepark eine Fülle des Merkwürdigen und Hochinteressanten, und der Niagara war ebenfalls ein Erlebnis, dessen Großartigkeit in seiner Art wohl kaum übertroffen werden kann. Dennoch schied ich ohne Sehnsucht von einem Lande, dessen unendliche Nüchternheit weder durch eine ereignisreiche Geschichte noch durch Reichtum an Kunstwerken oder durch Anmut der Natur wesentlich gemildert wird.

Da ich glaubte, nunmehr doch an die Errichtung eines Landhauses in Pallanza gehen zu dürfen, fuhr ich rasch noch dorthin und gab Herrn Bottini die nötigen Anweisungen, den schon lange in allen Einzelheiten besprochenen Bau zu beginnen. Bei einem früheren Besuche in Pallanza gelegentlich einer Konsultation in Mailand hatte ich eine große Überschwemmung erlebt. Der See stand damals so hoch, daß er den Speisesaal des Hotels Gotthard, in dem ich zu wohnen pflegte, fußhoch überschwemmt hatte. Das war mir eine Mahnung zur Vorsicht bei dem von mir geplanten Bauen dicht am Seeufer. Gewaltige Mauern mußten aufgeführt werden, um die nötige Sicherheit gegen den Anprall der Fluten zu gewähren. Es stellte sich allmählich heraus, daß sie fast mehr kosteten als alles Übrige. Zu Weihnachten konnte ich meinen Kindern mitteilen, daß wir im kommenden Jahr ein Häuschen mit Garten in Italien besitzen würden. Meine Tochter Eva hatte ich im Hinblicke auf diese Möglichkeit nach Rom geschickt, damit sie dort gründlich italienisch erlernen sollte.

Natürlich waren wir sehr ungeduldig, im nächsten Frühjahr nach Pallanza zu kommen. Um in Ruhe arbeiten zu können, mietete ich eine ländliche Wohnung in der Nähe der Madonna di Campagna. Wir aßen mittags regelmäßig im Gasthause und machten dann einen Spaziergang zu unserem Neubau. Wir begannen auch schon, den Garten anzulegen, und freuten uns sehr, als wir von unserer schleunigst angekauften Barke zum ersten Male einige grüne Bäumchen auf dem bis dahin öden Flecke entdeckten. Auf dem durch Ankäufe nach und nach vergrößerten Grundstücke war außer dem eigentlichen Landhause, das 10 Zimmer enthalten sollte, noch ein kleineres Haus geplant, in dem außer einer Gärtnerwohnung noch 2 Zimmer für Besucher vorgesehen waren. Dieses Häuschen war nahezu fertig, während von dem großen erst die Grundmauern aufgeführt waren. Wir überzeugten uns täglich von den Fortschritten und bewunderten vor allem auch die Geschicklichkeit, den Fleiß und die Nüchternheit der italienischen Arbeiter, die in starkem Gegensatze zu unseren Erfahrungen in München standen. Die Leute arbeiteten regelmäßig von Punkt 7–12 Uhr und von 1–6 Uhr ohne Pause eifrig fort, während sich in München immer nach 2–3 Stunden die Brotzeit mit den unvermeidlichen „drei Quarteln“ Bier einschob. In der Mittagspause tranken die Arbeiter lediglich Wasser, verzehrten ihr einfaches Mahl und legten sich dann zum Schlafen nieder, um mit dem Glockenschlag ihre Arbeit wieder aufzunehmen. Sehr bemerkenswert war die gegenseitige Hilfsbereitschaft, das gewandte und flinke Zusammenarbeiten, das gänzliche Fehlen von Rohheiten und Streitigkeiten, wie ich durch vielmonatige tägliche Beobachtung feststellen konnte.

Mit der frohen Hoffnung auf rasches Fortschreiten der Bauarbeiten kehrten wir nach München zurück. Der Herbst 1909 brachte uns dann zum ersten Male in unser eigenes, zwar noch ziemlich enges, aber doch behagliches Heim im Gartenhaus. Betten und die nötigsten Möbel hatten wir hingeschickt, und mit einiger Mühe gelang es uns, nachdem wir früh eingetroffen waren, uns schon bis zum Abend so ziemlich wohnlich einzurichten. Jedenfalls konnte ich dort, mit dem Blicke auf den See und den gegenüber aufsteigenden Mottarone, ausgezeichnet arbeiten. Das große Haus mit weit nach Süden ausladenden Veranden war jetzt im Rohbau nahezu fertig. Als unsere Eva in dieser Zeit aus Rom zu uns zurückkehrte, bedauerte sie lebhaft, daß da unmittelbar neben uns noch so ein großes Haus gebaut werde. Um so größer war denn die Freude, als ich ihr sagen konnte, daß dieses gerade unser künftiges Heim sein werde. Am 4. Oktober konnten wir unsere silberne

Hochzeit feiern. Ich hatte damals gerade eine Konsultation in Montreux und kam nachts von Fondo Toce zu Fuß heim, da es keine Verbindung mehr gab. Als ich so im Sternenschein am glitzernden See entlang wanderte, mußte ich lebhaft des Abends gedenken, an dem ich vor 25 Jahren mir den Weg durch den dunklen Oderwald gesucht hatte, um zu meiner Hochzeit zu fahren. Am nächsten Nachmittage ruderten wir hinüber nach Baveno und stiegen auf einen Vorberg des Mattarone, um dort in Ruhe die eingetroffenen Glückwünsche zu lesen. Im Dunkeln tasteten wir uns den steilen Weg wieder hinab und fanden am Ufer unser Mädchen, das uns auf lampiongeschmückter Barke in unser gemütliches Heim über den See zurückruderte.

Im Frühling 1910 war auch das große Haus fertig zum Beziehen. Wir luden meine Geschwister ein, uns in Suna zu besuchen, wo wir ein Haus gemietet hätten, und sorgten noch rechtzeitig für eine einfache Ausstattung. Es dauerte mehrere Stunden, bis unsere Geschwister durch allerlei Wahrnehmungen mißtrauisch wurden, so daß wir ihnen endlich die große Überraschung mitteilen mußten. Von da ab sind sie regelmäßig mindestens einmal im Jahre unsere Gäste gewesen. Für uns alle aber begann mit der allmählichen Entwicklung unseres italienischen Heims eine Zeit gesegneter Arbeit und heitersten Lebensgenusses. Ich hatte mir dort ein herrliches Arbeitszimmer mit Riesenschreibtisch, Schreibmaschine, Bücherei und einem großen Balkon eingerichtet, der mir in jeder Pause den Blick über meinen Garten und die weite, schimmernde Fläche des Sees mit der still auf ihr ruhenden Isola Madre und weiterhin auf den Sasso di Ferro, die Landzunge von Pallanza, auf den Mottarone, die wie griechische Inseln in duftigem Blau verschwimmenden Höhen von Katarina del Sasso und endlich auf die Schneehäupter der Simplongruppe gestattete. In der wundervollen Ruhe dieser ebenso lieblichen wie großartigen Natur fand ich die Sammlung, erstaunlich schnell und fast mühelos meine weit aussehenden wissenschaftlichen Arbeiten zu fördern. Oft auch konnte ich mich mit meiner Arbeit an ein schattiges Plätzchen im Garten, an plätschernden Brunnen oder an dem kleinen, unser Grundstück durchfließenden Bächlein niederlassen und dabei die Pracht eines Frühlingstages oder des sonnigen Herbstes genießen.

Meine Hauptfreude war jedoch die Entwicklung des Gartens. Mit Vorbedacht hatte ich angestrebt, eine möglichst große Mannigfaltigkeit an südlichen Bäumen und Sträuchern in ihm zu vereinigen. Die meisten derselben fanden sich daher nur in je einem Stücke vor; andererseits war ich bemüht, alle Pflanzen, die ich irgendwo in einem anderen Garten entdeckte, auch bei mir anzupflanzen. So entstand ein kleiner botanischer Garten, in dem alle Weltteile ihre Vertreter hatten. Besonderen Wert legte ich auf Gewächse, die mich an meine Reisen erinnern konnten, Wellingtonien aus Kalifornien, Mella Azedirach, die mir aus Ägypten und Indien bekannt waren, eine portugiesische Cypresse, die den Brunnen überschatten sollte, wie jene in Coimbra, eine Platane zur Erinnerung an Brussa, Akazien, wie ich sie in Biskra gesehen hatte. In Töpfen ließ ich Hibiscus Rosa sinensis aufstellen, die mich in Indien entzückt hatten, ferner Bougainvillien, die mir Bilder aus Madeira und Algier zurückriefen, einen Theestrauch, bei dem ich an die Tage in Ceylon dachte, Kanarische Pinien und Cinararien. Außerdem bevorzugte ich reich blühende und duftende Gewächse, Kamelien, Rhododendron, Azaleen, Oleander, Olea fragrans, Lonicera sinensis, Tuberosen, Gladiolen, Gardenien, Magnolien. Daß endlich Palmen, von denen ich 4 verschiedene Arten anpflanzen ließ, Arcucarien, Dracaenen, Kampferlorbeer, Erdbeerbäume, Kryptomerien, Cypressen, Eukalypten, Zedern, Orangen, Mandarinen, Bambusarten, sowie die schlingenden Clycinen, Jasmine, Passionsblumen, Bignienien nicht fehlen durften, bedarf kaum der Erwähnung. Schließlich waren mehrere hundert Arten von Gewächsen in unserem nicht übermäßig großen Garten vertreten, so daß stark an das Ausholzen gedacht werden mußte. Für mich war der tägliche Rundgang, der mir immer neue Entdeckungen brachte, eine unerschöpfliche Quelle der Befriedigung.

Einen kleinen Teil des Gartens hatte ich für den Gemüsebau bestimmt und auch einige Obstbäume pflanzen lassen. Die Erträgnisse, namentlich an Bohnen und Tomaten waren sehr reichlich. Dennoch machte sich mehr und mehr das Bedürfnis geltend, den Nutzgarten auszudehnen. Da das Gelände am Seeufer wegen der notwendigen Mauern unzweckmäßig erschien, fiel mein Blick auf einen ausgedehnten Weinberg gerade oberhalb unseres Hauses jenseits der Straße. Auf dem bergan steigenden Gelände befanden sich auch schon Gemüsepflanzungen, und oben auf einer ziemlich ebenen Fläche stand ein gut gebautes kleines Gartenhaus. In einer Anwandlung von Unternehmungslust kaufte ich das Grundstück Ostern 1913[1] für 8 000 Lire, wurde aber dann durch den Krieg verhindert, es für meine Zwecke einrichten zu lassen.

Im Oktober 1910 fand in Berlin ein Internationaler Kongress für Irrenfürsorge statt. Obgleich ich an sich kein Freund von solchen Veranstaltun-

[1] Ursprüngliche Schreibweise im Originalmanuskript: „Ostern 1913/4?“

gen war, fühlte ich mich doch als Vorstandsmitglied unseres Deutschen Vereins verpflichtet, dieses Mal teilzunehmen. Kurz vorher hatte ich eine Konsultation in Wien und machte dabei die Bekanntschaft meines dortigen Fachgenossen Wagner von Jauregg. Ich besichtigte auch unter Führung von Stransky die psychiatrische Klinik, die sich in einem geradezu entsetzlichen Zustande befand. In überfüllten, äußerst unbehaglichen Räumen waren alle Kranken zusammengepfercht, zum Teil an den Wänden in geschlossenen Gitterbettstellen, wie sie von manchen Irrenärzten unbegreiflicherweise noch heute als Mittel zur Behandlung unruhiger Kranker empfohlen werden. Auf dem Hofe konnte ich noch den unter Joseph II. erbauten, berühmten kreisrunden „Narrenturm" bewundern, der ein Ort des Schreckens und des Jammers gewesen zu sein scheint. Mit großer Befriedigung vernahm ich, daß die alte klinische Abteilung baldigst aufgelassen werden solle.

In dem vornehmen Wiener Hotel, in dem ich abgestiegen war, konnte man mir zunächst kein Zimmer geben. Als ich spät abends heimkehrte, hatte man mich in einem großen, teuren Zimmer mit zwei Betten untergebracht, dessen vollen Preis man mir anrechnete. Ich sträubte mich dagegen und verlangte die Herabsetzung des Preises um die zwei Kronen, die das Zimmer laut Anschlag mehr gekostet haben würde, wenn es drei Betten enthalten hätte. Man wies mein Verlangen zurück und wollte mich an der Mitnahme meines Gepäckes verhindern, wenn ich nicht die verlangte Summe zahle. Ich suchte sofort die nächste Polizeistation auf und erhielt den Rat, unter Verwahrung zu zahlen. Da ich entschlossen war, mich gegen das unbillige Verfahren zu wehren, so wendete ich mich an Baedeker, der mir wenig Aussicht auf Erfolg machte. Mit Hilfe von Stransky, den ich auf der gemeinsamen Fahrt nach Berlin zu Rate gezogen hatte, gelang es mir jedoch, völlige Genugtuung zu erhalten. Man übersandte mir die zwei Kronen mit einem demütigen Entschuldigungsschreiben.

Die Berliner Versammlung war stark besucht. Ich sah Münsterberg wieder, dem ich bei seiner Berufung nach Amerika 1891 gesagt hatte, er werde sicherlich dort bleiben, da er ausgezeichnet dahin passe. Dann lernte ich Tamburini und seine sehr liebenswürdige Gattin kennen, die später sich meiner Töchter in Rom sehr freundlich annahmen. Auch mit van Deventer und seiner Frau, einer Schwester der Frau Direktor Hoffmann aus Buitenzorg, war ich häufig zusammen. Großen Beifall fand A. Marie, freilich ohne sein Verdienst, der eine sehr gelungene kinematographische Aufnahme der Gebrüder Pathé von lebenden Trypanosomen im Blute vorführte.

Das Wohnen unmittelbar am See hatte sehr bedeutende Kosten verursacht, wurde aber auch von uns mit vollen Zügen genossen. Abgesehen von dem steten Spiel der Wellen, das uns die Landschaft belebte, von dem leisen Rauschen, das uns in den Schlaf wiegte, war es wundervoll, gegen Abend oder im Mondenschein den leichten Nachen zu besteigen und sich auf der weiten Fläche umhertreiben zu lassen oder die träumende Isola Madre zu umfahren. Ganz besonders aber haben wir immer die Lage unseres Hauses gepriesen, wenn wir unmittelbar aus unseren Schlafzimmern im Badeanzug hinunter an den See gehen und nach Herzenslust baden konnten. Zu jeder Tageszeit haben wir die blaue Flut aufgesucht und die Glieder in ihr erfrischt. Meine Töchter badeten bisweilen schon gegen Ende der Osterferien, ich selbst bis in die dritte Oktoberwoche hinein.

So begannen für uns nun in dem Landhause Buon Rimedio, wie wir es nach einem hoch über uns gelegenen Kirchlein der Madonna del buon rimedio genannt haben, alljährlich Monate, die für uns einen wahren Jungbrunnen bedeuteten. Hier war ich frei von der Last der Berufspflichten; hier konnte ich ungestört und zusammenhängend meine wissenschaftlichen Ziele verfolgen; hier konnte ich in der schönen Natur ein gesundheitsgemäßes Leben führen, und hier konnte ich zugleich mit den Meinigen und gleichgesinnten Freunden zusammensein, ohne durch die Hetzjagd der Tagesarbeit immer wieder behindert zu werden. Eine lange Reihe von Besuchern nahm im Laufe der Jahre kürzere oder längere Zeit an unserem ländlich behaglichen Leben Teil, Bleuler aus Zürich, die Familien Gruber und Müller, der Chemiker Buchner aus Würzburg, Nissl aus Heidelberg, Schröder aus Greifswald und viele andere, namentlich auch jüngere Freunde und Freundinnen meiner Töchter. Mein alter Schüler Schönfeldt aus Riga suchte mich auf, um mich, allerdings ohne Erfolg, zu einer Stellungnahme für den unglücklichen, des Ritualmordes angeklagten Beilis gegen meinen Fachgenossen Sikorski zu veranlassen; nicht lange nachher wurde er von einem seiner Kranken erschossen.

In den ersten Jahren war ich durch die drängende Arbeit an meinem Buch so in Anspruch genommen, daß ich mir für Ausflüge in die Umgebung jeweils höchstens einen halben Tag Zeit gönnte. Späterhin aber konnte ich mich hier und da auch einmal einen ganzen Tag frei machen, so daß wir imstande waren, weitere Wanderungen zu unternehmen. Wir lernten auf diese Weise allmählich die von den Einheimischen arg vernachlässigte Umgebung Pallanzas gründlich kennen; allerdings mußten wir dabei öfters 10, 12 und selbst bis zu 15 Stunden marschieren. Die Mannigfaltigkeit an wundervollen, immer neue Reize bietenden Ausflügen in der vom Fremdenstrom gänzlich unberührten, vielfach kaum zugänglichen Gegend war unerschöpflich. Von den lieblichen, vielgestaltigen, üppig bebauten Ufern des Sees ging es durch Kastanienwälder auf die im Frühling mit weißem und violettem Krokus, mit himmelblauen Scillas und Muskathyacinthen übersäten Höhen, von denen aus der Blick weit über die Alpenwelt bis zum Adamello und zur Bernina schweifte, während im Vordergrunde die gewaltige Gruppe des Monte Rosa emporragte. Die alte Römerbrücke bei Rovegro bot eine von duftenden Narzissen belebte, wahrhaft Böcklinsche Landschaft dar, während der Gipfel des Monta Cimolo mit seinem schweigenden Zirbelkieferwald, unter denen großblumige Gentianen hervorsprossen, an einen heiligen Hain erinnerte. Von den Höhen des Monte Salvatore, des Tornico, des Pizzo Duomo und gar von der Marona boten sich immer wechselnde Blicke auf den See und in die tief eingeschnittenen, bewaldeten, malerischen Täler, und vom Pian Cavallo aus hatten wir im Frühling eine Gebirgslandschaft von so wilder Großartigkeit vor uns, wie ich sie kaum je gesehen hatte. Den Hintergrund des Tales bildete hier ein Felsenhaupt, das in seinen, auch weit vom See her sichtbaren Umrissen dem liegenden Haupte Darwins ähnelte. Im Tosatale besuchten wir öfters das durch seine Sauberkeit und seine reichlichen Weinlauben auffallende Ornavasso, dessen ehemalige deutsche Besiedelung durch die nahe „Madonna del Boden“ und das hoch darüber ragende „Eihorn“ angedeutet wurde. Den lieblichen Glanzpunkt aber der ganzen Gegend bildete der Ortasee mit dem in üppigstem Pflanzenwuchse sich an die Felsen schmiegenden Städtchen Orta, mit seiner Klosterinsel und seinem feierlichen, von mächtigen Kiefern bestandenen, tempelgeschmückten Monte Sacro. Wir pflegten dorthin in etwa 8 Stunden auf dem weiten Umwege über den Gipfel des Mottarone zu wandern. Unvergeßliche Festtage waren es, wenn wir so in leichter heller Kleidung die Schönheiten aller dieser unermeßlichen, in heiterstem Sonnenglanze prangenden Landschaften genießen durften.

Dazwischen aber lag angestrengte, fruchtbare Arbeit. Fast 9 Jahre mußten dieses Mal vergehen, bis die Neubearbeitung meines auf 4 Bände angewachsenen Buches zum Abschluß gelangte. Ich verfuhr dabei so, daß ich in einem durchschossenen Exemplar, in dem ich schon vorher gelegentliche Ergänzungen und Änderungen aufgezeichnet hatte, zunächst bei den einzelnen Abschnitten alle die Arbeiten anmerkte, die seit der letzten Bearbeitung über die betreffenden Gebiete neu erschienen waren. Die Hinweise erhielt ich bei der planmäßigen Durchsicht aller mir zugänglichen Fachzeitschriften. War diese, natürlich sehr zeitraubende und nur in München mögliche Vorarbeit beendet, so war es nötig, für den gerade zu bearbeitenden Abschnitt nun auch alle die angemerkten Arbeiten zu lesen und deren wichtigste Ergebnisse kurz niederzulegen, was auf den Einschußblättern geschah. Zugleich suchte ich aus meinem eigenen Bücherbestande wie aus der Bücherei der Klinik jene Werke und Sonderabdrucke heraus, die sich auf die betreffenden Fragen bezogen. Auch von diesen mußten dann zunächst kurze Auszüge angefertigt werden; bei wichtigeren Darlegungen, die sich schwer im Auszug wiedergeben ließen, begnügte ich mich mit der Angabe der Seiten, auf denen diese zu finden waren.

Nunmehr ging es an eine ganz andere Aufgabe, sofern es sich wenigstens um klinische Darstellungen handelte. Ich nahm alle mir über die zu bearbeitenden Krankheitsformen zu Gebote stehenden Zählkarten zur Hand, die in gedrängtester Zusammenfassung alle wesentlichen Angaben über den einzelnen Krankheitsfall enthielten, sah sie durch, schied diejenigen aus, die mir unvollständig oder zweifelhaft erschienen und begann nunmehr, sie nach den verschiedensten Gesichtspunkten zu gruppieren. Vor allem wurden möglichst gleichartige Fälle zu größeren oder kleineren Gruppen zusammengefaßt und dann die klinischen Eigentümlichkeiten dieser Unterformen genauer gekennzeichnet. Dabei wurde überall das Verhalten der Erblichkeit, etwa nachweisbarer äußerer Ursachen, die Verteilung auf Lebensalter, Geschlechter, Berufe festgestellt; ferner wurden die Entstehungsgeschichte, die einzelnen körperlichen und seelischen Krankheitserscheinungen, der Verlauf und Ausgang berücksichtigt. Die Betrachtung der so gewonnenen Zahlenwerte lieferte dann Anhaltspunkte für die Beurteilung, wie weit die versuchte Gruppenbildung berechtigt war oder abgeändert werden mußte. Zugleich wurde dadurch die Aufmerksamkeit auf diese oder jene Besonderheit der vorliegenden Beobachtungen gelenkt, die für die spätere Darstellung Beachtung verdiente. Meist traten auch bei einer Vergleichung der Gruppen einzelne neue Gesichtspunkte hervor, die für die Gesamtauffassung von Bedeutung werden konnten. Zur Erläuterung mögen einige derartige Ergebnisse angeführt werden. So zeigte mir der Versuch, die Alkoholpsychosen zu gruppieren, daß sich eine scharfe Grenze zwischen Delirium tremens und Alkoholwahnsinn nicht ziehen läßt und daß namentlich die ungeheilten Fälle beider Formen keinerlei durchgreifende Unterschiede darbieten. Daraus ließ sich die Vermutung ableiten, daß beide klinischen Bilder nur Erscheinungsformen desselben Krankheitsvorganges sind, der aber von dem eigentlichen Alkoholismus abgetrennt werden muß. Andererseits ergaben sich enge Beziehungen zur Korsakowschen Psychose und zur Alkoholepilepsie.

Die Durcharbeitung der Epilepsiefälle lehrt, daß epileptische Anfälle beim männlichen Geschlechte häufig erst im mittleren Lebensalter auftreten, dann in enger Beziehung zum Alkoholmißbrauch stehen und nicht zu der eigenartigen seelischen Einengung führen, die sonst Epileptiker kennzeichnet. Daraus wird man schließen dürfen, daß diese Fälle von der genuinen Epilepsie grundsätzlich unterschieden werden sollten, jedenfalls eine wesentliche andere Bedeutung haben. Da ähnliche Erfahrungen für die sogenannte Affektepilepsie gelten, liegt der Gedanke nahe, die alkoholisch bedingten Formen mit dieser letzteren in Beziehung zu bringen, zumal auch hier der Alkoholmißbrauch sehr oft eine wichtige Rolle spielt. Ich bin denn auch durch derartige Untersuchungen zu der Überzeugung gelangt, daß es sich beide Male um Anfälle handelt, die nur äußerlich den epileptischen ähneln, in Wirklichkeit aber hysterischer Entstehung sind. Zu berücksichtigen ist dabei allerdings, daß wiederum eine kleine Gruppe der durch Alkoholmißbrauch bedingten Epilepsien sich durch enge ursächliche Beziehungen zum Delirium tremens, durch vereinzeltes Auftreten besonders schwerer Anfälle und durch die Begleiterscheinungen vorgeschrittenen Alkoholsiechtums aus der Masse der übrigen Beobachtungen heraushebt. Das ist die eigentliche Alkoholepilepsie, die natürlich ebenfalls mit der genuinen Epilepsie nichts zu tun hat, aber auch von der zur Hysterie gehörigen „habituellen Epilepsie der Trinker" wie von der dieser verwandten Affektepilepsie abgetrennt werden muß.

Als drittes Beispiel für die Klärung, die aus der Bearbeitung umfangreicher Beobachtungsreihen gewonnen werden kann, verweise ich auf die Hysteriefrage. Was dem Verständnisse hysterischer Störungen vor allem hindernd im Wege gestanden hat, ist der Umstand, daß nicht die häufigen, alltäglichen, sondern die auffallenden, abenteuerlich gezüchteten Beobachtungen die Aufmerksamkeit auf sich gezogen haben und zum Ausgangspunkte von Erklärungen gemacht worden sind. Überblickt man aber viele Hunderte alltäglicher Fälle, wie sie bei freien Aufnahmebedingungen immerfort der Klinik zufließen, so zeigt sich mit unwiderstehlicher Deutlichkeit, daß es sich in der weit überwiegenden Mehrzahl der Beobachtungen um unwillkürliche Ausdrucksformen heftiger Gemütsbewegungen bei kindlich unentwickelten Persönlichkeiten handelt. Ist dieser Gesichtspunkt, den wir namentlich den

Erfahrungen bei jugendlichen, unerfahrenen, schutzlosen Dienstmädchen vom Lande verdanken, einmal gewonnen, so lösen sich die meisten übrigen Fragen der Hysterie mit überraschender Leichtigkeit. Wir verstehen, warum die Hysterie bei dem triebhafter veranlagten weiblichen Geschlecht so viel häufiger ist, warum sie nach Abschluß des Entwicklungsalters rasch seltener wird, warum sie in der Untersuchungshaft, nach Unfällen, unter Alkoholeinwirkung, im Kriege, auch beim männlichen Geschlecht und im reifen Alter auftreten kann, da hier überall Einflüsse gegeben sind, die das Überwiegen gefühlsmäßiger Reaktionen gegenüber der Herrschaft des zielbewußten Willens begünstigen. Man begreift auch, daß es einzelne Persönlichkeiten geben kann, bei denen die Neigung zu hysterischen Störungen wegen ihrer unzulänglichen Veranlagung dauernd bestehen kann, und daß es dann unter ungünstigen Bedingungen zur Züchtung jener absonderlichen Krankheitserscheinungen kommen kann, die in erster Linie die Anschauungen über das Wesen der Hysterie zu bestimmen pflegen.

Selbstverständlich ließen sich ähnliche Einblicke auch bei vielen anderen klinischen Gruppen gewinnen, und ich war oft überrascht, wenn irgend eine auffallende Abweichung im Verhalten der von mir gebildeten Unterformen Anhaltspunkte für neue Auffassungen gewährte. Freilich mußte ich immer wieder erkennen, daß mein Handwerkszeug äußert unvollkommen war. Da ich die gesamte Psychiatrie zu bearbeiten hatte, war es mir natürlich nicht möglich, zehntausende von Krankengeschichten zu Rate zu ziehen, sondern ich mußte mich mit den kurzen Abrissen begnügen, die meine Zählkarten enthielten. Vor allem aber konnte ich nicht den weiteren Schicksalen aller dieser Kranken einzeln nachspüren. Überall blieben demnach große Lücken, deren Ausfüllung ohne Zweifel meine Arbeit weit fruchtbarer gemacht hätte. Hier liegen zukünftige Aufgaben von größter Wichtigkeit. Das törichte Gerede von der Unfruchtbarkeit der klinischen Psychiatrie wird bald verstummen, wenn man sich die Mühe gibt, wirklich große und vollständige Beobachtungsreihen mit Sorgfalt durchzuarbeiten.

Hatte ich auf dem angedeuteten Wege ein klares Bild von dem Inhalt der mir vorliegenden Erfahrungen gewonnen, so ging ich an die Darstellung. Mit Hilfe von Buntstiften machte ich mir in den Auszügen fremder Arbeiten wie in den Zusammenstellungen meiner Beobachtungen diejenigen Einzelheiten kenntlich, die sich auf die Ursachen, auf die klinischen Erscheinungen, auf Verlauf und Ausgang, auf pathologische Anatomie, auf die Behandlung bezogen, und stellte mir danach ein kurzes Gerippe des ganzen zu besprechenden Stoffes her, an dessen Hand dann die Darstellung der einzelnen Abschnitte erfolgte. Überall, wo ich nicht einfach über fremde Erfahrungen berichten konnte, hielt ich mich auf das genaueste an die mir vorliegenden Beobachtungen, ohne mich auf allgemeine Eindrücke zu verlassen. Ich kann sagen, daß jede Einzelheit meiner Krankheitsschilderungen unmittelbar nach dem Leben gezeichnet ist, also nur durch die natürlichen Fehlerquellen der Beobachtung und Deutung beeinflußt ist. Da ich außerdem bemüht war, das Gesehene mit einiger Vollständigkeit wiederzugeben, ohne eine willkürliche Auswahl zu treffen, konnte ich der Gefahr nicht entgehen, Einzelheiten zu häufen und mich bei der Schilderung verschiedenartiger Krankheitsbilder vielfach zu wiederholen. Ich glaubte jedoch, diesen Übelstand um der Naturwahrheit willen mit in Kauf nehmen zu sollen. Die Krankheitsbilder, wie wir sie sehen, bieten ja auch tatsächlich eine Menge von übereinstimmenden Zügen; ihre Schilderung würde daher der Wirklichkeit nicht mehr entsprechen, wenn man zum Zwecke eindringlicherer Lehrhaftigkeit diese gegenüber den Abweichungen in den Hintergrund treten lassen wollte. Auf der anderen Seite aber wird die vollständige Wiedergabe der Krankheitsäußerungen wirklich verschiedener Gruppen von Psychosen trotz vieler Ähnlichkeiten in dem Gesamteindruck doch immer diejenigen Verschiebungen erkennen lassen, die durch die Wesensverschiedenheit der zugrunde liegenden Beobachtungen bedingt werden.

Daß ich durch die immer wiederkehrende Notwendigkeit, mein Buch neu zu bearbeiten, gezwungen wurde, das ganze Gebiet der Psychiatrie im Auge zu behalten, habe ich trotz der damit verknüpften unendlichen Mühe für meine klinische Ausbildung als sehr nützlich empfunden. Es war mir wegen der mich sicher 1½ Jahrzehnte in Anspruch nehmenden Lehrbucharbeit natürlich nicht möglich, mich, wie ich es oft gewünscht hätte, mehr in Einzelfragen zu vertiefen, aber ich behielt dauernd ein offenes Auge für die Fragestellungen unserer Wissenschaft überhaupt. Zugeben muß ich, daß mein Verfahren, die Fortschritte meiner klinischen Erkenntnis nicht in wissenschaftlichen Einzeldarstellungen mit den übrigen Belegen und Beobachtungen, sondern in den einander folgenden Auflagen des Lehrbuches als jeweiligen Stand unseres Wissens hinzustellen, ernste Bedenken gegen sich hatte. Pflegten sich doch die von mir vorgetragenen Meinungen oft schon nach wenigen Jahren immer wieder zu ändern, und durfte ich mich auch durchaus nicht der regelmäßigen Übereinstimmung mit meinen Fachgenossen versichert halten, zumal ich ihnen nicht die Erfahrungsgrundlagen für meine

Anschauungen mitteilte. Indessen mir fehlte bei der großen Arbeit, die ich zu überwältigen hatte, einfach die Zeit, nun auch noch ordnungsgemäß die von mir gewonnenen Anschauungen zu begründen, und meine Schüler, die ich vielfach dazu anzuregen suchte, haben diese Lücke leider nur in unvollkommener Weise ausfüllen können. Dennoch konnte ich mich nicht dazu entschließen, in mein Buch nur solche Meinungen aufzunehmen, die gerade allgemein anerkannt wurden, sondern ich fühlte mich gedrungen, das zu geben, was mir auf dem just erreichten Standpunkte der Wahrheit am nächsten zu kommen schien.

Die arbeitsreichen Ruhetage in Buon Rimedio waren das schönste Geschenk, das mir ein gütiges Geschick gewähren konnte. Sie wiederholten sich in immer neuer Schönheit bis zum Frühling 1914. Im Herbst vorher waren meine beiden Geschwister und mein Schwager unsere Gäste. Meine Schwester feierte am 10. September ihren 70. Geburtstag. Es war ein wundervoller Tag. Wir besuchten gemeinsam den Tornico und den Gipfel des Pizzo Duomo, und die herrliche Landschaft ringsum strahlte in allen Farben. Zu Ostern 1914 war nur mein Bruder bei uns, der zum 1. April sein Amt niedergelegt hatte. Leider zeigten sich damals die Zeichen einer ernsten Erkrankung des Herzens bei ihm in Form quälender Erstickungsanfälle, so daß ich ihn auf der Rückreise bis Basel begleitete und ihn nicht ohne Sorge nach Hamburg weiterreisen ließ. Ich selbst fuhr nach Straßburg zur Versammlung deutscher Irrenärzte. Im September 1914 reiste ich dann noch einmal für wenige Tage nach Suna, um für die Zeit des Krieges, über dessen voraussichtliche Dauer und Ausdehnung wir uns alle täuschten, die nötigen Anordnungen zu treffen. Auch dieses Mal bestiegen wir noch den Pizzo Duomo und nahmen wehmütig für unbestimmte Zeit Abschied von unserem Buon Rimedio, denn es war mir klar, daß ich während des Krieges unter keinen Umständen wieder mein Vaterland verlassen könne. Schon die wenigen Tage, die uns dort die Schreckensnachrichten über den Einfall der Russen in Ostpreußen und über den Überfall von Löwen brachten, hätten uns das deutlich gemacht, selbst wenn wir vorher anderen Sinnes gewesen wären.

Mit meinem Buche war ich bis auf den letzten Abschnitt fertig geworden, und es galt, inmitten der Unruhen des Krieges soviel Zeit zu gewinnen, um die Bearbeitung dieses vielleicht schwierigsten Gebietes zum Abschluß zu bringen. Ich flüchtete mich daher zu Anfang Oktober 1914 für kurze Zeit mit meiner Frau auf die Fraueninsel im Chiemsee. Wir waren die einzigen Gäste. Wenn uns natürlich auch hierher die furchtbare Spannung der Kriegsereignisse verfolgte, so bot doch die köstliche Ruhe der kleinen wellenumrauschten Insel die günstigsten Bedingungen für die Vertiefung in die Arbeit. Mittags und gegen Abend machten wir einen Rundgang durch die mit bunten Herbstblumen geschmückten Gärten oder wir blickten, unter den großen Linden des Ufers sitzend, träumend hinüber nach den im Sonnenglanze verschwindenden Bergen. Nur zu bald rief die Pflicht mich wieder heim.

Ich hatte ursprünglich gehofft, meine Arbeit bis Ostern 1915 beenden zu können. Danach wollte ich meine Untersuchungen über vergleichende Psychiatrie wieder aufnehmen und zu diesem Zwecke einen längeren Urlaub nehmen. Ich beabsichtigte, im August 1915 zunächst durch Sibirien nach Japan zu fahren und dort mit Hilfe meiner früheren Schüler einen Einblick in die Häufigkeit und die Eigenart der seelischen Krankheitsformen zu erhalten.

Von da wollte ich China aufsuchen. Hier kannte ich einen Fachgenossen in Kanton, von dem ich Unterstützung meiner Bestrebungen erhoffen konnte. Dann wollte ich versuchen, in Burma einiges von den dortigen Geistesstörungen zu sehen, und weiterhin in dem Völkergemische von Singapore meine Arbeit fortsetzen. Dr. Ellis, der mir schon bei meinem ersten Aufenthalt dort sehr freundlich entgegengekommen war, hatte mir jede Hilfe seinerseits zugesagt. Durch seine Vermittlung hoffte ich auch, meine Hauptaufgabe, die Untersuchung einer größeren Anzahl von Kranken in verschiedenen Gegenden Indiens, lösen zu können. Sie war deswegen so schwierig, weil die Fürsorge für Geisteskranke in Indien meist nicht in den Händen von ausgebildeten Fachgenossen liegt, ich also nicht erwarten durfte, viel Verständnis für die mir wichtigen Fragen zu finden. Gerade das indische Volk, aber vor allem jene Stämme, die den Buddhismus hervorgebracht haben, schienen mir wegen ihrer hohen und eigenartigen Begabung besondere Ausbeute für meine Forschungen zu versprechen. Auch die ursächliche Bedeutung des Haschisch für die Entstehung von Geistesstörungen durfte ich hoffen, in Indien genauer verfolgen zu können. Zum Schluß gedachte ich noch in Kairo Rast zu machen, um dort bei Dr. Warnock, auf dessen Hilfe ich ebenfalls rechnen zu können glaubte, noch einen Eindruck von den geistigen Erkrankungen der ägyptischen Bevölkerung und arabischen Bevölkerung zu gewinnen. Ende April 1916 hoffte ich wieder zuhause zu sein.

Da ich die Reise nicht allein machen wollte, hatte ich mich schon nach einem Gefährten umgesehen. Ich fand ihn in Professor Schröder in Greifswald, der zuletzt in Heidelberg mein Assistent gewesen war. Bei seinem Besuch zu Ostern 1914 in Suna besprachen wir die Einzelheiten. Auf der Versammlung in Straßburg bemühte ich mich, ihm die für die Reise erforderlichen Mittel zu verschaffen; die Aussichten dafür schienen günstig zu sein. Ich sandte ihm auch den neu herausgekommenen Baedeker für Indien, um ihm die Möglichkeit zu genauerer Vorbereitung zu geben. Mitte Juli hatte ich dann in München Gelegenheit, mich eingehend mit einem Herrn aus dem indischen Amt in London zu besprechen, der sehr entgegenkommend war und mir zusagte, mir alle zur Erreichung meiner Ziele dienlichen Empfehlungen zu verschaffen. Er bat mich, nur noch bis zum 4. August Geduld zu haben, da er bis dahin erst wieder in London sein werde.

Mit der am gleichen Tage erfolgenden Kriegserklärung Englands stürzte der von mir entworfene Plan für immer zusammen. Ich mußte mich nur glücklich preisen, daß der Krieg nicht ein Jahr später ausgebrochen war; ich wäre dann der Internierung in Sibirien, Japan oder Indien schwerlich entgangen. Nun galt es, alle Kräfte auf den gewaltigen Kampf um das Dasein unseres Vaterlandes einzustellen. Unsere Klinik verödete rasch; Ärzte, Bedienstete und Pfleger verschwanden, und wir mußten suchen, unseren Betrieb den immer wechselnden neuen Verhältnissen anzupassen. An die Stelle unserer bewährten und zuverlässigen Pfleger traten minderwertige Neulinge mit hohen Ansprüchen und geringer Leistungsfähigkeit, von denen ein großer Teil nach ganz kurzer Zeit freiwillig oder unfreiwillig wieder abging. Die Ärzte mußten immer mehr durch Ärztinnen ersetzt werden, so daß ich am 2. Februar 1916, als Rüdin zufällig einem Gerichtstermin beizuwohnen hatte, die gewohnte ärztliche Besprechung nur mit vier Damen abhalten konnte, von denen die eine meine Tochter war. Plaut, der beim Ausbruch des Krieges auf Einladung der englischen Regierung in England Vorträge hielt, wurde damals noch dort festgehalten und erst später durch Vermittlung von Asquith, dessen Tochter er zufällig kannte, freigelassen. Auch bei uns arbeitete ein englischer Fachgenosse, den ich trotz meiner Bemühungen nicht vor der Internierung in Ruhleben schützen konnte; er ist aber dann auch bald ausgetauscht worden. Ein Japaner machte sich rechtzeitig aus dem Staub, nachdem er mir mit freundlichem Lächeln mitgeteilt hatte, daß er zur Erhebung von Geld zum Botschafter nach Berlin zu reisen genötigt sei.

Die Ausreise meiner Ärzte und zahlreicher bekannter Kollegen an die Front legte natürlich auch mir die Frage nahe, ob ich mich nicht dem Heer zur Verfügung stellen solle. Da ich Grund genug hatte, meiner allgemein medizinischen und namentlich auch chirurgischen Ausbildung zu mißtrauen, mußte ich mir immer wieder sagen, daß ich meine Kräfte vernünftigerweise doch nur als Facharzt für Geisteskranke werde verwerten können. Gerade als solcher aber konnte ich dem Heer an der Front so gut wie gar nichts nützen, während ich doch in der Heimat viele und wichtige Aufgaben zu lösen hatte. So kam ich denn zu dem Entschluß, zu verzichten und nach Möglichkeit daheim dem Vaterlande zu dienen. In erster Linie richtete ich ein Lazarett von 40 Betten in unserer Klinik ein, indem ich die psychologischen Laboratorien räumte und dadurch Raum gewann, die Schlafsäle der Pfleger frei zu machen. Außerdem konnte die ganze männliche Privatabteilung mit hinzugezogen werden. Die Belegung erfolgte zunächst mit Kriegsverletzten. Es war eine Freude zu sehen, wie glänzend auch recht schwere Verwundungen unter dem Einfluß einer Behandlung zur Heilung kamen, die sich aller unnötigen Eingriffe enthielt. Die Eindrücke, die wir von der Pflichttreue und Standhaftigkeit dieser Leute erhielten, waren erhebend. Das traurigste Bild boten einige Rückenmarkverletzte, deren qualvolle Leiden dem Arzt seine Pflicht schwer machten, das Leben unter allen Umständen zu erhalten.

Weiterhin richtete meine Tochter Eva in ihrer Eigenschaft als technische Lehrerin mit Unterstützung eines hochherzigen Spenders in einem unserer wissenschaftlichen Arbeitsräume eine Nähstube für Heereszwecke ein. Hier wurden Frauen und beschäftigungslose Mädchen unter steter Behandlung zunächst so lange im Nähen unterrichtet, bis sie imstande waren, Heimarbeit anzunehmen. Da wir viele Heeresaufträge erhielten, war es dann möglich, eine größere Zahl von ihnen dauernd lohnend zu beschäftigen. Erst der in den letzten Kriegsjahren stärker werdende Stoffmangel und die vielfachen anderen Erwerbsmöglichkeiten führten allmählich zu einer Einschränkung des zeitweise recht lebhaften Betriebes. Meine dritte Tochter Ina, Studentin der Naturwissenschaft, wurde Pflegerin und war später über ein Jahr in Belgien und Frankreich tätig, während die jüngste als Gärtnerin zeitweise beschäftigt war, Studentinnen beim Gemüsebau anzuleiten. Meine Frau endlich war, soweit es ihre sonstigen Pflichten zuließen, im Kindergarten der Universität tätig. Meine älteste Tochter heiratete im Sommer 1915, nachdem ihr Verlobter von seiner dritten Verwundung wiederhergestellt war.

Als eine mir nahe Aufgabe betrachtete ich die Bekämpfung der Syphilis, namentlich mit Rücksicht auf die Erkrankungen des Nervensystems. Ich setzte mich daher mit einer Anzahl von Fachgenossen in Verbindung und unterbreitete ihnen den Vorschlag, in größtem Umfange die Untersuchung der aus dem Felde heimkehrenden Soldaten nach Wassermann durchzuführen.

Mir erschien die Gefahr einer außerordentlichen Verbreitung der Syphilis durch den Krieg, namentlich auch von den östlichen Kriegsschauplätzen her, so groß zu sein, daß man ihr mit allen Mitteln zu begegnen suchen sollte. Meine Vorschläge fanden auch die Zustimmung einer Reihe hervorragender Ärzte, so von Gruber, Müller, Romberg, Döderlein, Strümpell, Erb, Neisser, Lesser, Hofmann, Bonhoeffer, Nonne. Dagegen wurden bei einer Beratung in der Kaiser-Wilhelm-Akademie, zu der ich zugezogen wurde, eine Reihe von Bedenken geäußert, die sich zum Teile gegen die Anwendung eines Zwanges, namentlich gegenüber den Offizieren, richteten. Die Auffassung drang schließlich durch, daß es auch durch andere Maßregeln möglich sein werde, die Geschlechtskrankheiten im Heere wirksam zu bekämpfen. Auch meine Anregung, wenigstens durch eine ausgedehnte Stichprobe festzustellen, wie groß das Verhältnis der syphilitisch Erkrankten, namentlich auch der nur durch das Wassermannsche Verfahren erkennbaren Fälle, sei, fand keine Beachtung. Da ich von der Wichtigkeit der Sache überzeugt war, wandte ich mich auch an die bayrische Sanitätsverwaltung, um von ihr die Durchführung der erwähnten Probe zu erreichen, die eine gesicherte Grundlage für weitere Maßnahmen abgeben sollte. Auch hier fand ich nur geringes Entgegenkommen. Mein Anerbieten, selbst mit unseren Kräften und Mitteln eine größere Zahl von Soldaten zu untersuchen, wurde durch kleinliche Forderungen derart behindert, daß ich mich veranlaßt sah, von der Durchführung abzusehen. Mein ohnedies geringes Vertrauen zu der Einsicht höherer Militärärzte wurde dadurch nicht sonderlich verstärkt.

Auch in der Alkoholfrage suchte ich nach Möglichkeit, Unheil zu verhüten. Nach vielfachen Nachrichten, die mir aus dem Felde zugingen, hatte der Alkoholmißbrauch im Heer nach der durch Ausschaltung des Alkohols glänzend verlaufenen Mobilmachung wieder eine erhebliche Ausdehnung angenommen. Den Offizieren und leider auch den Ärzten fehlte durchaus das richtige Verständnis für die dadurch bedingten Gefahren. Entgegen den ausdrücklichen Bestimmungen der Kriegssanitätsordnung wurde stellenweise Schnaps an die Truppen ausgeteilt, und das Alkoholgewerbe war eifrig bemüht, in größtem Maßstab geistige Getränke in Form von Liebesgaben an die Front zu befördern. Zusammen mit Gruber richtete ich eine Eingabe über diese Fragen an den Leiter des Feldsanitätswesens und bemühte mich auch sonst, nach Möglichkeit die militärischen Vorgesetzten über die bedenklichen Folgen des Alkoholmißbrauches für die Kriegsführung aufzuklären. Nennenswerte Erfolge hatte ich nicht zu verzeichnen; vielmehr mußte ich von verschiedenen Enthaltsamen hören, daß es ihnen durch die steten Anfeindungen von seiten ihrer Kameraden nahezu oder ganz unmöglich gemacht worden sei, ihren Standpunkt zu wahren. Auch an Herrn von Batocki, den damaligen Leiter des Reichsernährungsrates, der Schnaps zur Erhaltung der Arbeitskraft der Landbevölkerung als notwendig bezeichnet hatte, richtete ich ein Schreiben, in dem ich ihn auf die Unrichtigkeit dieser Anschauung hinwies, worauf er mir antwortete, daß eine allgemeine Entziehung des Alkohols in der jetzigen Zeit aus massenpsychologischen Gründen unerwünscht sei.

Inzwischen war ich vom Reichsausschuß für Kriegsbeschädigtenfürsorge zur Mitarbeit aufgefordert worden und hatte an mehreren Sitzungen in Berlin teilgenommen. Schon damals tauchte die Frage der Kriegsneurosen auf. Wir Irrenärzte waren alle einig in dem Bestreben, der freigiebigen Rentengewährung entgegenzuwirken, weil wir dadurch ein rasches Anwachsen der Krankheitsfälle und der Ansprüche fürchteten. Trotzdem ließ sich das Unheil nicht verhüten. Namentlich, als mit der längeren Dauer des Krieges immer mehr auch minderwertige Persönlichkeiten in das Heer eingestellt werden mußten und die allgemeine Kriegsmüdigkeit zunahm, wirkte die Tatsache verhängnisvoll, daß allerlei mehr oder weniger ausgeprägte nervöse Krankheitserscheinungen nicht nur die langfristige Überführung in ein Lazarett, sondern auch die Entlassung aus dem Heeresdienst mit reichlich bemessener Rente herbeiführen konnten. Dazu kam das öffentliche Mitleid mit den anscheinend schwer geschädigten Kriegszitterern, die auf den Straßen die allgemeine Aufmerksamkeit auf sich zogen und reichlich beschenkt zu werden pflegten. Wie eine Flutwelle verbreitete sich unter diesen Umständen die Zahl derer, die durch einen „Nervenschock", besonders aber duch „Verschüttung" das Anrecht auf Entlassung und weitere Versorgung erworben zu haben glaubten.

Da ich außer meiner Betätigung als Chefarzt unseres kleinen Vereinslazaretts nicht in Beziehungen zum Militärsanitätsdienst stand, hatte ich zunächst keine Gelegenheit, über diese Dinge persönliche Erfahrungen zu sammeln. Ich las und hörte davon nur viel, namentlich bei Versammlungen. Besonders Nonne war bemüht gewesen, die von ihm durch hypnotische Behandlung erreichten glänzenden Erfolge bei derartigen Anlässen vorzuführen und zur Nachfolge anzuregen. Im Sommer 1917 erhielt ich vom Reichsausschuß für Kriegsbeschädigtenfürsorge die Aufforderung, an einer Studienreise in Baden teilzunehmen, die sich auch gerade mit den Kriegsneurotikern eingehend beschäftigen sollte. Es war vornehmlich ein Verdienst von Wilmanns gewesen, daß in Baden die gesamte Fürsorge für Kriegsbeschädigte in vorbildlichem Sinne eingerichtet worden war. Wir hatten damals zunächst Gelegenheit, in Ettlingen bei Karlsruhe die Maßnahmen zur Erziehung der Gliedverletzten zu besichtigen. Was hier an zielbewußter Überwindung von Gliedverlusten geleistet wurde, war erstaunlich. Besonderen Eindruck machten die Gehübungen und das Turnen der Einbeinigen, die nicht nur auf schwierigstem Gelände, auf Treppen und Leitern sich tadellos bewegten, sondern schließlich meterhoch über ein gespanntes Seil sprangen.

In Baden-Baden fand eine gründliche Erörterung der Kriegsneurotikerfrage im Anschluß an einen von Wilmanns erstatteten Bericht statt. Ferner wurden uns in großer Zahl Kranke gezeigt, deren anscheinend körperliche Beschwerden in Wirklichkeit durch psychische Einflüsse bedingt waren, und die deswegen ohne jeden Erfolg die Heilmittel des Kurortes in Anspruch nahmen. Was hier bei den anscheinend an Rheumatismus und Ischias leidenden Kranken festgestellt werden konnte, galt in gleichem Maße für zahlreiche Herz-, Magen- und Lungenkranke; unter den verschiedensten Masken versteckte sich die immer drängender hervortretende Neigung, dem furchtbaren Druck der Kriegsereignisse zu entrinnen. Unser nächstes Ziel war Triberg, wo uns die Ertüchtigung der Kriegsneurotiker durch planmäßige Einführung in die Arbeit gezeigt wurde. Dann endlich kamen wir nach Hornberg. Hier wurden durch kräftige seelische Beeinflussung die auffallenden nervösen Störungen, meist in einer einzigen Sitzung, derart beseitigt, daß die Rückkehr zur Arbeit möglich wurde. Obgleich das angewandte Verfahren an sich nicht neu war, sondern vollständig der längst geübten Behandlung hysterischer Störungen entsprach, war doch die Sicherheit, mit der vor unseren Augen eine Anzahl ganz verschiedener Krankheitserscheinungen beseitigt wurden, Taubheit, Stummheit, Schüttelzittern, Gehstörungen, ungemein eindrucksvoll. Ganz besonders lehrreich war der Umstand, daß auch solche Leiden glatt geheilt wurden, die sich im Anschluß an Unfälle schon vor dem Kriege herausgebildet hatten.

Auf meine Anregung hatte auch das Sanitätsamt München einige Herren zur Teilnahme an dieser Reise entsendet. Im Anschluß daran betonte ich mündlich die Notwendigkeit, auch bei uns so schnell wie möglich die geeigneten Maßnahmen zur Behandlung der Kriegsneurotiker zu treffen, und erbot mich, unser Vereinslazarett für diesen Zweck zur Verfügung zu stellen. Zugleich wurde ich fachärztlicher Beirat und erhielt die Befugnis, in den verschiedenen Lazaretten die Kriegsneurotiker herauszusuchen. Vor allem wurde das große Lazarett in Benediktbeuren entleert, wohin bis dahin ein erheblicher Teil der Neurotiker geschickt worden war, um in ländlicher Stille, bei leichter Beschäftigung und in guter Luft zu genesen, mit dem Erfolge, daß sich dort Unbotmäßigkeit und Widerspenstigkeit in groben Ausschreitungen Luft gemacht hatte. Die Verwundeten unseres Lazaretts wurden nunmehr durch Neurotiker ersetzt. Die Wandlung war in höchstem Maße unerfreulich. War es bis dahin eine Freude gewesen, den Leidenden zu helfen und ihre Fortschritte zu beobachten, so war es jetzt oft schwer, gegenüber den in immer neuen Formen auftretenden Widerständen gegen die ärztliche Beeinflussung die nötige Ruhe zu bewahren. Auf den ersten Blick zeigte es sich, daß man es fast durchweg mit minderwertigen, unfähigen, vielfach auch böswilligen Persönlichkeiten zu tun hatte. Dennoch gelang es auch hier, durch eine geeignete Behandlung überraschende Erfolge zu erzielen. Dr. Weiler hatte sehr rasch ein Verfahren ausgebildet, das bei Verzicht auf alle gröberen Einwirkungen fast immer zum Ziele führte, die auffallenden Erscheinungen zum Verschwinden zu bringen. Er leitete dann nach und nach eine Reihe jüngerer Ärzte zu gleicher Arbeit an und richtete an verschiedenen anderen Orten Behandlungslazarette für Kriegsneurotiker ein, mit denen auch die Beschaffung geeigneter Arbeit verbunden war. So gelang es allmählich, die drohende Hochflut der Kriegsneurotiker mehr und mehr einzudämmen, ungezählte Lazarettinsassen wieder einer geregelten Arbeit zuzuführen und die ungeheuerlichen Entschädigungsansprüche abzuschneiden, die sonst unfehlbar erhoben worden wären. Unser Lazarett blieb dann noch Beobachtungslazarett für Kriegsneurotiker, bis es am 1. Januar 1919 aufgehoben werden konnte. Ich selbst hatte nur noch mit der gelegentlichen Begutachtung solcher Fälle zu tun, die in dem allgemeinen Beobachtungslazarette P der psychiatrischen Beurteilung bedurften.

Es konnte nicht fehlen, daß die ungeheure Belastungsprobe, der unser Volk ausgesetzt war, unsere gesamte Ärzteschaft dazu veranlaßte, zu unseren Zukunftssorgen Stellung zu nehmen. Die Notwendigkeit, günstige Bedingungen zur Erzielung eines reichlichen und gesunden Nachwuchses zu schaffen, war so einleuchtend, daß der ärztliche Verein München sich dazu entschloß, für die Gewinnung von Richtlinien zur Erreichung dieses Zieles einige Ausschüsse von geeigneten Fachmännern einzusetzen, die im Laufe des Winters 1916/17 allwöchentlich tagten und in fleißiger gründlicher Arbeit alle einschlägigen Fragen durchberieten. Die Ergebnisse dieser Sitzungen, an denen ich regelmäßig und gerne teilnahm, wurden in einem Sammelband niedergelegt. Der Einfluß der Tuberkulose, der Syphilis, des Alkoholismus auf die Nachkommenschaft wurde behandelt, die Vererbungsfragen, das Findelhauswesen, die Kleinkinderfürsorge, die Frage der Früchte der Frauenarbeit, der ärztlichen Ehezeugnisse, der Empfängnisverhinderung, des künstlichen Abortes, der Prostitution, der Erziehung, der Schulhygiene, der geschlechtlichen Verirrungen und vieles andere, was irgendwie geeignet schien, die Zukunft unseres Nachwuchses zu beeinflussen.

Die großen Fragen, die durch den Krieg aufgeworfen wurden und alle Gemüter lebhaft bewegten, veranlaßten endlich auch mich, entgegen meiner sonstigen Neigung, meine Aufmerksamkeit der Politik zuzuwenden. Ich kam zu der Überzeugung, daß bei den gewaltigen, sich vollziehenden Umwälzungen jeder Gebildete in erhöhtem Maße die Pflicht habe, seinen Einfluß auf die Geschicke unseres Volkes geltend zu machen. In jener Zeit ging mir eine von Gildemeister in Bremen verfaßte Denkschrift über die Kriegsziele zu, die ich mit einer Anzahl von Herren eingehend besprach. Es wurde dann beschlossen, in einer größeren geladenen Versammlung dazu Stellung zu nehmen, und diese Versammlung beauftragte wieder einen kleinen Ausschuß, Richtlinien für den künftigen Frieden auszuarbeiten, die in Form einer Petition dem Reichstag übersandt werden sollten. Wir unterzogen uns dieser Aufgabe. Um aber unseren Anschauungen größeres Gewicht zu geben, mußten wir versuchen, breitere Kreise dafür zu gewinnen. Es war damals gelungen, zur Veranstaltung eines Vortrages über die Baltische Frage führende Männer aller Parteien mit Ausnahme der Sozialdemokraten zu gemeinsamem Auftreten zusammenzufassen. Wir beschlossen daher, für unsere Richtlinien einen ähnlichen Versuch zu machen. Nachdem schon in vorbereitenden Besprechungen, die bei mir abgehalten wurden, Zentrumsangehörige dafür gewonnen waren, gelang es, eine Vereinigung zu bilden, an der außer den gleich mir Parteilosen Konservative, Nationalliberale, Zentrumsmitglieder und Fortschrittler teilnahmen und deren Ziel es war, vor allem vaterländische Politik zu treiben. Unsere Bemühungen, auch Vertreter der sozialdemokratischen Partei mit heranzuziehen, blieben leider erfolglos. Wir schlossen uns zunächst an den von Dietrich Schäfer, meinem alten Heidelberger Kollegen, geleiteten unabhängigen Ausschuß für einen deutschen Frieden an. Späterhin, als es zweifelhaft erschien, für die von jenem Ausschuß vertretenen Kriegsziele in weiten Kreisen unseres Volkes genügenden Widerhall zu finden, stellten wir den Kampf gegen England in den Vordergrund und nannten uns Volksausschuß zur raschen Niederkämpfung Englands, um dadurch dem immer wieder erhobenen Vorwurfe der Kriegsverlängerung aus eigennützigen Beweggründen zu begegnen. Unsere Bestrebungen, Anhänger zu gewinnen, waren nicht ohne Erfolg; jedenfalls gelang es uns dauernd, ein eifriges und vertrauensvolles Zusammenarbeiten der Angehörigen verschiedenster Parteien zu gemeinsamem Ziele zu erreichen. Wir riefen eine ganze Reihe führender Politiker zu öffentlichen Vorträgen herbei und legten Wert darauf, daß immer Angehörige verschiedener Parteien neben einander zu Worte kamen. So sprachen bei uns Westarp und Reventlow, Pfleger und Schlittenhauer, Traub und Stresemann. Obgleich wir so bemüht waren, die innere Einheit des Volkes nach Möglichkeit zu stärken, wurden wir von der Regierung planmäßig verfolgt. Man hielt in unserer Geschäftsstelle Haussuchungen ab, beschlagnahmte unser Eigentum und die gegen England gerichteten Flugschriften und schnürte unsere öffentlichen Kundgebungen durch schärfste Zensurbestimmungen in geradezu lächerlicher Weise ein. Es gab eine Zeit, in der das Wort U-Boot in den von uns veranstalteten Vorträgen überhaupt nicht ausgesprochen werden durfte. Daß mit derartigen Bestimmungen nur Öl ins Feuer gegossen wurde, versteht sich von selbst.

Der Gründung der Vaterlandspartei standen wir aus verschiedenen Gründen mit ernsten Bedenken gegenüber. Dennoch erschien es uns unmöglich, uns der Teilnahme an ihr zu entziehen, nachdem sie einmal ins Leben gerufen war. Als Tirpitz in München erschien, konnten die Säle, in denen er sprach, den Andrang der Menschen kaum fassen. Es stellte sich aber immer mehr heraus, daß der Siegeswille unseres Volkes dahingeschwunden war, und daß die Vaterlandspartei kein geeignetes Mittel darstellte, ihn wieder zu erneuern. Die planmäßige Hetze gegen die angeblichen Kriegsverlängerer fand immer günstigeren Boden, und wir mußten erkennen, daß wir, die wir zu jedem Opfer für das Vaterland bereit waren, nicht die Macht hatten, es vor der inneren Zersetzung zu bewahren. Um nicht die ohnedies ins Ungeheure wachsenden Schwierigkeiten noch zu vermehren, stellten wir unsere Tätigkeit, die sich zuletzt auf die Veranstaltung von Vorträgen durch militärische und wirtschaftliche Sachverständige beschränkt hatte, ein.

Für mich war dieser Ausgang die Erfüllung eines Wunsches, mich von der Beschäftigung mit der Politik wieder zurückzuziehen. Das Bild, das ich im Laufe der Jahre von dem politischen Treiben gewonnen hatte, erschien mir nicht verlockend. Wenn mir auch die persönliche Berührung mit einer langen Reihe führender Männer vielfach interessant gewesen war und wenn auch das Zusammenarbeiten unseres, in verschiedenen Parteien wurzelnden Kreises im allgemeinen erfreulich gewesen war, so mißfiel mir doch die Unfreiheit und Gebundenheit, die das Parteileben dem Einzelnen, wahrscheinlich notgedrungen, auferlegt. Die Rücksicht auf das Werkzeug, das die Partei darstellt, schien mir oft maßgebender zu sein als die Notwendigkeit, das Werk zu fördern, dem es dienen soll. Die Scheu vor selbständigem entschlossenem Handeln, vor dem unbekümmerten Einsetzen der eigenen Person für ein großes Ziel schien mir im Parteigetriebe zu verkümmern. Ich hatte auch nicht den Eindruck, als ob die politischen Führer gerade immer geistig und sittlich besonders hervorragende Persönlichkeiten sein müßten; vielmehr schien mir öfters eine gewisse Strebsamkeit und Rührigkeit, großer Fleiß und Redegewandtheit maßgebender zu sein. Jedenfalls erkannte ich klar, daß meine Neigung niemals dem Gebiete der Politik gehören würde und daß ich meinem Vaterland besser werde dienen können, wenn ich zu meiner Arbeit als Arzt und Gelehrter zurückkehre.

Als ich nach Weihnachten 1914 in Berlin weilte, um wegen der Blutuntersuchung unserer Soldaten mit dem Chef des Militärsanitätswesens zu verhandeln, brachte ich den Sylvesterabend in Neustrelitz bei Schwester und Schwager zu. Am Neujahrstage fuhr ich nach Hamburg, um meinen Bruder wiederzusehen, dessen Befinden mir große Besorgnis einflößte. Ich fand ihn von der Bürde des Amtes befreit und mit Arbeitsplänen beschäftigt, aber an starken Herzbeschwerden leidend und konnte mir nicht verhehlen, daß seine Gesundheit schwer erschüttert war. Als ich von ihm Abschied nahm, fühlte ich, daß ich ihn schwerlich lebend wiedersehen werde. Am 28. Juni erreichte mich die Nachricht, daß er einem Herzschlag erlegen sei. Mir blieb nichts übrig, als ihm die letzte Ehre zu erweisen. Ein für seine Wissenschaft grenzenlos begeisterter, unermüdlich fleißiger und pflichttreuer, warmherziger Mensch und ein Jugenderzieher von Gottes Gnaden war mit ihm dahingegangen, dem ich persönlich für meine Jugendentwicklung mehr verdankte als irgend jemandem und mit dem mich die gemeinsame Erinnerung an die schönsten und fruchtbarsten Zeiten meines Lebens verband. Nach der Verbrennung auf dem Ohlsdorfer Friedhof fuhr ich mit meinem Schwager noch für einen Tag zu meiner Schwester nach Neustrelitz.

Die Pfingstwoche 1915 hatte ich mit meiner Frau in Baden-Baden zugebracht, um die Versammlung der südwestdeutschen Neurologen mitzumachen; wir trafen dort mit Gaupps zusammen. In die wundervolle Frühlingspracht fiel als schriller Mißton die Kriegserklärung Italiens, die mir klar machte, daß wir in absehbarer Zeit unser Buon Rimedio nicht wiedersehen sollten. Ich hatte aber den lebhaften Wunsch, mich während des Krieges möglichst frisch zu erhalten, ging regelmäßig etwas spazieren und arbeitete nach Möglichkeit in meinem Walde. Aus dem gleichen Grund beschloß ich, in den Herbstferien eine Radreise mit meiner jüngsten Tochter Hanna zu unternehmen, die uns an die Ostseeküste führen sollte. Wir fuhren zunächst mit der Bahn nach Lichtenfels und bestiegen dort unter strömendem Regen die Räder, um der Straße nach Koburg zu folgen. Glücklicherweise hellte sich das Wetter bald auf, so daß wir unsere Rast in Koburg in vollem Sonnenschein genießen konnten. Am Abend gelangten wir noch bis Sonneberg. Der nächste Morgen brachte uns auf die kahle Höhe des Thüringerwaldes, nach Steinheid, wo wir einen Einblick in die unsäglich eintönige und kärglich gelohnte Hausindustrie der Glasbläser erhielten, dann durch das waldige Schwarzatal nach Schwarzburg; am Nachmittag fuhren wir nach Paulinenzelle und endlich nach Berka. Früh am Morgen brachen wir nach Weimar auf und verbrachten hier den Tag mit der Besichtigung des Goethe- und Schillerhauses. In ersterem fesselte mich besonders die mir unerwartete Ausdehnung, die den naturwissenschaftlichen Neigungen Goethes offenbar im Leben zugekommen war, während uns im Schillerhaus die Enge und Einfachheit der Verhältnisse rührte, unter denen der von mir ganz besonders verehrte Dichter lebte. Von Weimar fuhren wir am folgenden Tage bis auf die Höhe des Kyffhäusers und hinab nach Kelbra. Dort begann unsere Ahnenreise.

Ich hatte mir nämlich vorgenommen, einmal die Gegenden aufzusuchen, aus denen meine Voreltern stammten, soweit ich das durch allerlei Erhebungen, bei denen mich meine Schwester eifrig unterstützt hatte, festzustellen imstande war. Wir begaben uns daher zunächst nach Windhausen, wo ein Großvater meiner Großmutter väterlicherseits Geistlicher gewesen war. Im Pfarrhause suchten wir den jetzigen Pastor auf und ließen uns von ihm das Kirchenbuch vorlegen, in dem sich die von meinem Urgroßvater stammenden Eintragungen vorfanden. Ferner erkundigten wir uns, ob noch Angehörige der Familie, die den Namen Schulze führte, im Orte wohnhaft seien. Uns wurde ein stattlicher Bauernhof gezeigt, der sich noch jetzt im Besitze der Nachkommen des Ururgroßvaters befinde. Wir besuchten die Familie und erfuhren zu unserer Überraschung, daß es mehrere Schriften gebe, in denen der Stammbaum ganz verfolgt worden sei, daß die Schulzes regelmäßig einen Familientag abhielten und auch über eine Stiftung verfügten. Die

Verfolgung dieser Spuren erwies sich als äußerst lohnend. Ich verschaffte mir die Schriften und ersah daraus, daß sich der Stammbaum meines Urgroßvaters bis gegen das Ende des 15. Jahrhunderts auf einen schlesischen Vorfahren zurück verfolgen ließ. Es gab ganz genaue Lebensbeschreibungen der einzelnen Persönlichkeiten, die ein klares Bild von ihren Schicksalen und ihrem Tun und Treiben gewährten. Der Vater des Windhausener Pastors war Geistlicher in Karkleeberg bei Leipzig, und dessen Vater bekleidete im 17. Jahrhundert das merkwürdige Amt eines „Depositors" der Universität Leipzig, d. h. er mußte bei den jungen Studenten die Zeremonie des Hörnerablegens vornehmen, durch die erst die Reife für die Hochschule erlangt wurde. Ein Vorfahr weiblicherseits war der Kirchenliederdichter Martinus Bohemus. Was mir aber besonders bemerkenswert erschien, war der in den angeführten Schriften enthaltene Nachweis, daß einer unserer Vorfahren zugleich der Ahnenreihe Theodor Körners angehörte.

Von Windhausen fuhren wir mittags weiter nach Rottleberode im Harz. In dem dortigen Pfarrhaus war die Mutter meines Vaters geboren, von der ich einen reizenden Schattenriß aus ihrer Jugend besaß. Wir betraten die trauten Räume des alten Hauses und ließen uns berichten, was noch über meinen Urgroßvater bekannt war. Dann radelten wir weiter nach Stolberg. Von hier stammte der Schwiegervater meines Rottleberoder Urgroßvaters, ebenfalls ein Geistlicher, der eine Tochter des Pastors von Windhausen geheiratet hatte. Über die Familie jenes Schwiegervaters, namens Lindisch, ließ sich in Stolberg aus den Kirchenbüchern vieles feststellen. Vor allem aber konnten wir ein stattliches, mit vielen Holzschnitzereien verziertes Haus auffinden, an dessen Gebälk der Name eines unserer Vorfahren aus dem 17. Jahrhundert eingegraben war. Auch ein Lindischberg war auf einer im Gasthause hängenden Karte der Umgebung eingetragen, auf dem unsere Vorfahren anscheinend die Berechtigung zum Holzschlagen besessen hatten. Da ich wußte, daß eine Gräfin Stolberg in regen freundschaftlichen Beziehungen zu meinem Urgroßvater gestanden hatte, versuchte ich auch darüber näheres zu erfahren, jedoch ohne Erfolg. Dagegen gelang es mir später festzustellen, daß der künstlerisch ausgeführte Schattenriß meiner Großmutter, ein ähnlicher meines Urgroßvaters und eine vortreffliche Zeichnung meiner Urgroßmutter höchst wahrscheinlich von einem Bruder jenes ersteren herrührte, der Kunstmaler gewesen war.

Am nächsten Nachmittag fuhren wir bei schlechtem Wetter nach dem einsam gelegenen Dörfchen Hayn. Hier war ein Stolberger Lindisch Pfarrer gewesen, eben der Schwiegersohn des Pastors Schulze in Windhausen, der Schwiegervater meines Großvaters. Wir erfuhren, daß er der erste Bewohner des jetzt noch bestehenden Pfarrhauses war, und lasen im Kirchenbuche den ersten von ihm gemachten Eintrag, der sein eigenes Aufgebot mit der Schulzin betraf, ebenso die spätere Vermerkung der Geburt seiner Tochter, die in das Pfarrhaus Rottleberode übersiedeln sollte. Endlich ersahen wir aus dem Kirchenbuch, daß er eines Tages wenige Schritte vor der Türe seiner Kirche einem Schlaganfall erlegen war.

Nachdem so unsere Ahnenforschung vorläufig zum Abschluß gebracht worden war, fuhren wir am folgenden Tage über Braunlage nach Elend und Schierke, ließen unsere Räder zurück und bestiegen den Brocken, allerdings im Nebel. Der nächste Tag brachte uns über Elbingerode und Rübeland nach Treseburg und auf die Roßtrappe, von wo wir nach Thale hinunterrollten, um in Quedlinburg zu übernachten. Dort erblickten wir von der alten Stadtmauer aus gegen Sonnenuntergang weit in der Ferne die feinen Umrisse des Brocken, den wir früh verlassen hatten. In Halberstadt, wo wir am folgenden Morgen eintrafen, bestiegen wir die Bahn und gelangten am Spätnachmittag nach Ludwigslust, um noch einen ausgedehnten Spaziergang durch den schönen Schloßpark zu machen. Wir beabsichtigten, von hier aus mit dem Rad nach Wittenburg zu fahren, besuchten aber vorher noch in aller Frühe Körners Grab in Wöbbelin, ohne damals etwas von unseren gemeinsamen Ahnen zu wissen. Nach ermüdender, heißer Fahrt kamen wir mittags in Hagenow an. Hier ergab sich die Notwendigkeit, eine kleine Ausbesserung am Rad meiner Tochter vorzunehmen. Bei der Einfahrt in den Ort fiel mein Blick auf den Namen des Hofwagenbauers Karl Kröpelin, der auch eine Werkstatt für Fahrradausbesserungen besaß. Wir gaben unser Rad ab, erquickten uns gründlich und nannten bei der Abholung Herrn Kröpelin unseren Namen, um uns bei ihm nach seiner Herkunft zu erkundigen, da ich wußte, daß die Schreibweise unseres Namens in meiner eigenen Familie vielfach gewechselt hatte. Er erzählte uns von seinem Großvater, der Reitknecht bei einem Grafen in der Nähe von Rostock gewesen sei, und ferner von einem Herrn in Hagenow, von dem er öfters gehört habe, daß er eigentlich aus adeligem Geschlecht stamme; jener besitze Bücher, aus denen das hervorgehen solle. Wir baten ihn, sich von diesem Herrn, der gerade verreist war, die Titel der Bücher aufschreiben zu lassen und sie uns mitzuteilen; dann fuhren wir weiter nach Wittenburg, der Geburtsstadt meines Vaters. Bei der Ankunft suchte ich das Pfarrhaus auf, konnte dort aber nichts wesentlich

Neues erfahren. Dagegen gelang es mir, durch Nachfragen das alte Schulhaus aufzufinden, in dem mein Großvater Rektor gewesen war; ferner konnten wir noch einen alten Mann auftreiben, der in seiner Jugend von ihm unterrichtet worden war, jedoch auch nicht mehr viel von ihm zu erzählen wußte. Den Versuch, die Gräber meiner Großeltern aufzusuchen, mußten wir leider aufgeben, da der Friedhof schon geschlossen war und niemand uns führen konnte. Wir erregten in dem kleinen Ort ziemliches Aufsehen, wunderten uns aber doch, als wir plötzlich von einem Herrn angerufen wurden. Es war Herr Kröpelin aus Hagenow, der uns mit einem Kraftrad nachgefahren war und uns auf der Straße suchte. Er berichtete, daß sein Freund in Hagenow uns dringend bitten lasse, dorthin zurückzukehren, da er uns wichtige Mitteilungen über unser Geschlecht zu machen habe. Wir änderten daraufhin unseren Reiseplan und fuhren nach Hagenow zurück, nachdem wir vorher noch ein altes Ehepaar aufgesucht hatten, bei dessen Eltern meine Großeltern lange Jahre gewohnt hatten und die daher noch allerlei aus dieser Zeit zu erzählen wußten.

In Hagenow begaben wir uns am nächsten Morgen zu unserem Gewährsmann, von dem wir mit größter Liebenswürdigkeit empfangen wurden. Er legte uns eine Reihe von Bänden einer Zeitschrift für die Geschichte Mecklenburgs vor, in denen allerdings viele Bemerkungen über Familien unseres Namens enthalten waren. Wie ich bei flüchtiger Durchsicht feststellen konnte, handelte es sich dabei meist um längst ausgestorbene adelige Familien, zum Teil aber auch um bürgerliche Patrizierfamilien aus Wismar und Rostock. Bei letzteren erschien ein Zusammenhang mit unserer Familie immerhin denkbar, da allerlei Beziehungen meiner Voreltern väterlicherseits auf jene Städte hinwiesen. Uns wurde noch dringend empfohlen, den Pastor Röse in Warsow aufzusuchen, einem Dorf, das auf unserem geplanten Wege lag; er sollte sich besonders für die Landesgeschichte interessieren und uns für unsere Forschungen Ratschläge erteilen können. Gegen Mittag hatten uns unsere Räder nach Warsow gebracht. Wir sprachen im Pfarrhaus vor und wurden vom Hausherrn und seiner Familie mit herzlichster Gastfreundschaft empfangen, die zum Teile wohl durch die Vorliebe des Pastors für München veranlaßt wurde, wo er künstlerische Studien getrieben hatte. Wir mußten zur Mahlzeit dortbleiben, plauderten sehr behaglich und trennten uns ungern, obgleich wir für unseren eigentlichen Zweck nur die Namen einiger Herren erfahren hatten, die uns in Schwerin weiter helfen konnten.

Am Spätnachmittag trafen wir in Schwerin ein und suchten, freilich vergebens, einen der genannten Herren noch anzutreffen. Am nächsten Morgen begaben wir uns in das Großherzogliche Archiv, das wegen des Krieges ziemlich verwaist war, hatten aber dort Gelegenheit, aus der in Hagenow gesehenen Zeitschrift eine Reihe von Auszügen zu machen, die für uns wichtig sein konnten. Ferner wurde uns das Mecklenburgische Urkundenbuch vorgelegt, in dem sich zahlreiche Einträge über adelige Familien unseres Namens fanden; sie schienen eine erhebliche Rolle gespielt zu haben, waren aber längst ausgestorben. Zu weiteren Nachforschungen war leider, obgleich wir auch noch den folgenden Morgen im Archiv zubrachten, keine Zeit mehr. Überdies war der Leiter des Archivs, der uns vielleicht doch noch allerlei Winke hätte geben können, verreist. So beschränkten wir uns darauf, eine Rundfahrt auf dem schönen Schweriner See zu machen und am zweiten Nachmittage das Gut Gottesgabe aufzusuchen, das bei Großbrütz zwischen Schwerin und Gadebusch gelegen ist. In diesem Gut, bei Herrn von der Lühe, hatte sich meine Großmutter väterlicherseits, deren Geburtshaus wir in Rottleberode aufgesucht hatten, als junges Mädchen auf Empfehlung der Gräfin Stolberg zur Erlernung der Wirtschaft aufgehalten, und hier war sie mit Theodor Körner am Abend vor seinem Tode zusammengetroffen, als die Lützower Jäger in Gottesgabe einquartiert waren.

Da die Herrschaft verreist war, hatte meine Großmutter für die Herren zu sorgen. In dem Häuschen bei Körners Begräbnisstätte hatten wir ein Bild gesehen, das diesen letzten Abend darstellt. Die Besitzer des Gutes waren auch jetzt nicht anwesend. Wir erhielten aber auf unsere Bitte durch den Inspektor Zutritt und erfuhren auf unsere Frage, daß wir uns gerade in dem auf jenem Bilde wiedergegebenen Zimmer befanden, hier also hatte unsere Großmutter die Jäger bewirtet, und, wie überliefert wird, auch mit ihnen gesungen. Bei der Rückkehr nach Großbrütz sprachen wir noch im dortigen Pfarrhause vor, um womöglich Näheres über die damaligen Vorgänge zu erfahren. Wir hörten hier, daß sich das Original jenes Bildes im Dresdener Körnerhaus befinde und daß es auf dem Deckel des Spinetts gemalt sei, auf dem Körner damals spielte; dieser Deckel sei später lange Zeit in dem nahe gelegenen Rosenberg als Wandbrett benutzt worden. Der Pastor erzählte uns noch, daß unser Name in seiner Gemeinde ungemein häufig sei, so daß dessen Träger durch Beinamen auseinandergehalten werden müßten. Unmittelbar bevor wir uns zur Erreichung des Zuges verabschiedeten, stellte sich heraus, daß die gerade hinzukommende Mutter des Pastors als junges Mädchen mit meinem Vater zusammen auf der Bühne in Neustrelitz gespielt hatte.

Noch am gleichen Abend brachte uns bei Regenwetter die Bahn nach Wismar mit seinen schönen alten Bauten. Wir versuchten hier, auf Grabsteinen den Spuren unseres Geschlechtes nachzugehen, hatten aber damit bei der Schwierigkeit der Nachforschung und der Knappheit der Zeit keinen Erfolg. Dagegen fanden wir in den alten Kirchenbüchern allerlei Nachrichten über Personen unseres Namens, unter anderem auch die Geburtsanzeige von dem Großvater unseres Hagenower Namensvetters, und suchten endlich noch eine aus dem Adreßbuch herausgelesene Familie unseres Namens auf, deren Ursprung nach Güstrow wies. Am Mittag setzten wir uns wieder auf unsere Räder und fuhren nach Dobberan. Unterwegs machten wir Rast in dem kleinen Städtchen Kröplin, wo wir unseren Stammsitz vermuteten. Wir besuchten den Friedhof, ohne etwas Besonderes zu finden, und erfuhren, daß nur noch eine Arbeiterfamilie unseres Namens im Orte wohne.

Von Dobberan radelten wir nach Heiligendamm und von da auf schwierigen Wegen nach Brunshaupten, um uns zu vergewissern, ob wir uns dort aufhalten dürften, was uns in Schwerin als zweifelhaft hingestellt worden war. Da keine Schwierigkeiten bestanden, holten wir unser leichtes Gepäck und genossen noch den dunklen Abend am rauschenden Meer. Am nächsten Morgen machten wir einen hübschen Spaziergang über Ahrendsee hinaus und lagen lange und voll Inbrunst im sonnenbeschienenen Dünensand mit dem träumerischen Blick auf die blauen Wellen, um dann ein erfrischendes Bad zu nehmen. Nach Tisch fuhren wir in einem Segelboot weit hinaus auf die leichtbewegte See und vertrauten uns dann wieder unseren Rädern an. Die Tücke des Objektes zwang uns zu längerem Aufenthalt, da sich nacheinander nicht weniger als 4 Löcher in meinem Luftschlauch herausstellten. Endlich aber konnten wir uns doch auf die waldige Höhe der „Kühlung" hinaufschieben, mit herrlichem Rückblick auf Küste und Meer. In kurzem Gewitterregen passierten wir wieder Kröplin und langten spät, unmittelbar vor einem Platzregen durch das Kröplinertor im Fürsten Blücher in Rostock an. Hier erwartete uns der großartige Genuß eines Friemannschen Abendessens, das ich vor langen Jahren schon einmal in Rostock kennen gelernt hatte. Es war das eine kalte Küche von märchenhafter Reichhaltigkeit, die das berühmte schwedische Smörgas noch erheblich übertraf.

Gegenüber unserem Gasthaus lag ein Gymnasium, in dem ich meinen Jugendfreund Rieck aufsuchte, der dort Professor war. Da er Dienst hatte, verabredeten wir uns für den Nachmittag, während ich selbst zunächst in der Universitätsbücherei die Rostocker Matrikel durchsah, um dort die Namen meines Großvaters und dessen Vaters zu finden, die als Theologen in Rostock studiert hatten. Ich fand beide mit ganz verschiedener Namensschreibung und leider nur mit dem Zusatze „Megalopolitanus“, so daß kein Hinweis auf die nähere, mir noch unbekannte Herkunft meines Urgroßvaters gewonnen wurde. Es gelang mir aber in der Staatsbücherei, wo ich als Archivar einen Sohn meines Dorpater Kollegen Dragendorff antraf, und noch genauer in der Bücherei der Ritterschaft etwas nähere Nachrichten aufzufinden, die in ruhigeren Zeiten vielleicht eine weitere Verfolgung dieser Frage gestatten. Den Nachmittag verbrachte ich mit meinem Freunde, um gegen Abend mit der Bahn zu meiner Schwester nach Neustrelitz zu fahren. Nachdem ich hier mit meiner Tochter einige Streifzüge in die hübsche Umgebung gemacht und alte Erinnerungen aufgefrischt hatte, erkrankte ich ganz plötzlich an einer ernsten Infektion einer Zehe und mußte mehrere Tage vollkommen still liegen, bevor wir nach Berlin weiter reisen konnten.

Glücklicherweise verschwand die Gefahr ebenso schnell, wie sie gekommen war. Wir besuchten den Zoologischen Garten und den Reichstag, in dem unser damaliger Münchener Abgeordneter Kerschensteiner ein liebenswürdiger Führer war. Vor allem aber fuhren wir nach Dahlem, um zunächst das Wassermannsche Kaiser-Wilhelm-Institut und dann die dortige Gartenbauschule zu besichtigen, da meine Tochter Gärtnerin zu werden und späterhin dort zu lernen gedachte. Leider trafen wir Wassermann selbst nicht an, hörten aber viel Interessantes und konnten einen Einblick in den Betrieb des Institutes gewinnen, was mir im Hinblicke auf unsere Forschungsanstalt wichtig war. Im Botanischen Institute trafen wir dann verabredetermaßen mit Schweinfurth zusammen, in dessen Begleitung wir den Botanischen Garten durchstreiften. Wir hatten wieder Gelegenheit, die unvergleichliche Spannkraft des damals nahezu 80jährigen Gelehrten zu bewundern, der mit uns unter Einschluß einer ganz kurzen Ruhepause volle 4 Stunden herumging und unermüdlich war, uns alles mögliche zu zeigen und zu erklären, zunächst draußen im Garten, dann drinnen im Herbarium. Hochbefriedigt von unserer an mannigfaltigen Eindrücken reichen Fahrt kehrten wir mit der Bahn nach München zurück.

Um auch meiner Frau noch etwas Erholung zu verschaffen, fuhr ich mit ihr für kurze Zeit nach Berchtesgaden, dessen herrliche Umgebung wir an einer Reihe schöner Septembertage in vollen Zügen genossen.

Im Spätherbst dieses Jahres hatte ich ein Erlebnis, das sich als sehr folgenreich herausstellen sollte. Von dem Reichsrat von Miller wurde bei mir angefragt, wann mich Herr von Bohlen-Halbach zu einer Besprechung aufsuchen könne. Auf meine Zusage hin erschien Herr von Bohlen bei mir und teilte mir mit, daß er sich für den Plan einer psychiatrischen Forschungsanstalt interessiere, von dem er als Mitglied der Kaiser-Wilhelm-Gesellschaft Kenntnis erhalten habe. Er bedaure, daß die Gesellschaft ihre Mitwirkung versagt habe, und möchte sich darüber erkundigen, ob es nicht einen Weg gebe, den Plan zu verwirklichen. Ich konnte ihm mitteilen, daß ich selbst diese Frage bereits reiflich erwogen habe. Dabei sei ich zu dem Schluß gelangt, daß sich die Ausführung in sehr viel einfacherer Weise ermöglichen lasse, wenn man auf die Errichtung der Anstalt in Dahlem verzichte, sie vielmehr an ein schon bestehendes psychiatrisches Krankenhaus angliedere. Dadurch werde einmal das Bedenken der Kaiser-Wilhelm-Gesellschaft gegen Krankenhäuser beseitigt; andererseits ermäßigten sich auch die Kosten für Bau, Einrichtung und Betrieb ganz bedeutend. Ich hatte, um diese Möglichkeit näher zu prüfen, schon vorher einen Plan ausgearbeitet, der die Angliederung einer Forschungsanstalt an unsere Klinik ins Auge faßte, da ich so am besten imstande war, die Verhältnisse zu übersehen, und da mir auch die Bedingungen in München besonders günstig zu liegen schienen. Herr von Bohlen folgte meinen Darlegungen mit großer Aufmerksamkeit und erklärte, daß er die Absicht habe, nach Beendigung des Krieges auf die Frage zurückzukommen, einstweilen bat er mich, ihm meine Auseinandersetzungen, die ich bereits schriftlich niedergelegt hatte, zugänglich zu machen, was auch geschah. Zugleich entschloß ich mich, nunmehr sowohl meine für die Kaiser-Wilhelm-Gesellschaft ausgearbeitete Denkschrift wie die nachträgliche Vereinfachung des ursprünglich aufgestellten Planes der Öffentlichkeit zu übergeben. Ich hatte ohnedies die Absicht gehabt, meine Bemühungen um das Zustandekommen einer Forschungsanstalt nach dem Krieg wieder aufzunehmen, da ich davon überzeugt war, daß es möglich sein werde, den Plan zu verwirklichen, wenn man ernstlich wolle.

Wenige Wochen nach dem Besuche des Herrn von Bohlen hatte ich zufällig ein Gespräch mit einem amerikanischen Herrn über die großen Stiftungen, die drüben für wissenschaftliche Zwecke gemacht würden. Ich erwähnte, daß vielleicht doch auch bei uns derartiges möglich sei, nachdem ich die Überraschung erlebt habe, daß mir jemand aus freien Stücken seine Unterstützung zur späteren Errichtung einer Forschungsanstalt zugesagt habe. Am nächsten Tage erhielt ich einen Brief mit der Zusicherung, daß jener Herr bereit sei, mir eine halbe Million für den erwähnten Zweck zur Verfügung zu stellen, wenn die noch notwendige Restsumme bis zum 1. Juli 1916 von anderer Seite gestiftet und die Anstalt in München errichtet werde. Nach einigen vorbereitenden Verhandlungen erhielt ich die bindende Zusage dieser Stiftung am 6. Januar 1916. Ich beeilte mich nunmehr, Herrn von Bohlen von dieser Wendung Mitteilung zu machen und ihn um weitere Ratschläge zu bitten. Seinen Bemühungen ist es zu verdanken, daß die Höhe der Stiftungen sehr bald die erste Million überschritten hatte. Besonders erfreulich war es, daß die Vermittlung meines ersten Gönners noch zur Stiftung einer weiteren halben Million führte und daß auf Anregung Emil Fischers die Deutsche Chemische Industrie sich zur Gewährung eines Zuschusses von 200 000 Mark bereit erklärte, der sich späterhin auf 300 000 Mark erhöhte. Dazu kamen noch einige kleinere Spenden von verschiedenen Seiten sowie die Zusage der Kaiser-Wilhelm-Gesellschaft, uns für 5 Jahre eine jährliche Unterstützung von je 5 000 Mark zu gewähren.

So wurde vor dem gesetzten Zeitpunkt die Bedingung erfüllt, die für die Stiftung des ersten großen Beitrages gestellt worden war, da wir hoffen durften, den Betrieb der Anstalt in dem geplanten, bescheideneren Umfang mit einem Jahresaufwand von etwa 100 000 Mark bestreiten zu können. Wir konnten somit daran denken, die Anstalt ins Leben zu rufen. Nach langen, sorgfältigen Erwägungen und Verhandlungen, bei denen mich der damalige Ministerialreferent Dr. von Winterstein sehr wirksam unterstützte, kamen wir zu dem Entschluß, die gesamte Stiftungssumme dem König Ludwig übergeben zu lassen und ihn zu bitten, die Errichtung einer Forschungsanstalt für Psychiatrie unter Angliederung an die Universität zu bestimmen. Am 13. Februar 1917 erfolgte die Entscheidung des Königs; der Stiftungsschatz betrug damals 1 700 000 Mark. Am 10. Juni fand im Beisein des Königs und zahlreicher geladener Gäste die erste öffentliche Sitzung der Forschungsanstalt statt, bei der ich in einem Vortrage „Hundert Jahre Psychiatrie“ die Entwicklung unserer Wissenschaft im Laufe des letzten Jahrhunderts schilderte und aus dem derzeitigen Stande der Dinge die Folgerung zog, daß es jetzt dringend notwendig sei, mit allen Hilfsmitteln der Wissenschaft die Frage der Verhütung und Heilung geistiger Krankheiten in Angriff zu nehmen.

Ein kleines Satyrspiel folgte der Begründung der Forschungsanstalt durch die Bemühungen des Abwehrbundes gegen die Ausschreitungen der Abstinenzbewegung. Der Geschäftsführer dieses Bundes hielt es für angebracht, bei dieser Gelegenheit eine Eingabe an den König Ludwig mit dem

Ansinnen zu richten, der Forschungsanstalt eine Abteilung für Alkoholforschung anzugliedern, zugleich aber dafür Sorge zu tragen, daß ja nicht ich oder ein anderer Vertreter der Enthaltsamkeitsbewegung mit derartigen Forschungen betraut werde. Diese Angabe wurde mir zur Begutachtung überreicht, und ich hatte Gelegenheit, sie gebührend zu kennzeichnen. Da aber der Abwehrbund sie auch noch auszugsweise veröffentlichte, fühlte ich mich angesichts dieses dreisten Versuches, die Geldinteressen des Alkoholgewerbes in Fragen der wissenschaftlichen Forschung zur Geltung zu bringen, dazu verpflichtet, mit der geradezu erbarmenswürdigen Unwissenheit und mit der zielbewußten Heuchelei des Abwehrbundes gründliche Abrechnung zu halten, so gleichgültig mir persönlich der überaus plumpe Angriff sein konnte und so wenig Neigung ich an sich Zeit meines Lebens für derartige Auseinandersetzungen gehabt habe.

Die Osterferien des folgenden Jahres wurden durch einen Fortbildungskurs für unsere Feldgrauen ausgefüllt. In den Herbstferien zog ich zunächst in meinen Wald, um dort Land urbar zu machen, während meine Frau mit unserer ältesten Tochter sich in Seeshaupt erholte. Am 8. September wurde uns der erste Enkel geboren, der uns durch seine glückliche Entwicklung die Schwere der letzten Kriegsjahre wesentlich erleichterte. In dieser Zeit erhielten wir beunruhigende Nachrichten über das Befinden meines Schwagers, der schon längere Zeit gekränkelt hatte. Ich stand im Begriff, ihn aufzusuchen, als ich am 24. September die Todesnachricht erhielt. Am 26. früh traf ich in Neustrelitz ein, um meiner sehr angegriffenen Schwester bei der Ordnung ihrer Angelegenheiten zu helfen. Da ich in Berlin noch einige wichtige Dinge zu erledigen hatte, fuhr ich bald dorthin zurück und empfing dann meine Schwester am 29., als sie zur Einäscherung des Verstorbenen im Berliner Krematorium ankam. Nicht ohne Besorgnis trennte ich mich von ihr, um am nächsten Tage Wundt in Leipzig aufzusuchen. Ich hatte ihn zuletzt nach dem Tode seiner Frau gesehen und fand ihn damals sehr niedergedrückt. Um so freudiger war ich überrascht, ihn dieses Mal sehr viel wohler wiederzufinden. Als er mir entgegentrat und ich mit ihm plauderte, fühlte ich mich fast in die Zeit vor 30 Jahren zurückversetzt; so staunenswert war seine geistige Lebhaftigkeit und Frische. Er meinte damals scherzhaft, daß er bis zu seinem 80. Jahre die „Beschwerden des Alters“ für eine Art Märchen gehalten habe, daß ihm nun aber ein Gang auf den Königsstuhl schon schwer werde, wenn er auch immer noch bei jedem Wetter täglich 2 Stunden spazieren gegangen sei. Zum ersten Mal in unserer langen Bekanntschaft kam unser Gespräch auf politische Fragen, und ich konnte in der mehr als 4-stündigen Unterhaltung feststellen, daß unsere Anschauungen eine ganz merkwürdige Übereinstimmung zeigten. Auch er wünschte nichts sehnlicher als den Rücktritt des damaligen Kanzlers und die Führung einer entschlossenen, zielbewußten Politik. Ich berichtete ihm dann noch über unsere geplante Forschungsanstalt, und er ließ sich von mir über die Einzelheiten der neueren Serumforschung erzählen, soweit ich dazu imstande war. Bei dieser Gelegenheit suchte ich auch einen in Leipzig wohnenden Vetter auf, den ich seit Jahrzehnten aus den Augen verloren hatte; ich machte mit ihm einen Ausflug zu dem großartigen Völkerschlachtdenkmal.

Von Leipzig aus fuhr ich zunächst nach Essen, um dort mit Erlaubnis des Herrn von Bohlen, der gerade in den Alpen weilte, die Kruppschen Werke anzusehen. In Berlin hatte ich mich nach einem geeigneten Hotel erkundigt; mir wurde der Essener Hof genannt, in dem ich mir dann Wohnung bestellte. Bei meiner Ankunft erfuhr ich zu meiner Überraschung, daß ich zufällig gerade an das Privathotel der Kruppschen Werke geraten war, in dem ich dann recht gut behandelt wurde und zwar als Gast der Werke. Am nächsten Morgen wurde ich abgeholt und hatte nun Gelegenheit, im Verlaufe des ganzen Tages einen flüchtigen Einblick in verschiedene Teile des Riesenbetriebes zu tun. Ich sah das Walzen mächtiger Panzerplatten, die Herstellung von Torpedorohren und Granatenhülsen, das Ausbohren riesiger Schiffskanonenrohre, die Herstellung von Drehtürmen, die Zubereitung und Verarbeitung von Gußstahl, das elektrische Schweißen, die Formung des Stahles durch hydraulische Pressen und vieles andere, immer von neuem verblüfft von der Großartigkeit der gelösten Aufgaben wie der verwendeten Hilfsmittel, deren Ineinandergreifen sich auch in den gewaltigsten Maßstäben spielend zu vollziehen schien. Besonders interessierten mich die Materialprüfungsverfahren und vor allem auch die wissenschaftlichen Untersuchungen über den inneren Bau und die dadurch bedingten besonderen Eigenschaften des Stahls, vielleicht deswegen, weil sie meinem Verständnis zugänglicher waren als die übrigen Seiten des ungeheuren Betriebes. Zum Schluß besichtigte ich noch die vorbildlichen Wohlfahrtseinrichtungen der Kruppschen Werke, die Arbeiterhäuser, die Entbindungsanstalt, die Altenheime, um überwältigt von der Fülle des Gesehenen zu scheiden.

Am nächsten Morgen besuchte ich von Köln aus die chemische Fabrik in Leverkusen, wo ich von Professor Duisberg sehr freundlich empfangen wurde. Er zeigte mir zunächst eine kleine Ausstellung von wichtigen Erzeugnissen, die während des Krieges neu hergestellt worden waren. Unter ihnen interessierte mich besonders der künstliche Gummi, der anscheinend in einer großen Zahl ganz verschiedener Verwendungsformen gewonnen werden konnte, wenn auch die Herstellung im großen damals wegen des Mangels ausreichender Rohstoffe noch auf erhebliche Schwierigkeiten stieß. Ich machte dann in Begleitung verschiedener Herren einen mehrstündigen Rundgang durch einzelne Teile des großen Werkes, das seine ursprüngliche Aufgabe, Farben zu erzeugen, fast ganz zugunsten der Herstellung von Sprengstoffen aufgegeben hatte. Bewundernswert erschien es mir, auch hier das Ineinanderarbeiten der einzelnen Betriebe sowie die Anpassung der gesamten Einrichtungen an die gänzlich veränderten Aufgaben, wie sie nur auf Grund vollendetster wissenschaftlicher Beherrschung der neu auftauchenden Fragen geschehen konnte. Ich durchwanderte die wissenschaftlichen Laboratorien, in denen eine Schar von Chemikern mit den Vorarbeiten für die Erforschung neuer Verfahren beschäftigt war, und warf auch einen Blick in die Bücherei, aus der den einzelnen wissenschaftlichen Arbeitern jeden Tag eine Zusammenstellung der wissenschaftlichen Veröffentlichungen aus den letzten 24 Stunden in knappster Form übermittelt wird. Auch das große, in der Fabrik untergebrachte Lazarett und die Poliklinik für die Arbeiter konnte ich besichtigen. Gegen Mittag nahm mich Professor Duisberg wieder in Empfang und führte mich vor und nach dem Essen in seinem schönen Besitztum und in seinen Treibhäusern herum. Im Anschluß daran konnte ich die Füllung von Granaten mit ansehen, die unmittelbar auf Eisenbahnwagen verladen wurden, und machte dann noch unter liebenswürdiger Führung einen Gang durch die Wohlfahrtsanlagen der Fabrik, besuchte namentlich die Wirtschaftsschule und das große Kaufhaus für die Angestellten sowie die vortrefflich eingerichteten Musterzimmer, deren einzelne Bestandteile von den Fabrikangehörigen nach Wahl zu festen, sehr mäßigen Preisen erworben werden können. Erst ziemlich spät abends war ich wieder in Köln.

Nachdem ich am folgenden Morgen noch eine Kranke in der Nähe besucht hatte, fuhr ich nachmittags rheinaufwärts und stieg abends im Mondschein hinauf zum Niederwalddenkmal. Den ganzen nächsten Tag verbrachte ich in den Höchster Farbwerken, die sich ebenfalls ganz auf die Kriegsarbeit eingestellt hatten. Von den vielen, in größtem Maßstabe betriebenen Arbeitsverfahren interessierte mich am meisten die Herstellung der verschiedensten Impfstoffe, unter denen damals gerade ein Schutzstoff gegen die Gasphlegmone eifrig bearbeitet wurde. Ich hatte auch Gelegenheit, mit den dortigen Herren über die Möglichkeiten zu sprechen, mit Hilfe abgetöteter Bakterienkulturen und verschiedener Tiersera Heilversuche an Geisteskranken anzustellen; leider ist aber unsere Kenntnis von den bei unseren Kranken sich abspielenden Lebensvorgängen so unvollkommen, daß wir auf diesem Gebiete über ein unsicheres Herumprobieren noch nicht hinauskommen.

Am Abend traf ich in Heidelberg mit Nissl zusammen. Auf der Neurologen- und Psychiaterversammlung, die im Sommer in München stattgefunden hatte, war es mir gelungen, mit Brodmann zu einem Abschluß über seinen Eintritt in unsere Forschungsanstalt zu gelangen. Er hatte damals den auch von mir schon im stillen erwogenen Gedanken ausgesprochen, daß man versuchen müsse, auch Nissl für die Forschungsanstalt zu gewinnen. Da Nissl gerade in jenem Augenblicke das Zimmer betrat, hatte ich ihn sofort um eine Unterredung über diese Frage gebeten, um zu erfahren, ob irgendeine Möglichkeit für die Verwirklichung eines derartigen Planes bestehe. Die jetzige Zusammenkunft sollte der Fortsetzung unserer damaligen Verhandlungen dienen. Wenn es Nissl auch naturgemäß nicht leicht wurde, seine Heidelberger Stellung aufzugeben, so überwog doch schließlich in ihm die Aussicht auf eine völlig ungestörte Forschertätigkeit. Wir konnten uns auf diejenigen Bedingungen einigen, die unsere Anstalt ihm zu bieten imstande war, und ich durfte Heidelberg mit der sicheren Aussicht verlassen, daß Nissl unserem Rufe folgen werde. Bei der ersten öffentlichen Sitzung unserer Anstalt war er schon als zukünftiger Abteilungsleiter zugegen.

Im Frühling 1917 suchte ich mit meiner Frau wieder Berchtesgaden auf, das uns außerordentlich gefallen hatte. Wir trafen in der Pension Geiger angenehme Gesellschaft, unter anderem den Ministerialdirektor Freund aus dem Preußischen Ministerium des Innern, der späterhin meine Bemühungen für die Forschungsanstalt lebhaft unterstützte, und einen Münchener Kollegen, den Astronomen Seliger, mit dem ich leider daheim viel zu wenig in Berührung kam. Nach Abschluß des Sommersemesters fuhr ich zunächst zu Wundt, der nunmehr seine Lehrtätigkeit aufgegeben hatte; er hatte unerwartet in der vorletzten Stunde geschlossen, um allen Anfeierungen zu entgehen. Auch dieses Mal fand ich ihn sehr frisch und konnte mich mehrere Stunden auf das angeregteste mit ihm unterhalten.

Ich benutzte meinen Aufenthalt in Leipzig, um auch meinen alten Freund Lehmann in Dösen wieder einmal zu sehen, der seit längerer Zeit kränkelte. Ich fand ihn besser, als ich erwartet hatte, leider aber verschlimmerte sich sein Zustand bald nachher wieder, so daß er seinem Leiden erlag.

Der Hauptzweck meiner Reise war es dieses Mal, meine Schwester aufzusuchen. Zu meiner Freude traf ich sie in viel besserem Zustande an, als ich nach unserer letzten Begegnung gefürchtet hatte, und konnte ihr daher den Vorschlag machen, für längere Zeit zu uns nach München zu kommen, was sie auch Ende September ausführte. Die Folge war, daß sie sich im nächsten Jahre entschloß, dauernd zu uns überzusiedeln. In der Nacht vor meiner Abreise erkrankte ich unter heftigen Darmerscheinungen, die nur vorübergehend wichen, als ich nach Dresden reiste, um nach langen Jahren wieder einmal mit Ganser zusammenzutreffen. In herzlichem Einvernehmen und unter regem Meinungsaustausch verbrachte ich bei ihm sehr angenehme Stunden. Nach der Rückkehr verschlechterte sich aber mein Zustand wieder, so daß ich rasch sehr herunterkam, nachdem ich ohnedies unter den ungünstigen Einflüssen der Kriegsjahre bereits stark abgenommen hatte. Sobald ich mich etwas erholt hatte, entschloß ich mich daher, mit meiner Frau für einige Wochen nach Lindau zu gehen.

Was ich mir in der Unrast der Tagesarbeit oft gewünscht hatte, die Möglichkeit, ohne Verpflichtung zu irgend einer Tätigkeit nur zu essen, zu schlafen, zu ruhen und vor mich hin zu träumen, das ging nunmehr in Erfüllung. Ich aß fast den ganzen Tag mit Andacht, schlief 10–11 Stunden, saß in der Sonne und blickte hinaus auf den blauen See und auf die Schweizer Berge, ohne einen anderen Wunsch, als daß dieses ruhige Leben noch recht lange fortdauern möge. Meine Erholung machte dabei sehr rasche Fortschritte, und schon nach einigen Tagen konnte ich in meine Tagesarbeit noch ein regelmäßiges Schwimmbad mit nachfolgender Besonnung einfügen; späterhin kamen kleine, dann etwas größere Spaziergänge hinzu. Abwechslung brachte auch der Umstand, daß Professor Sommer aus Gießen nebst seiner Frau mit uns zusammentraf. Wir plauderten gelegentlich miteinander und wurden durch ihn mit dem vortrefflichen Lindauer Bürgermeister Schützinger bekannt, der uns in seinen am Wasser stehenden Turm einlud und viel Interessantes über hervorragende Besucher von Lindau, namentlich über den Grafen Zeppelin zu erzählen wußte.

Dankbar und erfrischt kehrten wir heim mit dem Vorsatz, im kommenden Frühling Lindau von neuem aufzusuchen. Wir führten unseren Plan aus und waren anfangs etwas enttäuscht, da der Frühling noch nicht so weit vorgeschritten war, als ich nach dem reichen südlichen Pflanzenwuchse gehofft hatte. Bald aber kamen schöne Tage, und die Blütezeit der Obstbäume hüllte das Land in eine Pracht, die von Tag zu Tag glänzender wurde. Auf meinen Wunsch suchte uns Rieger auf, den ich seit mehr als einem Jahrzehnt nicht gesehen hatte, und verblüffte uns durch seine erstaunliche Kenntnis der Geschichte des Bodenseekreises sowie aller Persönlichkeiten und Familien, die hier einmal eine Rolle gespielt hatten. Außerdem trug er beständig ein umfangreiches, bereits gedrucktes, aber von der Zensur noch verbotenes Buch in der Tasche, das seinem bis auf Rineckers Zeit und weiter zurückgehenden Kampf gegen das Oberpflegeamt des Juliusspitals gewidmet war und aus dem er uns gerne allerlei Kraftstellen vorlas. Später kam Gaupp mit seiner Frau, und wir konnten mit ihnen eine Reihe weiterer Ausflüge in die schöne Umgebung unternehmen.

Zu Ende der Osterferien fand die Versammlung der Deutschen Irrenärzte in Würzburg statt, wo ich Rieger und seine Frau wieder begrüßen konnte. Auch hatte ich Gelegenheit, alte Erinnerungen aufzufrischen, an meiner Studentenwohnung in der Reißgrubengasse und an meinem Assistentenzimmer an der Ecke des Juliusspitals vorbeizugehen sowie am Mainstaden entlang zu wandern, wie ich es vor 40 Jahren zahllose Male getan hatte. Ich erfuhr hier eine lustige Geschichte, die leider einen Mißerfolg meiner Werbearbeit für die Forschungsanstalt bedeutete. Da nach Aussage Erfahrener die Ausnutzung der menschlichen Eitelkeit die Gewinnung von Geld für gemeinnützige Zwecke besonders fördern sollte, hatte ich auch diesen Weg einzuschlagen gesucht, indem ich auf allerlei Schleichwegen einen besonders begüterten Großindustriellen auf die Möglichkeit aufmerksam machte, durch Spendung einer erheblichen Summe den Adel zu erwerben. Dazu war allerdings noch die Erlangung der bayrischen Staatsangehörigkeit nötig, da jener einem anderen Bundesstaate angehörte. Die Wirkung meiner Anregung war die, daß der betreffende Herr seinem eigenen Herrscher eine entsprechende Summe in Aussicht stellte, wenn er ihm den einheimischen Adel verleihen wolle, was angeblich zugesagt wurde. So hatte ich wenigstens die Genugtuung, mit meinem Versuche der Wissenschaft überhaupt genützt zu haben; für unsere Forschungsanstalt haben sich leider die Versprechungen von Orden, Titeln und Adel als gänzlich wirkungslos erwiesen.

Zu Anfang April 1918 sollte die Forschungsanstalt eröffnet werden. Allerdings konnten wir noch nicht alle geplanten Abteilungen einrichten. Unsere früheren psychologischen Laboratorien waren zum Teil noch anderweitig verwendet; zum Teil mußten sie für anatomische Zwecke hergegeben werden, ohne daß sich zur Zeit Ersatz schaffen ließ. Zudem fehlte mir, der ich durch meine klinische Tätigkeit zu sehr in Anspruch genommen war, ein

Hilfsarbeiter, der mich bei der Anleitung zu psychologischen Arbeiten hätte unterstützen können. Auch die Einrichtung eines chemischen Laboratoriums machte große Schwierigkeiten. Um für die Serologie Platz zu gewinnen, hatten wir den chemischen Arbeitsraum in den obersten Stock der Klinik verlegen müssen, konnten nun aber unter dem Druck der Kriegsverhältnisse den Ausbau und die Beschaffung der nötigen Einrichtungsgegenstände nicht durchsetzen. Die Verhandlungen mit Allers, der im österreichischen Heeresdienste stand, hatten sich zerschlagen, und es erschien zweifelhaft, ob es gelingen könne, unter den dermaligen, ziemlich kümmerlichen Arbeitsbedingungen einen für unsere Zwecke geeigneten Chemiker zu gewinnen. So beschlossen wir denn, uns einstweilen mit der Errichtung von zwei histopathologischen Abteilungen unter Nissl und Spielmeyer, einer topographischen histologischen unter Brodmann, einer serologischen unter Plaut und einer genealogischen unter Rüdin zu begnügen und die weitere Entwicklung der Zukunft zu überlassen. Für die vier erstgenannten Abteilungen bot die Klinik selbst genügenden Raum, während wir für die letzte eine in der Nähe gelegene Wohnung von 8 Zimmern mieten konnten. Hier wurden einige Räume zur Aufnahme unserer Bücherei bestimmt, die durch Schenkungen und Ankäufe bereits einen ziemlichen Umfang angenommen hatte. Ein ganz besonderer Glücksfall war es, daß sich die Familie Laehr entschloß, der Forschungsanstalt die überaus wertvolle Bücherei des verstorbenen Geheimrates Laehr zu überlassen, der Menschenalter hindurch mit aufopfernder Treue alles gesammelt hatte, was für unsere Wissenschaft von Bedeutung war. Bei einer Versammlung des Vorstandes unseres Vereins nach der ersten öffentlichen Sitzung der Forschungsanstalt war diese Zusage gemacht worden.

Die Vereinigung der Forschungsanstalt mit der Klinik war von seiten der medizinischen Fakultät auf erhebliche Widerstände gestoßen, deren Berechtigung verkannt werden konnte. Man fürchtete, daß sich hier eine Beeinträchtigung der Stellung des zukünftigen Klinikleiters und die Gefahr von Reibungen aller Art entwickeln könne. Alle diese Bedenken, die so lange gegenstandslos erschienen, als ich gleichzeitig Vorstand der Klinik und der Forschungsanstalt war, mußten bei einem Wechsel der Professur in Betracht gezogen werden. Wir waren uns darüber klar, daß die jetzige Regelung nur eine vorläufige sein könne, und ich bemühte mich, einen Ausweg zu finden, auf dem sich die künftigen Schwierigkeiten würden vermeiden lassen. Ich verfiel auf den Gedanken, späterhin die Forschungsanstalt an eine neu zu erbauende städtische Irrenabteilung anzugliedern. Dieser Plan lag deswegen nahe, weil der starke Andrang von Kranken bei uns die Errichtung einer solchen neuen Abteilung in absehbarer Zeit erforderlich erscheinen ließ. Darüber waren wiederholt Verhandlungen mit der Stadt gepflogen worden, und diese hatte schon bei dem Neubau des Schwabinger Krankenhauses auf eine solche Möglichkeit Rücksicht genommen. Ich knüpfte daher mit den Vertretern der Stadt Besprechungen in dieser Richtung an, daß die Erbauung einer psychiatrischen Aufnahmeabteilung beim Schwabinger Krankenhaus und zugleich die Angliederung der Forschungsanstalt an diese Abteilung ins Auge gefaßt werde. Ich fand mit meinen Vorschlägen äußerst verständnisvolles Entgegenkommen und konnte mit der Stadt einen Vertrag abschließen, in dem der Forschungsanstalt ein geeignetes Gelände in unmittelbarer Verbindung mit der beim Schwabinger Krankenhaus geplanten Aufnahmeabteilung unentgeltlich im Erbbaurecht zur Verfügung gestellt wurde. Zugleich wurde die Lieferung der Betriebsmittel für die Anstalt zum Selbstkostenpreis zugesagt und endlich auf meinen Wunsch bestimmt, daß die Forschungsanstalt berechtigt sein sollte, auf ihre Kosten ständig 30 Betten der neuen Abteilung mit ihr passenden Kranken zu belegen.

Durch diesen Vertrag waren die Bedenken der Fakultät beseitigt, und die Forschungsanstalt konnte nunmehr dem Verband der Universität eingefügt werden. Für den Fall eines Wechsels in der Professur wurde eine Neuregelung der Beziehung zur Klinik vorbehalten.

Die Verwaltung unserer Stiftung wurde in die Hände eines Stiftungsrates gelegt, dem außer dem Referenten des Ministeriums und dem Vorstande der Anstalt je ein Vertreter der Universität und der Medizinischen Fakultät, des Vereins Deutscher Irrenärzte, des Vereins Bayrischer Irrenärzte und der Kaiser-Wilhelm-Gesellschaft angehören. Dazu kommen noch Vertreter der Stifter, d.h. diejenigen Personen, die mindestens 50 000 Mark gespendet haben, endlich je ein Abgeordneter der Stadt München und des Kreises Oberbayern. Der Stiftungsrat, der im allgemeinen nur einmal im Jahre, im Anschluß an eine öffentliche Sitzung mit einem wissenschaftlichen Vortrag, zusammentritt, hat die Entscheidung über alle Geldangelegenheiten, die Verwaltung des Stiftungsvermögens, die Genehmigung des Voranschlages, die Bewilligung besonderer Mittel, die Entscheidung über die Gründung neuer Stellungen und Abteilungen, die Berufung der Abteilungsleiter. Alle übrigen Angelegenheiten jedoch, der gesamte innere Betrieb der Anstalt, liegen in den Händen des aus den Abteilungsleitern bestehenden Verwaltungsrates, der für die Vertretung der Anstalt nach außen und für die Leitung der Beratungen einen Vorsitzenden, den Vorstand der Anstalt, wählt. Unsere Verfassung sieht somit, entgegen dem ursprünglichen, den Kaiser-Wilhelm-Instituten nachgebildetem Entwurf, nicht eine Unterordnung der Abteilungsleiter unter eine führende Persönlichkeit, sondern eine völlige Gleichstellung derselben untereinander vor. Bei dieser Einrichtung schwebte mir das Beispiel eines großen Krankenhauses mit seinen verschiedenen Oberärzten oder einer Fakultät mit ihrem geschäftsführenden Dekan vor. Mir schien diese Art der Verfassung unerläßlich, um der Forschungsanstalt dauernd die freudige Mitarbeit wissenschaftlich selbständiger Persönlichkeiten zu erhalten. Daneben wurden dann allerdings noch Mitglieder, Gäste und wissenschaftliche Hilfsarbeiter der Forschungsanstalt vorgesehen, mit Rechten, die sich je nach ihrer persönlichen Bedeutung für die Anstalt abstufen.

Großes Gewicht legte ich auf die Bestimmung, daß der Verwaltungsrat verpflichtet ist, jede Woche mindestens einmal zur Beratung der gemeinsamen Angelegenheiten zusammenzukommen. Dadurch sollte einmal der persönliche und wissenschaftliche Zusammenhang der Abteilungsleiter untereinander nach Möglichkeit gefördert werden. Sodann aber sollte auf diese Weise der Entstehung und namentlich der Verewigung von inneren Reibungen entgegengewirkt werden, die am meisten durch Ausschaltung des persönlichen Verkehrs begünstigt zu werden pflegen. Wer gezwungen ist, mit seinem Gegner in Gegenwart dritter, unparteiischer Personen immer wieder über gemeinsame Dinge zu verhandeln, wird dadurch behindert, sich dauernd in eine einseitige Stellungnahme zu verrennen. Die regelmäßigen Sitzungen sollten dann namentlich auch zur gemeinsamen Besprechung wissenschaftlicher Fragen und Arbeitspläne dienen, da es mir von ausschlaggebender Bedeutung schien, daß immer wieder ein planmäßiges Zusammenarbeiten verschiedener Forschungsrichtungen zur Lösung großer Fragen versucht werde.

Um die Beschaffung von Mitteln und Mitarbeitern zu erleichtern, war in der Forschungsanstalt die Einrichtung von Arbeitsplätzen vorgesehen, die nach dem Vorbild der Zoologischen Station in Neapel vermietet werden sollten. Unsere Aufforderung an die Bundesstaaten, die preußischen Provinzen und die Bayrischen Kreise hatte den guten Erfolg, daß uns die Mietung von etwa 20 Plätzen für eine Jahressumme von je 2 000 Mark zugesagt wurde. Außerdem hatten wir ins Auge gefaßt, auch jedem der Stifter die Verfügung über einen Arbeitsplatz zu überlassen. Wir hofften, auf diese Weise allmählich eine größere Zahl wissenschaftlich strebsamer Fachgenossen zur zeitweiligen Mitarbeit in der Forschungsanstalt heranziehen zu können und dadurch auch die engeren Beziehungen der Anstalt zu den Deutschen Irrenärzten herzustellen, deren wir für das Gedeihen unserer Arbeit unbedingt bedürfen. Wir verhehlten uns dabei nicht, daß die wissenschaftliche Erziehung so mancher gänzlich ungeübter oder auch ungeeigneter Persönlichkeiten unter Umständen eine schwere Belastung der Forschungsanstalt bedeuten könne, glaubten aber diese Bedenken hinter den wichtigen Gesichtspunkt zurückstellen zu sollen, daß es Aufgabe der Forschungsanstalt sein müsse, die allgemeine wissenschaftliche Arbeitsfreudigkeit und Leistungsfähigkeit der deutschen Irrenärzte nach Möglichkeit zu heben.

Um unsere Abteilungen betriebsfähig zu machen, mußte vor allem eine Reihe von Hilfskräften eingestellt werden. Was unter der Verwaltung des Staates große Schwierigkeiten machte, die Schaffung neuer Stellen, war der Forschungsanstalt ohne weiteres möglich. Jedem Abteilungsleiter konnten die von ihm verlangten Laborantinnen zur Verfügung gestellt werden; ferner wurden eine Photographin und eine Büchereiverwalterin angestellt, und die genealogische Abteilung erhielt eine Anzahl von Schreibkräften. Für die spätere psychologische Abteilung wurde ein Mechaniker vorgesehen. Gerade die reichliche Zuteilung solcher Hilfskräfte ist ja eine Vorbedingung dafür, daß die Abteilungsleiter Kopf und Hände für ihre großen Aufgaben frei behalten.

Im Juni 1918 fand die zweite öffentliche Sitzung der Forschungsanstalt statt, bei der ich über Ziele und Wege der psychiatrischen Forschung berichtete und damit in großen Zügen den Plan für die weitere Entwicklung unserer Bestrebungen entwarf. Leider wurde der vielversprechende Anfang in empfindlichster Weise durch ein überaus schmerzliches Ereignis gestört, durch den am 22. August ganz unerwartet erfolgten Tod Brodmanns. Nachdem er eine Grippe glücklich überstanden und sich schon leidlich erholt hatte, erkrankte er von neuem mit einer stürmisch verlaufenden Sepsis, die von einer alten, vor Jahresfrist im Anschluß an eine Leichenvergiftung erworbenen Drüsenschwellung am Ellenbogen ausging. Binnen wenigen Tagen war der Zustand des sonst völlig gesunden und kräftigen Mannes hoffnungslos. Wir verloren in ihm nicht nur einen für seine Arbeit begeisterten, selbstlosen Gelehrten und einen liebenswürdigen, allezeit hilfsbereiten Mitarbeiter, sondern namentlich auch den einzigen uns zugänglichen Vertreter der topographischen Rindenhistologie. Wir sahen uns daher genötigt, vorläufig die von ihm geleitete Abteilung einfach aufzulösen, da keine Möglichkeit bestand,

Brodmann zu ersetzen. Tief erschütterte uns die wenige Monate später eintreffende Nachricht, daß auch seine junge Frau nebst ihrem Bruder der Grippe zum Opfer gefallen war. Es war uns eine kleine Genugtuung, daß sich ein Mitglied des Stiftungsrates dazu erbot, dem nun allein zurückgebliebenen kleinen Töchterchen außer der ihm vertragsmäßig zustehenden Pension eine Aussteuerversicherung zu stiften, die ihr späterhin die leider nur allzu kurzen Beziehungen ihres vortrefflichen Vaters zu unserer Forschungsanstalt in Erinnerung bringen kann.

Ein anderer schwerer Verlust bedrohte unsere Anstalt, als Spielmeyer für den Lehrstuhl Nissls in Heidelberg vorgeschlagen wurde. Da Nissls Gesundheit schwankend war und die Gefahr bestand, daß mit seinem Abgang unersetzliche wissenschaftliche Werte verloren gehen könnten, wie es bei Gudden und Alzheimer leider der Fall gewesen war, hatte es mir besonders am Herzen gelegen, ihn mit Spielmeyer in nähere Arbeitsgemeinschaft zu bringen, damit im täglichen wissenschaftlichen Verkehr Nissls Erfahrungen und Anschauungen nach Möglichkeit von einem verständnisvollen Fachgenossen aufgenommen werden könnten. Dieser für unsere Wissenschaft ungemein wichtige Plan wäre durch Spielmeyers Berufung vereitelt worden. Ich begrüßte es daher dankbar, daß Spielmeyer sich nach reiflicher Selbstprüfung entschloß, das lockende Anerbieten auszuschlagen und daß der Stiftungsrat bereit und in der Lage war, ihn wenigstens in gewissem Umfange für seine Opferwilligkeit zu entschädigen.

Im Juni 1918 hatte ich durch Vermittlung der Bayrischen Gesandtschaft in Bern die Nachricht erhalten, daß mein Besitztum in Suna unter Zwangsverwaltung gestellt worden sei. Am 3. Juli wurde mir mitgeteilt, daß ich zur Zahlung von etwa 9 000 Lire binnen 5 Tagen verurteilt sei, und am 4. erfuhr ich, daß binnen einer Frist von 30 Tagen, vom 11. Juni ab gerechnet, die Versteigerung meines Eigentums angeordnet werden könne, wenn ich nicht bis dahin gezahlt habe. Da die Versendung größerer Summen an die Erlaubnis verschiedener Stellen geknüpft war, gelang es mir nur unter Überwindung vieler Schwierigkeiten, das Geld sofort abzusenden. Es handelte sich dabei um die Zahlungen für Bauarbeiten unmittelbar vor dem Kriege, die ich nicht erledigen konnte, weil alsbald jede Verbindung mit Italien abgeschnitten und die Übermittlung von Geld dorthin reichsgesetzlich verboten wurde. Durch Vermittlung eines Römischen Rechtsanwaltes, den die Schweizerische Gesandtschaft aufgestellt hatte, erfuhr ich dann, daß mein Besitztum nicht mehr gefährdet sei, zumal ich nochmals eine größere Summe zur Begleichung auflaufender Kosten nachsandte. Ich hörte auch, daß mein Baumeister Bottini sich meiner Angelegenheit mit der stets von mir an ihm geschätzten Gewissenhaftigkeit angenommen hatte.

Für den Herbst 1918 verzichtete ich auf eine ausgiebigere Erholung. Da mir sehr viel daran lag, Wundt wieder einmal zu sehen, fuhr ich Anfang August nach Heidelberg, wo er damals weilte. Ich konnte zweimal längere Zeit mit ihm beisammen sein und mich an der geistigen Rüstigkeit des 86jährigen Gelehrten erfreuen. Er unternahm noch immer regelmäßige Spaziergänge auf die Berge, klagte aber sehr über die zunehmende Arbeitserschwerung, die ihm der schlechte Zustand seiner Augen bereite. Obgleich er, wie mir seine Tochter erzählte, rastlos tätig war, befriedigte ihn das langsame Fortschreiten der Arbeiten am 9. Band seiner Völkerpsychologie nicht, den er möglichst bald abzuschließen wünschte. Er begann auch, sich in der selbstgewählten Einsamkeit Heidelbergs unbehaglich zu fühlen, scheute sich aber doch, Schritte zu tun, um dort Beziehungen anzuknüpfen.

Bei dieser Gelegenheit wirkte die unvergängliche Schönheit Heidelbergs wieder mit ihrem alten Zauber auf mich ein, und ich legte mir von neuem die Frage vor, warum es gerade mir, der ich für die Reize südlicher Natur so sehr empfänglich war, beschieden sein mußte, dieses herrliche Tal mit der rauhen Hochfläche Oberbayerns zu vertauschen. Ich lenkte daher meine Schritte wieder zu meiner alten Klinik, um mir aus der Enge dieser Verhältnisse den Trost für meine ungestillte Sehnsucht zu holen. Da der neue Professor, mein alter Schüler Wilmanns, aus Karlsruhe herüberkam, hatte ich die Möglichkeit, mich über seine Zukunftspläne zu unterrichten. Ich konnte auch mit ihm das psychologische Laboratorium zur Untersuchung für den Flugdienst besichtigen, das mir trotz mancher geistreichen Einrichtungen zeigte, wie verhältnismäßig eng noch die Grenzen derartiger Untersuchungen für unsere heutigen Hilfsmittel sind und wie wenig man ihren Wert überschätzen darf.

Nach meiner Rückkehr unternahm ich mit meinen Töchtern einige kleine Wanderungen ins Gebirge, die mir zu meiner Freude zeigten, daß meine Leistungsfähigkeit noch keine wesentliche Einbuße erlitten hatte. Zuletzt gingen wir an einem Tage von Vordergraseck über den Schachen auf die Meilerhütte und zurück durch das Oberreintal nach Partenkirchen in 11–12 Stunden, ohne daß ich wirklich erschöpft gewesen wäre. Ich durfte mich also der Hoffnung hingeben, bei der Rückkehr nach Italien auch dort wieder die von mir so sehr geliebten Bergwanderungen aufnehmen zu können.

Allerdings lag unter allen Umständen vor uns zunächst ein harter Winter, vor dem mir graute, da meine Abneigung gegen das große Sterben in der Natur und die Überwältigung des Lebens durch den Frost mit den Jahren immer ausgesprochener wurde. Leider sollte diese an sich schon immer für mich trübe Zeit durch den militärischen, politischen und wirtschaftlichen Zusammenbruch unseres Vaterlandes noch unendlich viel bitterer werden, als wir geahnt hatten. Ich konnte mich durchaus nicht in den Gedanken finden, daß wir schließlich uns kampflos der Willkür unserer unerbittlichen Gegner unterwarfen, und mußte mich zu meinem größten Schmerz davon überzeugen, daß der Geist der Freiheitskriege, der uns vom Napoleonischen Joche befreit hatte, im heutigen Deutschland nicht mehr zu erwecken war. In meiner Jugend hatte ich mich eifrig mit den Lehren der Sozialdemokratie beschäftigt und einst auch für Bebel meine Stimme abgegeben, aber die Erfahrungen des Lebens hatten mich sehr zweifelhaft gemacht, ob die Volksherrschaft mit ihrer Beeinflußbarkeit durch rücksichtslose Streber, Schreier und Schönredner der Menschheit das wahre Glück zu bringen vermöge, so wenig ich auch die Schäden der monarchischen Staatsverfassung verkennen konnte. So stand ich dem Wandel der Dinge äußerst kühl gegenüber, fühlte mich durchaus nicht vom Joch befreit, sondern empfand auf das peinlichste den Schmerz, mein Vaterland erniedrigt und völlig wehrlos zu sehen, ohne im geringsten helfen zu können. Was mir zu tun blieb, war lediglich, meine Arbeit trotz aller inneren und äußeren Hindernisse nach Möglichkeit fortzusetzen. Hier war es gerade die Forschungsanstalt, die es mir gestattete, wenigstens für Stunden das Leid um mich zu vergessen. Die regelmäßigen Zusammenkünfte mit Nissl und den anderen Mitarbeitern führten zu regem Meinungsaustausch über wissenschaftliche und praktische Fragen und überzeugten uns alle von der Wichtigkeit und Notwendigkeit unserer gemeinsamen Arbeit. Allerdings wurde auch die zukünftige Entwicklung unserer Anstalt durch die Ereignisse in entscheidendster Weise berührt. Wir konnten angesichts der neuen Lage natürlich durchaus nicht auf weitere große Stiftungen rechnen, sondern wir mußten uns mit dem Gedanken vertraut machen, daß wir für sehr lange Zeit mit den vorhandenen Mitteln würden auszukommen haben, ohne unsere weitergehenden Pläne verwirklichen zu können. Indessen reichte das einmal gesammelte Stiftungsvermögen glücklicherweise vollauf hin, um unsere Anstalt in ihrem jetzigen Bestand zu erhalten und uns auch einige bescheidene Erweiterungen zu ermöglichen. So empfanden wir denn mit einem Stolz, den uns keine Niederlage rauben konnte, daß

Deutschland imstande gewesen war, mitten im Weltkriege eine dem Wohle der Menschheit gewidmete wissenschaftliche Anstalt ins Leben zu rufen, wie sie kein anderes Volk der Erde besitzt. Diese Tatsache gab uns das Recht, trotz aller Wirrnisse der Gegenwart mit Zuversicht einer dereinstigen besseren Zukunft entgegenzusehen.

Die nächste Einrichtung, die wir trafen, waren wissenschaftliche Sitzungen, an denen außer den Abteilungsleitern der Forschungsanstalt auch die sich vereinzelt einstellenden wissenschaftlichen Arbeiter und die gesamten Ärzte der Klinik teilnahmen. Wir begannen mit der klinischen Besprechung wichtiger und eigenartiger Krankheitsfälle, wie sie sich in großer Zahl anfanden. Dazwischen schoben sich kürzere Vorträge über die in der Forschungsanstalt durchgeführten Untersuchungen. Ein zweiter wichtiger Fortschritt war die Begründung einer klinischen Abteilung, die ich vorderhand meiner ältesten Tochter anvertrauen konnte, da sie nach langjähriger Assistentenzeit durch die Verhältnisse des Krieges noch immer genötigt war, fern von ihrem Manne zu leben. Es handelte sich darum, den gesamten Beobachtungsstoff, wie er sich im Laufe der Jahre angesammelt hatte, in der Weise vorzubereiten, daß er ohne weiteres für die klinische Arbeit verwertet werden konnte. Um das zu erreichen, mußten vor allem die Zählkarten nachgeprüft und ergänzt, sowie nach Krankheitsarten geordnet werden. Sodann war es nötig, den Schicksalen der hier behandelten Kranken im einzelnen nachzugehen und die Krankengeschichten durch Eintragung der Erkundungen zum Abschluß zu bringen. Dabei ergaben sich selbstverständlich so manche Unordnungen. Endlich aber sollten sogenannte wissenschaftliche Zählkarten angefertigt werden, auf denen lediglich vermerkt war, unter welchen Gesichtspunkten die einzelnen Fälle für die wissenschaftliche Betrachtung Besonderheiten geboten hatten. Wir durften hoffen, durch eine derartige fortlaufende Vorbereitung der zu Gebote stehenden Beobachtungen der unerfreulichen Erscheinung entgegenzuwirken, daß der wissenschaftliche Eifer der klinischen Arbeiter schon bei den Vorbereitungen zur eigentlichen Forschung erlahmte.

Die erfreuliche Aussicht auf eine zukünftige Bereicherung unserer Anstalt eröffnete sich uns dadurch, daß es gelang, die Fürsorge für die Hirnverletzten des Krieges in engere Beziehung zu unseren Aufgaben zu bringen. Da es sich als nötig erwies, für diese Unglücklichen einmal eine Untersuchungsanstalt, dann aber für eine gewisse Anzahl sehr schwer Geschädigter eine dauernde, ärztlich geleitete Unterkunft zu beschaffen, lag der Gedanke nahe, auch bei uns, wie es anderswo geplant ist, den Anschluß dieser Einrichtungen an eine wissenschaftliche Anstalt zu suchen. Es wurde daher auf meinen Vorschlag ein Abkommen zwischen der Invalidenfürsorge, der Stadtverwaltung und der Forschungsanstalt getroffen, das ein Zusammenwirken ermöglichte. Die Stadt erklärte sich bereit, eine für spätere Zeiten vorgesehene Erweiterung der beim Schwabinger Krankenhause geplanten psychiatrischen Beobachtungsabteilung zum Teil schon im Laufe der nächsten Jahre mit ausführen zu lassen; dabei sollte Bedacht genommen werden, daß dieser Erweiterungsbau nicht nur seinen eigentlichen späteren Zwecken, sondern auch denjenigen der Hirnverletztenfürsorge dienen könne. Die Invalidenfürsorge sagte dafür die Erstattung der Kosten für diesen Bau zu und ebenso die Bestreitung des gesamten Betriebes. Wenn dann im Lauf der Jahre die Hirnverletzten allmählich aussterben würden, sollte der Bau von der Stadt für ihre Zwecke zu angemessenem Preis wieder übernommen werden. Die Forschungsanstalt endlich, auf deren Grund und Boden die Anlage errichtet werden soll, verpflichtet sich zur ärztlichen und wissenschaftlichen Unterstützung des Unternehmens mit allen ihr zu Gebote stehenden Hilfsmitteln. Bis sich die wirklichen Bedürfnisse genauer übersehen lassen, wurde eine vorläufige Unterbringung der Hirnverletzten in dem der Universität gehörenden Gebäude des alten Reisingerianums ins Auge gefaßt.

Nachdem der Krieg beendet ist, kann nunmehr auch eine allmähliche weitere Entwicklung der Forschungsanstalt nach Maßgabe der vorhandenen Mittel versucht werden. Zunächst soll im Laufe des Jahres 1919 die psychologische Abteilung wieder ins Leben treten. So lange ich durch meine klinische Tätigkeit behindert bin, mich persönlich eingehender der Leitung psychologischer Arbeiten zu widmen, wird hier ein wissenschaftlicher Hilfsarbeiter einzustellen sein, der nach meinen Weisungen die Überwachung dieser Abteilung übernimmt. In zweiter Linie werden wir an die Wahl eines Chemikers denken müssen, dem wir allerdings unter den jetzigen Umständen nur mäßige Arbeitsbedingungen bieten können. Wir werden uns daher wohl mit einer vorläufigen Besetzung der Stelle durch einen wissenschaftlichen Hilfsarbeiter begnügen müssen. Endlich sollte sobald wie möglich wieder ein Ersatz für Brodmann gesucht werden. Auch hier wird sich wahrscheinlich eine vollkommen befriedigende Lösung in der nächsten Zeit nicht finden lassen, so daß möglicherweise ebenfalls eine nur vorläufige Regelung ins Auge gefaßt werden muß. Alle weiteren Wünsche, unter denen die Berufung eines Nervenphysiologen und die Anstellung eines Statistikers im Vordergrunde stehen, werden sich erst dann befriedigen lassen, wenn es der Forschungsanstalt einmal möglich sein wird, ihren jetzigen engen Rahmen zu sprengen und in einen, der Größe ihrer Aufgaben angemessenen Neubau überzusiedeln. Ob und wann die Lage unseres zu Boden geworfenen Vaterlandes die Verwirklichung solcher Pläne gestatten wird, vermag zur Zeit niemand zu sagen. Ich persönlich wage nicht zu hoffen, daß ich daran noch werde mitwirken können. Mir muß es genügen, daß ich mit dazu habe beitragen können, ein Werk ins Leben zu rufen, dessen Notwendigkeit vielleicht kein Zeitpunkt unserer Geschichte eindringlicher dargetan hat als der heutige. Wenn es sich so weiterentwickelt, wie es von uns heute gedacht wurde, so dürfen wir hoffen, daß auch diese Stätte deutscher Wissenschaft dem Wiederaufbau unseres Volkstumes in wirksamer Weise wird dienen können.

KURZBIOGRAPHIEN DER IN DEN LEBENSERINNERUNGEN ERWÄHNTEN PERSONEN[1]

Allers, Rudolf, Nervenarzt, 1883 (Wien)–1963 · 1908/09 Assistent der Psychiatrischen Klinik in Prag (Arnold Pick), 1909–18 Assistent der psychiatrischen Klinik München, hier Leiter des chemischen Laboratoriums, 1913 Habil. in München, ab 1919 Assistent am physiologischen Institut in Wien, 1927 Habil. für Psychiatrie in Wien, 1938 Prof. der Philosophie und Psychologie an der Catholic University in Washington, 1948 Prof. für Philosophie und Psychologie an der Georgetown University in Washington

Alter, Wilhelm sen., Nervenarzt, 1843 (Prauß/Schlesien)–1918 (Breslau?) · 1878 Direktor der Anstalt in Brieg (Schlesien), 1884–1912 Direktor der Anstalt in Leubus

Althoff, Friedrich, Preußischer Ministerialdirektor, 1839 (Dinslaken)–1908 (Berlin) · Von 1897 bis 1907 Leiter der Hochschulabteilung im preußischen Kultusministerium

Alzheimer, Alois, Nervenarzt, 1864 (Marktbreit/Unterfranken)–1915 (Breslau) · Ab 1888 Assistenz-, später Oberarzt an der Städtischen Irrenanstalt in Frankfurt/Main (Sioli), 1902 Psychiatrische Klinik Heidelberg, 1904 Psychiatrische Klinik München (Kraepelin), dort 1904 Habil., bis 1912 Oberarzt, 1912 Berufung als o. Prof. und Klinikdirektor nach Breslau. Bekannte Arbeit: Über einen eigenartigen, schweren Erkrankungsprozeß der Hirnrinde. Neurol Zbl *25* (1906), 1134; präsenile Demenz, „Morbus Alzheimer"

Angerer, Bruder des im Text Erwähnten ist **Angerer, Ottomar von,** Chirurg, 1850–1918 · 1879 Habil. in Würzburg, 1885 ao. Prof. an der chirurgischen Poliklinik in München, 1890 o. Prof. für Chirurgie, Nachfolger von Nußbaum an der chirurgischen Klinik der Universität München

Arndt, Erich, Nervenarzt, ?–? · Assistent der psychiatrischen und Nervenklinik Greifswald, 1902 Assistent der psychiatrischen Klinik Heidelberg, später (ab 1905?) Oberarzt in Greifswald, übernahm 1909 Besitz und Leitung des Sanatoriums in Meiningen. Arbeit: Über die Geschichte der Katatonie, Cbl Nervenheilk Psychiatr. *13* (1902), 81–121

Arnold, Julius, Pathologe, 1835 (Zürich)–1915 (Heidelberg) · 1866–1907 o. Prof. der pathologischen Anatomie und Di-

[1] Übersicht über die Namen der Personen, die in den Lebenserinnerungen erwähnt, bei den Kurzbiographien jedoch nicht berücksichtigt worden sind, s. S. 251 f.

rektor des pathologisch-anatomischen Instituts in Heidelberg

Aschaffenburg, Gustav, Nervenarzt, 1866 (Zweibrücken)–1944 (Baltimore) · Ab 1891/92 Assistent der psychiatrischen Klinik Heidelberg, 1895 Habil. für Psychiatrie in Heidelberg, 1901 dirigierender Arzt der Abteilung für geisteskranke Verbrecher in Halle/Saale, 1904 Prof. für Psychiatrie an der Akademie für praktische Medizin in Köln, 1919 bei der Neugründung der Universität Köln o. Prof., 1937 Emigration nach den USA. Herausgeber des „Handbuchs der Psychiatrie", Leipzig/Wien 1911–1928

Asquith, Herbert Henry, Earl of Oxford and Asquith, Engl. Politiker, 1852 (Morley/Yorkshire)–1928 (London) · Liberaler Abgeordneter, 1905 Schatzkanzler, 1908–1916 Ministerpräsident, dann bis 1926 Führer der liberalen Opposition

Avé-Lallement, Friedrich Christian Benedikt, Kriminalist und Schriftsteller, 1809 (Lübeck)–1892 (Marienfelde bei Berlin) · Ab 1835 Rechtsanwalt in Lübeck, 1851 Aktuar des Lübecker Polizeiamtes, 1868 Ruhestand. Schrieb auch Kriminalromane. Hauptwerk: „Das deutsche Gaunertum", 4 Bände, 1858–1862

Avenarius, Richard, Philosoph, 1843 (Paris)–1896 (Zürich) · Studium in Zürich, Berlin, Leipzig. 1876 Habil. in Leipzig, ab 1877 als Nachfolger von W. Windelband o. Prof. für Philosophie in Zürich und Herausgeber der „Vierteljahresschrift für wissenschaftliche Philosophie". A. begründete den Empiriokritizismus als Variante des Positivismus, forderte einen „metaphysikfreien", „natürlichen" Weltbegriff. Hauptwerk: Kritik der reinen Erfahrung, 2 Bände, 1888–1890

Axenfeld, Theodor, Ophthalmologe, 1867 (Smyrna)–1930 (Freiburg/Breisgau) · Schüler von Uhthoff, 1897 o. Prof. der Augenheilkunde in Rostock, 1901 bis zu seinem Tode o. Prof. in Freiburg/Breisgau. Herausgeber der „Klinischen Monatsblätter für Augenheilkunde"

Bandorf, Melchior Josef, 1845 (Weyhers bei Fulda)–1901 (München) · Ab 1873 Assistent von Bernhard von Gudden in der Kreis-Irrenanstalt München, 1883 Ernennung zum Direktor der neugegründeten Oberbayerischen psychiatrischen Anstalt Gabersee, 1901 Ruhestand. Verfasser von zahlreichen biographischen Skizzen über Nervenärzte, die 1872 bis 1899 in der „Allgemeinen deutschen Biographie" erschienen sind

Batocki-Friebe, Adolf Max Johannes von, Ostpreußischer Politiker, 1868 (Bledau bei Königsberg)–1944 (Bledau) · 1900 Landrat des Kreises Königsberg-Land, 1907 Vorsitzender der Landwirtschaftskammer in Ostpreußen, 1914 Oberpräsident von Ostpreußen, 1916 Präsident des Reichsernährungsamtes, ab 1918 wieder Oberpräsident von Ostpreußen, 1919 Rücktritt von diesem Amt, 1927 Honorarprof. der Universität Königsberg

Berger, Hans, Nervenarzt, 1873 (Neuses bei Coburg)–1941 (Jena) · Ab 1897 Assistent von Otto Binswanger an der Nervenklinik Jena, 1912 dort beamteter Oberarzt, 1919–38 o. Prof. für Psychiatrie und Neurologie und Direktor der Nervenklinik Jena. Entwickelte die Methode des Elektroencephalogramms, 1924 erste EEG-Ableitung am Menschen. Starb durch Suizid. Großvater war der Dichter Friedrich Rückert (1788–1866). Nicht identisch mit dem auf Seite 51 erwähnten Berger

Bertels, Arved, Nervenarzt, ?–? · Assistent an der psychiatrischen Klinik Dorpat, Dissertation über die „Ablenkung der Aufmerksamkeit" (1889) bei Kraepelin, später als Prosektor am Stadtkrankenhaus in Riga

Bettmann, Siegfried, Internist, Dermatologe 1869 (Bayreuth)–? · Assistent an der medizinischen Klinik Heidelberg bei Erb, 1897 dort Habil. für innere Medizin, 1918 o. Prof. für Haut- und Geschlechtskrankheiten in Heidelberg

Beyer, Ernst, Nervenarzt, 1869 (Essen)–? · 1897/98 Assistent bei Kraepelin in Heidelberg, eröffnete im Juli 1898 ein Kurhaus für Nerven- und Gemütskranke in Neckargmünd, 1900–1905 Besitzer und Leiter des Sanatoriums Gut Waldhof in Littenweiler bei Freiburg/Breisgau, 1905–1934 Chefarzt der Rheinischen Volksheilstätte für Nervenkranke in Roderbirken bei Leichlingen, Ruhestand in Düsseldorf

Binet, Alfred, Psychologe, 1857 (Nizza)–1911 (Paris) · Seit 1892 Experimentalpsychologe in Paris, Mitarbeiter von Charcot an der Salpêtrière, ab 1895 Direktor des psychophysiologischen Laboratoriums an der Sorbonne. Gemeinsam mit dem Mediziner Th. Simon Begründer einer Intelligenzmessung durch Tests („Binet-Simon-Test", 1905)

Birch-Hirschfeld, Felix Victor, Pathologe, 1842 (Kluvensiek/Kreis Rendsburg)–1899 (Leipzig) · Ab 1870 Prosektor am Stadt-Krankenhaus Dresden, ab 1885 Prof. der allgemeinen Pathologie und pathologischen Anatomie in Leipzig, Nachfolger Cohnheims. Werk: Lehrbuch der allgemeinen und speciellen pathologischen Anatomie, 1877

Birkmeyer, Karl, Jurist, 1847 (Nürnberg)–1920 (München) · 1874 ao. Prof. für Strafrecht an der Universität München, 1877 o. Prof. für Straf- und Zivilrecht in Rostock, 1886 o. Prof. in München für Strafrecht und Rechtsphilosophie

Bissing, Friedrich Wilhelm Frhr. von, Ägyptologe, 1873 (Potsdam)–1956 (Niederaudorf am Inn) · 1906–1922 erster Inhaber des Lehrstuhls für Ägyptologie an der Universität München

Bleuler, Eugen, Nervenarzt, 1857 (Zollikon bei Zürich)–1939 (Zollikon) · 1886–1898 Direktor der Anstalt Rheinau, Kanton Zürich, 1898–1927 o. Prof. der Psychiatrie an der Universität Zürich und Direktor der psychiatrischen Klinik und Anstalt Burghölzli. Werk: Lehrbuch der Psychiatrie, erschien erstmals 1916. Beschrieb „Gruppe der Schizophrenien", „Grundsymptome und akzessorische Symptome"

Böcklin, Arnold, Schweizer Maler, 1827 (Basel)–1901 (San Domenico bei Fiesole) · Malte vor allem Landschaften, auch Gestalten des antiken Mythos. Tätig in Weimar, München, in der Schweiz und in Italien

Böhm, Franz, Politiker, 1861 (Mannheim)–1915 (Karlsruhe) · Dr. Ing. h.c., ab 1911 badischer Minister für Kultus und Unterricht, Förderer des badischen Hochschulwesens

Bohemus, Martinus, Theologe, Dichter von geistlichen Liedern, 1557 (Lauban/Schlesien)–1622 (Lauban)

Bohlen und Halbach, Gustav von, Industrieller, 1870 (Den Haag)–1950 (Blühnbach bei Salzburg) · Schwiegersohn von Friedrich Alfred Krupp (1854–1902), übernahm 1909 die Leitung der Gesamtfirma Krupp, führte dann den Namen „Krupp von Bohlen und Halbach"

Böhmert, Viktor, Prof. in Dresden, 1829 (Quesitz)–1918 (Dresden) · 1875–1885 und 1895–1903 Prof. an der Technischen Hochschule Dresden, Geheimer Rat. Arbeit: Die 25jährige Tätigkeit des Dresdner Bezirksvereins gegen den Mißbrauch geistiger Getränke. Alkoholfrage *5* (1908), 99–151

Bollinger, Otto, Pathologe, 1843 (Altenkirchen/Rheinpfalz)–1909 (München) · 1871 Prof. für pathologische Anatomie, Histologie und Physiologie an der Tierarzneischule in Zürich, 1874 Ordinarius an der Tierarzneischule in München, 1880–1909 Prof. für pathologische Anatomie und Leiter des pathologischen Instituts der Universität München. Werk: Atlas und Grundriß der pathologischen Anatomie, München 1896/97

Bombarda, Miguel, Nervenarzt, 1851 (Rio de Janeiro)–1910 (Lissabon) · Prof. der Physiologie an der Medizinisch-chirurgischen Schule in Lissabon, 1892 Leiter der psychiatrischen Anstalt Rilhafolles, war einer der führenden Psychiater Portugals. Wurde von einem ehemaligen Patienten umgebracht. Arbeiten über Physiologie und Pathologie des Gehirns, über Mikrocephalie, Epilepsie und Neuronenlehre

Bonhoeffer, Karl, Nervenarzt, 1868 (Neresheim/Württemberg)–1948 (Berlin) · Schüler von Carl Wernicke in Breslau, 1903 persönlicher Ordinarius für Psychiatrie an der Universität Königsberg, ein halbes Jahr später Berufung nach Heidelberg als Nachfolger von Kraepelin, 1904 Berufung nach Breslau, 1912 nach Berlin, 1924 Ablehnung eines Rufs nach München als Nachfolger wiederum von Kraepelin, 1938 Emeritierung. Vertrat das Prinzip, daß einer Vielzahl auf das ZNS einwirkender körperlicher Noxen nur eine begrenzte Zahl psychopathologischer Syndrome gegenübersteht, die demzufolge nicht spezifisch sein können; „akuter exogener Reaktionstyp“

Bonnett, Robert, Anatom, 1851 (Augsburg)–1921 (Würzburg) · Assistent am anatomischen Institut München, 1870 dort Habil. für Anatomie, ab 1881 o. Prof. an der Tierarzneischule in München, 1889 ao. Prof. an der Universität Würzburg, 1891 Ordinarius in Gießen, 1895 in gleicher Eigenschaft in Greifswald, 1907 in Bonn

Borchardt, Ludwig, Archäologe, 1863 (Berlin)–1938 (Paris, begraben in Kairo) · Schüler von Erman, 1887 Ägyptisches Museum Berlin, 1897 Leitung des Katalogs des Ägyptischen Museums in Kairo, 1898 Mitglied des Deutschen Archäologischen Instituts, 1899 wissenschaftlicher Attaché am Deutschen Generalkonsulat in Kairo, 1907–1928 Direktor des deutschen Instituts für ägyptische Altertumskunde in Kairo, 1931 gründete er ein eigenes Institut für ägyptische Bauforschung und Altertumskunde, ebenfalls in Kairo

Brissaud, Edouard, Neurologe, 1852 (Besançon)–1909 · 1878 Präparator am pathologisch-anatomischen Institut Paris, 1884 Médecin des Hôpitaux, Paris, 1886 Agrégé der Fakultät, 1889 leitender Arzt am Hôpital St. Antoine, 1900 am Hôtel Dieu, gleichzeitig Prof. für innere Medizin, seit 1899 auch Prof. für Geschichte der Medizin. Hauptsächlich neurologische und neuropathologische Arbeiten, Mitherausgeber der „Revue neurologique“

Brodmann, Korbinian, Nervenarzt, 1868 (Liggersdorf/Hohenzollern)–1918 (München) · Assistent von Otto Binswanger in Jena und von Emil Sioli in Frankfurt, 1901 neurobiologisches Laboratorium in Berlin (Oskar Vogt), 1910 Oberarzt an der Tübinger psychiatrischen Klinik und Leiter des anatomischen Laboratoriums der Klinik, 1916 Prosektor der Anstalt Nietleben bei Halle, April 1918 Leiter der topographisch-histologischen Abteilung der Deutschen Forschungsanstalt für Psychiatrie in München, am 22. August 1918 an Sepsis verstorben. Werk: Vergleichende Lokalisationslehre der Großhirnrinde, Leipzig 1909

Brückner, Alexander, Historiker, 1834–1896 · Prof. der Geschichte in Dorpat, später Kasan und Jena

Brückner, Eduard, Geograph, 1862 (Jena)–1927 (Wien) · 1888 Universität Bonn, 1904 Universität Halle, 1906–1927 Prof. an der Universität Wien. Sohn von Alexander Brückner (s. o.)

Buccola, Gabriel, Nervenarzt, ?–1885 · Dozent der Psychiatrie an der Universität Turin, gestorben 1885, kaum 30 Jahre alt, während einer Dienstreise nach Deutschland

Buchner, Eduard, Chemiker, 1860 (München)–1917 (Feldlazarett Tocsani/Rumänien) · Prof. der Chemie in Kiel, Tübingen, Breslau, Würzburg, arbeitete über organische Synthese und Gärungschemie, entdeckte die Zymase, 1907 Nobelpreis

Bumm, Anton, Nervenarzt, 1849 (Würzburg)–1903 (München) · 1873 Anstalt Werneck, 1877–1883 Assistent der Kreis-Irrenanstalt München (B. von Gudden), 1884 Direktor der Anstalt Deggendorf, 1888 ao. Prof. der Psychiatrie und Direktor der Heil- und Pflegeanstalt Erlangen, 1896 o. Prof. der Psychiatrie in München und Direktor der Kreis-Irrenanstalt, 1901 legte B. die Leitung der Anstalt nieder, behielt aber die Professur und widmete sich dem geplanten Neubau der psychiatrischen Universitätsklinik in München, dessen Fertigstellung er nicht mehr erlebte. Sein Nachfolger wurde E. Kraepelin

Bumm, Franz, Gesundheitspolitiker, 1861–1942 · Bruder des Nervenarztes Anton Bumm, des Vorgängers von Kraepelin in München, Referent im bayerischen Staatsministerium in München, 1905–1926 Präsident des Reichsgesundheitsamtes

Bunge, Gustav, Physiologe, 1844 (Dorpat)–1920 (Basel) · 1874 Habil. für Physiologie in Dorpat, 1885 Prof. der Physiologie in Basel. Arbeitete viel über die Wirkungen des Alkohols auf den Menschen. Werk: Lehrbuch der physiologischen und pathologischen Chemie, 1887

Burghart, Hans, Internist, 1862 (Berlin)–1932 · Studium in Straßburg und Berlin, Assistent an der I. Medizinischen Klinik Berlin (Leyden), 1896 Habil. für innere Medizin in Berlin, ab 1901 Chefarzt der inneren Abteilung des Städtischen Krankenhauses Dortmund, ab 1906 Elisabeth-Diakonissen-Krankenhaus Berlın, 1912 ao. Prof.

Bütschli, Otto, Zoologe, 1848 (Frankfurt/Main)–1920 (Heidelberg) · Studierte am Karlsruher Polytechnikum Naturwissenschaften, 1865/66 Assistent bei dem Mineralogen Zettel, wandte sich dann der Zoologie zu, 1878 bis zur Emeritierung 1918 Prof. der Zoologie in Heidelberg. Werk: Mechanismus und Vitalismus, Leipzig 1901

Cajal, Santiago Ramon y, Neuroanatom, 1852 (Petilla)–1934 (Madrid) · Assistent am anatomischen Institut in Zaragossa, 1879 Direktor des Anatomıschen Museums der medizinischen Fakultät Zaragossa, 1884 Prof. der Anatomıe an der Universität Valencia, 1887 in gleicher Eigenschaft in Barcelona, 1892 Prof. der Histologie an einem Forschungsinstitut der Universität Madrid, an dem er bis zu seinem Lebensende blieb, 1906, zusammen mit Golgi, Nobelpreis. Neue Niederschlagsfärbung des Nervengewebes durch Silberimprägnation

Carducci, Giosuè, Dichter, 1835 (Valdicastello)–1907 (Bologna) · Dichter und von 1861–1903 Prof. der italienischen Literaturgeschichte in Bologna, 1906 Nobelpreis

Carmen Sylva, Dichtername der Königin Elisabeth von Rumänien, geb. Prinzessin zu Wied, 1843 (Neuwied)–1916 (Bukarest)

Clouston, Thomas Sir, Nervenarzt, 1840 (Orkney)–1915 (Edinburgh) · Ab 1863 Leiter des Cumberland and Westmoreland Asylum in Carlisle, 1873 Leiter des Royal Edinburgh Asylum, ab 1879 erster Lehrer der Psychiatrie an der Universität Edinburgh, 1908 Ruhestand

Cohnheim, Julius, Pathologe, 1839 (Demmin/Pommern)–1884 (Leizig) · Assistent bei Virchow, 1868 Prof. für pathologische Anatomie und allgemeine Pathologie in Kiel, 1872 Prof. in Breslau, 1878 bis zu seinem Tode Prof. in Leipzig. Werk: Lehrbuch der allgemeinen Pathologie, 1882

Credé, Karl Sigismund Franz, Gynäkologe, Geburtshelfer, 1819 (Berlin)–1892 (Leipzig) · 1843–1848 Assistent an der Berliner Geburtshilflichen Klinik, 1850 Habil. für Geburtshilfe, 1852 Direktor der Berliner Hebammenschule und dirigierender Arzt der Gebärabteilung in der Charité, 1856 o. Prof. in Leipzig. „Credéscher Handgriff“

Cromer, Evelyn Baring Lord, Britischer Politiker, 1841 (Cromer Hall/Norfolk)–1917

(London) · 1883–1907 britischer Generalkonsul in Kairo, vertrat zielbewußt britische Imperialpolitik, rationalisierte die Verwaltung

Cron, Ludwig, Psychologe, ?–? · Dr. phil., Assistent bei Kraepelin in Heidelberg

Czermak, Johann Nepomuk, Sinnesphysiologe, 1828 (Prag)–1873 (Leipzig) · 1851 Assistent an Purkinjes physiologischem Institut in Prag, ab 1855 Prof. der Physiologie in Graz, später in Krakau, Budapest, Jena, ab 1870 in Leipzig. C. führte die direkte Laryngoskopie in die Diagnostik ein. Sein Bruder, Joseph Czermak (1825–1872), war Direktor von Nervenheilanstalten (Brünn und Graz) und ao. Prof. der Psychiatrie an der Universität Graz

Czerny, Vinzenz, Chirurg, 1842 (Trautenau/Bohmen)–1916 (Heidelberg) · Assistent von Hebra, Stricker, Oppolzer, Billroth in Wien, 1871 Habil. für Chirurgie, im gleichen Jahr noch Ordinarius für Chirurgie in Freiburg/Breisgau, 1877 Berufung nach Heidelberg, 1906 Ruhestand, aber als Honorarprof. weiterhin Leitung des neugegründeten Instituts für experimentelle Krebsforschung in Heidelberg

Dagonet, Henri, Nervenarzt, 1823–1902 · Chefarzt der Anstalt Stephansfeld im Elsaß, 1853 Professeur agrégé der medizinischen Fakultät Straßburg, später in Paris

Dannemann, Adolf, Nervenarzt, 1867 (Bremen)–1932 · Assistent an der psychiatrischen Klinik in Giessen (Robert Sommer), 1901 dort Habil., 1909 Ernennung zum „psychiatrischen Hilfsarbeiter“ in der Abteilung für öffentliche Gesundheitspflege im Innenministerium in Darmstadt, 1913–1915 Direktor der psychiatrischen Anstalt Philippshospital in Goddelau/Hessen, 1915–1932 Direktor der Anstalt Heppenheim/Bergstraße. Arbeit: Psychiatrische Instruktionskurse für Polizeibeamte. Allg Z Psychiatr, 64 (1907) 500–501

Daraszkiewicz, L., Nervenarzt, ?–? · Assistent an der psychiatrischen Klinik Dorpat, Dissertation bei Kraepelin „Über Hebephrenie, insbesondere deren schwere Form“ (1892), war später in Winniza (Ukraine)

Dehio, Heinrich, Nervenarzt, ?–? · Assistent und Doktorand von Kraepelin in Dorpat, weitere Assistententätigkeit an den Anstalten Rotenburg bei Riga, Lauenburg/Pommern, Bernburg/Anhalt, später Oberarzt der Anstalt Leipzig-Dösen, 1913 Direktor der Anstalt Colditz (mit Zschadrass)/Sachsen, 1924 Ruhestand

Dehio, Karl, Internist, Pathologe, 1851 (Reval)–1927 (Dorpat) · Ausbildung in Wien, 1884 Habil. in Dorpat für klinische Propädeutik, 1886 ao. Prof., 1888 Ordinarius für spezielle Pathologie und Klinik in Dorpat, 1903 Direktor der medizinischen Klinik, letzter Rektor der deutschsprachigen Universität Dorpat

Deventer, J. van, Nervenarzt, 1849–1916 · Direktor des Städtischen Krankenhauses Amsterdam, ab 1902 Direktor der psychiatrischen Anstalt Meerenberg (Holland), 1904 zum Staatsinspektor des holländischen Gesundheitswesens ernannt

Dietzel, Gottlob Heinrich Andreas, Nationalökonom, 1857 (Leipzig)–1935 (Bonn) · 1885 ao. Prof. für Nationalökonomie in Dorpat, 1886 o. Prof., 1887 russischer Staatsrat, 1890 o. Prof. in Bonn

Döderlein, Albert, Gynäkologe, 1860 (Augsburg)–1941 (München) · 1884–1893 Assistent in Leipzig bei Zweifel, 1887 Habil., 1893 ao. Prof., 1897 Berufung als o. Prof. der Geburtshilfe und Gynäkologie zuerst nach Groningen/Holland, im gleichen Jahr nach Tübingen, später nach München

Dohrn, Anton, Zoologe, 1840 (Stettin)–1909 (München) · Erbaute und leitete ab 1874 die deutsche zoologische Station in Neapel, arbeitete auch auf dem Gebiet der vergleichenden Anatomie

Dörpfeld, Wilhelm, Archäologe, 1853 (Barmen)–1940 (auf Leukos) · Mitarbeiter von Schliemann, ab 1877 Architekt bei den Ausgrabungen in Olympia, 1887–1911 Direktor des deutschen archäologischen Instituts in Athen

Doyen, Eugène-Louis, Chirurg, 1859 (Reims)–1916 (Paris) · Gründete und leitete eine chirurgische Privatklinik in Paris

Dragendorff, Georg, Pharmakologe, 1836 (Rostock)–1898 (Rostock) · Ab 1864 o. Prof. der Pharmazie in Dorpat, trat 1893 aus politischen Gründen von seinem Lehramt zurück und übersiedelte nach Rostock. Werk: Die Heilpflanzen der verschiedenen Völker und Zeiten, Stuttgart 1898

Dreyfus, Georg L., Nervenarzt, 1879 (Basel)–1957 (Zürich) · Assistent an den psychiatrischen Kliniken Würzburg, Gießen, Heidelberg und Basel, etwa 1906 bei Kraepelin in München, dann Assistent der medizinischen Klinik in Frankfurt/Main (Schwenkenbecher), 1916 Habil. für innere Medizin in Frankfurt, später Leiter der Nervenabteilung im Krankenhaus Sandhof in Frankfurt, 1934 Emigration in die Schweiz, dort praktizierender Nervenarzt

Duhn, Friedrich Carl von, Archäologe, 1851 (Lübeck)–1930 (Heidelberg) · 1874 Prom. in Bonn, 1879 Privatdozent in Göttingen, 1880 Prof. der Archäologie in Heidelberg

Duisberg, Carl, Chemiker, 1861 (Barmen)–1935 (Leverkusen) · Ab 1884 bei den Farbwerken Bayer, 1912 dort Generaldirektor, 1925 führend an der Bildung des IG Farben-Konzerns beteiligt

Dupre, Ernest, Nervenarzt, 1862 (Marseille)–1921 (Deauville) · 1899 Médecin des Hôpitaux Paris, Ausbildung bei Charcot, Dejerine und Brissaud, 1899 Gerichtssachverständiger, 1905 Arzt an der Infirmerie spéc. de la Préfecture de Police, 1918 erhielt er die Lehrkanzel für Psychiatrie, Mitglied der Académie de Médecine

Dusch, Alexander von, Politiker, 1851–1923 · Kultusminister in Karlsruhe

Ebbinghaus, Hermann, Philosoph, Psychologe, 1850 (Barmen)–1909 (Halle) · 1880 Habil. für Philosophie in Berlin, 1894 o. Prof. der Philosophie in Breslau, 1905 o. Prof. in Halle. Untersuchungen über das Gedächtnis. Werke: Über das Gedächtnis, Leipzig 1885; Grundzüge der Psychologie, Leipzig 1897

Edinger, Ludwig, Nervenarzt, 1855 (Worms)–1918 (Frankfurt/Main) · Assistent bei Kußmaul in Straßburg und bei Riegel in Gießen, 1881 Habil. in Gießen, 1883 Niederlassung als Nervenarzt in Frankfurt/M., Tätigkeit im Theatrum anatomicum des Senckenbergischen Instituts, aus dem dann das Frankfurter neurologische Institut hervorging, 1914 persönlicher Ordinarius für Neurologie, Direktor des von der neugegründeten Universität Frankfurt übernommenen neurologischen Instituts. Zahlreiche Arbeiten zur Feinstruktur und Entwicklungsgeschichte des ZNS

Emminghaus, Hermann, Nervenarzt, 1845 (Weimar)–1904 (Freiburg/Breisgau) · 1873 Habil. für Psychiatrie in Würzburg, 1880 Berufung als o. Prof. der Psychiatrie und Direktor der neugegründeten psychiatrischen Klinik nach Dorpat, 1886–1902 o. Prof. der Psychiatrie und Direktor der psychiatrischen und Nervenklinik in Freiburg. Hauptwerk: Allg Psychopathologie, Leipzig 1878

Enke, Ferdinand, Verleger, 1810 (Erlangen)–1869 (Erlangen) · Der Verlag ging aus dem Sortimentsgeschäft Palm & Enke in Erlangen hervor, das Ferdinand E. gegründet hatte, der Sohn Alfred Enke (1852–1937) verlegte das Unternehmen 1874 nach Stuttgart

Erb, Wilhelm, Internist und Neurologe, 1840 (Winweiler/Pfalz)–1921 (Heidelberg) · Assistent bei Buhl (Pathologisches Institut München) und bei Friedreich (Medizinische Klinik Heidelberg), 1865 Habil. in Heidelberg, 1880

o. Prof. in Leipzig und Direktor der neurologischen Poliklinik, 1883–1907 o. Prof. der inneren Medizin in Heidelberg. Grundlegende Arbeiten über die Erkrankungen des peripheren Nervensystems und über Muskeldystrophien

Erman, Georg Adolf, Archäologe, 1854 (Berlin)–1937 (Berlin) · Prof. und Direktor des Ägyptischen Museums in Berlin

Eversbusch, Oskar, Ophthalmologe, 1853 (Haspe/Westfalen)–1912 (München) · Assistent von August von Rothmund (1830–1906) an der alten Augenklinik in München, 1882 Habil. für Augenheilkunde, 1886 Ordinarius für Augenheilkunde in Erlangen, 1900 o. Prof. in München, 1909 wurde die neuerbaute Augenklinik in der Mathildenstraße in München eröffnet

Exner, Sigmund, Physiologe, 1846 (Wien)–1926 (Wien) · Ab 1875 ao. Prof. für Physiologie in Wien, 1891 als Nachfolger von Brücke o. Prof. der Physiologie, 1894 Berufung in das Ministerium für Kultus und Unterricht in Wien. Arbeiten zur Frage der Lokalisation der Funktionen der Großhirnrinde

Fechner, Gustav Theodor, Physiker, Psychologe, Philosoph, 1801 (Groß-Särchen/Lausitz)–1887 (Leipzig) · 1826 Habil. in Leipzig an der medizinischen Fakultät, 1834–1839 Prof. für Physik, ab 1843 für Naturphilosophie und Anthropologie in Leipzig. F. vertrat die Vorstellung von der „Allbeseeltheit der Natur" (1848), er war einer der Begründer der experimentellen Psychologie. Das Weber-Fechnersche Gesetz beschreibt ein physikalisches Maß für psychische Vorgänge. F. verfaßte auch satirische Schriften. Werk: Elemente der Psychophysik, Leipzig 1860

Feilitzsch, Maximilian Alexander von, Politiker, 1834 (Trogen bei Hof)–1913 (München) · 1880 Regierungspräsident von Oberbayern, 1881–1907 bayerischer Staatsminister des Innern

Fick, Adolf, Physiologe, 1829 (Kassel)–1901 (Blankenberghe/Flandern) · Ab 1852 Prosektor in Zürich, 1855 ao. Prof., ab 1861 o. Prof. der Physiologie in Zürich, 1868–1899 o. Prof. der Physiologie in Würzburg. Sohn: Rudolf Armin Fick, Anatom (1866–1939)

Fiedler, Alfred, Internist, Nervenarzt, 1835 (Moritzburg/Sachsen)–1921 (Dresden) · Ab 1861 Prosektor am Stadt-Krankenhaus Dresden, 1868–1901 Leiter der I. medizinischen Abteilung an dieser Klinik

Finsch, Otto, Forschungsreisender, 1839 (Warmbrunn)–1917 (Braunschweig) · Bereiste Turkestan, die Südsee, Neuguinea und den Bismarck-Archipel

Fischer, Emil Hermann, Chemiker, 1852 (Euskirchen)–1919 (Berlin) · Prof. der Chemie in Erlangen, Würzburg, Berlin, arbeitete über Zuckerarten und Eiweiße, entdeckte das Veronal, 1902 Nobelpreis

Flechsig, Paul, Nervenarzt, 1847 (Zwickau)–1929 (Leipzig) · Assistent am physiologischen Institut Leipzig, 1874 Habil. für Physiologie und mikroskopische Anatomie, 1878 erhielt er die ao. Professur für Psychiatrie in Leipzig, die 1884 zum Ordinariat erhoben wurde. Nach den Plänen Flechsigs wurde die Leipziger psychiatrische und Nervenklinik gebaut (Eröffnung 2.5. 1882). 1920 Emeritierung. Wichtige Arbeiten zur Neuroanatomie und Lokalisationslehre

Fliedner, Fritz, Protestantischer Geistlicher, 1845 (Kaiserswerth)–1901 (Madrid) · Ab 1870 als ständiger Vertreter des Berliner „Vereins zur Unterstützung des Evangeliums" in Spanien tätig, sein Nachfolger war sein Sohn Theodor Fliedner (1873–1938)

Forel, August, Nervenarzt, 1848 (Morges/Kanton Waadt)–1931 (Yvorne) · 1873–1879 Assistent bei Bernhard v. Gudden in der Kreis-Irrenanstalt München, 1877 Habil. für Psychiatrie in München, 1879–1898 o. Prof. der Psychiatrie in Zürich und Direktor des

Burghölzli. Ruhestand auf seinem Landgut in Chigny, später in Yvorne. F. war auch international bekannter Ameisenforscher

Friedenreich, Alexander, Nervenarzt, 1849 (Kopenhagen)–? · 1878–1881 Assistent an der Nervenabteilung der Kopenhagener Poliklinik, 1898 Dozent für Psychiatrie und Oberarzt am Kommunehospital, 1903 Professortitel, 1916 o. Prof. in Kopenhagen, 1919 Ruhestand

Friedreich, Nikolaus, Nervenarzt, 1825 (Würzburg)–1882 (Heidelberg) · Assistent am Juliusspital in Würzburg, 1853 Habil. für spezielle Pathologie und Therapie in Würzburg („Beiträge zur Lehre von den Geschwülsten innerhalb der Schädelhöhle"), 1857 als Nachfolger von Virchow ao. Prof. für pathologische Anatomie in Würzburg, 1858–1882 o. Prof. und Direktor der medizinischen Klinik Heidelberg. Arbeiten über Muskeldystrophien und über die Ataxie

Fürer, Carl, Nervenarzt, ?–? · Assistent bei Kraepelin an der psychiatrischen Klinik Heidelberg, 1899–1929 Besitzer und leitender Arzt der Heilanstalt für Alkohol- und Morphiumkranke „Haus Rockenau" in Eberbach am Neckar, 1929 Übersiedlung nach München

Fürstner, Carl, Nervenarzt, 1848 (Strasburg/Uckermark)–1906 (Straßburg/Elsaß) · Assistent von Carl Westphal an der Berliner Charité, dann bei C. Stark an der Heil- und Pflegeanstalt Stephansfeld im Elsaß, 1877 im Alter von 29 Jahren Ordinarius für Psychiatrie an der Universität Heidelberg und Direktor der neuen psychiatrischen Klinik, 1891 o. Prof. und Direktor der psychiatrischen Klinik in Straßburg als Nachfolger von Jolly

Galton, Francis Sir, Genetiker, 1822 (Birmingham)–1911 (London) · Grundlegende Arbeiten zur Vererbungslehre, auf seine Anregung hin wurde in London das erste Institut für Eugenik gegründet

Ganser, Sigbert, Nervenarzt, 1853 (Rhaunen/Rheinprovinz)–1931 (Dresden) · Ab 1876 Assistenzarzt an der psychiatrischen Abteilung des Würzburger Juliusspitals, dann an der Kreis-Irrenanstalt München (Bernhard v. Gudden), 1880 Habil. in München („Untersuchungen über das Gehirn des Maulwurfs"), 1884 Oberarzt der Anstalt Sorau (Brandenburg), 1886 Nachfolger von E. Kraepelin als dirigierender Arzt der psychiatrischen Abteilung des Allgemeinen Krankenhauses Dresden-Friedrichstadt

Gaule, Justus, Physiologe, 1849 (Darmstadt)–? · 1877–1878 Assistent am physiologischen Institut in Straßburg, 1878–1885 in gleicher Eigenschaft in Leipzig, 1878 Habil. für Physiologie und Histologie in Leipzig, 1886–1916 o. Prof. der Physiologie und Direktor des physiologischen Instituts der Universität Zürich

Gaupp, Robert, Nervenarzt, 1870 (Neuenbürg/Württemberg)–1953 (Stuttgart) · 1894 Assistent bei Wernicke an der Nervenklinik in Breslau, 1897 Oberarzt der Anstalt Zwiefalten, nach 3 Monaten zurück nach Breslau, 1900 zu Kraepelin an die Heidelberger Klinik, dort 1901 Habil. („Die Dipsomanie"), 1904 mit Kraepelin nach München, Oberarzt der Münchner Klinik, 1906 o. Prof. und Direktor der Nervenklinik Tübingen, 1936 Ruhestand, Übersiedlung nach Stuttgart-Degerloch. Beschäftigte sich lange Zeit mit der Paranoia-Frage, beschrieb den „Fall Wagner". „Der Fall Wagner. Eine Katamnese, zugleich ein Beitrag zur Lehre von der Paranoia." Z Neurol *60* (1920), 312–327

Gegenbaur, Karl, Anatom, 1826 (Würzburg)–1903 (Heidelberg) · 1854 Habil. für Anatomie und Physiologie, 1855 ao. Prof. der Anatomie in Jena, 1858 o. Prof. und Direktor der anatomischen Anstalt in Jena, 1873 in gleicher Eigenschaft in Heidelberg. Begründete die vergleichende Morphologie der Wirbeltiere

Gerber, Karl Friedrich Wilhelm von, Jurist, Politiker, 1823 (Ebeleben/Thüringen)–1891 (Dresden) · Ab 1846 Prof. für Staatsrechtslehre in Erlangen, Tübingen, Jena, ab 1863 in Leipzig, 1871 sächsischer Kultusminister, 1891 Ministerpräsident. Reformator der sächsischen Hochschulen

Gerhardt, Carl, Internist, 1833 (Speyer)–1902 (Gamburg/Baden) · 1860 Habil. in Würzburg, ab 1861 Prof. und Leiter der medizinischen Klinik in Jena, 1872 Berufung nach Würzburg, ab 1885 Prof. in Berlin, Leiter der II. Med. Klinik der Charité

Gierke, Hans, Anatom und Physiologe, 1847 (Stettin)–1886 (Berlin) · Assistent am physiologischen Institut in Breslau, ab 1874 Prosektor bei Koelliker am anatomischen Institut in Würzburg, 1876 als Prof. der Anatomie nach Tokio berufen, 1881 Rückkehr nach Deutschland, ao. Prof. am physiologischen Institut Breslau ab 1882. Arbeitete hauptsächlich über das ZNS

Gildemeister, Alfred Hermann, Rechtsanwalt, 1875 (London)–1928 (Bad Eilsen) · Als Rechtsanwalt in Bremen niedergelassen, 1920–1928 Reichstagsabgeordneter der Deutschen Volkspartei

Glück, Aleksander, Internist, 1884 (Foca/Bosnien)–1925 (Sarajewo) · Assistent bei Neisser in Breslau, ab 1915 Primarius in Sarajewo. Arbeiten über Lepra, Syphilis und Syphilistherapie. Wohl nicht identisch mit dem auf Seite 120 erwähnten Glück

Goltz, Friedrich, Physiologe, 1834 (Posen)–1902 (Straßburg) · Assistent an der chirurgischen Klinik Königsberg, Prosektor am dortigen anatomischen Institut, 1869 Prof. für Physiologie in Halle, ab 1872 Prof. für Physiologie in Straßburg. Werk: „Gesammelte Abhandlungen über die Verrichtungen des Gehirns", Bonn 1881

Grashey, Hubert, Nervenarzt, 1839 (Grönenbach)–1914 (München) · Ab 1864 Assistent der Irrenabteilung des Würzburger Juliusspitals (Rinecker), 1867–1873 Assistent an der Anstalt Werneck, 1873–1884 Direktor der Anstalt Deggendorf, 1884 Berufung auf den Lehrstuhl für Psychiatrie in Würzburg, 1886 als Nachfolger v. Guddens o. Prof. der Psychiatrie in München und Direktor der dortigen Kreis-Irrenanstalt, 1896 gab Grashey die Professur auf und wurde Leiter der Medizinalverwaltung im bayerischen Staatsministerium des Inneren, 1897 ao. Mitglied des Kaiserlichen Gesundheitsamtes, 1901 des Reichsgesundheitsamtes, 1909 Ruhestand

Griesinger, Wilhelm, Nervenarzt, 1817 (Stuttgart)–1868 (Berlin) · Studium in Tübingen, Zürich, Paris. 1840–1842 Assistent von Zeller in der Anstalt Winnenthal, 1843 Medizinische Klinik Tübingen, dort 1845 Habil. („Über die Pathologie und Therapie der Geisteskrankheiten"), 1849 Berufung nach Kiel als Ordinarius und Direktor der neu zu errichtenden med. Poliklinik, 1850–1852 Tätigkeit in Kairo als Leiter der medizinischen Schule und Leibarzt des Vizekönigs, 1854 Direktor der medizinischen Klinik Tübingen, 1860 Berufung nach Zürich als Direktor des Burghölzli, 1865 Prof. der Psychiatrie in Berlin. Begründer des „Archivs für Psychiatrie und Nervenkrankheiten" (1867)

Gruber, Max von, Hygieniker, 1853 (Wien)–1927 (Berchtesgaden) · 1872–1879 I. Chemisches Universitäts-Laboratorium in Wien, weitere Ausbildung bei Pettenkofer in München und bei C. Ludwig in Leipzig, 1883 Habil. für Hygiene in Wien, 1884 ao. Prof. der Hygiene in Graz, 1887 Prof. in Wien und Vorstand des hygienischen Instituts, 1902–1923 Prof. der Hygiene in München und Direktor des hygienischen Instituts. Entwickelte Agglutinationsprobe zur Identifizierung unbekannter Bakterienstämme („Gruber-Widal-Reaktion", 1896); gemeinsam mit Kraepelin Kämpfer gegen den Alkoholismus

Grützner, Paul, Physiologe, 1847 (Festenberg/Schlesien)–1919 (Bern) · Assistent am physiologischen Institut Breslau, 1875 dort Habil. für Physiologie, 1881 als Ordinarius nach Bern berufen, 1884–1916 o. Prof. der Physiologie in Tübingen

Gudden, Bernhard von, Nervenarzt, 1824 (Cleve)–1886 (Berg/Oberbayern) · 1848–1851 Assistent an der Irrenanstalt Siegburg bei Maximilian Jacobi, dieser war der Sohn Friedrich Jacobis, des Freundes von Johann Wolfgang von Goethe. Ab 1851 Assistent an der Anstalt Illenau (Roller), 1855 Direktor der Anstalt Werneck, Ruf nach München 1859 zunächst abgelehnt, 1869 Prof. für Psychiatrie in Zürich und Direktor des Burghölzli, 1872–1886 Prof. der Psychiatrie in München und Direktor der Oberbayerischen Kreis-Irrenanstalt. Behandelnder Arzt König Ludwigs II., zusammen mit diesem am 13.6.1886 im Starnberger See ertrunken. Viele hirnanatomische Arbeiten, entwickelte das erste Mikrotom

Gudden, Hans, Nervenarzt, 1866–1940 (München) · Sohn von Bernhard von Gudden, Assistent von Friedrich Jolly an der psychiatrischen Klinik der Charité in Berlin, 1894 Assistent von Ernst Siemerling an der psychiatrischen Klinik Tübingen, 1896 dort Habil., 1898 Leiter der psychiatrischen Abteilung im städtischen Krankenhaus links der Isar in München, 1904 Leiter der Poliklinik in der neuen psychiatrischen Klinik in München, ao. Prof., ab 1912 Hilfsschularzt der Stadt München

Günther, Rudolf Biedermann, Gesundheitspolitiker, 1828 (Dresden)–1905 · Ab 1852 Landgerichtsarzt, 1857 Bezirksarzt in Eibenstock (Sachsen), 1878 dirigierender Oberarzt am Carola-Haus in Dresden, 1886 Mitglied des kaiserlichen Gesundheitsamtes, 1899 Präsident des sächsischen Medizinalkollegiums

Günther, Karl Rudolf Biedermann (Sohn von R. B. Günther), Nervenarzt, ?–1926 · Assistent bei Erb in der neurologischen Poliklinik in Leipzig, 1889 zweiter Arzt der Anstalt Sonnenstein und dirigierender Arzt der psychiatrischen Abteilung an der Strafanstalt Waldheim, 1894 Direktor der Landes-Irrenanstalt Zschadrass (Sachsen), 1906 Direktor der Anstalt Hubertusburg, 1920 Ruhestand

Hagen, Friedrich Wilhelm, Nervenarzt, 1814 (Dottenheim/Mittelfranken)–1888 (Erlangen) · 1846 Assistent an der psychiatrischen Anstalt Erlangen, 1849 Direktor der Anstalt Irsee bei Kaufbeuren, 1859 Direktor der Anstalt Erlangen und Habil. in Erlangen, 1865 ao. Prof. der Psychiatrie in Erlangen und weiterhin Anstaltsdirektor, 1887 Ruhestand. Forderte als Grundlage der Psychiatrie die physiologische Psychologie

Hänel, Hans, Nervenarzt, 1874–1942 · Doktorand bei Kraepelin in Heidelberg, 1897–1899 Assistent an der Nervenklinik in Halle (Hitzig), dann am Stadtkrankenhaus Dresden-Friedrichstadt, später leitender Arzt der Nervenabteilung in der Waldpark-Krankenanstalt in Dresden-Blasewitz

Hansen, Gerhard Armauer, Internist, 1841 (Bergen/Norwegen)–1912 (Bergen) · Direktor des Pflegestifts für Aussätzige in Bergen, entdeckte den Erreger der Lepra

Harnack, Adolf von, Evangelischer Theologe, 1851 (Dorpat)–1930 (Heidelberg) · Prof. in Leipzig, Gießen, Marburg, von 1888 bis 1921 in Berlin, zugleich Generaldirektor der Preußischen Staatsbibliothek, ab 1911 Präsident der auf seinen Vorschlag hin gegründeten Kaiser-Wilhelm-Gesellschaft

Hartwig, Paul, Archäologe, 1859 (Pirna)–? · Arbeitete zunächst in Griechenland, Hauptgebiet: griechische Vasenkunde, später Tätigkeit in Rom

Hayner, Christian August Fürchtegott, Nervenarzt, 1775 (Strohwalde bei Gräfenhainichen, andere Quelle: Beucha bei Borna)–1837 (Colditz) · Ab 1806 Hausarzt der Strafanstalt Waldheim/Sachsen, 1829 erster Hausarzt der Anstalt Colditz/Sachsen, 1834–1837 ärztlicher Direktor der Anstalt Colditz. Arbeit „Ueber einige mechanische Vorrichtungen, welche in Irrenanstalten mit Nutzen gebraucht werden können, mit Abbildung, als: 1. das hohle Rad, 2. der Zwangsschrank, 3. die Coxsche Schaukel, 4. Einrichtungen eines Badewannendeckels zu Begießungen mit kaltem Wasser" in: Nasses Z f psychische Aerzte *1* (1818), 339–366

Hecker, Ewald, Nervenarzt, 1843 (Halle/Saale)–1909 (Wiesbaden) · 1866 Assistent der Irrenanstalt Allenberg (Ostpreußen), ab 1867 an der von Karl Ludwig Kahlbaum geleiteten Privatnervenklinik in Görlitz, 1876 Leiter der Heil- und Pflegeanstalt Plagwitz bei Löwenberg, ab 1881 Besitzer und Leiter der Wasserheilanstalt Johannisberg, die 1891 nach Wiesbaden verlegt wurde; 1907 ehrte ihn die preußische Regierung durch Verleihung des Professortitels. Bekannte Arbeit: „Die Hebephrenie. Ein Beitrag zur klinischen Psychiatrie." Virchows Arch *52* (1871), 394–429

Heerwagen, Rudolf, Nervenarzt, ?–? · Assistent an der psychiatrischen Klinik Dorpat, Dissertation bei Kraepelin über „hysterischen Hypnotismus" (1881)

Helfreich, Friedrich, Ophthalmologe, 1842 (Schweinfurt)–1927 · 1868 Niederlassung als Augenarzt in Würzburg, Habil. mit einer Arbeit über die Nerven der Conjunctiva und Sclera, 1872 Gründung einer Privatklinik für Augenkranke in Würzburg, 1886 Honorarprof., ab 1896 weitere Lehraufträge für Geschichte der Medizin, der medizinischen Geographie und Statistik

Heller, Arnold, Pathologe, 1840 (Kleinheubach/Main)–1913 · 1869 Habil. für pathologische Anatomie in Erlangen, 1872 o. Prof. der allgemeinen Pathologie und pathologischen Anatomie in Kiel

Hergt, Karl, Nervenarzt, 1807 (Tauberbischofsheim)–1889 (Illenau) · Ab 1835 Assistent von Roller im Badischen Irrenasyl Heidelberg, mit Roller 1842 in die neu erbaute Landes-Irrenanstalt Illenau übersiedelt, dort zweiter Arzt, 1856 Dr. med. h. c. der Universität Freiburg, 1878 nach dem Tod Rollers übernahm H. mit 71 Jahren die Direktion der Anstalt Illenau, die er noch bis zu seinem Tod 1889 leitete. Führte viele Neuerungen ein: Bettbehandlung, Wachstationen, elektrische Beleuchtung, tägliche Visiten auf allen Abteilungen

Hertwig, vermutlich gemeint ist
Hertwig, Richard, Zoologe, 1850 (Friedberg/Hessen)–1939 (Schlederloh bei München) · Zunächst Medizinstudium, 1875 Habil. für Zoologie in Jena, 1881 o. Prof. der Zoologie in Königsberg, 1883 Berufung nach Bonn, 1885 nach München. Werk: Lehrbuch der Zoologie, Jena 1891

Heumann, G., Nervenarzt, ?–? · Arbeitete bei Kraepelin in Heidelberg, später in Gotenburg

Higier, Heinrich, Nervenarzt, ?–? · Assistent an der psychiatrischen Klinik Dorpat, Dissertation über „psychophysische Methoden im Bereiche des Raumsinnes der Netzhaut" bei Kraepelin (1891), war später am Israeliten-Hospital in Warschau, am gleichen Ort am Kindlein-Jesu-Hospital und an der Nervenklinik der Universität

Hipp, Matthäus, Uhrmacher, 1813 (Blaubeuren)–1893 (Zürich-Fluntern) · Uhrmacherlehre in Blaubeuren und Ulm, 1834 St. Gallen, 1835 Saint-Aubin (Neuenburg), 1840 Eröffnung einer Uhrmacherwerkstatt in Reutlingen, 1852 Leiter der staatlichen Telegraphen-Werkstatt der Schweiz, 1860 Gründung einer eigenen Uhrenfabrik in Neuenburg. Zahlreiche Erfindungen und Verbesserungen auf dem Gebiet der Zeitmeßgeräte

Hitzig, Eduard, Nervenarzt, 1838 (Berlin)–1907 (St. Blasien) · Praxis in Berlin, vorwiegend neurologisch. 1872 Habil. für innere Medizin in Berlin, 1875 Prof. für Psychiatrie in Zürich und Direktor des Burghölzli, befreundet mit Gottfried Keller, 1879 Prof. für

Psychiatrie in Halle und Direktor der Anstalt Halle-Nietleben, 1885 Rücktritt von der Direktion der Anstalt, 1891 Einweihung der neuen psychiatrischen Universitätsklinik Halle unter Leitung von H., 1903 Emeritierung

Hoch, August, Nervenarzt, 1868 (Basel)–1919 · 1887 Auswanderung nach Amerika, arbeitete am John-Hopkins-Hospital, 1893/94 wieder in Europa, zeitweise bei Wundt in Leipzig und bei Kraepelin in Heidelberg, 1895 am Labor des MacLean-Hospital in Boston, 1909 Prof. der Psychiatrie am Cornell Medical College

Hoffmann, Christiaan Karel, Zoologe, 1841 (Heemstede bei Haarlem)–? · Zunächst Assistent und Prosektor der psychiatrischen Anstalt Meerenberg (Holland), wurde 1874 Prof. der Zoologie und vergleichenden Anatomie in Leyden. Ob dieser Hoffmann in Java war (s. Text), konnte nicht festgestellt werden

Hofmann, August Wilhelm, Chemiker, 1818 (Giessen)–1892 (Berlin) · Prof. der Chemie in London, Bonn und Berlin, großer Einfluß auf die Entwicklung der organischen Chemie

Holtzendorff, Franz von, Kriminalist und Staatsrechtler, 1829 (Vietmannsdorf/Uckermark)–1889 (München) · Prof. in Berlin und München, trat für Reform des Strafwesens und der Gefängnisanstalten ein

Ilberg, Georg, Nervenarzt, 1862 (Weimar)–1942 (Dresden) · 1887–1889 Assistent der Abteilung für Geistes- und Nervenkranke am Stadtkrankenhaus Dresden (Ganser), dann Assistent von Kraepelin an der psychiatrischen Klinik Heidelberg, anschließend Anstalt Sonnenstein (Guido Weber), 1902 stellvertr. Direktor der Anstalt Großschweidnitz, 1910–1928 Direktor der Anstalt Sonnenstein, 1925 Professortitel, Ruhestand in Dresden

Isserlin, Max, Nervenarzt, 1879 (Königsberg)–1941 (Sheffield?) · Ab 1907 Assistent bei Kraepelin an der Münchner psychiatrischen Klinik, 1910 dort Habil. („Ueber den Ablauf einfacher willkürlicher Bewegungen"), 1924–1934 Leiter der Heckscher Nerven-Heil- und Forschungsanstalt in München, später Emigration, letzte Lebensjahre in Sheffield. Werk: Psychotherapie. Ein Lehrbuch für Studierende und Ärzte, Berlin 1926

Jolly, Friedrich, Nervenarzt, 1844 (Heidelberg)–1904 (Berlin) · Assistent an der Anstalt Werneck und an der psychiatrischen Klinik Würzburg (Rinecker), 1871 Habil. in Würzburg („Untersuchungen über den Gehirndruck und über die Blutbewegung im Schädel"), 1873 Berufung auf das Extraordinariat für Psychiatrie in Straßburg als Nachfolger von Krafft-Ebing, ab 1875 Ordinarius in Straßburg, 1890 o. Prof. der Psychiatrie in Berlin

Kahlbaum, Karl Ludwig, Nervenarzt, 1828 (Driesen/Neumark)–1899 (Görlitz) · 1856 zweiter Arzt der Anstalt Allenberg (Ostpreußen), 1863 Habil. für Psychiatrie an der Universität Königsberg („Die Gruppierung der psychischen Krankheiten und die Einteilung der Seelenstörungen"), 1867 übernahm K. die Leitung der Privat-Nervenheilanstalt von Dr. Reimer in Görlitz, schuf als Sonderabteilung ein Pädagogium für jugendliche Nerven- und Gemütskranke. Der Sohn, Siegfried K., übernahm später die Leitung der Anstalt. Bekannte Arbeit über „Die Katatonie, oder das Spannungsirresein", Berlin 1874

Kast, Alfred, Internist, 1856 (Illenau)–1903 (Nizza) · 1880 Assistent bei Erb, zunächst in Heidelberg, dann in Leipzig, 1881 Assistent bei Bäumler an der Medizinischen Klinik in Freiburg/Breisgau, 1883 dort habilitiert, 1888 Direktor des Krankenhauses Eppendorf in Hamburg, 1892 Berufung nach Breslau als Ordinarius für Innere Medizin und Direktor der medizinischen Klinik. Der Vater, Hermann Kast (1827–1881), war von 1853–1863 Arzt an der Heil- und Pflegeanstalt Illenau, später Bezirksarzt in Freiburg

Kattwinkel, Wilhelm, Nervenarzt, 1866 (Kierspe/Westfalen)–1935 (Partenkirchen) · Studium der Naturwissenschaften und Medizin, nach dem Militärdienst Volontärassistent bei Ziemssen im medizinisch-klinischen Institut München, 1900–1905 Studienaufenthalte in Paris (Salpêtriére, Bicêtre), 1902 Habil. für Neurologie in München, 1909 dort ao. Prof. für Neurologie, 1910/11 Reise nach Ostafrika zum Studium der Schlafkrankheit, dort Entdeckung einer Fundstätte mit Resten frühesten menschlichen Lebens, 1914–1918 Leiter eines Kriegslazaretts, ab Anfang der zwanziger Jahre an einem Kurheim in Partenkirchen

Kehrbach, Karl, Pädagoge, 1846 (Neustadt/Orla)–1905 (Berlin) · Ab 1872 Lehrer an der Bürgerschule in Gera und an der Realschule in Leipzig, später Bibliothekar an der Universität Halle, 1885 Prom. in Berlin, ab 1883 lebte K. als Privatgelehrter in Berlin, 1894 Prof.

Kehrer, vermutlich gemeint ist
Kehrer, Ferdinand Adolf, Gynäkologe, 1837 (Guntersblum)–1914 (Heidelberg) · 1864 Habil. für Gynäkologie in Gießen, 1872 Ordinarius für Geburtshilfe in Gießen, 1881 Berufung als Ordinarius nach Heidelberg, 1902 Emeritierung

Kemmler, Paul, Nervenarzt, 1865–1929 · 1891 Promotion in Tübingen, später Assistent bei Kraepelin in Heidelberg, 1895 eine Arbeit aus der psychiatrischen Klinik Breslau, 1895–1901 Sekundär- bzw. Oberarzt an der Anstalt Zwiefalten, 1903 Direktor der Anstalt Weinsberg, 1918 Ruhestand

Kerschensteiner, Georg, Politiker, 1854 (München)–1932 (München) · Zunächst Volksschullehrer, 1877–1880 Studium der Mathematik und Physik, ab 1883 Lehrer an höheren Schulen, 1895–1919 Stadtschulrat und Schulkommissar in München, 1912–1918 Abgeordneter der Freisinnigen Volkspartei im Deutschen Reichstag

Knauer, Albin (auch Alwin), Nervenarzt, ?–? · Assistent der psychiatrischen Kliniken Gießen und Greifswald, 1910–1914 Assistent der psychiatrischen Klinik München (Kraepelin), dann am physiologischen Laboratorium der Fordham University, New York, später Leiter der Versorgungsärztlichen Untersuchungsstelle Würzburg

Koch, Robert, Bakteriologe, 1843 (Clausthal/Harz)–1910 (Baden-Baden) · Zunächst praktischer Arzt, ab 1880 o. Mitglied des Reichsgesundheitsamtes, 1885 Prof. in Berlin und bis 1904 Direktor des neuerrichteten hygienischen Instituts. Entdecker des Milzbrand-, Tuberkulose-, Cholerabazillus. Nobelpreis 1905

Kollert, Julius August, Lehrer, 1856 (Grimma)–? · Dr. phil., 1897 Lehrer an den Technischen Staatslehranstalten in Chemnitz

Kölliker, Albert, Anatom und Physiologe, 1817 (Zürich)–1905 (Würzburg) · 1842 Assistent bei Henle, Zürich, 1843 Habil., 1845–1847 o. Prof. der Physiologie und vergleichenden Anatomie, 1847 Berufung nach Würzburg, 1896 Ritter des Ordens Pour le mérite, 1897 Emeritierung. Mitbegründer der Zellularphysiologie

Kraepelin, Karl, Vater von Emil K., Sänger und Musiklehrer, 1817 (Wittenburg/Mecklenburg-Schwerin)–1882 (Potsdam) · Zunächst Theologiestudium in Berlin, dann Ausbildung als Sänger, 1839–1848 Engagement als Opernsänger und Schauspieler am Hoftheater in Neustrelitz, ab 1849 Musiklehrer in Neustrelitz, Rezitator, insbesondere der Werke Fritz Reuters, Auftreten auch in Hamburg, Rostock, Stettin

Kraepelin, Karl, Bruder von Emil K., Botaniker und Zoologe, 1848 (Neustrelitz)–1915 (Hamburg) · Bis 1878 Lehrer für Mathematik und Naturkunde an der Höheren Bürgerschule in Leipzig, dann bis 1889 an der Realschule des Johanneums in Hamburg. Ab 1879 Mitglied der Museumskommission des Naturhistorischen Museums Hamburg. 1889–1914 Direktor des Naturhistorischen Museums Hamburg. International bekannt wurde Karl K. durch Arbeiten über Skorpione, Glieder- und Walzenspinnen sowie Skolopendren

Krafft-Ebing, Richard von, Nervenarzt, 1840 (Mannheim)–1902 (Graz) · 1864 Assistent in Illenau, 1870 Feldarzt, 1872 ao. Prof. der Psychiatrie in Straßburg, 1873 o. Prof. der Psychiatrie in Graz und Direktor der Anstalt Feldhof bei Graz, 1889 Berufung nach Wien als Direktor der I. Psychiatrischen Klinik, 1892 als Nachfolger von Meynert Direktor der II. Psychiatrischen Klinik Wien, 1902 Ruhestand und Übersiedlung nach Graz. Werke: Lehrbuch der Psychiatrie auf klinischer Grundlage, Erlangen 1869; Lehrbuch der gerichtlichen Psychopathologie, Stuttgart 1875

Krauss, Reinhold, Nervenarzt, 1870–? · 1898–1900 Assistent von Kraepelin in Heidelberg, 1901 zweiter Arzt der Privatanstalt Kennenburg bei Eßlingen, 1907 ging diese Anstalt aus dem Besitz von Paul Landerer in den von K. über, 1940 gab K. die Leitung der Anstalt Kennenburg an seinen Sohn Paul K. ab

Kühne, Wilhelm, Physiologe, 1837 (Hamburg)–1900 (Heidelberg) · 1861 chemischer Assistent am pathologischen Institut Berlin, 1868 o. Prof. der Physiologie in Amsterdam, 1871 in gleicher Eigenschaft in Heidelberg, 1899 Emeritierung. Werk: Lehrbuch der physiologischen Chemie, Leipzig 1866/68

Kümmel (I), gemeint ist entweder
Kümmel, Werner, Chirurg und HNO-Arzt, 1866 (Hildesheim)–1930 (Heidelberg) · Assistent bei Recklinghausen und Naunyn in Straßburg, 1891 bei A. Hartmann und H. Krause in Berlin, 1892–1895 bei Mikulicz in Breslau, 1895 Habil. für Chirurgie in Breslau, Leiter der Poliklinik für Hals-Nasen-Ohrenkrankheiten, 1902 als Nachfolger von Passow nach Heidelberg berufen, 1907 ao. Honorarprof., 1908 auch Lehrauftrag für Laryngologie, 1919 o. Prof. in Heidelberg
oder
Kümmell, Hermann, Chirurg, 1852 (Corbach/Waldeck)–1937 · 1875 Assistent am Krankenhaus Friedrichshain, Berlin, 1880 Assistent von Schede, chirurgische Abteilung des Krankenhauses Hamburg-Eppendorf, 1885 Chefarzt am Marien-Krankenhaus in Hamburg, 1895 Nachfolger von Schede in Eppendorf, 1907 Professortitel, 1919 Ordinarius für Chirurgie an der neuerrichteten Universität Hamburg

Kunkel, Adam Joseph, Pharmakologe, 1848 (Lohr am Main)–1905 (Würzburg) · Schüler von A. Fick und C. Ludwig. 1875 Habil. für Physiologie in Würzburg, 1883 ao. Prof. der Pharmakologie in Würzburg, 1888 o. Prof. Werk: Handbuch der Toxikologie, 1899

Kure, Shuzo, Nervenarzt, 1865 (Tokio)–1932 · 1897 ao. Prof. der Psychiatrie in Tokio, 1897–1900 weitere Ausbildung in Deutschland und Österreich, 1901 Ordinarius für Psychiatrie in Tokio und Direktor der Anstalt Matsuwa

Kürz, Ernst, Nervenarzt, ?–? · Schüler von Kraepelin in Heidelberg, später dort Medizinalrat, Ruhestand als Bezirksarzt a. D. und Geheimer Medizinalrat in Freiburg

Laehr, Bernhard Heinrich, Nervenarzt, 1820 (Sagan/Schlesien)–1905 (Berlin-Zehlendorf) · 1848–1853 Assistent von Heinrich Damerow (1798–1866) an der Anstalt Nietleben bei Halle, 1853 Gründung und Leitung des „Asyls zur Heilung und Pflege Nervenkranker und Gemütskranker gebildeter Stände zu Schweizerhof" in Berlin, 1889 übergab L. die Leitung der Anstalt seinem Sohn Hans Laehr, 1857 hatte L. die Hauptredaktion der „Allgemeinen Zeitschrift für Psychiatrie" übernommen, 1864 war er an der Gründung des „Deutschen Vereins für Psychiatrie" beteiligt, 1890 Professortitel. Werk: Die Literatur der Psychiatrie, Neurologie und Psychologie 1459–1799, Berlin 1900

Lehmann, Georg, Nervenarzt, 1855 (Riesa/Sachsen)–1918 (Dresden) · Assistentenzeit bei Jolly (Straßburg) und Flechsig (Leipzig), 1884 durch Vermittlung von Kraepelin Assistent bei v. Gudden an der Münchner Kreis-Irrenanstalt, 1886 Assistent, später Oberarzt der sächsischen Anstalt Sonnenstein, 1893–1901 Direktor der neuen Anstalt Untergöltzsch, 1901–1918 Direktor der Anstalt Dösen bei Leipzig

Lenhartz, Hermann, Internist, 1854 (Landbergen/Westfalen)–1910 (Hamburg) · 1879–1883 Assistent der medizinischen Klinik Leipzig, 1886 dort Habil. für innere Medizin, 1893 ao. Prof. und Leiter der medizinischen Poliklinik Leipzig, 1895 Direktor des Allgemeinen Krankenhauses St. Georg in Hamburg, 1901 Direktor des Allgemeinen Krankenhauses Eppendorf in Hamburg

Lesser, Edmund, Dermatologe, 1852 (Neisse)–1918 (Berlin) · 1882 Habil. für Dermatologie in Leipzig, wo er eine private Poliklinik schuf, 1892 als ao. Prof. und Direktor der dermatologischen Klinik nach Bern berufen, 1896 Ordinarius in Berlin als Nachfolger von Lewin. Werk: Lehrbuch der Haut- und Geschlechtskrankheiten, Leipzig 1885

Leuckart, Karl Georg, Zoologe, 1823 (Helmstedt)–1898 (Leipzig) · Ab 1845 am physiologischen Institut Göttingen, 1847 Habil. für Zoologie in Göttingen, 1850 ao. Prof. in Gießen, 1855 o. Prof. der Zoologie und vergleichenden Anatomie in Gießen, 1870 Berufung nach Leipzig. Hauptarbeitsgebiet Parasitologie

Liepmann, Hugo, Nervenarzt, 1863 (Berlin)–1925 (Berlin) · Assistent der psychiatrischen Klinik der Berliner Charité unter Jolly, 1895 Assistent von Wernicke, psychiatrische Klinik Breslau, 1899 Assistent, ab 1906 Oberarzt der Anstalt Dalldorf bei Berlin, 1900 Habil. für Psychiatrie und Neurologie an der Universität Berlin, 1914 Direktor der Städtischen Psychiatrischen Anstalt Herzberge, Berlin, 1918 o. Honorarprof., 1919 Ruhestand. Werk: Über Störungen des Handelns bei Gehirnkranken, Berlin 1905

Linhart, Wenzel von, Chirurg, 1821 (Seelowitz/Mähren)–1877 (Würzburg) · 1847–1849 Sekundärchirurg am Allgemeinen Krankenhaus Wien, 1852 Habil. in Wien, 1856 Professor der Chirurgie in Würzburg

Liszt, Franz von, Jurist, 1851 (Wien)–1919 (Seeheim/Bergstraße) · 1897 o. Prof. in Halle, ab 1899 Prof. für Straf- und Völkerrecht in Berlin

Littmann, Max, Architekt, 1862 (Chemnitz)–1931 (München) · Besuchte die Chemnitzer Gewerbeakademie, dann die Technische Hochschule in Dresden. 1885 Umsiedlung nach München. Vielfältige Bautätigkeit, unter anderem entstanden in München unter seiner Leitung neben der psychiatrischen Klinik der Universität das anatomische Institut der Universität, das Prinzregententheater und das Schauspielhaus. Außerdem baute er 1926–1928 das Landestheater in Kraepelins Geburtsstadt Neustrelitz

Loewald, Arno, Nervenarzt, ?–? · Schüler von Kraepelin in Heidelberg, dort 1896 promoviert mit einer Arbeit „Über die psychischen Wirkungen des Broms"

Lombroso, Cesare, Nervenarzt, 1836 (Verona)–1909 (Turin) · 1859–1865 Militärarzt, 1867 ao. Prof. für Klinik der Geisteskrankheiten an der Universität Pavia, 1871 Leiter der Nervenheilanstalt in Pesaro, 1876 Prof. für gerichtliche Medizin an der Universität Turin, 1905 dort Prof. für Kriminalanthropologie. Werk: „Der Verbrecher in anthropologischer, ärztlicher und juristischer Beziehung" 1876, deutsch Berlin 1887/90

Looss, Arthur, Zoologe, 1861 (Chemnitz)–1923 (Gießen) · 1889 Habil. für Zoologie in Leipzig, 1893 zum ersten Mal in Ägypten zum Studium der Bilharziose, 1896 ao. Prof., im gleichen Jahr übernahm L. den Lehrstuhl für Biologie und Parasitologie in Kairo, bei Ausbruch des I. Weltkrieges mußte er Kairo verlassen, 1922 o. Honorarprof. der Zoologie in Gießen

Lorenz, Adolf, Orthopäde, 1854 (Weidenau/Österreichisch-Schlesien)–1946 (Altenberg/Österreich) · 1885 Habil. für Chirurgie in Wien, 1889–1924 Direktor der Orthopädischen Universitätsklinik Wien. Vater von Konrad Lorenz (Verhaltensforscher, Nobelpreisträger)

Ludwig, Carl Friedrich, Anatom, Physiologe, 1816 (Witzenhausen/Kurhessen)–1895 (Leipzig) · 1841 zweiter Prosektor der Anatomischen Anstalt in Marburg, 1842 Habil. für Physiologie, 1846 ao. Prof. für vergleichende Anatomie, 1849 o. Prof. der Anatomie und Physiologie in Zürich, 1855 Prof. der Physiologie und Zoologie am Josephinum in Wien, 1865 Prof. der Physiologie in Leipzig. Hauptwerk: Lehrbuch der Physiologie des Menschen, Leipzig/Heidelberg 1858

Ludwig, Georg, Nervenarzt, 1826 (Darmstadt)–1910 (Heppenheim) · 1853 Assistent der hessischen Anstalt Hofheim, 1855 Direktor dieser Anstalt, 1886 Direktor der neuen Irren-Heil- und Pflegeanstalt Heppenheim, 1897 Ruhestand

Magnan, Valentin, Nervenarzt, 1835 (Perpignan)–1916 · Chefarzt des Asile de Sainte-Anne, Paris

Marie, Auguste Armand, Nervenarzt, 1865 (Vairon)–? · Leitender Arzt am Asile de Villejuif, später am Asile Sainte-Anne, Paris

Matterstock, Georg, Internist, 1847 (Würzburg)–1915 (Würzburg) · Ao. Prof. und Vorsteher der Inneren und Kinderpoliklinik an der Universität Würzburg. Hofrat

Mayser, Paul, Nervenarzt, ?–? · 1876 Assistent bei v. Gudden an der Kreis-Irrenanstalt in München, dann am Burghölzli in Zürich; später zweiter Arzt der Provinzial-Irrenanstalt Rittergut Alt-Scherbitz, 1888 Direktor der Anstalt Hildburghausen, Ruhestand in Jena

Melozzo da Forli, Italienischer Maler, 1438 (Forli)–1494 (Forli) · Malte vor allem Fresken, so etwa das Apsisfresko von Santi Apostoli in Rom (Quirinal)

Mendelssohn, Ludwig, Altphilologe, 1852 (Oldenburg)–? · O. Prof. der klassischen Philologie in Dorpat

Mercklin, August, Nervenarzt, 1856 (Dorpat)–1928 (Wiesbaden) · Ausbildung bei Carl Westphal an der Berliner Charité und bei Binswanger in Kreuzlingen, 1881 zweiter Arzt der Anstalt Rotenberg bei Riga, 1883 dort kommissarischer Direktor, anschließend Studienaufenthalt in Gießen, zweiter Arzt der Anstalt Lauenburg (Pommern), 1898 Direktor der neuerbauten Heil- und Pflegeanstalt Treptow/Rega, 1924 Ruhestand

Messter, Oskar, Photograph, Kinotechniker, 1866 (Berlin)–1943 (Tegernsee) · Verbesserte seit 1896 die kinematographischen Aufnahme- und Wiedergabegeräte

Meyer, Adolf, Nervenarzt, 1866 (Niederwenigen bei Zürich)–1950 (Baltimore) · Neurologische Ausbildung in Paris und London, 1892 Auswanderung nach USA, Pathologe am Illinois Eastern State Hospital in Kankakee, Lehrauftrag für Neurologie, 1895 Pathologe am Worcester State Hospital (Mass.), Dozent für Psychiatrie an der Clark University, Worcester, 1902 Direktor des pathologischen Institutes der New Yorker Staatsanstalten für Geisteskranke, 1904–1909 Prof. für Psychopathologie am Cornell University Medical College, 1910 Prof. für Psychiatrie an der John Hopkins-University, Erbauer der 1913 eröffneten Henry-Phipps-Clinic für Psychiatrie in Baltimore, auch deren ärztlicher Leiter

Meyer, Eduard, Historiker, 1855 (Hamburg)–1930 (Berlin) · 1879 Habil. für Alte Geschichte in Leipzig, 1855 Berufung nach Breslau als o. Prof. für Alte Geschichte, 1889 in gleicher Funktion nach Halle, 1902 nach Berlin

Meyer, Martin, Nervenarzt, ?–? · Assistent bei Kraepelin in Heidelberg, dort 1901 promoviert mit einer Arbeit „Über die Beeinflussung der Schrift durch den Alkohol"

Meynert, Theodor, Nervenarzt, 1833 (Dresden)–1892 (Klosterneuburg bei Wien) · 1865 Habil. für Psychiatrie in Wien (bei Rokitansky), Sekundärarzt an der Wiener psychiatrischen Anstalt, 1866 dort Prosektor, 1870 Prof. und Vorstand der I. Psychiatrischen Klinik in Wien, 1874 Ruf nach Zürich nicht angenommen, 1875–1892 Direktor der II. Psychiatrischen Klinik in Wien. Grundlegende Arbeiten zur vergleichenden Anatomie des ZNS und zur Myelo- und Zytoarchitektonik

Michelson, Eduard, Nervenarzt, ?–? · Assistent an der psychiatrischen Klinik Dorpat, Dissertation bei Kraepelin über die Schlaftiefe (1891)

Mittelstädt, Otto, Jurist, 1834 (Schneidemühl/Prov. Posen)–1899 (Rom) · Staatsanwalt in Altona, 1877 Obergerichtsrat in Hamburg, 1881 Berufung an das Reichsgericht Leipzig, 1896 Ruhestand

Möbius, Paul Julius, Nervenarzt, 1853 (Leipzig)–1907 (Leipzig) · 1883–1886 neurologischer Assistent an der medizinischen Poliklinik in Leipzig (Strümpell), 1883 Habil. in Leipzig, 1886 private Praxis, 1893 Verzicht auf die Venia legendi. Schrieb neben neurologischen Arbeiten auch zahlreiche „Pathographien", so über Nietzsche, Schopenhauer und Schumann

Moeli, Karl, Nervenarzt, 1849 (Kassel)–1919 (Berlin) · 1880 Assistent an der psychiatrischen Klinik der Berliner Charité (Carl Westphal), 1883 Habil. für Neuropathologie und Psychiatrie in Berlin, 1884 Oberarzt der Berliner städtischen Irrenanstalt Dalldorf, 1887 dirigierender Arzt der Siechenabteilung in der Anstalt Dalldorf, 1892 ao. Prof., 1893 Direktor der neuerbauten städtischen psychiatrischen Klinik Herzberge in Berlin-Lichtenberg, 1914 Ruhestand. Werk: Über irre Verbrecher, Berlin 1888

Moldenhauer, Wilhelm, HNO-Arzt, 1845 (Carwitz)–1898 · 1879 Habil., 1893 ao. Prof. für Ohrenheilkunde in Leipzig

Monakow, Constantin von, Nervenarzt, 1853 (Wologda/Rußland)–1930 (Zürich) · 1877–1885 Assistent an der psychiatrischen Anstalt St. Pirminsberg bei St. Gallen, 1885 Niederlassung als Nervenarzt in Zürich, Habil. bei Forel und Gründung einer privaten Nerven-Poliklinik sowie eines privaten hirnanatomischen Laboratoriums, 1894 ao. Prof. für Neurologie in Zürich, die Nerven-Poliklinik und das hirnanatomische Labor wurden von der Universität Zürich übernommen

Mongeri, Luigi, Nervenarzt, ?–? · Psychiater am Italienischen Krankenhaus in Konstantinopel

Moreira, Juliano, Nervenarzt, 1873 (Salvador/Brasilien)–1933 (Rio de Janeiro) · 1891 Assistent am pathologisch-anatomischen Institut der Universität von Bahia/Brasilien, 1896 zweiter Prof. der Klinik für Krankheiten des Nervensystems, 1903 Direktor der staatlichen psychiatrischen Anstalt Rio de Janeiro; wiederholt Studienaufenthalte in Europa, so etwa bei Jolly (Berlin), Hitzig (Halle), Flechsig (Leipzig), Krafft-Ebing (Wien) und an der Münchner Klinik (Kraepelin)

Morselli, Enrico, Nervenarzt, 1852 (Modena)–1929 (Genua) · 1877 Habil. für Psychiatrie in Pavia, zugleich Leiter der Provinzial-Irrenanstalt Macerata, 1880 Direktor der psychiatrischen Anstalt Turin, 1889 Berufung nach Genua, wo er auch die Neurologie und später die experimentelle Psychologie in den Unterricht einfügte

Müller, Friedrich von, Internist, 1858 (Augsburg)–1941 (München) · 1888 Habil. für innere Medizin in Berlin, 1889 ao. Prof. für klinische Propädeutik und Laryngologie in Bonn, 1890 Prof. und Leiter der medizinischen Poliklinik in Breslau, 1892 o. Prof. in Marburg, 1899 in gleicher Eigenschaft in Basel, ab 1902 in München, hier Leiter der II. Medizinischen Klinik

Müller, Georg Elias, Philosoph und Psychologe, 1850 (Grimma)–1934 (Göttingen) · 1876 Habil. für Philosophie in Göttingen, 1880–1881 Prof. der Philosophie in Czernowitz, 1881 bis zur Emeritierung 1920 Prof. in Göttingen. Werk: Abriß der Psychologie, Göttingen 1924

Münsterberg, Hugo, Psychologe, 1863 (Danzig)–1916 (Cambridge, Mass., USA) · 1885 Prom. zum Dr. phil. in Leipzig, 1887 zum Dr. med. in Heidelberg, Habil. für Philosophie in Freiburg/Breisgau, 1892 an das psychologische Laboratorium der Harvard University berufen, 1896 Rückkehr nach Freiburg, 1897 zurück in die USA (Cambridge, Mass.), später vorübergehend als Austauschprofessor in Berlin tätig. Werk: Grundzüge der Psychologie, Leipzig 1900

Nansen, Fritjof, Zoologe und Polarforscher, 1861 (Gut Store-Fröen bei Oslo)–1930 (Lysaker) · 1888 Grönland-Durchquerung, 1893–1896 Nordpolfahrt mit der „Fram", 1921–1923 Hilfsaktion für Hungergebiete Rußlands, 1922 Friedensnobelpreis

Neelsen, Friedrich, Pathologe, 1854 (Uetersen/Holstein)–1894 (Dresden) · 1876–1885 Assistent an den pathologischen Instituten in Leipzig und Rostock, 1884 ao. Prof. in Rostock, ab 1885 Prosektor am Städtischen Krankenhaus Dresden als Nachfolger von Birch-Hirschfeld. Werk: Grundriß der pathologisch-anatomischen Technik, Stuttgart 1892

Neisser, Albert, Dermatologe, 1855 (Schweidnitz)–1916 (Breslau) · Assistent an der neugegründeten dermatologischen Klinik Breslau (Simon), 1880 Habil. in Leipzig, 1882 als Nachfolger Simons Prof. der Dermatologie in Breslau. Entdecker einer Kokkengattung („Neisseria gonorrhoeae", „Neisseria meningitidis"), entwickelte moderne Färbemethoden. Werk: „Die Geschlechtskrankheiten und ihre Bekämpfung", Berlin 1916

Neumann, Ernst, Psychologe, 1862 (Uerdingen bei Krefeld)–1915 (Hamburg) · Prof. für Psychologie und Pädagogik in Zürich, später in Hamburg am Kolonial-Institut

Nissl, Franz, Nervenarzt, Histopathologe, 1860 (Frankenthal)–1919 (München) · Assistent bei B. v. Gudden an der Kreis-Irrenanstalt München, ab 1886 unter Hubert Grashey, 1889 zweiter Arzt an der Städtischen Irrenanstalt Frankfurt/Main (Emil Sioli), 1895 Assistent an der Heidelberger psychiatrischen Klinik bei Kraepelin, dort 1896 Habil., 1901 ao. Prof., 1904 als Nachfolger Kraepelins o. Prof. der Psychiatrie und Direktor der psychiatrischen Klinik in Heidelberg, 1918 Leiter der histopathologischen Abteilung der neugegründeten Deutschen Forschungsanstalt für Psychiatrie in München

Nitsche, Paul, Nervenarzt, ?–? · Assistent an der Städtischen Irrenanstalt in Frankfurt/Main, 1904–1907 Assistent an der psychiatrischen Klinik in München (Kraepelin), 1907 für ein Jahr an der Heil- und Pflegeanstalt Eglfing bei München, 1908 Oberarzt an der Städtischen Heil- und Pflegeanstalt Dresden, 1913 stellvertr. Direktor der Anstalt Sonnenstein, 1918 Direktor der Anstalt Leipzig-Dösen, 1928 Direktor der Anstalt Sonnenstein, 1940 Direktor in Leipzig-Dösen und Sachbearbeiter im sächsischen Ministerium des Innern in Dresden

Nonne, Max, Nervenarzt, 1861 (Hamburg)–1959 (Hamburg) · 1884 Assistent bei Erb in Heidelberg, 1886 bei v. Esmarch, Kiel, 1887–1889 Assistent bei Eisenlohr an der neurologischen Abteilung des Krankenhauses Eppendorf/Hamburg, 1889 Niederlassung als Spezialarzt für Neurologie in Hamburg, 1896 Chefarzt der neurologischen Abteilung in Eppendorf, 1919 bei Gründung der Hamburger Universität persönlicher Ordinarius, 1925 Umwandlung in eine planmäßige o. Professur, 1934 Emeritierung. Werk: Syphilis und Nervensystem, Berlin 1892

Oberländer, Adolf, Maler und Zeichner, 1845 (Regensburg)–1923 (München) · Zeichnete Karikaturen, vor allem für die „Fliegenden Blätter"

Obersteiner, Heinrich, Pathologe, 1847 (Wien)–1922 (Wien) · Schüler des Physiologen Ernst Brücke in Wien, 1873 Habil. für Anatomie und Pathologie des Nervensystems in Wien, 1880 Extraordinarius, 1880 begann O., aus eigenen Mitteln und in kleinstem Rahmen, ein Institut für Anatomie und Physiologie des Zentralnervensystems aufzubauen, das schließlich von der Universität Wien übernommen und in „Neurologisches Institut" umbenannt wurde, seit 1872 hatte O. außerdem gemeinsam mit seinem Schwiegervater Max Leidesdorf in Oberdöbling bei Wien ein privates Nervensanatorium geleitet, 1898 o. Prof. der Anatomie und Pathologie des Nervensystems an der Universität Wien, 1919 Emeritierung

Oehrn, Alex, Nervenarzt, ?–? · Assistent an der psychiatrischen Klinik Dorpat, Dissertation über die „Individualpsychologie" bei Kraepelin 1889

Oettingen, Arthur von, Physiker, 1836 (Dorpat)–1920 (Bensheim/Bergstraße) · Ab 1867 o. Prof. der Physik an der Universität Dorpat, 1893 Übersiedlung nach Leipzig, wo er zunächst Privatdozent wurde, 1894 o. Honorarprof. in Leipzig. Wohl nicht mit dem auf Seite 27 erwähnten Öttingen identisch

Palleske, Emil, Schauspieler und Schriftsteller, 1823 (Tempelburg/Pommern)–1880 (Thal bei Eisenach) · Studium der Philologie und Geschichte in Berlin, Ausbildung zum Schauspieler. 1845 Engagement in Posen, 1846 Stadttheater Stettin, später Hoftheater in Oldenburg, 1851 Übersiedlung nach Berlin, dann nach Weimar und nach Thal

Panizza, Oskar, Nervenarzt, Schriftsteller, 1853 (Bad Kissingen)–1921 (Bayreuth) · P. war ursprünglich Nervenarzt in München, schrieb provozierende Satiren gegen staatliche und kirchliche Institutionen. 1895 Verurteilung zu einem Jahr Gefängnis wegen Gotteslästerung in seinem Drama „Das Liebeskonzil". 1901 Anklage wegen Majestätsbeleidigung in der satirischen Studie „Psichopatia criminalis" (1898) und in dem Gedichtband „Parisjana" (1900). Ab 1904 befand P. sich bis zu seinem Tode in einer psychiatrischen Anstalt

Pätz, Albrecht, Nervenarzt, 1851 (Winzig/Schlesien)–1922 (Alt-Scherbitz) · 1874 Assistent in der Anstalt Nietleben bei Halle, ab 1876 Oberarzt der neuerrichteten Anstalt Rittergut Alt-Scherbitz bei Schkeuditz, 1880–1922 Direktor dieser Anstalt. Schuf neue Anstaltsorganisation mit Überwachungsstationen, große Landwirtschaft als Arbeitstherapie

Peters, Karl, Afrikaforscher, 1856 (Neuhaus/Elbe)–1918 (Bad Harzburg) · Erwarb Ende 1884 die Kerngebiete des späteren Schutzgebietes Deutsch-Ostafrika, wurde dort Reichskommissar

Pettenkofer, Max, Hygieniker, 1818 (Lichtenheim bei Neuburg/Donau)–1901 (München) · 1847 ao. Prof. für diätetische Medizin in München, 1849 Mitglied des Obermedizinalausschusses, ab 1852 o. Prof. für medizinische Chemie, 1865 Ordinarius für Hygiene in München, 1879 Einweihung des Münchner hygienischen Instituts, 1890–1899 Präsident der Bayerischen Akademie der Wissenschaften

Pfannenstiel, Hermann Johannes, Gynäkologe, 1862 (Berlin)–1909 (Kiel) · 1887–1894 an der Frauenklinik in Breslau, 1890 Habil., 1896 ao. Prof. und Primarius der gynäkologischen Abteilung am Krankenhaus der Elisabethinerinnen in Breslau, 1902 Ordinarius in Gießen, 1907 Berufung nach Kiel

Pfeffer, Georg, Naturhistoriker, 1854 (Berlin)–? · Kustos am Naturhistorischen Museum in Hamburg, Honorarprofessor an der Universität Hamburg

Phipps, Henry, Amerikanischer Industrieller, ?–? · 1913 wurde in Baltimore die Henry-Phipps-Klinik für Psychiatrie eröffnet, die mit Hilfe einer Spende von P. errichtet worden war. Ihr ärztlicher Leiter war Adolf Meyer

Plaut, Felix, Nervenarzt, 1877 (Kassel)–1940 (Epsom/Großbrit.) · Ausbildung im Krankenhaus am Urban sowie im Robert-Koch-Institut in Berlin, ab 1904 Assistent von Kraepelin an der Münchner psychiatrischen Klinik, 1909 Habil. für Psychiatrie in München, 1915 ao. Prof., 1918 Übertritt in die Deutsche Forschungsanstalt für Psychiatrie in München als Leiter der serologischen Abteilung, 1936 Emigration nach Großbritannien. Werk: Die Wassermannsche Serodiagnostik der Syphilis in ihrer Anwendung auf die Psychiatrie, Jena 1908

Pontoppidan, Knud, Nervenarzt, 1853 (Ribe/Dänemark)–1916 (Kopenhagen) · 1888 Habil. für Psychiatrie in Kopenhagen, 1892 Prof., 1901–1914 Ordinarius für gerichtliche Medizin in Kopenhagen

Prantl, Karl, Botaniker, 1849 (München)–1893 (Breslau) · Ab 1871 in Würzburg, 1873 dort habilitiert (Pflanzenphysiologie), 1876 Professur für Botanik an der Forstlehranstalt in Aschaffenburg, 1889 Berufung an die Universität Breslau

Preuschen-Telmann, Hermine von, Malerin und Dichterin, 1854 (Darmstadt)–1918 (Lichtenrade bei Berlin) · Malte hauptsächlich Landschaften und große symbolische Bilder, verfaßte gefühlsbetonte Gedichte

Preyer, Wilhelm Thierry, Physiologe, 1841 (Moss-Side bei Manchester)–1897 (Wiesbaden) · Studium in Bonn, Berlin, Wien, Heidelberg, Paris; 1865 Habil. für Zoophysik und Zoochemie in Bonn, 1867 Habil. für Physiologie in Jena, 1869 Ordinarius für Physiologie in Jena, 1888 legte er dieses Amt nieder, übersiedelte zunächst nach Berlin, dann nach Wiesbaden. Neben sinnesphysiologischen auch wichtige psychologische Arbeiten: Die Seele des Kindes, Leipzig 1882

Quincke, vermutlich gemeint ist
Quincke, Georg Hermann, Physiker, 1834 (Frankfurt/Oder)–1924 (Heidelberg) · 1859 Habil. in Berlin, 1860–1872 Lehrer und Prof. der Physik an der Gewerbeakademie in Berlin, 1865 ao. Prof. an der Universität Berlin, 1872 o. Prof. der Physik in Würzburg, 1875 in gleicher Eigenschaft in Heidelberg. Untersuchte Molekularkräfte in Flüssigkeiten, erfand das Interferenzrohr

Dessen Bruder war
Quincke, Heinrich Irenäus, Internist, 1842 (Frankfurt/Oder)–1922 (Frankfurt/Main) · 1873 Prof. in Bern, 1878 in Kiel, ab 1908 in Frankfurt/Main. Er beschrieb 1882 das „Quinckesche Ödem“, erfand 1891 die Lumbalpunktion

Raehlmann, Eduard, Ophthalmologe, 1848 (Ibbenbüren/Westfalen)–1917 (Weimar) · 1875 Habil. für Augenheilkunde in Halle, 1879 Berufung als o. Prof. der Augenheilkunde nach Dorpat, 1900 gab er wegen des zunehmenden russischen Einflusses an der Universität Dorpat die dortige Professur auf und zog nach Weimar, wo er sich hauptsächlich mit kunsthistorischen Studien befaßte

Rauber, August, Anatom, 1841 (Obermoschel/Pfalz)–1917 (Dorpat) · 1869 Habil. für Anatomie in München, 1872 Prosektor in Basel, im gleichen Jahr Übersiedlung zu His nach Leipzig, ab 1875 Arbeit im eigenen Privat-Laboratorium, 1886 Berufung als o. Prof. der Anatomie nach Dorpat, 1911 Emeritierung. Werk: Lehrbuch der Anatomie des Menschen, Erlangen 1886

Rehm, Ernst, Nervenarzt, 1860–? · Ab 1884 Assistenzarzt, später Oberarzt an der Kreis-Irrenanstalt München, 1892 erwarb R. die Privatanstalt für Nerven- und Gemütskranke Neufriedenheim in München

Rehn, Ludwig, Chirurg, 1849 (Allendorf/Werra)–1930 (Frankfurt/Main) · Assistent am Bürgerspital in Frankfurt, dann praktischer Arzt in Frankfurt-Griesheim und -Rödelheim, praktizierte als Chirurg in Frankfurt und eröffnete dort zusammen mit dem Gynäkologen C. Stahl eine Privatklinik, 1886 übernahm er die chirurgische Abteilung des Städtischen Krankenhauses in Frankfurt, 1914–1919 Prof. der Chirurgie in Frankfurt

Reiss, Eduard, Nervenarzt, ?–? · Zunächst bei Kraepelin in Heidelberg, 1904–1906 Assistent der psychiatrischen Klinik München unter Kraepelin, ging 1906 mit Gaupp nach Tübingen, 1910 Habil. für Psychiatrie in Tübingen, 1917 ao. Prof. in Tübingen, 1924 als Nachfolger von Ganser zum Direktor der Städtischen Heil- und Pflegeanstalt Dresden ernannt

Reuter, Fritz, Niederdeutscher Dichter, 1810 (Stavenhage)–1874 (Eisenach) · Werke in plattdeutscher Mundart, darunter die autobiographische Romantrilogie „Olle Kamellen" mit den Teilen „Ut de Franzosentid" (1859), „Ut mine Festungstid" (1862), „Ut mine Stromtid" (1864)

Reventlow, Ernst, Politiker, 1869 (Husum)–1943 (München) · Ab 1924 Mitglied des Deutschen Reichstags

Richet, Charles, Physiologe, 1850 (Paris)–1935 (Paris) · 1887–1927 o. Prof. der Physiologie an der medizinischen Fakultät Paris. Entdecker der Anaphylaxie (1902), 1913 Nobelpreis

Rieger, Konrad, Nervenarzt, 1855 (Calw)–1939 (Würzburg) · 1882 Habil. für Psychiatrie in Würzburg, 1887 ao. Prof. und Vorstand der psychiatrischen Klinik in Würzburg im Juliusspital als Nachfolger Grasheys, 1893 Eröffnung der neuen psychiatrischen und Nervenklinik in Würzburg, 1895 Ordinarius für Psychiatrie in Würzburg, 1925 Emeritierung

Rindfleisch, Georg Eduard, Pathologe, 1836 (Cöthen/Anhalt)–1908 (Würzburg) · 1856–1860 Studium in Heidelberg, Halle, Berlin, ab 1861 Assistent von Heidenhain in Breslau, 1861 dort habilitiert für pathologische Anatomie, 1862 als Lehrer der pathologischen Anatomie nach Zürich berufen, dort 1864 erster ao. Prof. dieses Fachs, 1865 o. Prof. in Bonn, ab 1874 Ordinarius in Würzburg. Werk: Lehrbuch der pathologischen Gewebelehre, Leipzig 1867/69

Rinecker, Franz von, Nervenarzt, Dermatologe, 1811 (Schesslitz)–1883 (Würzburg) · 1836 Habil. für innere Medizin in Würzburg, wenig später ao. Prof., 1838 o. Prof., lehrte Arzneimittellehre und Poliklinik, Kinderheilkunde und Hautkrankheiten, 1863 Eintritt in das Juliusspital in Würzburg, wo er zunächst die psychiatrische Klinik, 1872 auch die Klinik für Syphilis und Hautkrankheiten übernahm. Aus seiner Schule gingen Jolly, Grashey, Ganser, Rieger, Kraepelin und Bumm hervor

Rivers, William Halse, Nervenarzt, Psychologe, 1864–1922 (London) · House Physician am National Hospital for the Paralysed and Epileptic, Dozent für Psychologie am Guy's Hospital, später Dozent für physiologische und experimentelle Psychologie an der Universität Cambridge

Rohde, Erwin, Pharmakologe, ?–? · Schüler von Kraepelin in Heidelberg, 1907 Assistent der psychiatrischen Klinik in München, hier Leiter des chemischen Laboratoriums, ging 1909 nach Heidelberg, um sich dort für Pharmakologie zu habilitieren

Romberg, Ernst, Internist, 1865–? · 1889–1900 Assistent an der medizinischen Klinik Leipzig (Heinrich Curschmann), 1891 dort habilitiert für innere Medizin, 1895 ao. Prof., 1900 übernahm R. als Extraordinarius die medizinische Poliklinik in Marburg, 1901 Ordinarius in Marburg, 1904 Berufung nach Tübingen, 1912 Berufung nach München, dort Direktor der I. Medizinischen Klinik. Werk: Lehrbuch der Krankheiten des Herzens und der Blutgefäße, Stuttgart 1906

Rosen, vermutlich gemeint ist

Rosen, Friedrich, Diplomat und Orientalist, 1856 (Leipzig)–1935 (Peking) · Dozent für Persisch und Hindustani am Seminar für Orientalistik in Berlin, ab 1890 im diplomatischen Dienst, 1921 Reichsminister des Auswärtigen

Rubner, Max, Hygieniker, Physiologe, 1854 (München)–1932 (Berlin-Lichterfelde) · Physiologische Ausbildung bei C. Voit und C. Ludwig in Leipzig, 1883 Habil. für Physiologie in München, 1885 übernahm er als ao. Prof. das neu eingeführte Lehramt für Hygiene in Marburg, 1887 o. Prof. in Marburg, 1891 als Nachfolger von Robert Koch Prof. der Hygiene und Direktor des hygienischen Instituts in Berlin, zugleich Prof. an der Kaiser-Wilhelm-Akademie, 1909 o. Prof. der Physiologie an der Universität Berlin, 1922 Emeritierung. Werk: Lehrbuch der Hygiene, Leipzig/Wien 1888

Rüdin, Ernst, Nervenarzt, 1874 (St. Gallen)–1952 (München) · 1901 dritter Arzt der psychiatrischen Klinik in Heidelberg (Kraepelin), 1906 wissenschaftlicher Assistent der psychiatrischen Klinik in München, dort 1909 Habil. für Psychiatrie, 1915 ao. Prof., 1917 Übertritt an die Deutsche Forschungsanstalt für Psychiatrie als Leiter der genealogisch-demographischen Abteilung, 1925 o. Prof. der Psychiatrie in Basel, 1928 Rückkehr an die Forschungsanstalt in München, Ernennung zum Honorarprof. an der Universität München, 1933 Verleihung der Amtsbezeichnung und akademischen Rechte eines o. Prof. der Psychiatrie in München, später auch Leiter des erbbiologischen Instituts der Deutschen Forschungsanstalt, 1939 Goethe-Medaille für Kunst und Wissenschaft

Runge, Max, Gynäkologe und Geburtshelfer, 1849 (Stettin)–1909 (Berlin) · 1879 Habil. für Geburtshilfe und Gynäkologie in Berlin, 1883 Berufung als o. Prof. nach Dorpat, 1888 o. Prof. in Göttingen. Werk: Lehrbuch der Geburtshilfe, Berlin 1891

Sachs, Julius, Botaniker, Pflanzenphysiologe, 1832 (Breslau)–1897 (Würzburg) · Prof. für Botanik in Freiburg und Würzburg

Saelan, Anders Thiodolf, Nervenarzt, 1834 (Willmanstrand/Finnland)–1921 · Ab 1868 Oberarzt an der Anstalt bei Helsingfors, wo er auch den psychiatrischen Unterricht leitete, 1877 Professortitel

Sänger, Max, Gynäkologe und Geburtshelfer, 1853 (Bayreuth)–1903 (Prag) · 1876–78 Assistent am pathologisch-anatomischen Institut Leipzig (E. Wagner), ab 1878 Assistent an der geburtshilflich-gynäkologischen Klinik Leipzig (Credé), 1881 dort Habil., 1890 ao. Prof., 1899 Ordinarius der Geburtshilfe und Gynäkologie in Prag. Werk: Enzyklopädie der Geburtshilfe und Gynäkologie, Leipzig 1900

Sattler, Hubert, Ophthalmologe, 1844 (Salzburg)–1928 (Leipzig) · 1876 Habil. für Augenheilkunde in Wien, 1877 als Ordinarius nach Gießen berufen, 1879 o. Prof. der Augenheilkunde in Erlangen, 1886 in gleicher Eigenschaft in Prag, 1891 in Leipzig. Nicht mit dem auf Seite 86 erwähnten Dr. Sattler identisch

Savage, Georg Henry Sir, Nervenarzt, 1842 (Brighton)–1921 (London) · 1872–1889 am Bethlem Royal Hospital, dann Consulting Physician am Guy's Hospital, wo er auch Vorlesungen hielt

Scanzoni v. Lichtenfels, Friedrich Wilhelm, Gynäkologe, Geburtshelfer, 1821 (Prag)–1891 (Schloß Zinneberg bei Grafing/Oberbayern) · Ausbildung an der gynäkologischen Abteilung des Allgemeinen Krankenhauses in Prag, 1850 o. Prof. der Geburtshilfe in Würzburg, 1887 Emeritierung. Werk: Lehrbuch der Geburtshilfe, Wien 1849–52

Schäfer, Dietrich, Historiker, 1845 (Bremen)–1929 (Berlin) · Schüler von Heinrich v. Treitschke (1834–1896), Prof. in Jena, Breslau, Tübingen, Heidelberg und 1903–1921 in Berlin

Schaudinn, Fritz Richard, Zoologe, 1871 (Röseningken/Ostpreußen)–1906 (Hamburg) · Nach der Promotion 1894 Assistent am Berliner zoologischen Institut, 1898 Habil. für Zoologie, 1904 als Leiter des Protozoen-Laboratoriums an das Kaiserliche Gesundheitsamt Berlin berufen. Entdeckte 1905 die Spirochaeta pallida als Erreger der Syphilis und fand, daß Entamoeba histolytica der Erreger der Amöbenruhr ist

Scheube, Heinrich Botho, Internist, 1853 (Zeitz)–1923 (Greiz) · Assistent an der medizinischen Klinik Leipzig (Wunderlich), 1877–1881 Prof. an der Medizinschule und Direktor des Gouvernement-Hospitals in Kyoto (Japan), 1882 Reise in die asiatischen Tropenländer, 1883–1885 Privatdozent für innere Medizin in Leipzig, ab 1885 Physicus und Medizinalreferent in Greiz. Werk: Die Krankheiten der warmen Länder, Jena 1896

Schmidt, Alexander, Physiologe, 1831 (Insel Moon/Estland)–1894 · 1862 Habil. in Dorpat, 1866–1867 bei Ludwig in Leipzig, 1869 o. Prof. der Physiologie in Dorpat, 1885–1890 Rektor der Universität Dorpat. Grundlegende hämatologische Arbeiten, insbesondere über die Blutgerinnung

Schmidt, Benno, Chirurg, 1826 (Kaditz bei Dresden)–1896 (Bad Wildungen) · Habil. für Chirurgie an der Universität Leipzig, 1865 ao. Prof., 1869 o. Prof. und Direktor des chirurgisch-poliklinischen Institutes in Leipzig

Schönborn, Karl, Chirurg, 1840 (Breslau)–1906 (Würzburg) · 1864–1871 Assistent bei Langenbeck an der chirurgischen Klinik in Berlin, 1871 o. Prof. der Chirurgie in Königsberg, 1886 o. Prof. in Würzburg

Schönfeldt, Leopold, Nervenarzt, ?–1932 · Assistent von Kraepelin in Dorpat, dann städtische Irrenanstalt Rotenberg in Riga, Gründer und Leiter einer 1915 eröffneten Privatheilanstalt für Nerven- und Gemütskranke in Riga

Schottelius, Max, Hygieniker, 1849 (Braunschweig)–1919 (Überlingen/Bodensee) · Assistent am pathologischen Institut Würzburg (G. E. Rindfleisch), 1879 Habil. für pathologische Anatomie in Marburg, 1881 ao. Prof., 1885 Venia legendi für Hygiene, 1889 als Ordinarius für Hygiene nach Freiburg berufen, 1912 Emeritierung. Werk: Bakterien, Infektionskrankheiten und deren Bekämpfung, Freiburg 1904

Schrader, Carl Wilhelm, Geograph, Polarforscher, 1852 (Braunschweig)–? · 1876 Observator an der Sternwarte O'Gyalla (Ungarn), 1878 Sternwarte Hamburg, 1882–83 Führer der deutschen Südpolar-Expedition nach Süd-Georgien, 1886–1888 Führer der wissenschaftlichen Expedition nach Deutsch-Neuguinea, ab 1889 Reichsinspektor für die Seeschiffer- und Seesteuermannsprüfungen

Schrenck-Notzing, Albert von, Nervenarzt, 1862 (Oldenburg)–1929 (München) · Ab 1889 als Arzt in München niedergelassen, beschäftigte sich viel mit Parapsychologie. Werk: Physikalische Phänomene des Mediumismus, München 1920

Schröder, Paul, Nervenarzt, 1873 (Berlin)–1941 (Leipzig) · 1900–1903 Assistent bei Kraepelin in Heidelberg, dann an den Nervenkliniken Königsberg, Breslau, Berlin, 1905 Habil. in Breslau, 1909 ao. Prof., 1912 o. Prof. und Direktor der psychiatrischen und Nervenklinik Greifswald, 1924 Berufung nach Leipzig, 1938 Emeritierung in Leipzig, während des Krieges 1939–1941 kommissarischer Leiter der Nervenklinik Halle

Schüle, Heinrich, Nervenarzt, 1840 (Freiburg/Breisgau)–1916 (Illenau) · Ab 1863 Hilfsarzt, ab 1864 Assistenzarzt in der Badischen Landesheilanstalt Illenau (Christian Friedrich Roller 1802–1878), 1878 zweiter Arzt in Illenau und Leiter der Frauenabteilungen, 1890 Direktor der Gesamtanstalt Illenau. Führte Bettbehandlungs- und Wachstationen sowie Landhäuser für freie Behandlung ein. Bearbeitete in Ziemssens Handbuch der spez. Pathologie und Therapie die „Klinische Psychiatrie“, Leipzig 1878

Schultze, Friedrich, Internist, Nervenarzt 1848 (Rathenow/Havel)–1934 (Bonn) · Schüler von Friedreich und Erb an der medizinischen Klinik Heidelberg, 1876 Habil., 1880 ao. Prof., 1887 Berufung nach Dorpat als Direktor der medizinischen Klinik, 1888 o. Prof. der inneren Medizin in Bonn, 1918 Emeritierung. Mitbegründer der Deutschen Zeitschrift für Nervenheilkunde. Werk: Lehrbuch der Nervenkrankheiten, Stuttgart 1898

Schumann, Friedrich, Psychologe, 1863–? · 1892 Habil. für Psychologie in Göttingen, 1905 o. Prof. in Zürich, 1910 in Frankfurt/Main

Schweighofer, Josef, Nervenarzt, ?–1928 (Salzburg) · Arbeiten in der Zeitschrift für Neurologie „Über die Beziehungen von Umwelt und Vererbung in der Entstehung und Struktur der Psychopathien“ (Jgg. 1926 ff.)

Schweinfurth, Georg, Afrikaforscher, 1836 (Riga)–1925 (Berlin) · Bereiste 1864–1889 das Nilgebiet, die Libysche Wüste, Abessinien, den Libanon und Jemen. Entdeckte das Zwergvolk der Akka

Seeliger, Hugo von, Astronom, 1849 (Biala bei Bielitz/Österr. Schlesien)–1924 · 1871–1873 Assistent an der Sternwarte Leipzig, 1873–1878 Observator der Sternwarte Bonn, 1881/82 Direktor der Sternwarte Gotha, 1882–1922 Prof. der Astronomie und Direktor der Sternwarte in München

Seidl, Gabriel von, Architekt, 1848 (München)–1913 (Bad Tölz) · Prof. an der Akademie der Bildenden Künste in München; seine wichtigsten Bauten in München sind das Deutsche Museum, das Bayerische Nationalmuseum, das Künstlerhaus und die Lenbach-Villa

Semon, Richard, Arzt und Zoologe, 1859 (Berlin)–1918 (München) · Zunächst an der zoologischen Station Neapel und am anatomischen Institut Jena, 1887 Habil. für vergleichende Anatomie, 1891 ao. Prof. in Jena, große Forschungsreise nach Australien und dem Malayischen Archipel, 1893–1897 wieder am anatomischen Institut Jena als erster Assistent, ab 1897 Privatgelehrter in München

Siemens, Friedrich, Unternehmer, 1826 (Menzendorf/Mecklenburg)–1904 (Dresden) · Erfand 1856 einen Regenerativschmelzofen, der zunächst zum Stahlschmelzen, später jedoch vorwiegend in der Glasfabrikation Verwendung fand. Bruder von Werner von Siemens (1816–1892)

Siemens, Fritz, Nervenarzt, 1849 (Erwitte bei Lippstadt)–1935 (Stolp/Pommern) · 1874/75 Assistent der medizinischen Klinik Marburg unter Heinrich Cramer, 1882 Direktor der Provinzial-Irrenanstalt Ückermünde, 1887 Direktor der neuerbauten psychiatrischen Anstalt Lauenburg/Pommern, 1916 Ruhestand. Arbeit: Die Errichtung eines biologischen Forschungsinstitutes über die körperlichen Grundlagen der Geisteskrankheiten, Allg Z Psychiatr *69* (1922), 725–731

Siemerling, Ernst, Nervenarzt, 1857 (Müssow bei Greifswald)–1931 (Berlin) · Ab 1882 Assistent bei Hitzig in Nietleben/Halle, bei Westphal und Jolly an der psychiatrischen Klinik der Charité in Berlin, 1888 Habil. für Psychiatrie und Neurologie in Berlin, 1893 Berufung nach Tübingen als o. Prof. für Psychiatrie und Neurologie, 1900 Berufung nach Kiel, 1925 Emeritierung. Gemeinsam mit Otto Binswanger Herausgeber eines Lehrbuchs der Psychiatrie, Jena 1904

Simon, Theodor, Nervenarzt, 1873–1961 · Direktor der Colonie Perray/Vaucluse, Mitarbeiter von Alfred Binet, gemeinsam mit diesem Begründer einer Intelligenzmessung durch Tests („Binet-Simon-Test“, 1905)

Skram, Amalie, Norwegische Schriftstellerin, 1846 (Bergen)–1905 (Kopenhagen) · Vertreterin des norwegischen Naturalismus, schrieb Erzählungen, Romane und Dramen; verheiratet mit dem dänischen Schriftsteller Erik Skram (1847–1923)

Sohrt, August, Nervenarzt, ?–? · Assistent der psychiatrischen Klinik Dorpat, Dissertation bei Kraepelin über das Hyoscin 1886

Solbrig, August jun., Nervenarzt, ?–? · Assistent an der Kreis-Irrenanstalt München bei B. von Gudden, ging 1884 an die Anstalt Kartaus bei Regensburg. Sohn von August von Solbrig, Nervenarzt, 1809–1872

Sommer, Robert, Nervenarzt, 1864 (Grottkau/Schlesien)–1937 · 1890 Assistent der psychiatrischen Klinik Würzburg unter Konrad Rieger, 1892 dort Habil. für Psychiatrie, 1895 Prof. der Psychiatrie und Direktor der psychiatrischen Klinik in Gießen. Werke: Diagnostik der Geisteskrankheiten, Wien/Leipzig 1894; Lehrbuch der psychopathologischen Untersuchungsmethoden, Berlin/Wien 1899

Spielmeyer, Walter, Nervenarzt, 1879 (Dessau)–1935 (München) · 1902–1912 Assistent und Oberarzt der psychiatrischen und Nervenklinik Freiburg unter A. E. Hoche. 1906 dort habilitiert. 1912 Berufung an die Kraepelinsche Klinik in München als Nachfolger Alzheimers. Hier leitete er neben der klinischen Oberarzttätigkeit das neuropathologische Laboratorium. 1918 Ablehnung des Rufes auf den psychiatrischen Lehrstuhl in Heidelberg als Nachfolger Nissls. 1928 Direktor des hirnpathologischen Institutes der Deutschen Forschungsanstalt für Psychiatrie. Sein Wirken machte das Institut zum „Mekka der Neuropathologie". 80 inländische und über 100 ausländische Wissenschaftler aus 24 Ländern der Welt waren zu seiner Zeit Gäste des Institutes. 1932 wurde Spielmeyer von O. Foerster die Erb-Gedenkmünze überreicht. Werke: Histopathologie des Nervensystems, Berlin 1922; Technik der mikroskopischen Untersuchung des Nervensystems, Berlin 1911

Stanley, Henry Morton Sir, Forschungsreisender, 1841 (Denbigh/Wales)–1904 (London) · Suchte den verschollenen Livingstone in Afrika, den er 1871 in Udschidschi antraf, 1874–1877 durchquerte er Afrika von Ost nach West, 1882–1884 Forschungsreise in den Kongo, 1887–1889 Expedition zur Rettung Emin Paschas, den er 1888 am Albertsee erreichte

Stöhr, Philipp sen., Anatom, 1849 (Würzburg)–1911 (Würzburg) · 1877 Prosektor für vergleichende Anatomie, Histologie und Embryologie bei Koelliker in Würzburg, 1879 dort Habil., 1882 Prosektur der Anatomie in Würzburg, 1884 ao. Prof., 1889 o. Prof. in Zürich, ab 1897 in gleicher Eigenschaft in Würzburg. Werk: Lehrbuch der Histologie und der mikroskopischen Anatomie des Menschen, Jena 1887

Stransky, Erwin, Nervenarzt, 1877 (Wien)–1962 · 1901–1910 Assistent der psychiatrischen Klinik Wien (Wagner von Jauregg), 1908 Habil. für Psychiatrie, dann Gerichtsarzt in Wien, 1915–1938 ao. Prof., 1946 o. Prof., bis 1949 Direktor der Heilanstalt Rosenhügel in Wien. Werk: Lehrbuch der allgemeinen und speziellen Psychiatrie, Leipzig 1914

Strümpell, Adolf, Nervenarzt, Internist, 1853 (Gut Neu-Autz/Kurland)–1925 (Leipzig) · 1876–1882 Assistent an der medizinischen Klinik Leipzig bei Wunderlich und Ernst Wagner, 1878 dort Habil. für innere Medizin, 1883 ao. Prof. und Direktor der medizinischen Poliklinik Leipzig als Nachfolger von Wilhelm Erb, 1886 o. Prof. in Erlangen, Direktor der medizinischen Klinik, 1903 Berufung nach Breslau, 1909 nach Wien als Direktor der III. Medizinischen Klinik, 1910 Berufung nach Leipzig als Nachfolger von Heinrich Curschmann. Werk: Lehrbuch der speziellen Pathologie und Therapie der inneren Krankheiten, Leipzig 1883

Tamburini, Augusto, Nervenarzt, 1848 (Ancona)–1919 (Riccione) · Ab 1876 Direktor der Anstalt Voghera und Prof. der Psychiatrie in Pavia, 1877 Prof. in Modena und Direktor der Anstalt Reggio Emilia, 1905 Berufung nach Rom

Tanzi, Eugenio, Nervenarzt, 1856 (Triest)–? · 1891 Habil. für Psychiatrie in Padua, 1893 Prof. in Cagliari, dann in Palermo, ab 1895 Ordinarius für Psychiatrie und Neurologie in Florenz

Thiersch, Carl, Chirurg, 1822 (München)–1895 (Leipzig) · 1848–1854 Prosektor in München, 1849 Habil., 1853 ao. Prof., 1854 o. Prof. der Chirurgie in Erlangen, ab 1867 in Leipzig. Generalarzt im deutsch-französischen Krieg. Weiterentwicklung der plastischen Chirurgie

Thoma, Richard, Pathologe, 1847 (Bonndorf/Baden)–1923 (Heidelberg) · 1873 Habil. für pathologische Anatomie in Heidelberg, 1877 ao. Prof., 1884 als Ordinarius nach Dorpat berufen, ab 1894 lebte er als Privatgelehrter in Magdeburg, ab 1906 in Heidelberg. Werk: Lehrbuch der pathologischen Anatomie, Stuttgart 1894

Tiling, Theodor, Nervenarzt, 1842 (Mitau/Livland)–1913 (Riga) · 1869 Zweiter Arzt der städtischen Irrenanstalt Rotenberg bei Riga, 1870/71 Studienaufenthalt bei Meynert in Wien, ab 1871 Praxis in St. Petersburg, dort auch Arzt an der städtischen Irrenanstalt bei Nicolai, 1884 bis zu seinem Tod Direktor der Anstalt Rotenberg bei Riga. Erweiterung der Anstalt, Einführung der Arbeitstherapie

Tischer, Ernst Theodor Fürchtegott, Lehrer, 1855 (Oberfriedersdorf/Oberlausitz)–? · 1877–1881 Studium in Leipzig, 1882 Promotion zum Dr. phil., ab 1883 Lehrer der Mathematik und Physik am Nicolai-Gymnasium in Leipzig, 1904 Prof. Publizierte in Wundts Philosophischen Studien 1882 über die Messung von Schallstärken

Traub, Gottfried, Evangelischer Theologe, Politiker, 1869 (Rielingshausen/Württemberg)–1956 (München-Solln) · Ab 1901 Pfarrer in Dortmund, 1913 Direktor des Deutschen Protestantenbundes, 1919/20 Nationalversammlung in Weimar, 1920 Beteiligung am Kapp-Putsch

Trautscholdt, Martin, Lehrer, 1855 (Lauchhammer/Sachsen)–? · 1875–1881 Studium in Leipzig, 1882 Assistent an der Universitätsbibliothek Leipzig, 1884–1920 Lehrer an der Nicolai-Schule Leipzig. Publizierte in Wundts Philosophischen Studien („Experimentelle Untersuchungen über die Assoziation der Vorstellungen" 1882)

Tuczek, Franz, Nervenarzt, 1852 (Köln)–1925 (Marburg) · 1877Assistent am Kölner Bürgerhospital bei Riegel, 1879 histopathologische Studien bei Westphal, Berliner Charité, danach Assistent an der Landesheilanstalt Marburg (Heinrich Cramer), 1884 Habil. für Psychiatrie in Marburg, 1894 o. Prof. und Direktor der Landesheilanstalt Marburg sowie der damit verbundenen psychiatrischen Klinik, 1914 Emeritierung

Uhthoff, Wilhelm, Ophthalmologe, 1853 (Klein-Warin/Mecklenburg)–1927 (Breslau) · 1884 Habil. für Augenheilkunde in Berlin, 1890 o. Prof. in Marburg, 1896 Berufung nach Breslau, 1923 Emeritierung. Arbeit: Über die bei der Syphilis des Centralnervensystems vorkommenden Augenstörungen, Leipzig 1893/94

Unverricht, Heinrich, Internist, 1853 (Breslau)–1912 (Magdeburg) · 1883 Habil. für innere Medizin in Breslau, 1886 ao. Prof. und Leiter der medizinischen Poliklinik Jena, 1888–1892 o. Prof. in Dorpat; aus politischen Gründen legte U. sein Amt nieder und übernahm 1892 die Direktion des Krankenhauses Magdeburg-Sudenburg

Vaihinger, Hans, Philosoph, 1852 (Nehren/Württ.)–1933 (Halle) · Ab 1884 Prof. der Philosophie in Halle, arbeitete zunächst hauptsächlich über Kant, begründete die „Kantstudien" (1897) und 1904 die Kantgesellschaft. In seiner „Philosophie des Als-Ob" betrachtete V. alle Werte und Ideale als bloße Fiktionen, die lediglich den Sinn haben, Denkschwierigkeiten zu überwinden, ohne selbst notwendigerweise der Realität zu entsprechen („Fiktionalismus")

Vassale, vermutlich gemeint ist
Vassale, Giulio, Pathologe, 1862 (Bagnolo Lerici/Ligurien)–1912 (Modena) · Ab 1895 ao. Prof., ab 1899 o. Prof. der allgemeinen Pathologie in Modena

Vierordt, vermutlich gemeint ist
Vierordt, Oswald, Internist, 1856 (Karlsruhe)–1906 (Jena) · 1882–1887 Assistent der Leipziger medizinischen Klinik unter Wagner, 1884 Habil. in Leipzig, 1888 ao. Prof. und Direktor der medizinischen Poliklinik in Jena, 1890 bis zu seinem Tod Prof. der inneren Medizin und Direktor der medizinischen Poliklinik sowie der Universitäts-Kinderklinik (Luisen-Heilanstalt) in Heidelberg. Werk: Diagnostik der inneren Krankheiten, Leipzig 1888

eventuell aber auch
Vierordt, Hermann, Internist, 1853 (Tübingen)–? · Assistent an den medizinischen Kliniken Wien, Leipzig und Tübingen, 1881 Habil. für innere Medizin in Tübingen, 1884 Professortitel, 1892 wirklicher ao. Prof., 1902 o. Honorarprof. für allgemeine Therapie und Geschichte der Medizin in Tübingen

Vocke, Friedrich, Nervenarzt, 1865 (Neustadt/Saale)–1927 (München) · Assistent und Oberarzt an der Kreis-Irrenanstalt München unter Bumm, 1901 designierter Direktor der neuen Kreis-Irrenanstalt für Oberbayern in Eglfing, die 1905 eröffnet wurde. Vocke setzte sich weiterhin für den Bau der Anstalt Haar ein, die 1912 eröffnet wurde

Voit, Karl von, Physiologe, 1831 (Amberg/Oberpfalz)–1908 (München) · 1856 Assistent am physiologischen Institut München, 1857 dort Habil. für Physiologie, 1860 ao. Prof., 1863–1908 o. Prof. der Physiologie und Direktor des physiologischen Instituts in München

Voss, Georg, Nervenarzt, 1872 (St. Petersburg)–? · Ausbildung bei Möbius in Leipzig und von 1896 bis 1898 bei Kraepelin in Heidelberg, 1898–1906 Nervenarzt in St. Petersburg, 1906 Emigration nach Deutschland, Oberarzt der psychiatrischen und Nervenklinik Greifswald, 1907 Habil. in Greifswald, ab 1911 Nervenarzt in Düsseldorf, Dozent an der Medizinischen Akademie Düsseldorf, 1923 ao. Prof. in Düsseldorf, 1951 Ruhestand. Mitarbeit an Aschaffenburgs Handbuch der Psychiatrie (über „Die Aetiologie der Psychosen")

Wagner, Ernst Leberecht, Pathologe, 1829 (Dehlitz bei Weissenfels)–1888 (Leipzig) · 1855 Habil. in Wien, 1862 o. Prof. der allg. Pathologie und pathologischen Anatomie in Leipzig, 1877 als Nachfolger von Wunderlich Prof. der speziellen Pathologie und Therapie sowie Direktor der medizinischen Klinik in Leipzig

Wagner von Jauregg, Julius, Nervenarzt, 1857 (Wels/Oberösterreich)–1940 (Wien) · 1880–1882 Assistent von Salomon Stricker im Institut für experimentelle Pathologie in Wien, 1883 Assistent von Leidesdorf an der psychiatrischen Klinik Wien, 1885 Dozent für Neuropathologie, 1887 für Psychiatrie, 1889–1893 ao. Prof. und Direktor der Psychiatrisch-neurologischen Klinik in Graz, 1893–1902 Ordinarius und Direktor der I. Psychiatrischen Klinik in Wien, 1903–1911 Direktor der II. Psychiatrischen Klinik, 1911–1929 Direktor der psychiatrisch-neurologischen Klinik Wien. Führte 1917 die Malariatherapie in die Behandlung der progressiven Paralyse ein, wofür er 1927 den Nobelpreis erhielt

Wassermann, August Paul von, Bakteriologe und Serologe, 1866 (Bamberg)–1925 (Berlin) · 1890 Assistent am Institut für Infektionskrankheiten (Robert Koch), 1902 ao. Prof. in Berlin, 1906 Abteilungsvorstand im Kochschen Institut in Berlin, 1913 Leiter des Instituts für experimentelle Therapie der Kaiser-Wilhelm-Gesellschaft in Berlin-Dahlem. Weiterentwicklung der Immunitätslehre, gemeinsam mit A. Neisser und C. Bruck Entdeckung einer Komplementbindungsreaktion zum Nachweis von Antikörpern bei Syphilis („Wassermannsche Reaktion", WaR, 1906), außerdem Arbeiten zur Tuberkulose- und Krebsforschung

Weber, Ernst Heinrich, Anatom, 1795 (Wittenberg)–1878 (Leipzig) · 1818 ao. Prof. der vergleichenden Anatomie in Leipzig, 1821 o. Prof. der Anatomie und Physiologie in Leipzig, Rücktritt von seinen Lehraufträgen: Physiologie 1866, Anatomie 1871. Webersches Gesetz

Wehner, Anton von, Politiker, 1850 (Schillingsfürst)–1915 (München). Von 1903 bis 1911 bayerischer Kultusminister

Weigert, Carl, Anatom und Pathologe, 1845 (Münsterberg/Schlesien)–1904 (Frankfurt/Main) · 1868–1874 Assistent bei Waldeyer und Lebert in Breslau, 1874 Mitarbeiter von Julius Cohnheim in Breslau, ab 1878 in Leipzig, 1879 ao. Prof. in Leipzig, 1884 bis zu seinem Tode Leiter des Senckenbergischen Institutes in Frankfurt/Main. Förderte die morphologische Forschungsrichtung in der Neurologie

Weil, Adolf, Internist, 1848 (Heidelberg)–1916 (Wiesbaden) · 1872–1876 Assistent von Friedreich in Heidelberg, 1872 dort Habil. für innere Medizin, 1886 o. Prof. und Direktor der medizinischen Klinik Dorpat, 1887 mußte er wegen Kehlkopftuberkulose seine Lehrtätigkeit aufgeben, praktizierte einige Jahre im Winter in Italien, im Sommer in Badenweiler, 1893 Niederlassung in Wiesbaden. Weilsche Krankheit

Weiler, Karl, Nervenarzt, 1878–1973 · Assistent an der psychiatrischen Abteilung des städtischen Krankenhauses links der Isar in München, 1904 Assistent bei Kraepelin in der psychiatrischen Klinik in München, 1921 Versorgungsamt München, später lange Zeit Präsident der Bayerischen Landesärztekammer, Mitglied des Bayerischen Senats

Welz, Robert von, Ophthalmologe, 1814 (Kelheim/Donau)–1878 · 1848 Habil. für Augenheilkunde in Würzburg, ab 1854 bei v. Graefe in Berlin, errichtete auf eigene Kosten eine Klinik und Poliklinik für Augenkranke in Würzburg, 1866 o. Prof. der Augenheilkunde in Würzburg

Wernicke, Carl, Nervenarzt, 1848 (Tarnowitz/Oberschlesien)–1905 (bei Dörrberg/Geratal) · Assistent bei Heinrich Neumann an der psychiatrischen Abteilung des Allerheiligen-Hospitals in Breslau, kurzer Aufenthalt bei Meynert in Wien, 1875 psychiatrische Klinik der Charité (Carl Westphal), 1876 Habil. in Berlin, 1878 Niederlassung als Nervenarzt in Berlin, 1885 Berufung auf das Extraordinariat der Psychiatrie und Neurologie in Breslau, das 1890 in ein Ordinariat umgewandelt wurde, 1904 o. Prof. in Halle. Neuropathologische Arbeiten, Studien zur Aphasie. Werke: Lehrbuch der Gehirnkrankheiten, Cassel/Berlin 1881/83, Grundriß der Psychiatrie, Leipzig 1894/1900

Westarp, Kuno Graf von, Jurist, Politiker, 1864 (Ludom, Prov. Posen)–1945 (Berlin-Grunewald) · 1908–1932 Mitglied des Deutschen Reichstags

Westphal, Carl, Nervenarzt, 1833 (Berlin)–1890 (Berlin) · 1858 Assistent von Carl Wilhelm Ideler in der Abteilung für Geisteskranke der Berliner Charité, die später von Griesinger geleitet wurde, 1869 ao. Prof. und als Nachfolger Griesingers Leiter der psychiatrischen Abteilung der Charité, 1874 Ernennung zum o. Prof.

Weygandt, Wilhelm, Nervenarzt, 1870 (Wiesbaden)–1939 · 1897–1899 Assistent von Kraepelin an der Heidelberger Klinik, dann psychiatrische und Nervenklinik in Würzburg (Konrad Rieger), 1899 dort Habil.

für Psychiatrie, 1904 ao. Prof. in Würzburg, 1908 Berufung nach Hamburg als Direktor der Staatskrankenanstalt Friedrichsberg, 1909 o. Prof. der Psychiatrie an der Universität Hamburg, 1934 Emeritierung. Arbeit: „Über die Mischzustände des manisch-depressiven Irreseins", München 1899

Wiedemann, Gustav Heinrich, Physiker, 1826 (Berlin)–1899 (Leipzig) · 1854 o. Prof. in Basel, 1863 Polytechnikum Braunschweig, 1870 Prof. der physikalischen Chemie in Leipzig, 1887 Prof. der Physik in Leipzig

Wilmanns, Karl, Nervenarzt, 1873 (Durango/Mexico)–1945 · 1902/03 Assistent von Kraepelin in Heidelberg, dann Oberarzt bei Nissl an der psychiatrischen Klinik in Heidelberg, 1906 dort Habil. („Zur Psychopathologie des Landstreichers"), 1918–1933 o. Prof. der Psychiatrie und Neurologie in Heidelberg und Direktor der dortigen psychiatrisch-neurologischen Klinik

Winckel, Franz, Gynäkologe, Geburtshelfer, 1837 (Berleburg)–1911 (München) · 1861–1864 Assistent an der geburtshilflichen Klinik der Universität Berlin, 1864 o. Prof. der Gynäkologie und der gerichtlichen Medizin in Rostock, 1872 Direktor der Kgl. Entbindungsanstalt in Dresden, 1883–1907 o. Prof. der Gynäkologie und Direktor der Universitäts-Frauenklinik in München. Werke: Lehrbuch der Frauenkrankheiten, Leipzig 1886; Lehrbuch der Geburtshilfe, Leipzig 1889

Wislicenus, Johannes (Adolph), Chemiker, 1835 (Klein-Eichstedt bei Querfurt)–1902 (Leipzig) · 1861 Prof. an der Industrieschule in Zürich, 1865 an der Universität und ab 1870 zugleich am Polytechnikum (heute Eidgenöss. TH), ab 1872 in Würzburg, ab 1885 in Leipzig. Wichtige Vorarbeiten zur Lehre vom asymmetrischen Kohlenstoffatom, ferner Untersuchungen zur geometrischen Isomerie chemischer Verbindungen

Wolff, Otto Immanuel Bernhard, Nervenarzt, 1835 (Grossgarbe/Sachsen)–? · 1863 Arzt der Irren-Pflege- und Heilanstalt Colditz, 1865 Assistenzarzt an der Heilanstalt Sachsenberg, 1874–1884 Leiter der Privat-Heilanstalt für Gemüts- und Nervenkranke „Lindenhof" in Coswig bei Dresden

Wolters, Paul, Archäologe, ?–? · Professor, zweiter Sekretär des Deutschen Archäologischen Instituts in Athen

Wunderlich, Carl Reinhold August, Internist, 1815 (Sulz/Neckar)–1877 (Leipzig) · 1838 Assistent am Katharinenhospital in Stuttgart, 1840 Habil. für innere Medizin in Tübingen, 1846 o. Prof. und Direktor der medizinischen Klinik Tübingen, 1850 Ordinarius und klinischer Leiter des St.-Jacobs-Spitals in Leipzig

Wundt, Wilhelm, Philosoph und Psychologe, 1832 (Neckarau)–1920 (Großbothen bei Leipzig) · Studium der Medizin, 1857 Habil. für Physiologie in Heidelberg, Assistent bei v. Helmholtz, ab 1864 Prof., 1866–1868 Abgeordneter der 2. Badischen Kammer, ab 1874 Prof. für induktive Philosophie in Zürich, ab 1875 Ordinarius für Philosophie in Leipzig, dort 1879 Gründung des ersten Institutes für experimentelle Psychologie, wo neben Emil Kraepelin u. a. auch Wladimir v. Bechterew (1857–1927) arbeitete. In bezug auf das Leib-Seele-Problem vertrat Wundt einen psychophysischen Parallelismus; er forderte die systematische Anwendung von Experimenten und die Abkehr von der Introspektion als fast einzigem Mittel der Psychologie

Zahn, Robert, Archäologe, 1870 (Bruchsal)–? · Prof. für klassische Archäologie, zweiter Direktor der Antikensammlung der Staatlichen Museen in Berlin

Ziegler, Ernst, Pathologe, 1849 (Messen/Schweiz)–1905 (Freiburg/Breisgau) · 1872 Assistent am pathologischen Institut Würzburg, 1875 dort habilitiert, 1878 ao. Prof. am pathologischen Institut Freiburg, 1881 Ordinarius in Zürich, 1882 Berufung nach Tübingen, 1889 nach Freiburg. Werk: Lehrbuch der allgemeinen und speziellen pathologischen Anatomie und Pathogenese, Jena 1881/82

Ziehen, Theodor, Nervenarzt, Philosoph, 1862 (Frankfurt/Main)–1950 (Wiesbaden) · Assistent bei Kahlbaum in Görlitz und bei Otto Binswanger an der psychiatrischen Klinik in Jena, 1887 Habil. in Jena, 1900 o. Prof. der Psychiatrie in Utrecht, 1903 in Halle, 1904–1912 o. Prof. der Psychiatrie und Direktor der psychiatrischen und Nervenklinik der Charité in Berlin, 1912 schied er aus diesem Amt aus, lebte in Wiesbaden und beschäftigte sich mit Philosophie, 1917–1930 o. Prof. der Philosophie an der Universität Halle. Werk: Psychiatrie für Ärzte und Studierende, Berlin 1894

Zöge-Manteuffel, von, Chirurg, 1857 (in Estland)–? · 1886–1890 Assistent an der chirurgischen Klinik in Dorpat, 1888 dort habilitiert, 1899 ao. Prof.

Übersicht über die Namen der Personen, die in den Lebenserinnerungen erwähnt, bei den Kurzbiographien jedoch nicht berücksichtigt worden sind

Abdul Hamid
Abel
Amberg
Angerer (in den Kurzbiographien aufgeführt ist aber der Bruder Ottomar v. Angerer)
Atwater
Bädeker
Bayer, Dr.
Bebel
Beethoven
Beilis
Bergeest
Berger
Berkeley
Bettmann
Bismarck
Blandy
Blücher, Fürst
Bluntschli, Prof.
Bosshardt
Bottini
Brahms
Brouwer
Buddha
Burkhard
Cattell
Deliannow
Devaux
Dinkler
Drumond
Ellis, Dr.
Estel
Eyner
Ferdinand und Isabella
Finzi, Dr.
Fontane
Freund
Friedrich, Großherzog
Friemann
Geiger, Pension
Glück (*nicht* identisch mit Dr. Glück, der in den Kurzbiographien erfaßt ist)
Goethe
Grätzner
Hack Tuke
Hart, Dr.
Heilmann
Heydte, von der
Hobbes
Hoesslin, Georg von
Hofmann
Huber
Humbert und Margherita
Hume
Hylan
Inez de Castro
Joseph II.
Juba, Grabmal des
Kant
Katsch, v.
Körner, Theodor
Kotze, Frau v.
Kröpelin
Krüger, Dr. Louis
Krüger, Dr. (identisch mit dem vorigen?)
Krupp
Kugler, Dr.
La Mettrie
Laplace
Leber
Lehmann, Alfred
Lessing

Lindisch(-berg)
Lindley
Locke
Löschke
Lotmar
Ludwig II.
Ludwig Salvator, Erzherzog
Lühe, von der
Mayer, Hans
Maykow
Mergen, Hauptmann
Metternich
Meyer-Waldeck
Miesemer
Miller, von
Moharb Todrus
Mozart
Mucke, Prof.
Murillo
Napoleon
Nokk
Öttingen (wohl *nicht* identisch mit Arthur v. Oettingen, der in den Kurzbiographien erfaßt ist)
Oldenberg
Oseretskowsky
Osman Pascha
Otto, Prinz
Otto, König
Otto, Dr.
Pathé, Gebrüder
Pfleger
Piersch, Dr.
Raggi, Prof.
Raschid Tachsin
Rembrandt
Rieck
Robinson
Römer
Röse
Rosendal
Rovelli
Runne
Sattler, Dr. Konsul (*nicht* Hubert Sattler, der in den Kurzbiographien erfaßt ist)
Schäder
Schiller
Schlittenhauer
Schönthal, Dr.
Schopenhauer
Schützinger
Schulze, Universitätsmechaniker
Schulze
Schwingshackl, Frau
Sello
Shakespeare
Sikorski
Sollier
Spangenberg
Stadelmann
Stahlmann
Stolberg, Gräfin
Stresemann
Stübel, Oberbürgermeister
Teniers
Thieme, Frau Dr.
Tirpitz
Velasquez
Viktor Emanuel
Vogel, Verleger
Vogt, Ragnar
Voß
Wagner
Warnock, Dr.
Wied, Fürst
Wildpret
Wille
Willert
Winterstein, Dr. v.
Wirth, Moritz
Zeppelin
Zetinow

BIBLIOGRAPHIE VON E. KRAEPELIN

Die Abschaffung des Strafmaßes. Ein Vorschlag zur Reform der heutigen Strafrechtspflege. Enke, Stuttgart 1880.

Über Trugwahrnehmungen. Viertelj. Schrf. wiss. Philosophie, *5* (1881).

Zur Kenntnis der psychophysischen Methoden. Wundts Philosophische Studien, *1*, 556 (1881).

Über die Einwirkung einiger medikamentöser Stoffe auf die Dauer einfacher psychischer Vorgänge. Wundts Philosophische Studien, *1*, (1881).

Über den Einfluß akuter Krankheiten auf die Entstehung von Geisteskrankheiten. Arch. Psychiatr. Nervenkr. *11*, 137–183, 295–356, 649–677 (1881); *12*, 64–121, 287–356 (1882). Gekrönte Preisschrift.

Über die Dauer einfacher psychischer Vorgänge. Biol. Cbl., *1*, 654–672, 721–733, 751–766 (1881/82).

Über psychische Zeitmessungen. Schmidts Jahrb. d. ges. Med., *196*, 205–213 (1882).

Über psychische Schwäche. Eine Studie. Arch. Psychiatr. Nervenkr., *13*, 382–426 (1882).

Compendium der Psychiatrie. Abel, Leipzig 1883 (=1. Aufl. des späteren Lehrbuchs der Psychiatrie).

Zur Psychologie des Komischen. Wundts Philos. Studien, *2*, 128–160, 327–361 (1883).

Zur Frage der Gültigkeit des Weberschen Gesetzes bei Lichtempfindungen. Wundts Philos. Studien, *2*, 306–326 (1883).

Nachtrag zur Arbeit über die Gültigkeit des Weberschen Gesetzes bei Lichtempfindungen. Wundts Philos. Studien, *2*, 651–653 (1883).

La colpa e la pena. Riv. Filos. Scient., *2*, Fasc. 5–6 (1883).

Experimentelle Studien über Assoziationen. Allg. Z. Psychiatr., *40*, 829–831 (1883).

Die neueste Literatur auf dem Gebiete der psychischen Zeitmessungen. Biol. Zbl., *3*, 53–63 (1883/84).

Zur Psychologie des Verbrechens. (Besprechung des unter gleichem Titel erschienenen Buches von August Krauss, Tübingen.) „Gerichtssaal", *38*, 98–105 (1885).

Über die Verwirrtheit. Cbl. Nervenheilk., *8*, 439–440 (1885).

Lombroso's L'uomo delinquente. Z. Strafrechtspflege, *5*, 669–680 (1885).

Brandstiftung durch Geisteskranke. Jahresber. Ges. Natur- u. Heilk., Dresden 1885/86.

Nekrolog auf Bernhard von Gudden. Münch. med. Wschr., *33*, 577–580 und 603–607 (1886).

Zur Wirkung des Urethan. Neurol. Cbl., *5*, 103–104 (1886).

Über Erinnerungsfälschungen. Arch. Psychiatr. Nervenkr. *17,* 830–843 (1886) und *18,* 395–436 (1887).
Psychiatrie. Ein kurzes Lehrbuch für Studierende und Ärzte. 2., gänzlich umgearbeitete Auflage des „Compendium“. Abel, Leipzig 1887.
Die Richtungen der psychiatrischen Forschung. Vortrag, gehalten bei der Übernahme des Lehramtes an der Kaiserl. Universität Dorpat. Vogel, Leipzig 1887.
Zur Methodik der Herztonregistrierung. Dtsch. med. Wschr., *14,* 669–670 (1888).
Psychologische Forschungsmethoden. Humboldt, Januar 1888.
Cytisin gegen Migräne. Neurol. Cbl., *7,* 1–5 (1888).
Über den Einfluß der Übung auf die Dauer der Assoziationen. St. Petersburger med. Wschr., *1,* 2 (1889).
Psychiatrie. 3. Aufl. Abel, Leipzig 1889.
Der Hypnotismus. Unsere Zeit, 1890.
Zur Kenntnis der psychologischen Methoden. Wundts Philos. Studien, *6,* 493–513 (1890).
Über psychische Funktionsprüfungen. Allg. Z. Psychiatr., *46,* 522–524 (1890).
Zur Myxödemfrage. Neurol. Cbl., *9,* 65–72 (1890).
Psychosen nach Influenza. Dtsch. med. Wschr., *16,* 209–212 (1890).
Über Alkohol und Tee. 10. Internat. med. Congr. Berlin 1890, *4,* Abt. 9, 94–96 (1891).
Über die Beeinflussung einfacher psychischer Vorgänge durch einige Arzneimittel. Fischer, Jena 1892.
Über die zentrale Wirkung einiger Arzneimittel. Arch. Psychiatr. Nervenkr., *24,* 641–642 (1892).
Über Myxödem. Dtsch. Arch. klin. Med., *49,* 587–603 (1892).
Über Katalepsie. Allg. Z. Psychiatr., *48,* 170–172 (1892).
Über psychische Disposition. Arch. Psychiatr. Nervenkr., *25,* 593–594 (1893).
Psychiatrie. 4. Aufl. Abel (Meixner), Leipzig 1893.
Über geistige Arbeit. Fischer, Jena. 1. Aufl. 1894, 2. Aufl. 1897, 3. Aufl. 1901.
zusammen mit Julius Merkel: Beobachtungen bei zusammengesetzten Reaktionen. Wundts Philos. Studien, *10,* 499–506 (1894).
Die Abgrenzung der Paranoia. Neurol. Cbl., *12,* 795 (1893) und Allg. Z. Psychiatr., *50,* 1080–1081 (1894).
zusammen mit Emil Sioli: Über Überwachungsabteilungen. Neurol. Cbl., *13,* 89–92 (1894).
Über eine eigenartige Form des Schwachsinns. Neurol. Cbl., *13,* 504–505 (1894).
Ein Fall von hochgradiger Verwirrtheit im Reden mit völliger Orientierung im Denken. Arch. Psychiatr. Nervenkr., *26,* 595–597 (1894).
Erschöpfungspsychosen. Münch. med. Wschr., *41,* 525 (1894).
Über die Wachabteilung der Heidelberger Irrenklinik. Allg. Z. Psychiatr., *51,* 1–21 (1895).
Über Delirium-tremens-artige Zustände bei Paralyse. Arch. Psychiatr. Nervenkr., *28,* 992–995 (1896).
Der psychologische Versuch in der Psychiatrie. Psychol. Arbeiten, *1,* 1–91 (1896).
zusammen mit A. Hoch: Über die Wirkung der Teebestandteile auf körperliche und geistige Arbeit. Psychol. Arbeiten, *1,* 378–488 (1896).
zusammen mit W. H. R. Rivers: Über Ermüdung und Erholung. Psychol. Arbeiten, *1,* 627–678 (1896).
Zur Hygiene der Arbeit. Fischer, Jena 1896.
Über Remissionen bei Katatonie. Allg. Z. Psychiatr., *52,* 1126–1127 (1896).
A measure of mental capacity. Popl. Sc. Monthly, New York, *49,* 756–763 (1896).
Psychiatrie, 5. Aufl. Barth, Leipzig 1896.
Über die Messung der Auffassungsstörungen. Arch. Psychiatr. Nervenkr., *29,* 1011–1014 (1897).

Zur Überbürdungsfrage. Fischer, Jena 1897.

Die Lage der Irrenfürsorge in Baden. Cbl. Nervenheilk., *20,* (n.F. *8*), 654–663 (1897).

Ziele und Wege der klinischen Psychiatrie. Allg. Z. Psychiatr., *53,* 840–848 (1897).

Über die Messung der geistigen Leistungsfähigkeit und Ermüdbarkeit. Verhandl. Vers. dtsch. Naturf. u. Ärzte, *70,* II, 1.Teil, 217–222 (1898).

Neuere Untersuchungen über die psychischen Wirkungen des Alkohols. Münch. med. Wschr., *46,* 1365–1369 (1899) und Internat. Mschr. z. Bekämpfung d. Trinksitten, *9,* 321–332 (1899).

Zur Diagnose und Prognose der Dementia praecox. Allg. Z. Psychiatr., *56,* 246–263 (1899).

Die klinische Stellung der Melancholie. Mschr. Psychiatr. Neurol., *6,* 325–335 (1899).

zusammen mit Ludwig Cron: Über die Messung der Auffassungsfähigkeit. Psychol. Arbeiten, *2,* 203–325 (1899).

Die psychiatrische Aufgabe des Staates. Neurol. Cbl., *18,* 1138–1139 (1899).

Psychiatrie. 6.Aufl. Barth, Leipzig 1899.

Über umschriebene psychogene Funktionsstörungen. Corr. Blatt ärztl. Ver. Hessen, Nr.2 (1900).

Die psychiatrischen Aufgaben des Staates. Fischer, Jena 1900.

Über die Merkfähigkeit. Mschr. Psychiatr. Neurol., *8,* 245–250 (1900).

Die Heidelberger Wachabteilung für unruhige Kranke. Cbl. Nervenheilk., n.F. *12,* 705–713 (1901).

Einführung in die psychiatrische Klinik. Dreißig Vorlesungen. Barth, Leipzig. 1.Aufl. 1901, 2.Aufl. 1905, 3.Aufl. 1916, 4.Aufl. 1921.

zusammen mit Ernst Kürz: Über die Beeinflussung psychischer Vorgänge durch regelmäßigen Alkoholgenuß. Psychol. Arbeiten, *3,* 417–457 (1901).

zusammen mit A.Oseretskowsky: Über die Beeinflussung der Muskelleistung durch verschiedene Arbeitsbedingungen. Psychol. Arbeiten, *3,* 587–690 (1901).

zusammen mit A.Strümpell, J.Möbius, A.Forel u.a.: Bewirken unsere deutschen Trinksitten eine Entartung, die für die Zukunft des Volkes bedenklich ist? Dtsch. Nachr. ges. Leben d. Gegenwart, 268–276 und 422–432. Berlin 1902.

Über die Wachabteilung der Heidelberger Irrenklinik. Allg. Z. Psychiatr., *59,* 133–136 (1902).

Die Arbeitskurve. Wundts Philos. Studien, *19,* 459–507 (1902).

Die Diagnose der Neurasthenie. Münch. med. Wschr., *49,* 1641–1644 (1902).

zusammen mit J.P.Hylan: Über die Wirkung kurzer Arbeitszeiten. Psychol. Arbeiten, *4,* 454–494 (1902).

Alkohol und Jugend. Schriften des Alkoholgegnerbundes, Nr.40. Basel 1903.

Die akademische Jugend und die Alkoholfrage. Schriften des Alkoholgegnerbundes, Nr.41. Basel 1903.

Über die Ermüdungsmessungen. Arch. Psychol., *1,* 9–30 (1903).

Pettenkofer und Hüppe. Internat. Mschr. z. Erforschung d. Alkoholismus, *13,* 152–153 (1903).

Psychiatrie. 7.Aufl. 2 Bde. Barth, Leipzig 1903/04.

Vergleichende Psychiatrie. Cbl. Nervenheilk., *27,* (n.F. *15*), 433–437 (1904).

Psychiatrisches aus Java. Cbl. Nervenheilk., *27,* (n.F. *15*), 468–469 (1904).

Die strafrechtliche Behandlung der geistig Minderwertigen. 27.Dtsch. Juristentagung, Innsbruck 1904. Verh.4, 418–434 (1904).

Der Unterricht in der forensischen Psychiatrie. Mschr. Kriminalpsychol., *1,* 141–151 (1904/05).

Zur Frage der geminderten Zurechnungsfähigkeit. Mschr. Kriminalpsychol., *1,* 477–493 (1904/05).

Die Königliche Psychiatrische Klinik in München. Barth, Leipzig 1905.

Fragestellungen der klinischen Psychiatrie. Cbl. Nervenheilk., *28*, (n. F. *16*), 573–590 (1905).
Über Sprachstörungen im Traume. Psychol. Arbeiten, *5*, 1–105 (1906) und Engelmann, Leipzig 1906.
Über hysterische Schwindler. Allg. Z. Psychiatr., *63*, 902–904 (1906).
zusammen mit F. Vocke und H. Lichtenberg: Der Alkoholismus in München. Münch. med. Wschr., *53*, 737–741 (1906) und Lehmann, München 1907.
Das Verbrechen als soziale Krankheit. Mschr. Kriminalpsychol., *3*, 257–279 (1906/07).
Enthaltsamkeit. Hochland-Verlag, Kempten 1907, S. 928.
Paul Julius Möbius. Cbl. Nervenheilk., *30*, (n. F. *18*), 200–208 (1907).
Jahresbericht der Psychiatrischen Klinik München für 1904/05. Lehmann, München 1907.
Alkoholische Geistesstörungen. Jahresber. d. Psychiatr. Klinik, S. 22–28 Lehmann, München 1907.
zusammen mit Max Gruber: Wandtafeln zur Alkoholfrage. Lehmann, München. 1. Aufl. 1908, 2. Aufl. 1911.
Die Auslese für den akademischen Beruf. Vortrag, 29. Sept. 1908.
Zur Entartungsfrage. Cbl. Nervenheilk., n. F. *19*, 745–751 (1908).
Psychiatrie. 8. Aufl. Bd. I: Allgemeine Psychiatrie. Bd. II: Klinische Psychiatrie, 1. Teil. Barth, Leipzig 1909. (Band III: 1913, Band IV: 1915).
Die „Übertreibung der Abstinenz". Internat. Mschr. z. Erforsch. d. Alkoholismus u. Bekämpfung d. Trinksitten, 433–441 (1910).
Alkohol und Seelenleben. Schriften d. Alkoholgegnerbundes, Nr. 40. Basel 1911.
Schildknappen des Weinkapitals an der Arbeit. Internat. Mschr. z. Erforsch. d. Alkoholismus etc. 227–228 (1911).
Forschungsinstitute und Hochschulen. Süddtsch. Monatshefte, *8*, 597–607 (1911).
Die Psychologie des Alkohols. Internat. Mschr. z. Bekämpfung d. Trinksitten etc. 288–301 (1911).
Die psychologischen Untersuchungsmethoden. Referat Jahresvers. Dtsch. Ver. f. Psychiatrie, Z. Neur., Ref. u. Erg., *3*, 400–402 (1911).
Krankenvorstellungen. Z. Neur., Ref. u. Erg., *3*, 819–820 (1911).
Über paranoide Erkrankungen. Z. Neur., Orig., *11*, 617–638 (1912).
General Paresis. Nerv. and Ment. Disease, Monograph. Series Nr. 14, New York 1913.
Über Hysterie. Z. Neur., Orig., *18*, 261–279 (1913).
Psychiatrie. 8. Aufl. Bd. III: Klinische Psychiatrie, 2. Teil. Barth, Leipzig 1913.
Ein Forschungsinstitut für Psychiatrie. Z. Neur., *32*, 1–38 (1916).
Über die Beeinflussung der Treffsicherheit beim Schießen durch Alkohol. Die Alkoholfrage, *12*, 321 (1916) und Mschr. z. Erforsch. d. Alkoholismus etc. *26*, 265–270 (1916).
zusammen mit Karl Weiler: Obergutachten über die ursächliche Bedeutung von Kopfverletzungen bei Spannungsirresein (Katatonie). Entscheidungen u. Mitteilungen d. Reichsversicherungsamtes, III (1917).
Die Forschungsanstalt für Psychiatrie und die deutschen Irrenärzte. Psychiatr. neurol. Wschr., *19*, 265–269 (1917/18).
Hundert Jahre Psychiatrie. Ein Beitrag zur Geschichte menschlicher Gesittung. Z. Neur., *38*, 161–275 (1918) und Springer, Berlin 1918.
Geschlechtliche Verirrungen und Volksvermehrung. Münch. med. Wschr., *65*, 117–120 (1918).
Alkoholgewerbe und Wissenschaft. Internat. Z. z. Erforsch. d. Alkoholismus etc. *28*, 185–215 (1918).
Die Deutsche Forschungsanstalt für Psychiatrie. Naturwiss., *6*, 333–337 (1918).
Ziele und Wege der psychiatrischen Forschung. Z. Neur., *42*, 169–205 (1918) und Springer, Berlin 1918.

Franz Nissl. Münch. med. Wschr., *66*, 1058–1060 (1919).
Die Zukunft der deutschen Hochschulen. Süddtsch. Monatshefte, *17*, 130–145 (1919).
Psychiatrische Randbemerkungen zur Zeitgeschichte. Süddtsch. Monatshefte, *17*, 171–183 (1919) Kriegsheft.
Die Erforschung psychischer Krankheitsformen. Z. Neur., *51*, 224–246 (1919).
Krankenvorstellungen: Paranoide Erkrankungen und Dementia praecox. Z. Neur., Ref. u. Erg., *18*, 420–433 (1919).
Zur Epilepsiefrage. Z. Neur., Orig., *52*, 107–116 (1919).
Dementia praecox. Chicago Med. Book Co., Chicago 1919.
Einteilung der Geisteskrankheiten für die Reichsstatistik. Z. Neur., Ref. u. Erg., *22*, 188–189 (1920).
Arbeitspsychologie. Naturwiss., *8*, 855–859 (1920).
Die Verfassung der Deutschen Forschungsanstalt für Psychiatrie in München. Z. Neur., *55*, 310–326 (1920).
Jahresberichte über die Deutsche Forschungsanstalt für Psychiatrie in München. 1. Bericht: Z. Neur., Ref. u. Erg., *20*, 150–158 (1920) 2. Bericht: Z. Neur., *70*, 342–357 (1921) 3. Bericht: Z. Neur., *80*, 240–260 (1923) 4. Bericht: Z. Neur., *89*, 621–639 (1924) 5. Bericht: Z. Neur., *97*, 611–626 (1925).
Wilhelm Wundt. Z. Neur., *61*, 351–362 (1920).
Die Erscheinungsformen des Irreseins. Z. Neur., *62*, 1–29 (1920).
Ein Vorstoß des Braugewerbes. Alkoholfrage, *16*, 209–211 (1920).
Lebensschicksale deutscher Forscher (Alzheimer, Brodmann, Nissl). Münch. med. Wschr., *67*, 75–78 (1920).
Krieg und Geistesstörungen. Münch. med. Wschr., *67*, 1235 (1920) und Irrenpflege, *24*, 224–227 (1921).
Über Entwurzelung. Z. Neur., *63*, 1–8 (1921).
Arbeitspsychologische Untersuchungen. Z. Neur., *70*, 230 –240 (1921).
Bismarcks Persönlichkeit. Ungedruckte persönliche Erinnerungen. Süddtsch. Monatshefte, *19*, 105–122 (1921).
Franz von Rinecker. 1811–1883; in: Kirchhoff „Deutsche Irrenärzte". Bd. I, 244–247. Springer, Berlin 1921.
Einführung in die psychiatrische Klinik. 4., völlig umgearbeitete Auflage. Bd. I: Allgemeine Übersicht. Bd. II: Krankenvorstellungen. I. Reihe. Bd. III: Krankenvorstellungen. II. Reihe. Barth, Leipzig 1921.
zusammen mit Ulrich Fleck: Über die Tagesschwankungen bei Manisch-Depressiven. Psychol. Arbeiten, *7*, 213–353 (1922).
Zur Kenntnis des Drucksinnes der Haut. Psychol. Arbeiten *7*, 413–441 (1922).
Gedanken über die Arbeitskurve. Psychol. Arbeiten, *7*, 535–547 (1922).
Wesen und Ursachen der Homosexualität. Z. pädag. Psychol., *23*, 51–56 (1922).
Demonstration eines Falles von Alzheimerscher Krankheit. Zbl. Neur., *30*, 431 (1922).
Ends and means of psychiatric research. J. Ment. Sc., London, *68*, 115–143 (1922).
German Research Institute. J. Nerv. Ment. Dis., New York, *56*, 207–214 (1922).
Alkohol und Tagespresse. Die Wirkungen der Alkoholknappheit während des Weltkrieges. Springer, Berlin 1923, S. 197–209 und Internat. Z. gegen d. Alkoholismus, *31*, 2–20 (1923).
Psychiatrische Bewegungsbilder. Z. Neur., *85*, 609–613 (1923).
Delirien, Halluzinose und Dauervergiftung. Mschr. Psychiatr. Neurol., *54*, 43–92 (1923).
Alkohol och krig (Tirfing). Tidsk. Nykterhetsfragans Studium, Årgång *17*, H. 3/4 (1923).
Neuere Arbeiten über die Beeinflussung des Seelenlebens durch Alkohol. Internat. Z. gegen d. Alkoholismus, *31*, 266–284 (1923).

Ermüdungsmessungen bei einem Kinde. Zbl. Neur., *32,* 396 (1923).
Sigbert Ganser. Münch. med. Wschr., *70,* 88 (1923).
Über Schlaftiefenmessung. Zbl. Neur., *36,* 326–327 (1924).
Das Rätsel der Paralyse. Naturwiss., *12,* 1121–1131 (1924).
Paul Julius Möbius. 1853–1907; in: Kirchhoff „Deutsche Irrenärzte". Bd. 2, 274–279. Springer, Berlin 1924.
Alois Alzheimer. 1864–1915; in: Kirchhoff „Deutsche Irrenärzte". Bd. 2, 299–307. Springer, Berlin 1924.
The Development of Psychiatrical Research. Internat. Clin., Philadelphia, *1,* Ser. 35, 52–62 (1925).
Irrenfürsorge und Wissenschaft. Springer, Berlin 1925.
Über „exogene Reaktionstypen". Zbl. Neur., *40,* 379–383 (1925).
Bemerkung zu vorstehender Arbeit des Dr. Daraszkiewicz („Zum Rätsel der Paralyse"). Allg. Z. Psychiatrie, *83,* 73 (1925).
Bemerkungen zu der Arbeit von Johannes Lange: „Zur Messung der persönlichen Grundeigenschaften". Psychol. Arbeiten, *8,* 181–185 (1925).
Fortsetzung der Ermüdungsmessungen bei einem Kinde. Psychol. Arbeiten, *8,* 204–216 (1925).
Arbeitspsychologische Ausblicke. Psychol. Arbeiten, *8,* 431–450 (1925).
Irrenfürsorge und Wissenschaft. Reichsgesundheitsblatt, Nr. 12, S. 307 (1926).
Versuche über fortlaufende Zeitschätzung. Zbl. Neur., *43,* 253 (1926).
Über Paralyse. Zbl. Neur., *44,* 261–264 (1926).
The Problems presented by General Paresis. J. Nerv. Ment. Disease, *63,* 209–218 (1926).
zusammen mit Johannes Lange: Psychiatrie. 9. Aufl. Barth, Leipzig 1927.
Werden – Sein – Vergehen. Gedichte. Lehmann, München 1928.

NAMENVERZEICHNIS

Abdul Hamid 94, 162
Abel, J. A. 28
Allers, 136, 149, 210
Alter 33 f., 35
Althoff 77, 127, 132, 163
Alzheimer 76, 121, 133, 135, 149, 171 f., 214
Amberg 71
Angerer 7
Arndt 119
Arnold 65
Aschaffenburg 66, 70 f., 77, 119, 127
Atwater 101
Avé-Lallement 27
Avenarius 4
Axenfeld 164

Baden, Friedrich von 154
Baedeker 177
Bandorf 11, 30, 149
Batocki, von 189
Bayer 82
Bebel 216
Beilis 178
Berger 51
Bergeest 60
Berkeley 4
Bertels 51
Bettmann 71
Binet 165
Birch-Hirschfeld 23, 36
Birkmeyer 149
Bismarck 93, 156
Bissing, von 105
Blandy 86, 164
Bleuler 77, 178
Bluntschli 85
Böcklin 60, 64, 84, 179
Böhm 124
Böhmert 113
Bohemus, Martinus 196
Bohlen und Halbach, von 202 f., 205
Bollinger 17
Bombarda 166
Bonhoeffer 113, 188
Bonnett 17
Borchardt 105
Bosshardt 170
Bottini 160, 173, 215
Brissaud 165
Brodmann 149, 207, 210, 213 f., 218
Brückner, A. 55, 84
Brückner, E. 84
Buccola, Gabriel 19
Bütschli 72
Buchner 178
Bumm 11, 17 f., 95, 97, 124, 126, 153
Bunge, Gustav 81, 153
Burkhard 64

Cajal, Ramon y 98
Carducci, Giosué 59
Carmen Sylva 92
Christ 91
Cattell 24, 25
Clouston 156
Cohnheim 22, 28
Cook 166
Correggio 85
Credé
Cromer, Lord 106
Cron 119
Czermack 24
Czerny 65

Dagonet 64
Dannemann 146
Daraszkiewicz 49
Darwin 179
Dehio, Heinrich 71 ff.
Dehio, Karl 41, 44, 46, 50, 64
Deliannow 56
Devaux 75
Deventer, van 177
Dietzel 55, 59, 61, 63
Dinkler 106
Döderlein 188
Dörpfeld 92 f., 107, 162

Dohrn 107
Doyen 166
Dragendorff 41, 46, 201
Dreyfus 74
Drumond 112
Dusch, von 124
Duisberg 205 f.
Dupré 157, 165
Duhn, von 78, 82, 84, 92

Ebbinghaus 102
Edinger 28
Ellis 185
Emminghaus 4, 8, 39, 42, 60, 66
Enke, Ferdinand 19
Erb 22 ff., 64 f., 73, 100, 188
Ermann 104
Estel 24
Eversbusch 17
Exner 58
Eyner 50

Fechner 38, 133
Feilitsch 126
Ferdinand und Isabella 95
Fick 4
Fiedler 36 ff.
Finsch 101
Finzi 108, 119
Fischer, Emil 203
Flechsig 20 ff.
Fliedner 97
Fontane, Theodor 2
Forel 10, 40, 52, 60, 79, 106, 170
Freund 207
Friedenreich 113
Friedreich 24
Friedrich 24
Friedrich, Großherzog 65 f.
Fürer 66, 80
Fürstner 63, 66, 69, 76, 78

Galton, Francis 62
Ganser 10 f., 17 f., 21, 30, 33, 41, 57, 66, 208
Gaule 28
Gaupp 111, 121
Gegenbaur 65
Gerber 25
Gierke 4 f.
Gildemeister 192
Glück 160
Goethe 84, 195
Goltz 3, 8
Grätzner 63
Grashey 41, 60, 124, 151
Griesinger 8 f.
Gruber 152, 160, 178, 188
Gudden, Bernhard von 10 f., 13 ff., 29 ff., 38, 40, 100, 124, 127, 135 f., 214
Gudden, Hans 100
Günther, Karl Rudolf Biedermann 24
Günther, Rudolf Biedermann 23

Hänel 120
Hagen 67
Hansen 164
Harnack 168
Hart 40
Hartwig 93
Hayner 76
Hecker 49, 67
Heerwagen 48, 97
Helfreich 10
Heller 164
Hergt 60
Hertwig 152
Heumann 119
Heydte, von 148
Higier 50
Hipp 24, 32
Hitzig 21, 60, 127
Hobbes 4
Hoch 119 f.
Hösslin, Georg von 85
Hoffmann 123, 177
Hofmann 59, 188
Holtzendorff 18
Huber 28
Humbert und Margherita 59
Humboldt 89
Hume 4
Hylan 119

Ilberg 66, 72
Isserlin 135, 148

Jolly 63, 132
Joseph II. 177

Kahlbaum 19, 28, 61, 64, 67
Kant 3 f.
Kast 19 f., 27
Katsch 31
Kattwinkel 149
Kehrbach 4
Kehrer 92
Kemmler 66
Kerschensteiner 201
Knauer 143
Koch, Robert 113
Kölliker 4 f.
Körner, Theodor 196 f., 199
Kollert 24
Kotze, Frau von 156, 169
Kraepelin, Karl (Vater) 1
Kraepelin, Karl (Bruder) 3, 19 f., 57, 61, 86
Kraepelin, Otto (Bruder) 2
Krafft-Ebing 52, 57 f., 60
Kraus 119
Kröpelin 197, 198
Krüger, Dr. Louis 3, 21
Krupp 205
Kümmel 164
Kürz 119
Kugler 110
Kunkel 9
Kure, Shuzo 77

Laehr 210
Laplace 3
Leber 65
Lehmann 22 f., 113, 119, 207
Lesser 28
Lessing 29
Lenhartz 28, 164
Leuckart 3
Liepmann 149
Lindisch(-berg) 196
Lindley 119

Linhart 7
Liszt 149
Littmann 128
Locke 4
Löschke 61
Löwald 120
Lombroso 19, 27
Loos 106
Lorenz 164
Lotmar 136
Ludwig II. 40
Ludwig III. 203
Ludwig, Georg 79
Ludwig, Karl Friedrich 5
Ludwig Salvator, Erzherzog 98, 111
Lühe, von der 199

Magnan 64
Marie, A. 177
Matterstock 9
Mayer, Hans 91
Maykow 54
Mayser 11, 17, 60
Melozzo da Forli 83
Mendelssohn 56
Mergen 87
Merklin 65
Messter 146
Metternich 36
Mettrie, de la 4
Meyer, Adolph 157
Meyer, Eduard 4, 28, 120
Meynert 16, 18, 57 f.
Michelson 44, 50
Miesemer 119
Miller, von 201
Mittelstädt 18
Möbius, P. J. 24, 133
Moeli 65
Moharb Todrus 104
Moldenhauer 5 f.
Monakow, von 149
Mongeri 93, 163
Moreira 157
Morselli 60, 108
Mucke 39, 54
Müller, Friedrich von 152, 157, 178, 188
Müller, G. E. 60
Münsterberg 24, 177
Murillo 56, 97

Nansen 107
Napoleon I. 36, 100
Napoleon III. 2
Neelsen 36 f.
Neisser 27, 188
Neumann 144
Nissl, Franz 31, 72 ff., 119 f., 178, 207, 210, 214, 216
Nitsche 135
Nokk 65, 124
Nonne 188 f.

Obersteiner 164
Öhrn 50 f.
Oldenburg 156
Otto 87, 92, 165
Otto, König 93
Otto, Prinz 11
Öttingen 27
Öttingen, von 51, 55
Oseretskowsky 119 f.
Osman Pascha 94

Pätz 60
Palleske 2
Panizza, Oskar 30
Pathé 177
Peters, Karl 156
Pettenkofer 30, 107
Pfannenstiel 164
Pfeffer 113
Pfleger 193
Phipps 157
Piersch 37
Plaut 135, 141, 149, 186, 210
Pontoppidan 113
Prantl 4
Preuschen, Hermine von 113
Preyer 52

Quincke 114, 164

Rählmann 54
Raggi 85
Rauber 39
Rehm 30, 164
Reiss 119
Rembrandt 56
Reuter, Fritz 1 f.
Reventlow 193
Rohde 136
Richet 165
Rieck 4, 200
Rieger 7, 9, 60, 63, 114, 137, 209
Rindfleisch 9
Rinecker 4, 6 ff., 10 f., 23, 209
Rivers 119
Robinson 107
Römer 71
Röse 198
Romberg 188
Rosen 165
Rosendal 106
Rovelli 115
Rubner 164
Rüdin 121, 135, 149, 171, 186, 210
Runge 56, 60 f.
Runne 70

Sachs 4
Sälan 56
Sänger 28
Sattler 86, 164
Savage 62
Scanzoni, von 10
Schäfer, Dietrich 192
Schaudinn 164
Scheube 28
Schlittenhauer 193
Schmidt, A. 50, 53 f., 56, 92
Schmidt, Benno 5
Schönborn 100
Schönthal 65 f.
Schönfeldt 49, 178
Schopenhauer 4
Schottelius 9
Schrader 22
Schrenck-Notzing, von 166
Schröder 178, 185
Schüle 76, 78

Schützinger 208
Schultze 49
Schulze, Universitätsmechaniker 50
Schulze 195, 197
Schumann 60
Schweighofer 149
Schweinfurth 110 f., 122, 156, 201
Schwingshackl 159
Seidl, Gabriel von 158
Seliger 207
Semon, Richard 160
Shakespeare 1, 62
Siemens 18, 37, 113
Siemerling 100
Sikorski 178
Simon 165
Skramm, Amalie 113
Sohrt 41
Solbrig 11
Sollier 165
Sommer 208
Spangenberg 17
Spielmeyer 210, 214
Stadelmann 28, 164 f., 167
Stahlmann 122
Stanley 84
Stöhr 9
Stolberg 196, 199
Stransky 177
Stresemann 193
Strümpell 28, 37, 188
Stübel 41

Tachsin Raschid 77, 162
Tamburini 85, 177
Tanzi 60, 108
Therese, Prinzessin 107
Thieme 27
Thiersch 5, 22 f.
Thoma 47, 56
Tiling 65
Tirpitz 193
Tischer 24
Traub 193
Trautscholdt 24
Tuczek 61, 85
Tuke, Daniel Hack 62

Uhthoff 164
Unverricht 49

Vassale 85
Vaihinger 4
Velasquez 97
Vierordt 28
Vocke 136
Vogel 37
Vogt, Ragnar 119, 157
Voit 152
Voss, von 119

Wagner, Ernst Leberecht 5
Wagner von Jauregg 177
Warnock 106, 185
Wassermann 141, 201
Weber 24, 29, 71
Wehner, von 126
Weigert 22, 27 f., 31, 78
Weil 48
Weiler 191
Weltz, von 10
Wernicke 61
Westarp, Kuno Graf von 193
Westphal 30, 100
Weygandt 119
Wied, Fürst 92
Wiedemann 3
Wildpret 91
Wille 60
Willert 18
Wilmanns 119, 190, 215
Winckel 107, 125 f., 128, 152
Winterstein 203
Wirth, Moritz 4
Wislicenus 4
Wolff 8 f.
Wolters 92, 107
Wunderlich 5
Wundt 3, 5, 9, 17 f., 21 ff., 32, 35, 38 f., 48, 58, 60 f., 82, 85, 113, 120, 122, 204, 207, 215

Zahn 107
Zeppelin 208
Zetinow 73
Ziehen 127
Ziegler 10
Zöge-Manteuffel, von 47

Bilddokumente

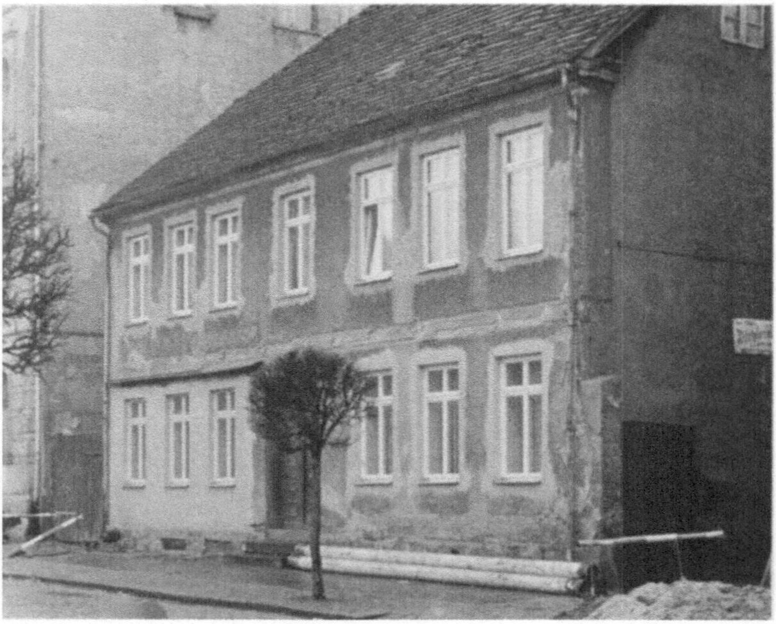

Abb. 1. Geburtshaus Kraepelins in Neustrelitz (Fotograf: Gerd Sempert, Gutenbergstraße 6, 208 Neustrelitz)

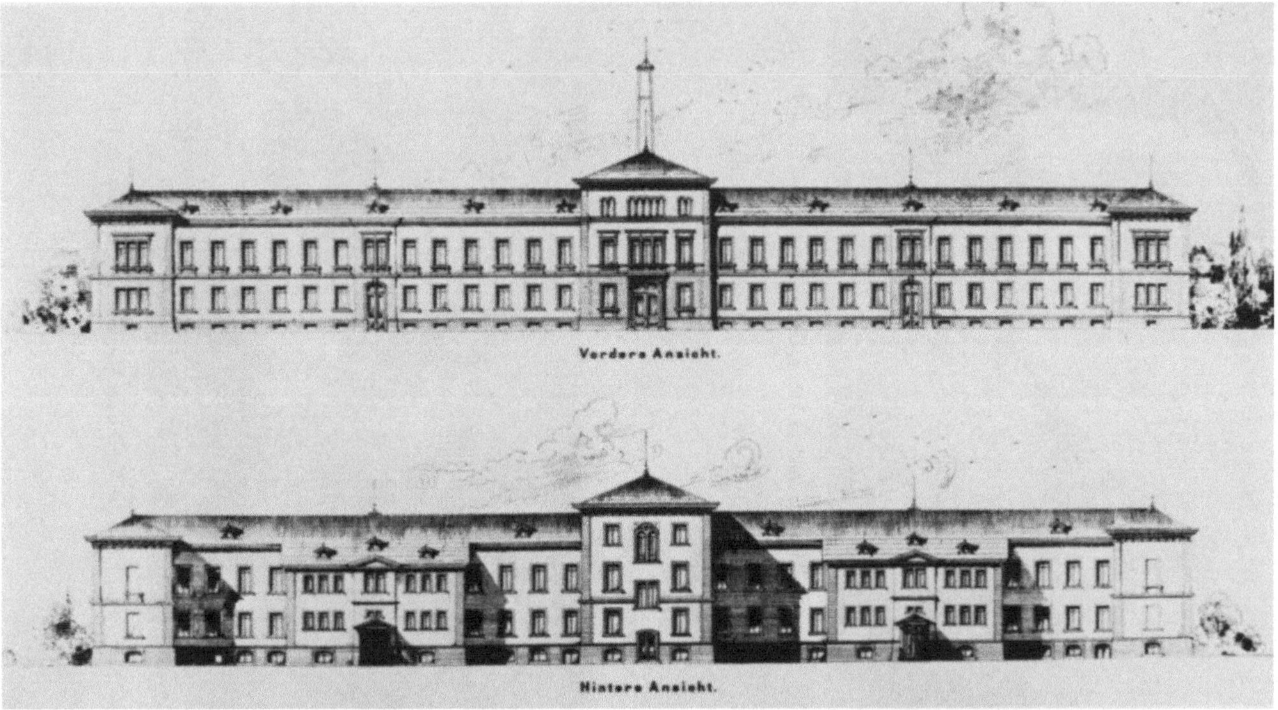

Abb. 2. „Universitats-Irrenklinik“ in Heidelberg aus der Zeit vor der Jahrhundertwende (freundlicherweise überlassen von Professor Schipperges, Institut für Geschichte der Medizin, Heidelberg)

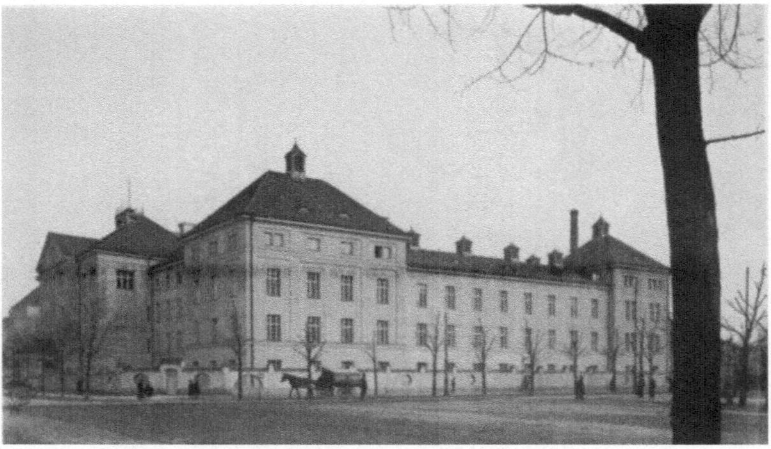

Abb. 3. Die Münchner Nervenklinik kurz nach ihrer Fertigstellung (ca. 1904)

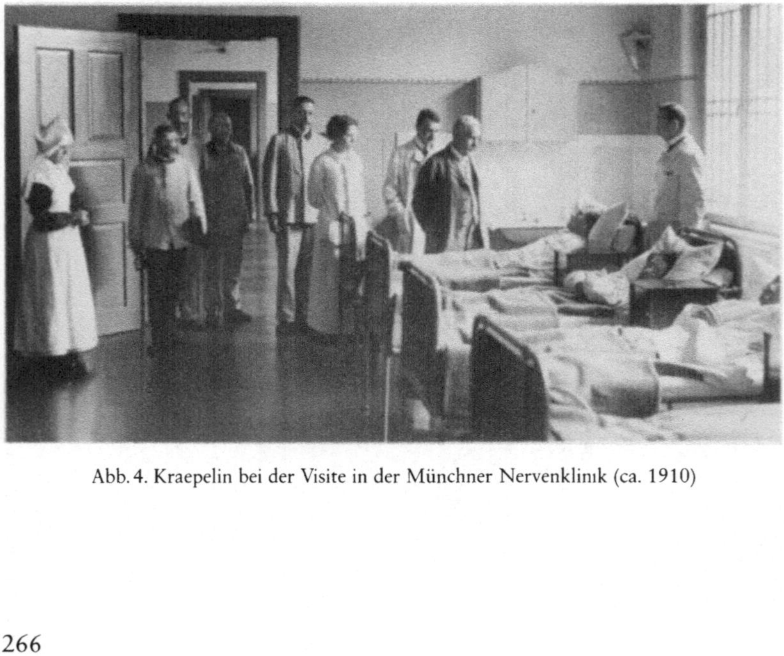

Abb. 4. Kraepelin bei der Visite in der Münchner Nervenklinik (ca. 1910)

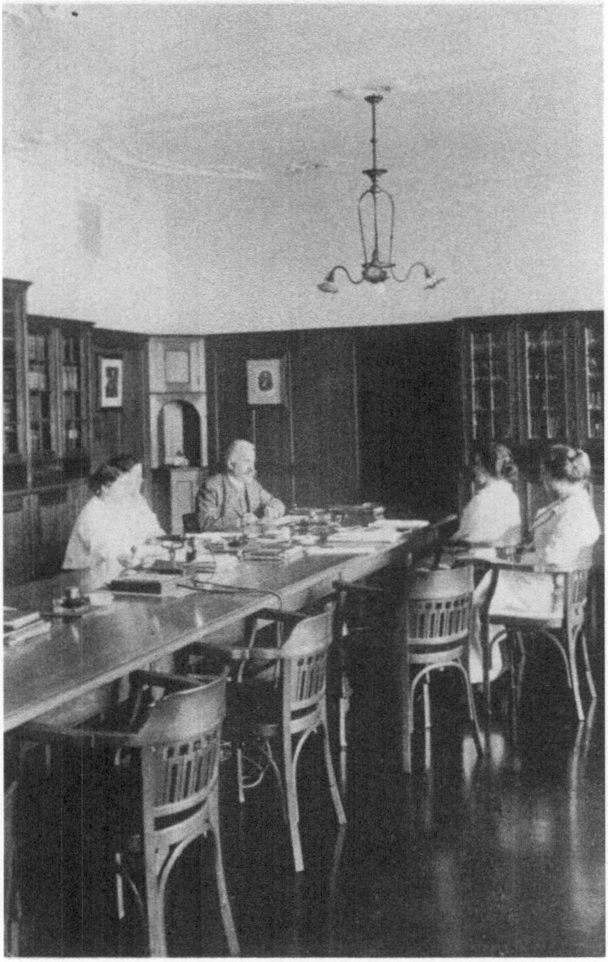

Abb. 5. Kraepelin mit Mitarbeiterinnen in der Bibliothek der Nervenklinik der Universität München (ca. 1915)

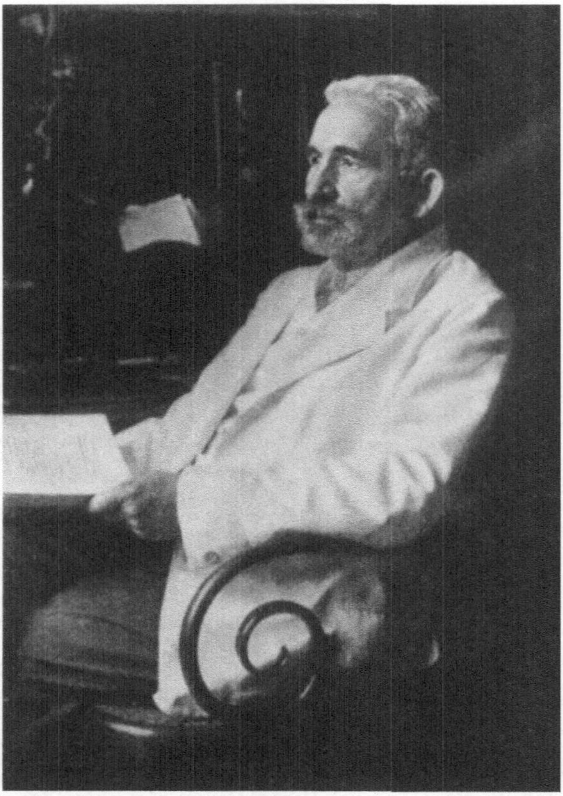

Abb. 6. Emil Kraepelin (ca. 1910)

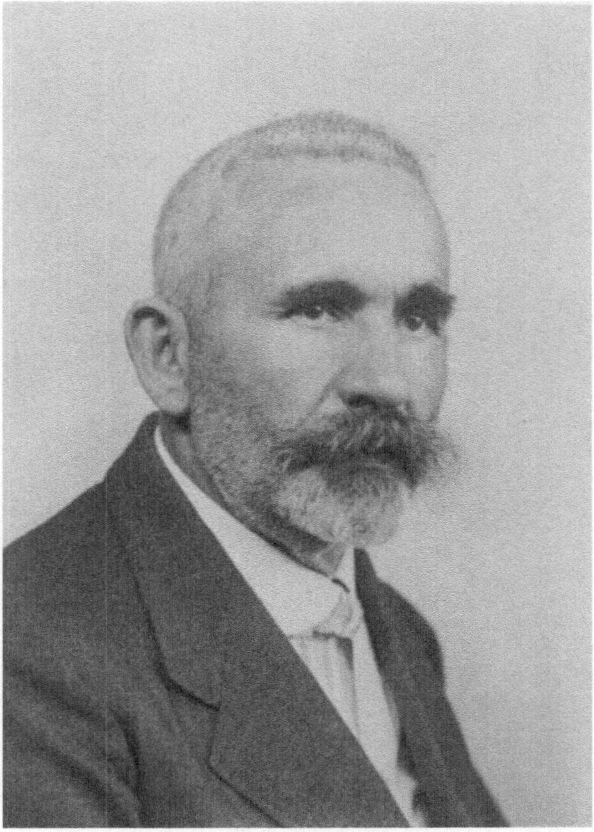

Abb. 7. Emil Kraepelin (ca. 1900)

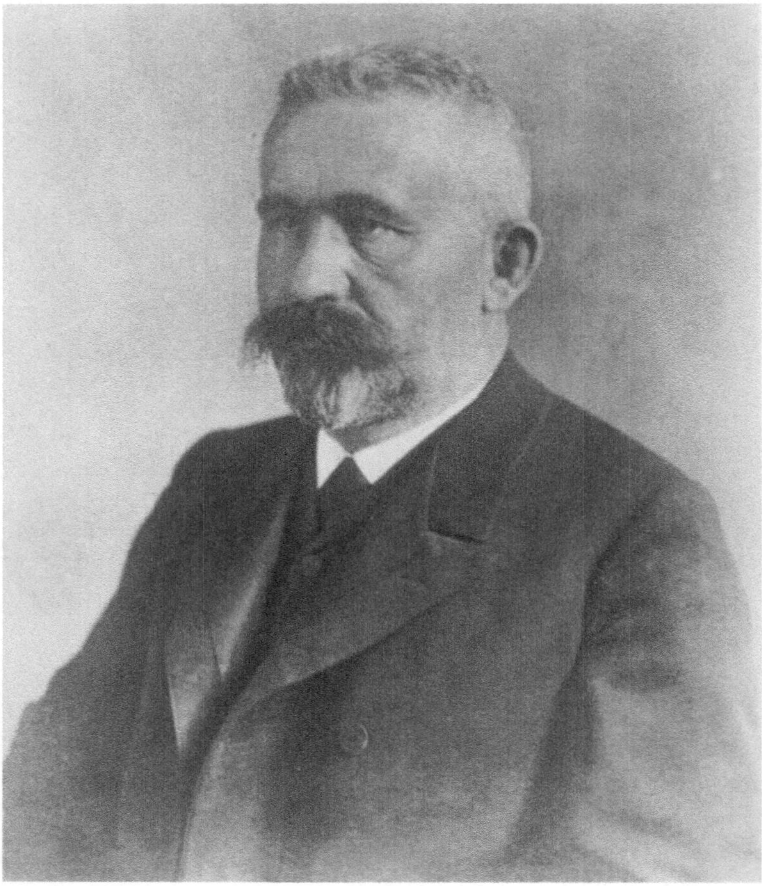

Abb. 8. Emil Kraepelin (ca. 1900)

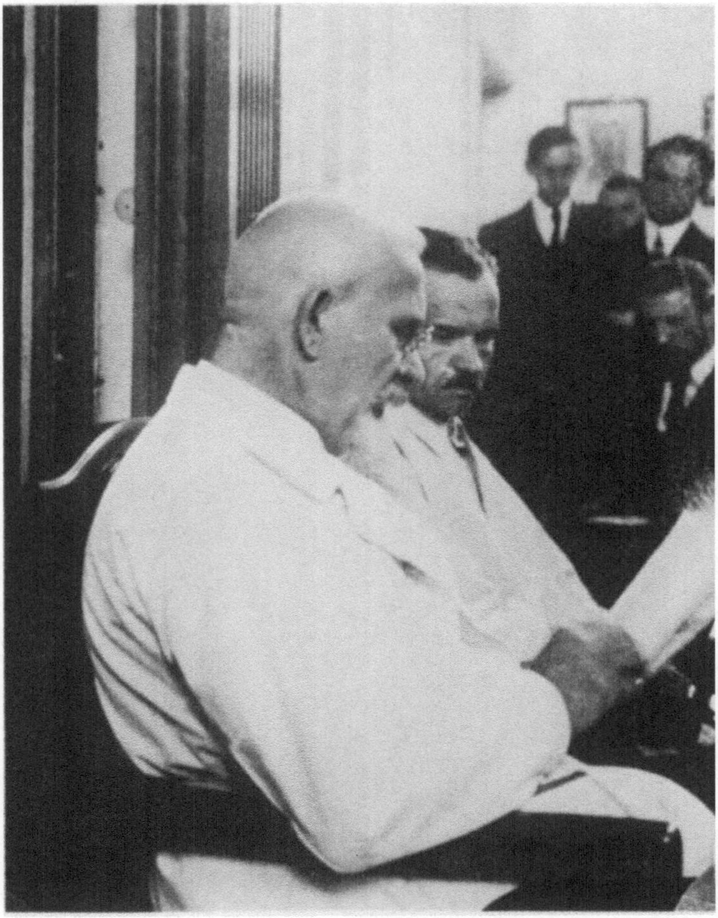

Abb. 9. Emil Kraepelin (ca. 1920)

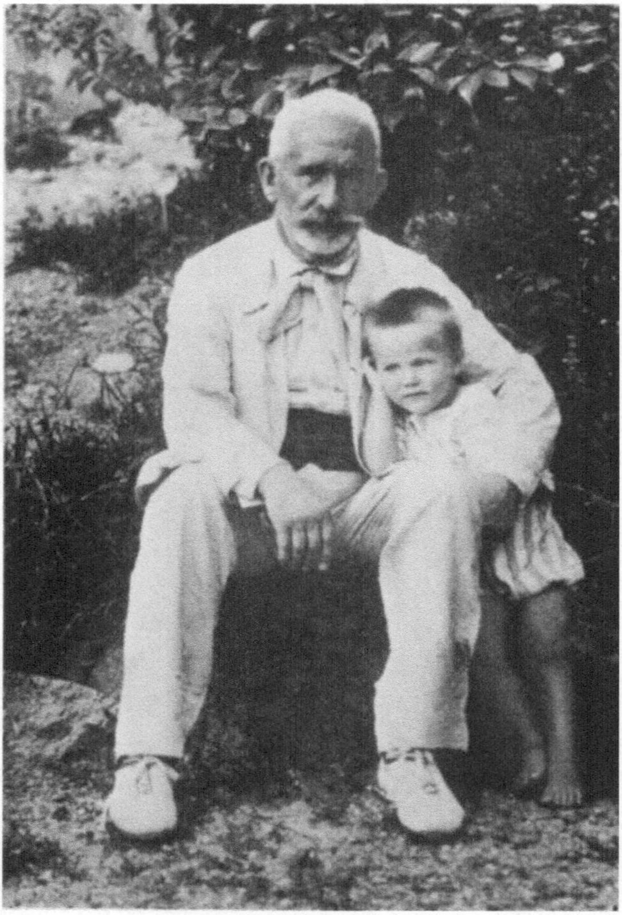

Abb. 10. Emil Kraepelin mit Enkelkind (ca. 1915)

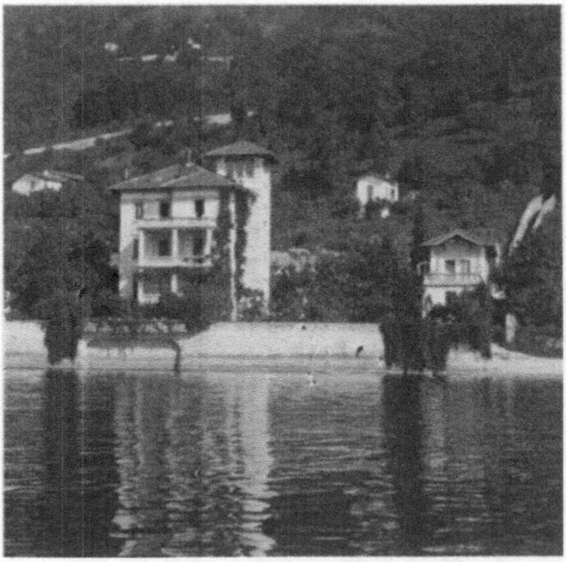

Abb. 11. Kraepelins Haus in Pallanza

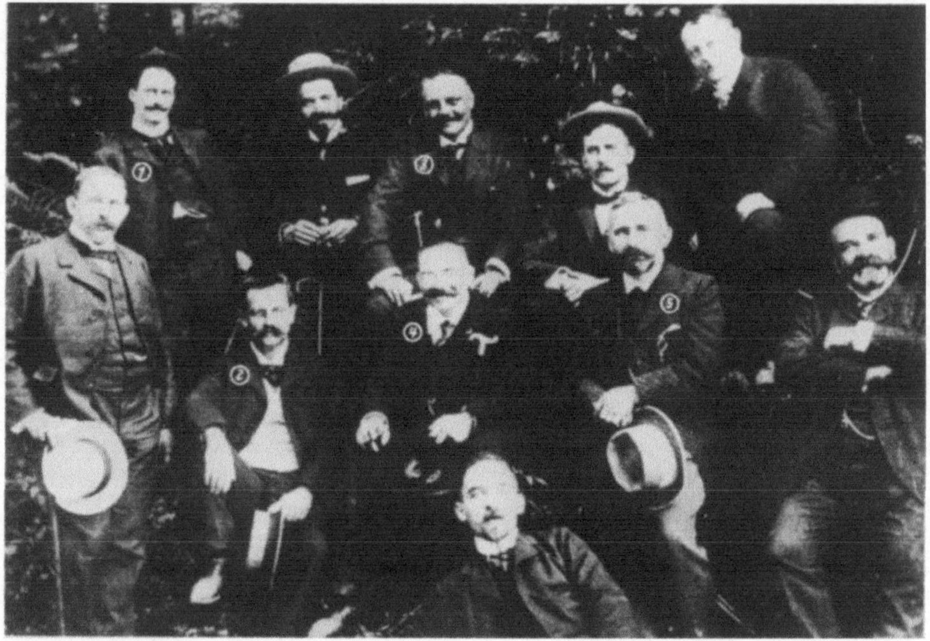

Abb. 12. Kraepelin (5) auf der Wanderversammlung der Südwestdeutschen Psychiater in Baden-Baden, u. a. mit Alzheimer (3), Bethe (1), Gaupp (2), Nissl (4) (ca. 1910)

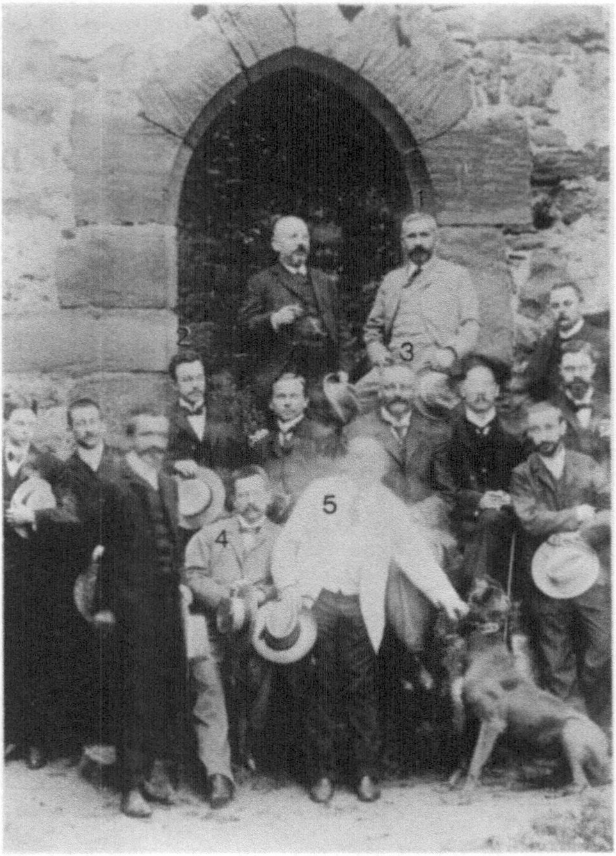

Abb. 13. Kraepelin (1), u. a. mit Busch (2), Alzheimer (3), Gaupp (4), Nissl (5) (ca. 1910)

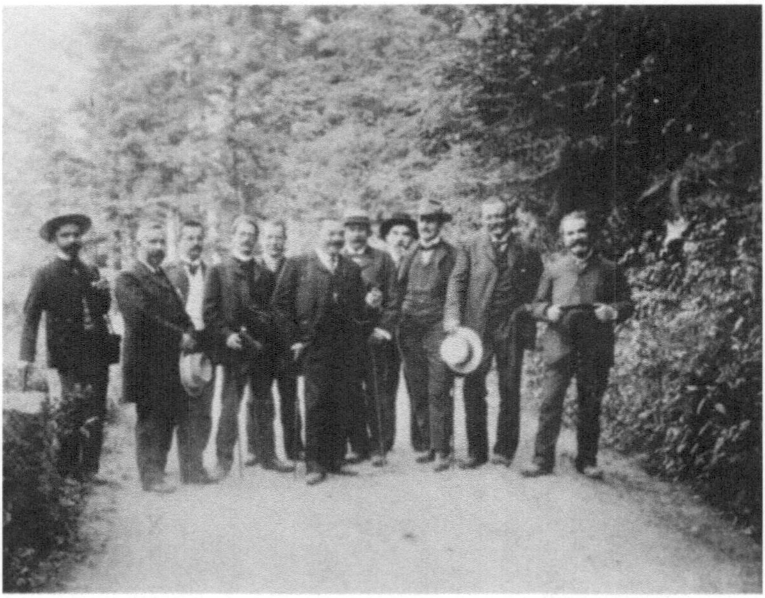

Abb. 14. Kraepelin u. a. mit Nissl (Kraepelin Zweiter von links) (ca. 1905)

Abb. 15. Gebäude der „Deutschen Forschungsanstalt für Psychiatrie", heute „Max-Planck-Insti tut für Psychiatrie" in München (ca. 1928)

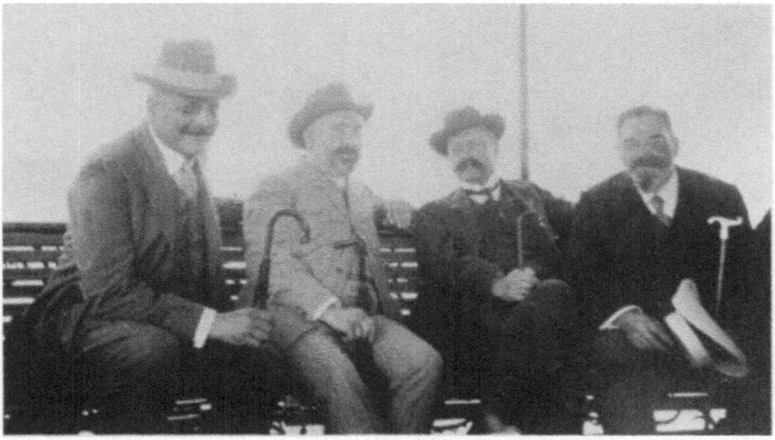

Abb. 16. Auf dem Starnberger See, von links nach rechts: Alzheimer, Kraepelin, Gaupp, Nissl (ca. 1908)

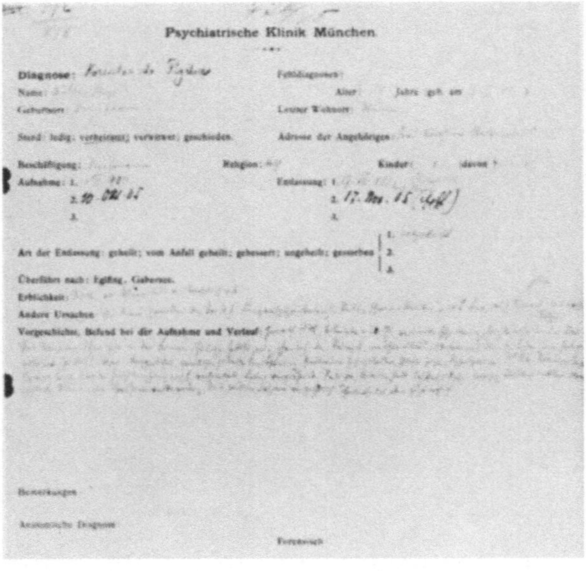

Psychiatrische Klinik München

Diagnose: | Fehldiagnosen:
Name: | Alter: Jahre geb. am
Geburtsort: | Letzter Wohnort:
Stand: ledig; verheiratet; verwitwet; geschieden. | Adresse der Angehörigen:
Beschäftigung: | Religion: | Kinder: davon ?
Aufnahme: 1. | Entlassung: 1.
2. 10. Okt. 15 | 2. 17. Nov. 15
3. | 3.
Art der Entlassung: geheilt; vom Anfall geheilt; gebessert; ungeheilt; gestorben 1. 2. 3.
Überführt nach: Eglfing, Gabersee.
Erblichkeit:
Andere Ursachen
Vorgeschichte, Befund bei der Aufnahme und Verlauf:

Bemerkungen
Anatomische Diagnose

Abb. 17. Foto einer Kraepelinschen Zählkarte

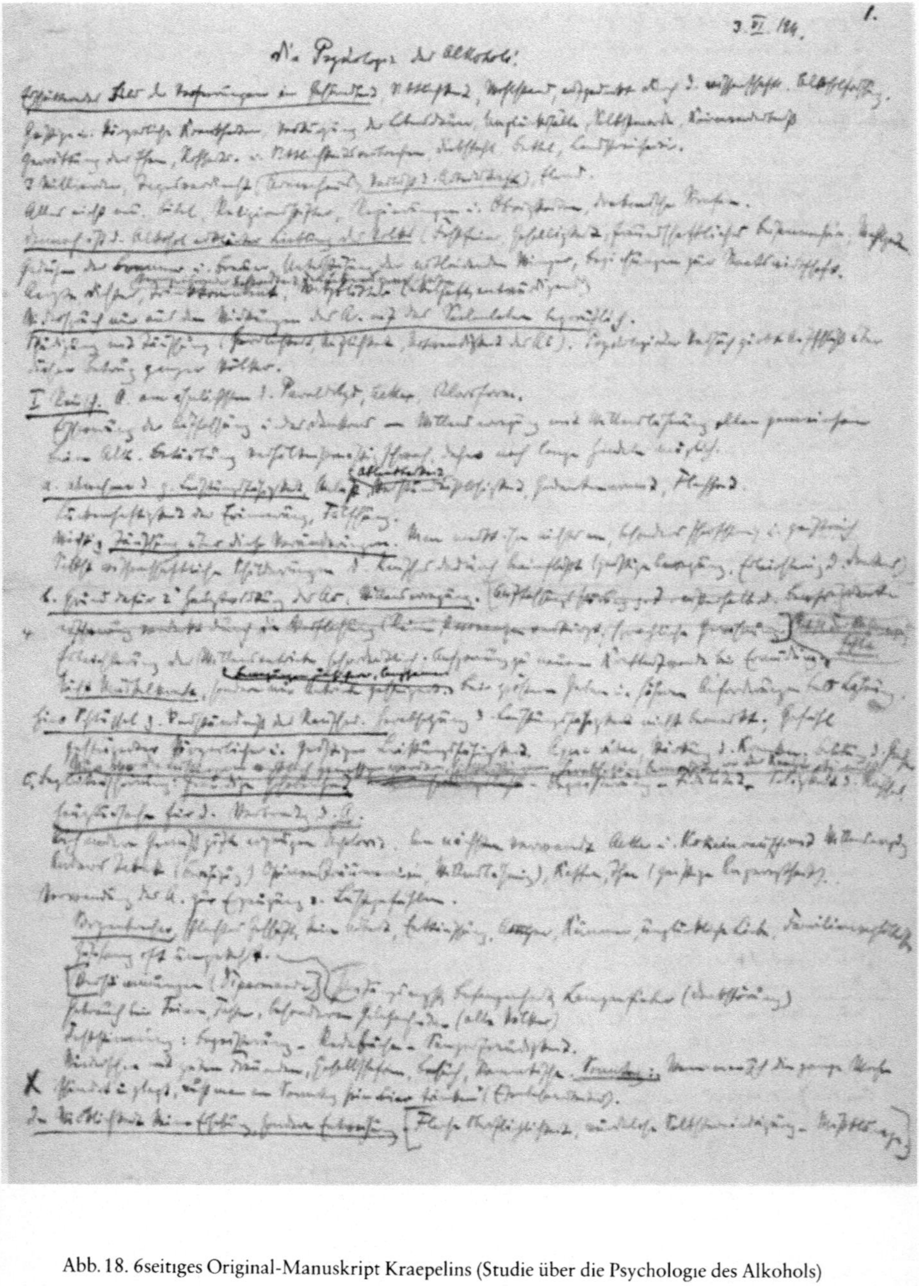

Abb. 18. 6seitiges Original-Manuskript Kraepelins (Studie über die Psychologie des Alkohols)

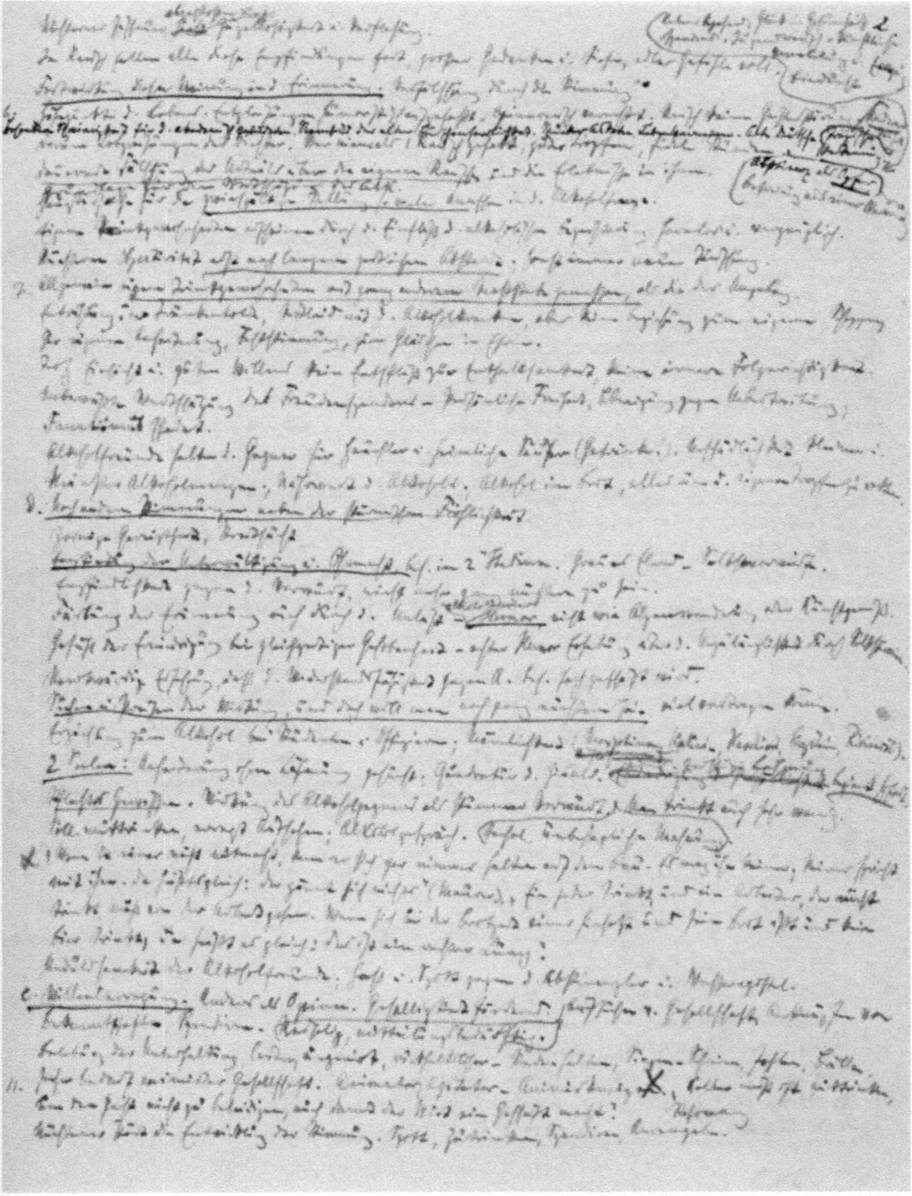

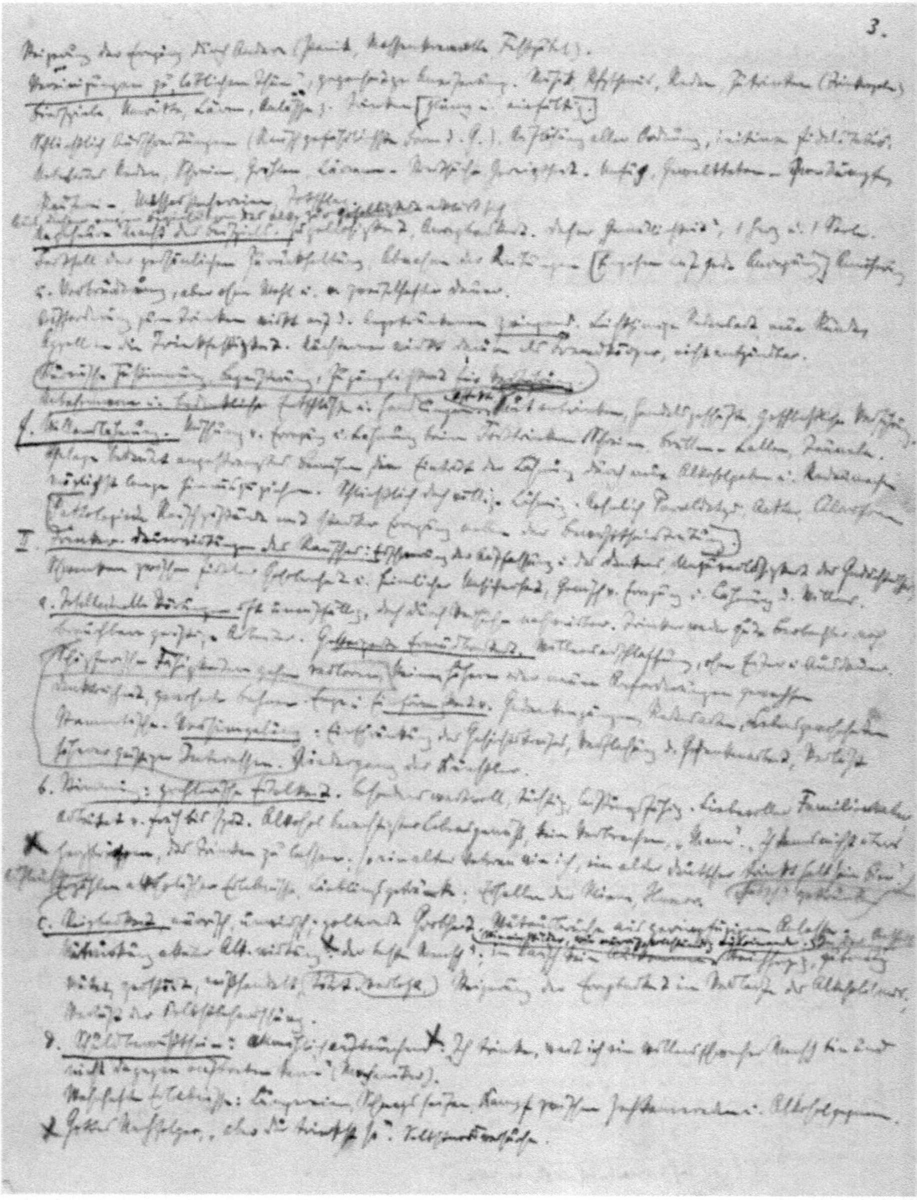
3.

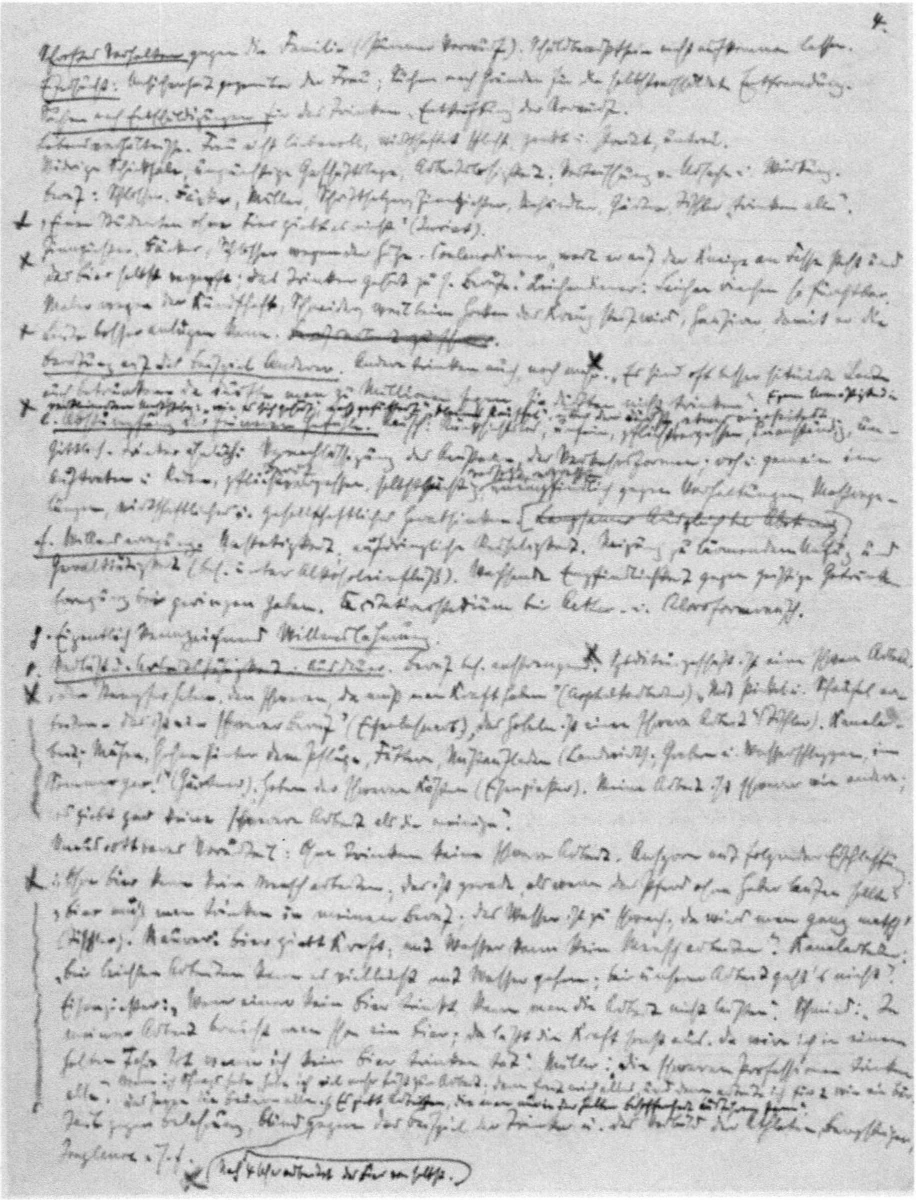

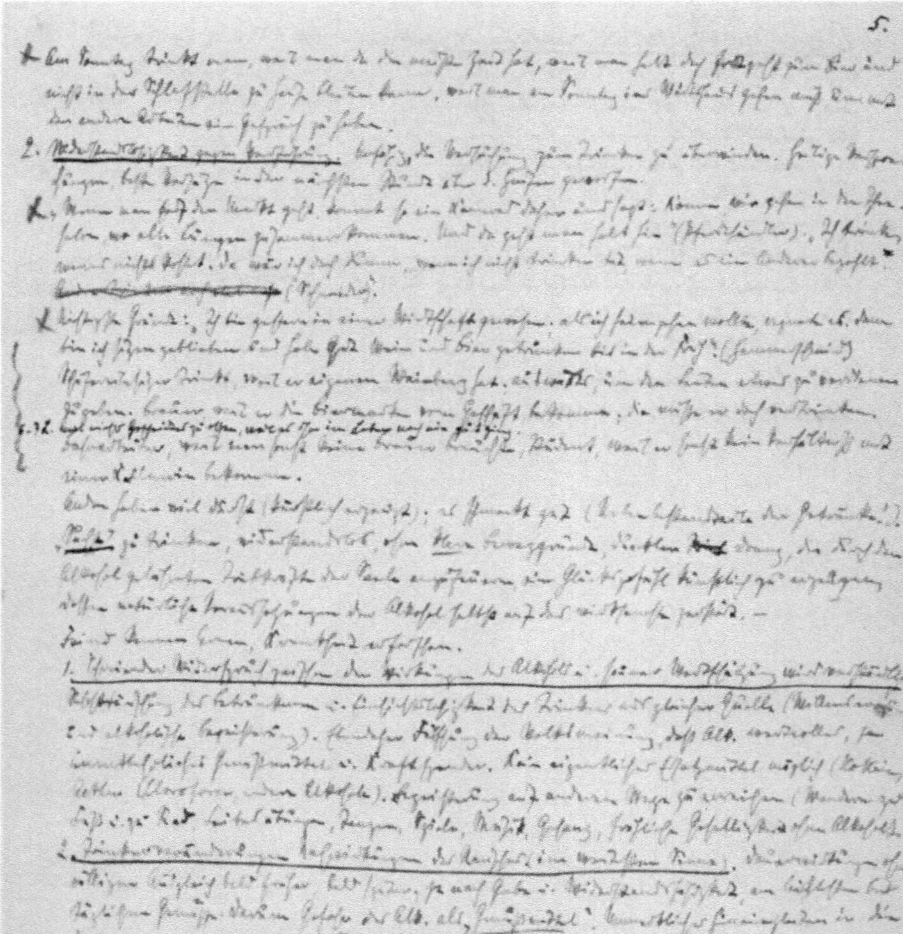

6.

4. <u>Verführung durch das blühende Alkoholgewerbe,</u> getragen v. Alk.-Bedürfnisse der Massen.
Ausbreitung im letzten Jahrhundert, zu begreifen, weil es auch den Käufern genützt hat.
Gemütlichkeit, und die leichtsinnige, sorglose Kauflstimmung, die Beschwerden, sie zu erhalten, sich aufzuhalten
zur Gemütlichkeit füge, Steigerung der Nachfrage, Förderung (...)
Das gleiche gilt den geistigen Getränke, Vertrieb in jeder Weise, Gastwirtschaften, billige Speisen, Musik,
Reklame. Großartiges Wirtschaftsunternehmen, dem die Wünsche Alkohol zu trinken an ... und
in Massen zum Opfer fallen.
Kampf gegen den Alkohol ist auch aussichtslos, wenn es nicht gelingt die Verführung zu beseitigen.
Bedenken wir die ungeheure wirtschaftliche Macht, die unseren Bestrebungen hier entgegensteht und
alle Mittel spielen läßt, um ihre Wirtschaft immer wirksamer zu gestalten, so sollten
wir wohl allein sein, an der Befreiung unseres Volkes vom Alkohol zu verzweifeln,
wenn uns nicht zwei mächtige Bundesgenossen zur Seite stünden: die Notwendigkeit unserer Bestrebungen und die Wahrheit.

Kraepelin

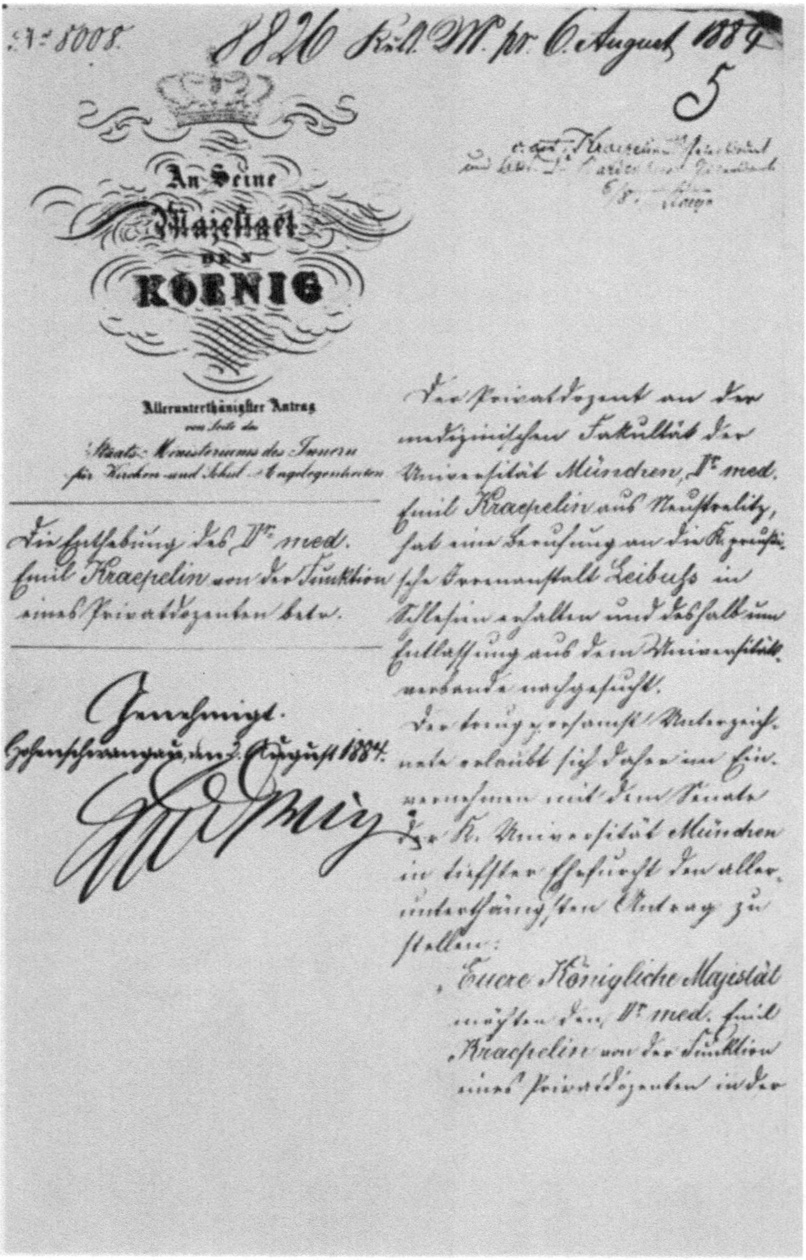
Nr. 8008. 8826 K.d.I.W. pr. 6. August 1884

5

An Seine Majestaet den Koenig

Allerunterthänigster Antrag von Seite des Staats-Ministeriums des Innern für Kirchen- und Schul-Angelegenheiten

Die Enthebung des Dr. med. Emil Kraepelin von der Funktion eines Privatdozenten betr.

Genehmigt.
Hohenschwangau, den 7. August 1884.
Ludwig

Der Privatdozent an der medizinischen Fakultät der Universität München, Dr. med. Emil Kraepelin aus Neustrelitz, hat eine Berufung an die K. preußische Irrenanstalt Leubus in Schlesien erhalten und deshalb um Entlassung aus dem Universitätsverbande nachgesucht.

Der treugehorsamst Unterzeichnete erlaubt sich daher im Einvernehmen mit dem Senate der K. Universität München in tiefster Ehrfurcht den allerunterthänigsten Antrag zu stellen:

„Euere Königliche Majestät möchten den Dr. med. Emil Kraepelin von der Funktion eines Privatdozenten in der

medizinischen Fakultät
der Universität München
allergnädigst zu entheben
geruhen.
München den 26ten Juli 1884.

Kgl. Ministerialrat Dr. von Ziegler.

Abb. 19. Antrag an Ludwig II. auf Enthebung Kraepelins von der Funktion eines Privatdozenten der Universität München vor dessen Weggang nach Leubus (2seitig)

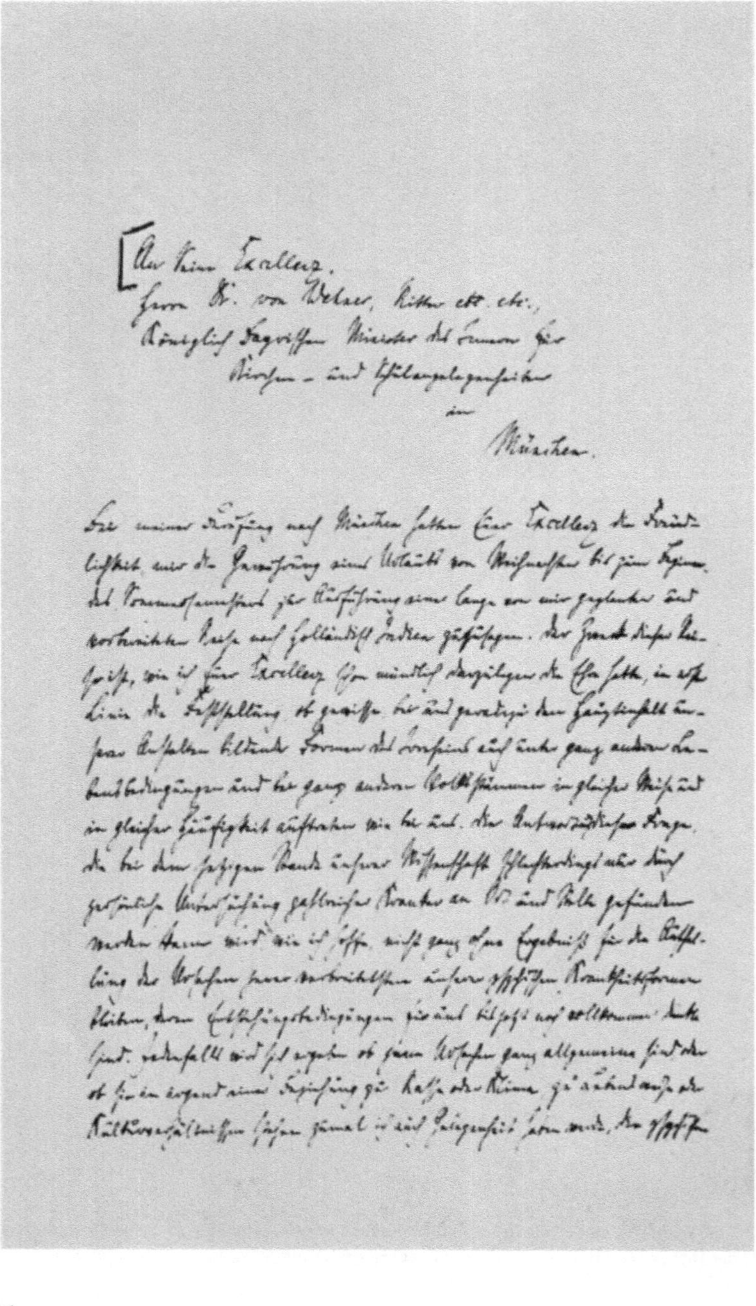

An Seine Excellenz,
Herrn Dr. von Wehner, Ritter etc. etc.,
Königlich Bayrischen Minister des Innern für
Kirchen- und Schulangelegenheiten
in
München.

Bei meiner Durchreise nach München hatten Euer Excellenz die Freundlichkeit, mir die Gewährung eines Urlaubs von Michaelis bis zum Beginn des Sommersemesters zur Ausführung einer lange von mir geplanten und vorbereiteten Reise nach Holländisch Indien zuzusichern. Der Zweck dieser Reise ist, wie ich Euer Excellenz schon mündlich darzulegen die Ehre hatte, in erster Linie die Feststellung, ob gewisse bei uns geradezu den Hauptbestand unserer Anstalten bildende Formen des Irreseins auch unter ganz anderen Lebensbedingungen und bei ganz anderen Volksstämmen in gleicher Weise und in gleicher Häufigkeit auftreten wie bei uns. Die Beantwortung dieser Frage, die bei dem jetzigen Stande unserer Wissenschaft schlechterdings nur durch persönliche Untersuchung zahlreicher Kranker an Ort und Stelle gefunden werden kann, wird, wie ich hoffe, nicht ganz ohne Ergebnisse für die Aufklärung der Ursachen jener verbreitetsten unserer geistigen Krankheitsformen bleiben, deren Entstehungsbedingungen für uns bis jetzt noch vollkommen dunkel sind. Jedenfalls wird sich ergeben, ob jene Ursachen ganz allgemeine sind oder ob sie in irgend einer Beziehung zu Rasse oder Klima, zu örtlichen oder Kulturverhältnissen stehen, zumal ich auch Gelegenheit haben werde, die geistig

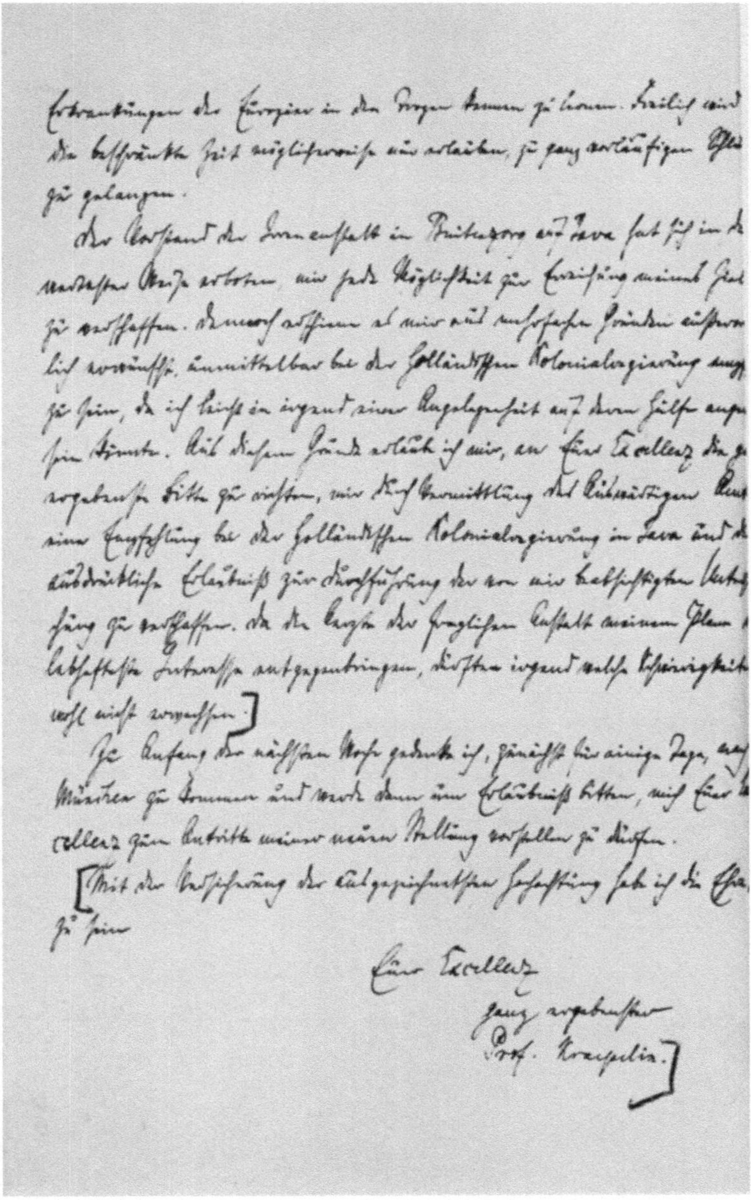

Erkrankungen der Europäer in den Tropen kennen zu lernen. Freilich wird
die beschränkte Zeit möglicherweise nur erlauben, zu ganz vorläufigen Erg-
zu gelangen.

Der Vorstand der Irrenanstalt in Buitenzorg auf Java hat sich in d-
verbindlichsten Weise erboten, mir jede Möglichkeit zur Prüfung meines Pla-
zu verschaffen. Dennoch erschien es mir aus naheliegenden Gründen äußerlich erwünscht, unmittelbar bei der holländischen Kolonialregierung empf-
zu sein, da ich leicht in irgend einer Angelegenheit auf deren Hülfe angew-
sein könnte. Aus diesem Grunde erlaube ich mir, an Eure Excellenz die g-
ergebenste Bitte zu richten, mir durch Vermittlung des Auswärtigen Am-
eine Empfehlung bei der holländischen Kolonialregierung in Java und d-
ausdrückliche Erlaubniß zur Durchführung der von mir beabsichtigten Unte-
suchung zu verschaffen. Da der Leiter der fraglichen Anstalt meinem Plan-
lebhafteste Interesse entgegenbringen, dürften irgend welche Schwierigkeit-
wohl nicht erwachsen.]

Zu Anfang der nächsten Woche gedenke ich, zunächst für einige Tage, na-
München zu kommen und werde dann um Erlaubniß bitten, mich Eurer E-
cellenz zum Antritte meiner neuen Stellung vorstellen zu dürfen.

[Mit der Versicherung der ausgezeichnetsten Hochachtung habe ich die Ehre,
zu sein

Eurer Excellenz
ganz ergebenster
Prof. Kraepelin.]

Abb. 20. Schreiben Kraepelins an den bayerischen Innenminister vor seinem Amtsantritt in München (2seitig)

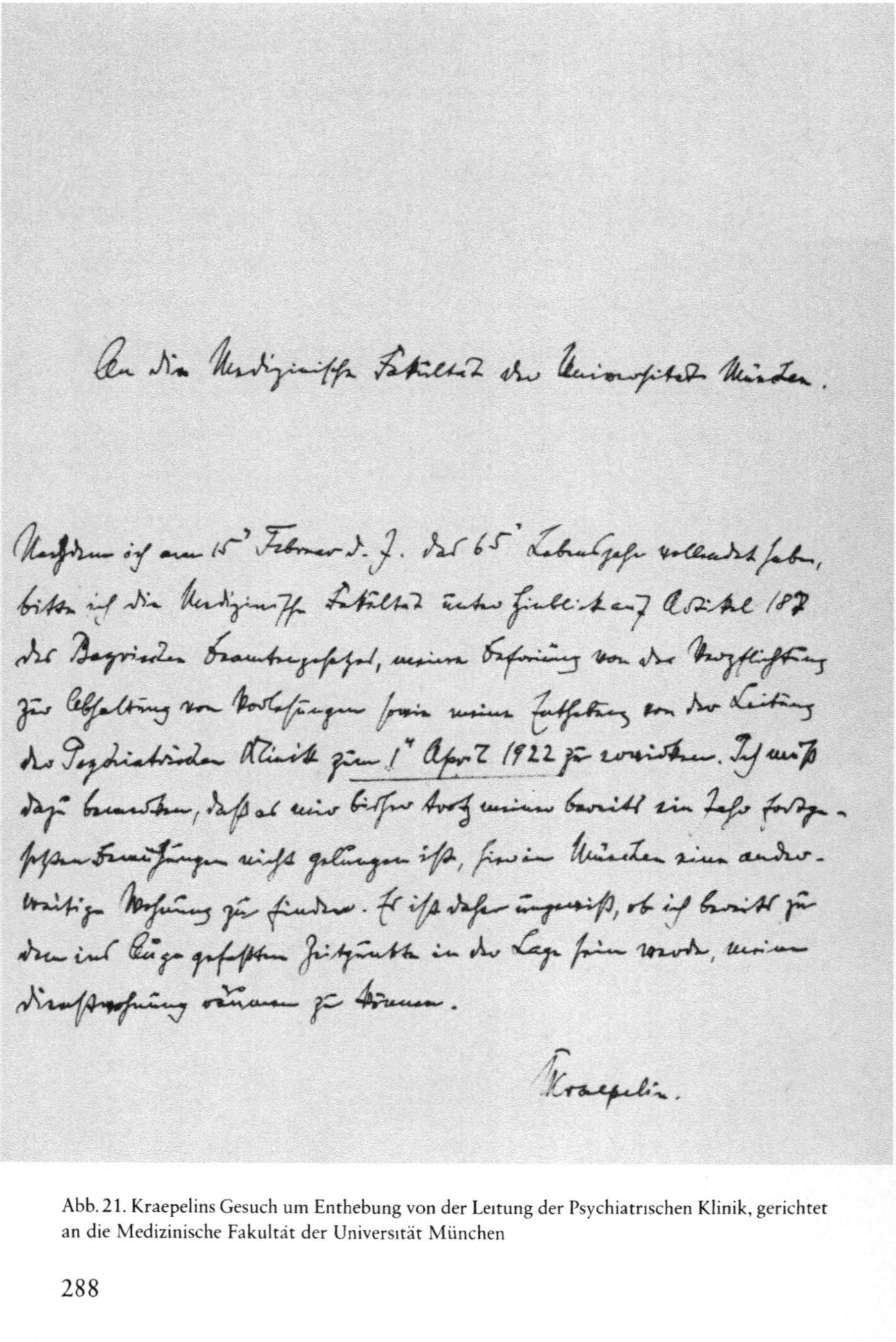

An die Medizinische Fakultät der Universität München.

Nachdem ich am 15. Februar d. J. das 65. Lebensjahr vollendet habe, bitte ich die Medizinische Fakultät unter Hinblick auf Artikel 187 des Bayrischen Beamtengesetzes, meine Befreiung von der Verpflichtung zur Abhaltung von Vorlesungen sowie meine Enthebung von der Leitung der Psychiatrischen Klinik zum 1. April 1922 zu erwirken. Ich muss dazu bemerken, dass es mir bisher trotz meiner bereits ein Jahr fortgesetzten Bemühungen nicht gelungen ist, hier in München eine anderweitige Wohnung zu finden. Es ist daher ungewiss, ob ich bereits zu dem ins Auge gefassten Zeitpunkte in der Lage sein werde, meine Dienstwohnung räumen zu können.

Kraepelin.

Abb. 21. Kraepelins Gesuch um Enthebung von der Leitung der Psychiatrischen Klinik, gerichtet an die Medizinische Fakultät der Universität München

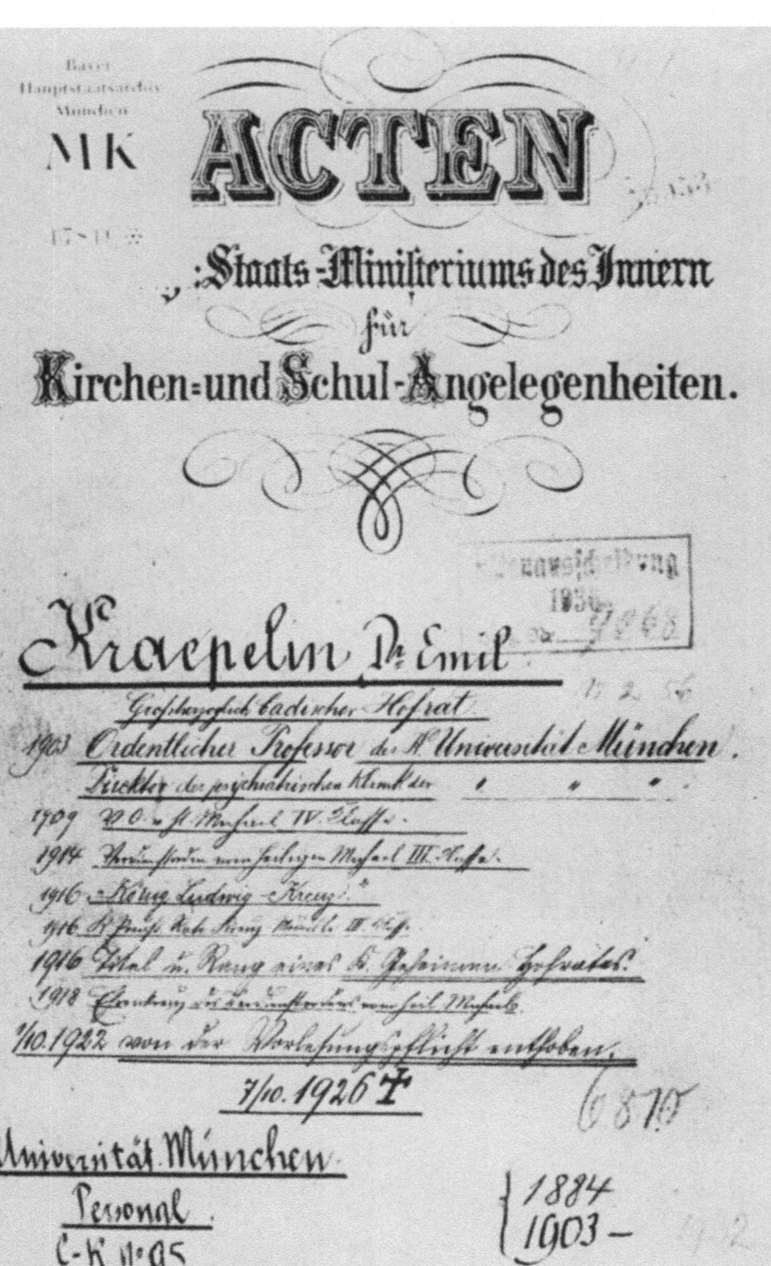
MK

ACTEN

Staats-Ministeriums des Innern
für
Kirchen- und Schul-Angelegenheiten.

Kraepelin Dr. Emil
Großherzoglich badischer Hofrat
1903 Ordentlicher Professor der K. Universität München.
Direktor der psychiatrischen Klinik der " " "
1909 V. O. v. hl. Michael IV. Klasse.
1914 Verdienstorden vom heiligen Michael III. Klasse.
1916 König Ludwig-Kreuz.
1916 K. preuß. Rote Kreuz Medaille III. Kl.
1916 Titel u. Rang eines K. Geheimen Hofrates.
1918 Ehrenkreuz des Verdienstordens vom heil. Michael.
7/10.1922 von der Vorlesungspflicht enthoben.
7/10.1926 †

Universität München
Personal
C-K 11·95

1884
1903 -

Abb. 22. Personalakte Kraepelins bei der Universität München

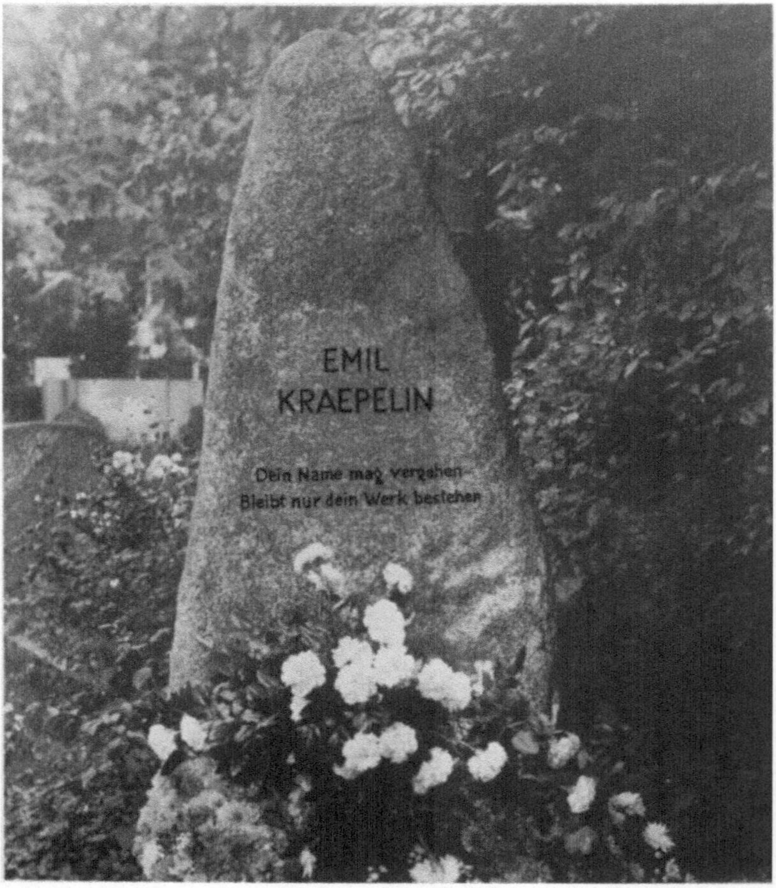

Abb. 23. Grabstein in Heidelberg

H. Altenkirch

Schnüffelsucht und Schnüfflerneuropathie

Sozialdaten, Praktiken, klinische und neurologische Komplikationen sowie experimentelle Befunde des Lösungsmittelmißbrauchs
1982. 40 Abbildungen. VIII, 93 Seiten
(Schriftenreihe Neurologie, Band 23)
Gebunden DM 88,–. ISBN 3-540-11776-8

U. Baumann, R.-D. Stieglitz

Empirische Studien zur Psychopathologie

– Testmanual zum AMDP-System –
Herausgegeben von der Arbeitsgemeinschaft für Methodik und Dokumentation in der Psychiatrie (AMDP)
1983. 1 Abbildung, 69 Tabellen. Etwa 190 Seiten
Gebunden DM 92,–. ISBN 3-540-12534-5

W. Ritter von Baeyer, W. Binder

Endomorphe Psychosen bei Verfolgten

Statistisch-klinische Studien an Entschädigungsgutachten
1982. 33 Tabellen. VIII, 185 Seiten
(Monographien aus dem Gesamtgebiete der Psychiatrie, Band 29)
Gebunden DM 88,–. ISBN 3-540-11673-7

B. Bron

Drogenabhängigkeit und Psychose

Psychotische Zustandsbilder bei jugendlichen Drogenkonsumenten
1982. 1 Abbildung. 70 Tabellen. X, 212 Seiten
(Monographien aus dem Gesamtgebiete der Psychiatrie, Band 32)
Gebunden DM 88,–. ISBN 3-540-11714-8

A. Czernik

Zur Psychophysiologie und Neuroendokrinologie von Depressionen

1982. 44 Abbildungen, VI, 203 Seiten
(Monographien aus dem Gesamtgebiete der Psychiatrie, Band 31)
Gebunden DM 94,–. ISBN 3-540-11246-4

C. Ernst, J. Angst

Birth Order

Its Influence on Personality
With a Foreword by M. Bleuler
1983. 4 figures, 86 tables. XVII, 343 pages
Cloth DM 79,80. ISBN 3-540-11248-0

Forschung für die seelische Gesundheit

Eine Bestandsaufnahme der psychiatrischen, psychotherapeutischen und psychosomatischen Forschung und ihre Probleme in der Bundesrepublik Deutschland
Herausgeber: **H. Häfner**
1983. 7 Abbildungen. XII, 272 Seiten
DM 48,–. ISBN 3-540-12099-8

H. Göppinger

Der Täter in seinen sozialen Bezügen

Ergebnisse aus der Tübinger Jungtäter-Vergleichsuntersuchung
Unter Mitarbeit von M. Bock, J. M.-Jehle, W. Maschke
1983. 1 Abbildung, etwa 65 Tabellen. Etwa 260 Seiten
Gebunden DM 78,–. ISBN 3-540-12518-3

Springer-Verlag
Berlin
Heidelbeg
New York
Tokyo

D. Hell
Ehen depressiver und schizophrener Menschen
Eine vergleichende Studie an 103 Kranken und ihren Ehepartnern
1982. 15 Abbildungen, 26 Tabellen. VIII, 133 Seiten
(Monographien aus dem Gesamtgebiete der Psychiatrie, Band 33)
Gebunden DM 68,–. ISBN 3-540-11775-X

R. Luthe
Verantwortlichkeit, Persönlichkeit und Erleben
Eine psychiatrische Untersuchung
1981. VII, 86 Seiten
(Beiträge zur Psychopathologie, Band 1)
DM 27,–. ISBN 3-540-11039-9

R. Luthe
Das strukturale System der Psychopathologie
1982. 6 Abbildungen. IX, 94 Seiten
(Beiträge zur Psychopathologie, Band 2)
DM 28,–. ISBN 3-540-11824-1

J. E. Meyer
Todesangst und das Todesbewußtsein der Gegenwart
2., ergänzte Auflage. 1982. IX, 136 Seiten
DM 24,80. ISBN 3-540-11295-2

M. Müller
Erinnerungen
Erlebte Psychiatriegeschichte, 1920–1960
1982. VIII, 504 Seiten
Gebunden DM 92,–. ISBN 3-540-11293-6

P.-C. Racamier
Die Schizophrenen
Eine psychoanalytische Interpretation
Übersetzt aus dem Französischen von M.-H. Müller
1982. X, 146 Seiten
DM 29,80. ISBN 3-540-11508-0

Suizid
Ergebnisse und Therapie
Herausgeber: **C. Reimer**
Mit Beiträgen zahlreicher Fachwissenschaftler
Geleitwort von E. Ringel
1982. 8 Abbildungen. XIV, 218 Seiten
DM 38,–. ISBN 3-540-10764-9

J. K. Wing
Sozialpsychiatrie
Übersetzt aus dem Englischen, bearbeitet und ergänzt von P. Hartwich
1982. XIII, 293 Seiten
DM 48,–. ISBN 3-540-11022-4

Springer-Verlag
Berlin
Heidelberg
New York
Tokyo